U0314515

中医典籍丛刊

类　　经

(明)张介宾　撰

【下】

中医古籍出版社

类经十七卷

疾病类

六十二、胎孕附：保婴法

帝曰：何以知怀子之且生也？《素问·腹中论》。**岐伯曰：身有病而无邪脉也。**身有病，谓经断恶阻之类也。身病者脉亦当病，或断续不调，或弦涩细数，是皆邪脉，则真病也。若六脉和滑而身有不安者，其为胎气无疑矣。又胎脉义详《脉色类》二十三。

黄帝问曰：人有重身，九月而瘖，此为何也？《素问·奇病论》。妇人怀孕，则身中有身，故曰重身。瘖，声哑不能出也。瘖，音音。**岐伯对曰：胞之络脉绝也。**胎怀九月，儿体已长，故能阻绝胞中之络脉。**帝曰：何以言之？岐伯曰：胞络者系于肾，少阴之脉贯肾，系舌本，故不能言。**胞中之络，冲任之络也。胞络者，系于肾而上会于咽喉，故胞中之络脉绝则不能言。**帝曰：治之奈何？岐伯曰：无治也，当十月复。**十月子生而胞络复通，则能言矣，故不必治。**刺法曰：无损不足，益有余，以成其疹，然后调之。**疹，疾也。不当治而治之，非损不足，则益有余，本无所病，反以成疾，故当察其形证，然后因而调之。**所谓无损不足者，身羸瘦，无用镵石也。**妊娠九月，则身重疲劳，养胎力困，正虚羸不足之时，必不可用针石以复伤其气。镵音谗。**无益其有余者，腹中有形而泄之，泄之则精出而病独擅中，故曰疹成也。**胎元在胞而刺之，则精气必泄，精泄则胎气伤而病独专于中，是益其有余，故疹成也。愚按：胎孕之道，中古有巫方氏所撰《颅凶经》云:一月为胎胞,精血凝也;二月为胎形,始成胚也;三月阳神为三魂;四月阴灵为七魄;五月五行分五藏也;六月六律定六府也;七月晴开窍,通光明也;八月元神具,降真灵也;九月宫室罗布,以定生人也;十月受气足,万象成也。又《五藏论》有称耆婆者论云:一月如珠露;二月如桃花;三月男女分;四月形象具;五月筋骨成;六月毛发生;七月游其魂,儿能动左手;八月游其魄,儿能动右手;九月三转身;十月受气足。又孙真人曰:凡儿在胎:一月胚,二月胎,三月有血脉,四月形体成,五月能动,六月诸骨具,七月毛发生,八月藏府具,九月谷入胃,十月百神备则生矣。生后六十日瞳子成,能咳笑应和人;百五十日任脉成,能自反复;百八十日髋骨成,能独坐;二百一十日掌骨成,能扶伏;三百日髌骨成,能行也。若不能依期者,必有不平之处。又巢元方《病源论》曰:妊娠一月名胎胚,足厥阴脉养之;二月名始膏,足少阳脉养之;三月名始胎,手心主脉养之,当此之时,血不流行,形象始化,未有定仪,因感而变,欲子端正庄严,常口谈正言,身行正事,欲子美好,宜佩白玉,欲子贤能,宜看诗书,是谓外象而内感者也;四月始成其血脉,手少阳脉养之;五月始成其气,足太阴脉养之;六月始成其筋,足阳明脉养之;七月始成其骨,手太阴脉养之;八月始成肤革,手阳明脉养之;九月始成毛发,足少阴脉养之;十月五藏六府关节人神皆备,此其大略也。临川陈氏释之曰:尝试推巢氏所论妊娠脉养之理,若足厥阴者肝脉也,足少阳者胆脉也,此一藏一府之经也。余皆如此。凡四时之合必始春木,故十二经之养始于肝胆,所以养胎在一月二月。手心主包络也,手少阳三焦也,属火而王夏,所以养胎在三月四月。足太阴脾也,足阳明胃也,属土而王长夏,所以养胎在五月六月。手太阴肺也,手阳明大肠也,属金而王秋,所以养胎在七月八月。足少阴肾也,属水而王冬,所以养胎在九月。至十月,儿于母腹之中,受足诸藏之气,然后待时而生。此二家之说皆为有理。然十二经中,惟手少阴心脉、手太阳小肠脉及足太阳膀胱脉皆不言养胎者,盖九月之养在肾,则膀胱亦在其中矣。惟心与小肠为表里,心为五藏六府之主,虽其尊而无为,然藏气所及,则神无不至,小肠切近胞胎,丙火所化,则气无不至,所以皆不主月而实无月不在也,胎孕之道无出此矣。第胎有男女则成有迟速,体有阴阳则怀分向背。故男动在三月,阳性蚤也;女动在五月,阴性迟也。女胎肖母而怀,故母之腹软;男胎面母而怀,故母之腹硬。此又男胎女胎之有不同者也。至若既生之后,儿之寿夭,其因有二,盖一则由于禀赋,一则由于抚养。夫禀赋为胎元之本,精气之受于父母者是也。抚养为寿夭之本,居处寒温,饮食得失者是也。凡少年之子多有赢弱者,欲勤而精薄也;老年之子反多强壮者,欲少而精全也。多饮者子多不育,盖以酒乱精,则精半非真而湿热胜也。多欲者子多不育,以孕后不节,则盗泄母阴,夺养胎之气也。此外如饥饱劳逸,五情六气,无不各有所关,是皆所谓禀赋也。至于抚养之法,则俗传有云:若要小儿安,须带三分饥与寒。此言殊为未当。夫欲其带饥者,恐饮食之过耳,过则伤脾而积聚生,诚不善也。故但当防其放肆无度,叠进而骤,脾不及化,则未有不病者。使饮食匀调,节其生冷,何病之有?若云带饥,则不可也。然此不过欲防于未然,谓与其过饱,宁使略饥,其犹庶几者也。至若寒之一字,则大有关系矣。观经云圣人避风如避箭,则风寒之为害也不小。彼婴儿以未成之血气,嫩薄之肌肤,较之大人,相去百倍,顾可令其带寒耶?予见新产之儿,多生惊风抽搐等病,盖其素处腹中,裹护最密,及胞胎初脱,极易感邪,而收生者迟慢不慎,则风寒袭之,多致不救者此也。及其稍长,每多发热,轻则为鼻塞咳嗽,重则为小儿伤寒。幼科不识,一概呼为变蒸,误药致毙者此也。或寒气伤藏,则为吐为泻,或因寒生热,则为惊为疳,种种变生,多由外感。虽禀体强盛,不畏风寒者,亦所常有。但强者三之一,弱者三之二,伤热者十之三,伤寒者十之七。矧膏粱贫贱,气质本自不同,医家不能察本,但知见热攻热,婴儿不能言,病家不能辨,徒付之命,诚可叹也。又有谓小儿为纯阳之体,故多宜清凉之治者,此说尤为误人。按《上古天真论》曰:女子二七,男子二八,而后天癸至。夫天癸者阴气也,小儿之阴气未至,故曰纯阳,原非阳气有余之谓,特稚阳耳,稚阳之阳,其阳几何?使阳本非实,而误认为火,则必用寒凉,妄攻其热,阴既不足,又伐其阳,多致阴阳俱败,脾肾俱伤,又将何所借赖而望其生乎?又王节斋曰:小儿无补肾法。谓男至十六而肾始充满,既满之后,妄用亏损,则可用药补之。若受胎之时,禀之不足,则无可补;禀之原足,又何待于补也?呜呼!此何说耶?夫小儿之阴气未成,即肾虚也;或父母多欲而所禀水亏,亦肾虚也。阴既不足而不知补之,阴绝则孤阳亦灭矣,何谓无可补耶?此义惟薛立斋独得之。予因得子之迟,且屡获治子之效,因怜人之误,故笔诸此,以为艰于嗣者之一助云。

六十三、血枯素问腹中论

帝曰:有病胸胁支满者,妨于食,病至则先闻腥臊臭,出清液,先唾血,四支清,目眩,时时前后血,病名为何?何以得之? 支满者,满如支膈也。肺主气,其臭腥,肝主血,其臭臊,肺气不能平肝,则肝肺俱逆于上,浊气不降,清气不升,故闻腥臊而吐清液也。口中唾血,血不归经也。四支清冷,气不能周也。头目眩运,失血多而气随血去也。血气既乱,故于前阴后阴,血不时见,而月信反无期矣。臊音骚。**岐伯曰:病名血枯。此得之年少时,有所大脱血,若醉入房,中气竭,肝伤,故月事衰少不来也。** 血枯者,月水断绝也。致此之由,其源有二:一则以少时有所大脱血,如胎产既多及崩淋吐衄之类皆是也;一则以醉后行房,血盛而热,因而纵肆,则阴精尽泄,精去则气去，故中气竭也。夫肾主闭藏，肝主疏泄，不惟伤肾，而且伤肝，及至其久，则三阴俱亏，所以有先见诸证如上文所云，而终必至于血枯，则月事衰少不来也。此虽以女子为言，若丈夫有犯前证，亦不免为精枯之病，则劳损之属皆是也。**帝曰：治之奈何？复以何术？岐伯曰：以四乌鲗骨，一藘茹，二物并合之，丸以雀卵，大如小豆，以五丸为后饭，饮以鲍鱼汁，利肠中及伤肝也。**复者，复其血气之原也。后饭者，先药后饭也。乌鲗，即乌贼也。骨名海螵蛸，其气味咸温下行，故主女子赤白漏下及血闭血枯，其性涩，故亦能令人有子。藘茹，亦名茹藘，即茜草也，气味甘寒无毒，能止血治崩，又能益精气，活血通经脉。按《甲乙经》及《太素》《新校正》俱作茼茹者非。盖茼茹有毒，岂血枯者所宜？皆未之详察耳。雀，即麻雀也。雀卵气味甘温，能补益精血，主男子阴痿不起，故可使多精有子，及女子带下，便溺不利。鲍鱼，即今之淡干鱼也，诸鱼皆可为之，惟石首鲫鱼者为胜。其气味辛温无毒。鱼本水中之物，故其性能入水藏，通血脉，益阴气，煮汁服之，能同诸药通女子血闭也。以上四药皆通血脉，血主于肝，故凡病伤肝者，亦皆可用之。愚按：血枯一证，与血隔相似，皆经闭不通之候；然而枯之与隔，则相反有如冰炭。夫枯者，枯竭之谓，血虚之极也。隔者，阳隔之谓，血本不虚，而或气或寒或积有所逆也。隔者病发于暂，其证则或痛或实，通之则血行而愈，可攻者也。枯者其来也渐，冲任内竭，其证无形，必不可通者也。常见今人之治此者，听其言，则明曰血枯经闭也；察其治，则每用四物加桃仁、红花，甚至硝、朴、棱、莪之类无所不至。夫血既枯矣，只当补养阴气，使其血充，则弗招自至，奚俟通也？若勉强逼之，则枯者愈枯矣，不危何待？若夫人者，非惟不知病情，即字义曰枯，犹然未解，其与目不识丁者何异？求其无害不可得，安望其有济于人哉？鲗音贼。藘、茼，俱音间。

六十四、阳厥怒狂素问病能论

帝曰：有病怒狂者，此病安生？ 怒狂者，多怒而狂也，即骂詈不避亲疏之谓。**岐伯曰：生于阳也。帝曰：阳何以使人狂？岐伯曰：阳气者因暴折而难决，故善怒也，病名曰阳厥。** 阳气宜于畅达，若暴有折锉，则志无所伸，或事有难决，则阳气被抑，逆而上行，故为怒狂，病名阳厥。**帝曰：何以知之？岐伯曰：阳明者常动，巨阳、少阳不动，不动而动大疾，此其候也。** 阳明常动者，谓如下关、地仓、大迎、人迎、气冲、冲阳之类，皆有脉常动者也。巨阳、少阳不动者，谓巨阳惟委中、昆仑，少阳惟听会、悬钟，其脉虽微动，而动不甚也。于其不甚动者而动且大疾，则其常动者更甚矣，此即阳厥怒狂之候。**帝曰：治之奈何？岐伯曰：夺其食即已。夫食入于阴，长气于阳，故夺其食即已。** 五味入口而化于脾，食入于阴也。藏于胃以养五藏气，长气于阳也。食少则气衰，故节夺其食，不使胃火复助阳邪，则阳厥怒狂者可已。**使之服以生铁洛为饮，夫生铁洛者，下气疾也。** 生铁洛，即炉冶间锤落之铁屑，用水研浸，可以为饮。其属金，其气寒而重，最能坠热开结，平木火之邪，故可以下气疾、除狂怒也。凡药中用铁精、铁华粉、针砂、铁锈水之类，皆同此意。癫狂详义，见《针刺类》三十七，当与此互阅。

六十五、癫疾

帝曰：癫疾何如？《素问·通评虚实论》。**岐伯曰：脉搏大滑，久自已；脉小坚急，死不治。** 搏大而滑为阳脉，阳盛气亦盛，故久将自已。若小坚而急，则肝之真藏脉也，全失中和而无胃气，故死不治。**帝曰：癫疾之脉，虚实何如？岐伯曰：虚则可治，实则死。** 虚则柔缓，邪气微也，故生。实则弦急，邪气盛也，故死。

帝曰：人生而有病巅疾者，病名曰何？安所得之？《素问·奇病论》。凡百病之生，必由外感内伤，人有初生者，未犯邪气，即有巅疾，故欲以明之。岐伯曰：病名为胎病，此得之在母腹中时，其母有所大惊，气上而不下，精气并居，故令子发为巅疾也。惊则气乱而逆，故气上不下。气乱则精亦从之，故精气并及于胎，令子为巅痫疾也。愚按：巅疾者，即癫痫也。本经巅、癫通用，于此节之义可见，诸家释为顶巅者非。盖儿之初生，即有病癫痫者，今人呼为胎里疾者即此，未闻有胎病顶巅者也。凡诸篇有书巅字者，当因此以辨其义。

六十六、诸卒痛素问举痛论 附：诸痛治法

黄帝问曰：余闻善言天者，必有验于人；善言古者，必有合于今；善言人者，必有厌于己。如此则道不惑而要数极，所谓明明也。天与人一理，其阴阳气数，无不相合，故善言天者必有验于人。古者今之鉴，欲察将来，须观既往，故善言古者必有合于今。彼之有善，可以为法，彼之有不善，可以为戒，故善言人者必有厌于己。厌，足也，美也。明此三者，尚何所不明哉？今余问于夫子，令言而可知，视而可见，扪而可得，令验于己，如发蒙解惑，可得而闻乎？发蒙者，如去其蒙蔽也。扪音门。岐伯再拜稽首对曰：何道之问也？帝曰：愿闻人之五藏卒痛，何气使然？卒，猝同。岐伯对曰：经脉流行不止，环周不休，寒气入经而稽迟，泣而不行，客于脉外则血少，客于脉中则气不通，故卒然而痛。泣音涩，下同。帝曰：其痛或卒然而止者，或痛甚不休者，或痛甚不可按者，或按之而痛止者，或按之无益者，或喘动应手者，或心与背相引而痛者，或胁肋与少腹相引而痛者，或腹痛引阴股者，或痛宿昔而成积者，或卒然痛死不知人，少间复生者，或痛而呕者，或腹痛而后泄者，或痛而闭不通者，凡此诸痛，各不同形，别之奈何？右卒痛证，凡十四种，其候各异也。岐伯曰：寒气客

于脉外则脉寒,脉寒则缩踡,缩踡则脉绌急,绌急则外引小络,故卒然而痛,得炅则痛立止。踡,不伸也。绌,屈曲也。炅,热也。寒气客于脉外者,邪不甚深,卫气不得流通,则外引小络而卒然为痛,故但得炅暖之气,其痛则立止也。踡音拳。绌音屈。炅,居永切。**因重中于寒,则痛久矣。**重中于寒,则不易解散也。**寒气客于经脉之中,与炅气相薄则脉满,满则痛而不可按也。**阳气行于脉中而寒袭之,则寒热相薄,留而不行,则邪实于经,故脉满而痛,不可按也。**寒气稽留,炅气从上,则脉充大而血气乱,故痛甚不可按也。**炅气从上,阳主升也。寒邪遏之,则脉充于内而血气乱,故其痛必甚。**寒气客于肠胃之间,膜原之下,血不得散,小络急引故痛,按之则血气散,故按之痛止。**膜,筋膜也。原,肓之原也。义详下章。肠胃之间,膜原之下,皆有空虚之处。血不散而小络满,则急引而痛,按之则寒气可散,小络可缓,故其痛止。非若经脉之无罅隙者,按之则愈实而愈痛也。《百病始生篇》曰:其著于肠胃之募原也,饱食则安,饥则痛。义与此通。**寒气客于侠脊之脉,则深按之不能及,故按之无益也。**侠脊者,足太阳经也。其最深者,则伏冲伏膂之脉,故按之不能及其处。**寒气客于冲脉,冲脉起于关元,随腹直上,寒气客则脉不通,脉不通则气因之,故喘动应手矣。**关元,任脉穴,在脐下三寸。冲脉起于胞中,即关元也。其脉并足少阴肾经,夹脐上行,会于咽喉,而肾脉上连于肺,若寒气客之则脉不通,脉不通则气亦逆,故喘动应手也。**寒气客于背俞之脉则脉泣,脉泣则血虚,血虚则痛,其俞注于心,故相引而痛,按之则热气至,热气至则痛止矣。**背俞,五藏俞也,皆足太阳经穴。太阳之脉循脊当心入散,上出于项,故寒气客之,则脉涩血虚,为背与心相引而痛,因其俞注于心也。按之则热至而痛止者,正以血虚故耳。**寒气客于厥阴之脉,厥阴之脉者,络阴器,系于肝,寒气客于脉中,则血泣脉急,故胁肋与少腹相引痛矣。**肝经之脉循阴股入髦中抵少腹,布胁肋也。**厥气客于阴股,寒气上及少腹,血泣在下相引,故腹痛引阴股。**厥气,寒逆之气也。少腹阴股之间,乃足三阴冲脉之所由行也,寒气犯之,皆相引而痛。**寒气客于小肠膜原之间,络血之中,血泣不得注于大经,血气稽留不得行,故宿昔而成积矣。**小肠为受盛之府,化物所出,若寒气客其膜原络血之间,则血涩不行,故不得注于大经,稽留渐久,因成积也。**寒气客于五藏,厥逆上泄,阴气竭,阳气未入,故卒然痛死不知人,气复反则生矣。**寒伤藏气,则气不得降而厥逆上泄,乃致真阴暴竭,阳气未能遽入,故卒然痛死,必待藏气复反则生矣。**寒气客于肠胃,厥逆上出,故痛而呕也。**肠胃,言六府也。水谷之在六府府,必自上而下,乃其顺也。若寒气客之,则逆而上出,故为痛为呕。**寒气客于小肠,小肠不得成聚,故后泄腹痛矣。**小肠为丙火之府,而寒邪胜之,则阳气不化,水谷不得停留,故为后泄腹痛。**热气留于小肠,肠中痛,瘅热焦渴,则坚干不得出,故痛而闭不通矣。**热留小肠,是阳藏阳病也,故为瘅热焦渴、坚干痛闭之疾。愚按:后世治痛之法,有曰痛无补法者,有曰通则不痛、痛则不通者,有曰痛随利减者,人相传诵,皆以此为不易之法,凡是痛证无不执而用之。不知痛而闭者,固可通之,如本节云热结小肠、闭而不通之类是也。痛而泄者,不可通也,如上节云寒客小肠、后泄腹痛之类是也。观王荆公解痛利二字曰:治法云:诸痛为实,痛随利减。世俗以利为下也。假令痛在表者,实也;痛在里者,实也;痛在血气者,亦实也。故在表者,汗之则愈;在里者,下之则愈;在血气者,散之行之则愈。岂可以利为下乎?宜作通字训则可。此说甚善,已得治实之法矣。然痛证亦有虚实,治法亦有补写,其辨之之法,不可不详。凡痛而胀闭者多实,不胀不闭者多虚。痛而拒按者为实,可按者为虚。喜寒者多实,爱热者多虚。饱而甚者多实,饥而甚者多虚。脉实气粗者多实,脉虚气少者多虚。新病壮年者多实,愈攻愈剧者多虚。痛在经者脉多弦大,痛在藏者脉多沉微。必兼脉证而察之,则虚实自有明辨,实者可利,虚者亦可利乎? 不当利而利之,则为害不浅。故凡治表虚而痛者,阳不足也,非温经不可;里虚而痛者,阴不足也,非养营不可。上虚而痛者,心脾受伤也,非补中不可;下虚而痛者,脱泄亡阴也,非速救脾肾、温补命门不可。夫以温补而治痛者,古人非不多也,惟近代薛立斋、汪石山辈尤得之。奈何明似丹溪,而亦曰诸痛不可补气,局人意见,岂良法哉? **帝曰:所谓言而可知者也,视而可见奈何?** 欲察色以知病也。**岐伯曰:五藏六府固尽有部,**义详《脉色类》三十二。**视其五色,黄赤为热,白为寒,青黑为痛,此所谓视而可见者也。** 黄赤色者,火动于经,故为热。白色者,阳气衰微,血不上荣,故为寒。青黑色者,血凝气滞,故为痛。**帝曰:扪而可得奈何?** 以手按摸也。**岐伯曰:视其主病之脉,坚而血及陷下者,皆可扪而得也。帝曰:善。** 主病之脉,病所在也。脉坚者,邪之聚也。血留者,络必盛而起也。陷下者,血气不足,多阴候也。凡是者,皆可摸而得之。

六十七、痹证素问痹论全

黄帝问曰:痹之安生? 岐伯对曰:风寒湿三气杂至,合而为痹也。 痹者,闭也。观《阴阳别论》曰:一阴一阳结,谓之喉痹。《至真要大论》曰:食痹而吐。是皆闭塞之义可知也。故风寒湿三气杂至,则壅闭经络,血气不行而病为痹,即痛风不仁之属。痹音秘。**其风气胜者为行痹,** 风者善行数变,故为行痹,凡走注历节疼痛之类皆是也。**寒气胜者为痛痹,** 阴寒之气,客于肌肉筋骨之间,则凝结不散,阳气不行,故痛不可当,即痛风也。**湿气胜者为著痹也。** 著痹者,肢体重著不移,或为疼痛,或为顽木不仁,湿从土化,病多发于肌肉。**帝曰:其有五者何也? 岐伯曰:以冬遇此者为骨痹,以春遇此者为筋**

痹,以夏遇此者为脉痹,以至阴遇此者为肌痹,以秋遇此者为皮痹。 遇此者,指上文之三气也。冬主骨,春主筋,夏主脉,土王之时主肌肉,秋主皮,故邪气之至,各有所应。**帝曰:内舍五藏六府,何气使然? 岐伯曰:五藏皆有合,病久而不去者,内舍于其合也。** 皮肉筋骨脉,皆有五藏之合,病在外而久不去,则各因其合而内连于藏矣。**故骨痹不已,复感于邪,内舍于肾。筋痹不已,复感于邪,内舍于肝。脉痹不已,复感于邪,内舍于心。肌痹不已,复感于邪,内舍于脾。皮痹不已,复感于邪,内舍于肺。所谓痹者,各以其时,重感于风寒湿之气也。** 舍者,邪入而居之也。时,谓气王之时,五藏各有所应也。病久不去,而复感于邪,气必更深,故内舍其合而入于藏。**凡痹之客五藏者,肺痹者,烦满喘而呕。** 肺在上焦,其脉循胃口,故为烦满喘而呕。又五脉五藏之痹,见《脉色类》三十四。**心痹者,脉不通,烦则心下鼓,暴上气而喘,嗌干善噫,厥气上则恐。** 心合脉而痹气居之,故脉不通。心脉起于心中,其支者上挟咽,其直者却上肺,故病此诸证。厥气,阴气也。心火衰则邪乘之,故神怯而恐。噫音益。噫,伊、隘二音。**肝痹者,夜卧则惊,多饮数小便,上为引如怀。** 肝藏魂,肝气痹则魂不安,故主夜卧惊骇。肝脉下者过阴器抵少腹,上者循喉咙之后上入颃颡,故为病如此。**肾痹者,善胀,尻以代踵,脊以代头。** 肾者胃之关,肾气痹则阴邪乘胃,故腹善胀。尻以代踵者,足挛不能伸也。脊以代头者,身偻不能直也。以肾脉入跟中,上腨内,出腘内廉贯脊属肾,故为是病。尻,开高切。**脾痹者,四支解堕,发欬呕汁,上为大塞。** 脾主四支,故令懈堕。其脉属脾络胃,上膈挟咽,今其气痹不行,故发咳呕汁,甚则上焦否隔,为大塞不通也。**肠痹者,数饮而出不得,中气喘争,时发飧泄。** 肠痹者,兼大小肠而言。肠间病痹,则下焦之气不化,故虽数饮而水不得出。水不出则本末俱病,故与中气喘争。盖其清浊不分,故时发飧泄。飧音孙。**胞痹**

者，**少腹膀胱按之内痛，若沃以汤，涩于小便，上为清涕。**胞，膀胱之脬也。义详《气味类》三。膀胱气闭，故按之则内痛。水闭不行，则畜而为热，故若沃以汤，且涩于小便也。膀胱之脉从巅入络脑，故上为清涕。胞、脬俱音抛。沃音屋。**阴气者，静则神藏，躁则消亡。**阴气者，藏气也。五藏者，所以藏精神魂魄志意者也。人能安静，则邪不能干，故精神完固而内藏。若躁扰妄动，则精气耗散，神志消忘，故外邪得以乘之，五藏之痹因而生矣。**饮食自倍，肠胃乃伤。**六府者，所以受水谷而化物者也。若过用不节，致伤肠胃，则六府之痹因而生矣。**淫气喘息，痹聚在肺；淫气忧思，痹聚在心；淫气遗溺，痹聚在肾；淫气乏竭，痹聚在肝；淫气肌绝，痹聚在脾。**淫气，邪乱之气也。五藏之痹，上文虽已详言，然犹有其辨者如此，又可因之以知其聚在何藏也。**诸痹不已，亦益内也。**在表者不去，必日内而益深矣。**其风气胜者，其人易已也。**风为阳邪，可以散之，故易已。然则寒湿二痹，愈之较难，以阴邪留滞，不易行也。**帝曰：痹，其时有死者，或疼久者，或易已者，其故何也？岐伯曰：其入藏者死，其留连筋骨间者疼久，其留皮肤间者易已。**入藏者死，伤真阴也。留连筋骨者疼久，邪之深也。留皮肤者易已，邪之浅也。**帝曰：其客于六府者何也？岐伯曰：此亦其食饮居处，为其病本也。**水谷之寒热，感则害及六府，居处之邪气，感则伤在六阳，故食饮居处，为六府致病之本。**六府亦各有俞，风寒湿气中其俞，而食饮应之，循俞而入，各舍其府也。**俞言周身之穴，凡邪可入，皆谓之俞，非荣俞背俞之谓。食伤于内，邪中于外，表里相应，故得乘虚而入舍于府。**帝曰：以针治之奈何？岐伯曰：五藏有俞，六府有合，循脉之分，各有所发，各随其过，则病瘳也。**五藏有俞，六府有合，乃兼藏府而互言也。各有所发，即所出为井也。各随其过，即所过为原也。五藏五俞，六府六俞，皆可随病所在而刺之也。五俞六俞义详《经络类》十四、十六。**帝曰：荣**

卫之气亦令人痹乎？岐伯曰：荣者，水谷之精气也，和调于五藏，洒陈于六府，乃能入于脉。故循脉上下，贯五藏，络六府也。 荣气者，阴气也，由水谷精微之所化，故为水谷之精气。《卫气篇》曰：精气之行于经者为营气。《正理论》曰：谷入于胃，脉道乃行，水入于经，其血乃成。夫谷入于胃，以传于肺，五藏六府皆以受气，其清者为营，浊者为卫，营在脉中，卫在脉外，故于藏府脉络则无所不至。**卫者，水谷之悍气也，其气慄疾滑利，不能入于脉。故循皮肤之中，分肉之间，熏于肓膜，散于胸腹。** 卫气者，阳气也，阳气之至，浮盛而疾，故曰悍气。慄，急也。皮肤之中，分肉之间，脉之外也。肓者，凡腔腹肉理之间，上下空隙之处，皆谓之肓。如《刺禁论》曰：鬲肓之上，中有父母。《左传》曰膏之上、肓之下者，是皆言鬲上也。又《腹中论》曰：其气溢于大肠而著于肓，肓之原在齐下。《九针十二原篇》曰：肓之原，出于脖胦。《胀论》曰：陷于肉，肓而中气穴。则肓之为义，不独以胸鬲为言，又可知也。膜，筋膜也。义详后七十一。卫气不入于脉，无所不至，故其行如此。如《卫气篇》曰：其浮气之不循经者为卫气。《邪客篇》曰：卫气者，出其悍气之慄疾，而先行于四末分肉皮肤之间而不休者也。《本藏篇》曰：卫气者，所以温分肉，充皮肤，肥腠理，司开阖者也。皆与此节互有发明。悍音旱。慄音飘。肓音荒。膜音莫，又莫胡切。**逆其气则病，从其气则愈，不与风寒湿气合，故不为痹。** 营卫之气，但不可逆，故逆之则病，从之则愈。然非若皮肉筋骨血脉藏府之有形者也，无迹可著，故不与三气为合，盖无形亦无痹也。**帝曰：善。痹或痛或不痛，或不仁，或寒或热，或燥或湿，其故何也？** 不仁者，不知痛痒，肌肤顽木之谓。**岐伯曰：痛者，寒气多也，有寒故痛也。** 寒多则血脉凝滞，故必为痛，如《终始篇》曰：病痛者阴也。**其不痛不仁者，病久入深，荣卫之行涩，经络时疏，故不通。** 通当作痛，《甲乙经》亦然。疏，空虚也。荣卫之行涩而经络时疏,则血气衰少,血气衰少则滞逆亦少,故为不痛。《逆调论》曰:荣气虚则不仁,卫气虚则不用。**皮肤不营,故为不仁。**不营者,血气不至也。**其寒者,阳气少,阴气多,与病相益,故寒也。**凡病寒者,不必尽由于外寒,但阳气不足,阴气有余,则寒从中生,与病相益,故为寒证。**其热者,阳气多,阴气少,病气胜,阳遭阴,故为痹热。**遭,逢也。阳盛遭阴,则阴气不能胜之,故为痹热。**其多汗而濡者,此其逢湿甚也。**阳气少,阴气盛,两气相感,故汗出而濡也。两气者,寒湿两气也。《脉要精微论》曰:阴气有余为多汗身寒。其义即此。**帝曰:夫痹之为病,不痛何也? 岐伯曰:痹在于骨则重,在于脉则血凝而不流,在于筋则屈不伸,在于肉则不仁,在于皮则寒,故具此五者,则不痛也。**具此五者,则筋骨皮肉血脉之间,气无不痹,故不得为痛也。**凡痹之类,逢寒则虫,逢热则纵。帝曰:善。**虫,《甲乙经》作急,于义为得。盖逢寒则筋挛,故急。逢热则筋弛,故纵也。

六十八、周痹众痹之刺灵枢周痹篇全

黄帝问于岐伯曰:周痹之在身也,上下移徙随脉,其上下左右相应,间不容空,愿闻此痛,在血脉之中邪? 将在分肉之间乎? 何以致是? 其痛之移也,间不及下针,其惕痛之时,不及定治,而痛已止矣,何道使然? 愿闻其故。邪,耶同。肉有分理,故曰分肉。惕痛,动而痛也。间不及下针,即不及定治之谓,言移易之速也。惕音触。**岐伯答曰:此众痹也,非周痹也。黄帝曰:愿闻众痹。岐伯对曰:此各在其处,更发更止,更居更起,以右应左,以左应右,非能周也,更发更休也。**各在其处,谓随聚而发也。不能周遍上下,但或左或右,更发更休,患无定所,故曰众痹。**黄帝曰:善。刺之奈何? 岐伯对曰:刺此者,痛虽已止,必刺其处,勿令复起。**必刺其处,谓刺其原痛之处也。治从其本,故可勿令复起。

帝曰:善。愿闻周痹何如？岐伯对曰:**周痹者,在于血脉之中,随脉以上,随脉以下,不能左右,各当其所。**能上能下,但随血脉而周遍于身,故曰周痹,非若众痹之左右移易也。**黄帝曰:刺之奈何？**岐伯对曰:**痛从上下者,先刺其下以过之,后刺其上以脱之;痛从下上者,先刺其上以过之,后刺其下以脱之。**过者,去之之谓。脱者,拔绝之谓。先刺以过之,去其标也。后刺以脱之,拔其本也。**黄帝曰:善。此痛安生？何因而有名？**岐伯对曰:**风寒湿气客于外,分肉之间,迫切而为沫,沫得寒则聚,聚则排分肉而分裂也。**分裂则痛,邪气客于肌表,渐入分肉之间,则迫切津液而为汁沫,沫得寒则聚而不散,故排裂肉理为痛。**痛则神归之,神归之则热,热则痛解,痛解则厥,厥则他痹发,发则如是。**痛则心注其处,故神归之。神归即气归也,气归则热,热则寒散而痛暂解。然其逆气仍在,故痛虽解而厥未除,则别有所聚,故或自上而下,或自下而上,他痹发矣,是名周痹,发仍如此。**此内不在藏,而外未发于皮,独居分肉之间,真气不能周,故命曰周痹。**真气不能周,即气闭不行也,故曰痹者闭也。此节上旧有帝曰善余已得其意矣九字,乃下文之误复于此者,今删去之。**故刺痹者,必先切循其下之六经,视其虚实,及大络之血结而不通,及虚而脉陷空者而调之,熨而通之,其瘾坚转,引而行之。**下之六经,足六经也。大络之血结者,宜写之;虚而脉陷空者,宜补之;寒凝而气不周者,宜熨而通之;其瘾坚转者,愈急转筋之谓,当针引其气而行之也。瘾音炽。**黄帝曰:善。余已得其意矣,亦得其事也。九者,经巽之理,十二经脉阴阳之病也。**意者,病之情也。事者,治之法也。九者,针也。巽者,具也。言其意其法,在乎九针,而经具其理,凡十二经脉阴阳之病,无不尽于是也。

六十九、十二经筋痹刺

灵枢经筋篇。此章与经络类第四章同出一篇,义有相通,所当互阅。

足太阳之筋病,小指支,跟肿痛,腘挛,其筋起于足小指,结于踵上,循跟结于腘也。腘音国。**脊反折,项筋急,肩不举,腋支缺盆中纽痛,不可左右摇。**其别者结于臀上,挟脊上项,其支者结于肩髃,入腋下,上出缺盆,故为此病。纽,尼九切。**治在燔针劫刺,以知为数,以痛为输,**燔针,烧针也。劫刺,因火气而劫散寒邪也。燔针淬针义,详本类前二十。以知为数,知其气至为度也。以痛为输,即其痛处是穴也。下准此。燔音凡。**名曰仲春痹。**仲春痹者,足太阳之经,应二月之气也。此与《阴阳系日月篇》义同,但彼以左足右足分十二经,以主十二月,此以手六经足六经分主十二月,盖以辨阴阳盛衰之义也。详《经络类》三十四。又手足阴阳应十二月图,在《图翼》四卷。余准此。

足少阳之筋病,小指次指支转筋,引膝外转筋,膝不可屈伸,腘筋急,足少阳之筋,起于小指次指,上循胫外廉,结于膝外廉也。**前引髀,后引尻,即上乘胁,季胁痛,**其筋之支者上走髀,前者结于伏兔,后者结于尻,其直者上乘胁及季胁也。**上引缺盆膺乳颈维筋急,**其直者系于膺乳,结于缺盆,上循耳后也。维者,牵系之谓。**从左之右,右目不开,上过右角,并跷脉而行,左络于右,**从左之右则右目不开,是右病由左也。然则左目不开者,病由于右可知矣。角,额角也。并跷脉而行者,阴跷阳跷,阴阳相交,阳入阴,阴出阳,交于目锐眦,故左络于右。**故伤左角,右足不用,命曰维筋相交。**伤左角之筋而右足不用,则其从右之左者亦然,盖筋之维络相交如此也。**治在燔针劫刺,以知为数,以痛为输,**义如前。**名曰孟春痹也。**足少阳以生阳之经,故应正月之气也。详义如前。

　　足阳明之筋病,足中指支胫转筋,脚跳坚,本经之筋起于中指,结于跗上,邪外上行,加于辅骨,上结于膝外廉,其直者上循肝,结于膝也。跳者跳动,坚者坚强也。**伏免转筋,髀前肿,㿉疝,腹筋急,**其直者上循伏免结于髀,聚于阴器,上腹而布也。㿉,癀同。**引缺盆及颊,卒口僻,急者目不合,热则筋纵目不开。颊筋有寒则急,引颊移口;有热则筋弛纵缓,不胜收故僻。**僻,歪斜也。其筋自缺盆上颈颊挟口,上合于太阳,太阳为目上网,阳明为目下网,故凡目之不合不开,口之急纵歪僻者,皆足阳明之筋病,寒则急而热则缓也。**治之以马膏,膏其急者,以白酒和桂,以涂其缓者,以桑钩钩之,即以生桑炭置之坎中,高下以坐等,以膏熨急颊,且饮美酒,啖美炙肉,不饮酒者自强也,为之三拊而已。**马膏,马脂也,其性味甘平柔润,能养筋治痹,故可以膏其急者。白酒辣桂,性味辛温,能通经络,行血脉,故可以涂其缓者。桑之性平,能利关节,除风寒湿痹诸痛,故以桑钩钩之者,钩正其口也。复以生桑火炭,置之地坎之中。高下以坐等者,欲其深浅适中,便于坐而得其煖也。然后以前膏熨其急颊,且饮之美酒,啖之美肉,皆助血舒筋之法也。虽不善饮,亦自强之。三拊而已,言再三拊摩其患处,则病自已矣。啖音淡。拊音府。**治在燔针劫刺,以知为数,以痛为输,名曰季春痹也。**足阳明正盛之经,应三月之气也。余义如前。

　　足太阴之筋病,足大指支内踝痛,转筋痛,足太阴之筋起大指之端,上结于内踝也。**膝内辅骨痛,阴股引髀而痛,阴器纽痛,下引脐两胁痛,引膺中脊内痛。**其直者络于膝内辅骨,上阴股,结于髀聚于阴器,上脐腹胸胁,其内者著于脊也。**治在燔针劫刺,以知为数,以痛为输,命曰孟秋痹也。**孟秋当作仲秋,此与下文足少阴条缪误,当迭更之。盖足太阴之经,应八月之气也。

足少阴之筋病,足下转筋,及所过而结者皆痛及转筋,足少阴之
筋起于小指之下,故病足下转筋。所过而结者,以其并足太阴之筋,
斜走内踝之下,结于踵,又与太阳之筋合,而上结于内辅之下,又并
太阴之筋而上循阴股,结于阴器,皆能为痛及转筋也。**病在此者主
痫瘛及痉,**痫,癫痫也。瘛,牵急也。痉,坚强反张尤甚于瘛者也。
足少阴为天一之经,真阴受伤,故为此病。瘛音炽。痉音敬。**在外
者不能俛,在内者不能仰,故阳病者腰反折不能俛,阴病者不能仰。**
在外者,与太阳之筋合,故不能俛。在内者,循脊内挟膂上至项,故
不能仰。阳病者,即在外者也。阴病者,即在内者也。俛,俯同。**治
在燔针劫刺,以知为数,以痛为输,**义如前,此治外者也。**在内者熨
引饮药,此筋折纽,纽发数甚者,死不治。**熨引所以舒筋,饮药所以
养血。折纽者,即转筋之甚。发日数,病日甚者,阴亏之极也,故当
死不治。**名曰仲秋痹也。**仲秋误也,当作孟秋,盖足少阴为生阴之
经,应七月之气也。义详前太阴太阳条下。

足厥阴之筋病,足大指支内踝之前痛,内辅痛,阴股痛转筋,足
厥阴之筋起于大指之上,结于内踝之前,又结于内辅骨之下,上循阴
股也。**阴器不用,伤于内则不起,伤于寒则阴缩入,伤于热则纵挺不
收。**阴器者,前阴之具也,厥阴之筋结于此。阴器病者,有此三者之
异。**治在行水清阴气。**清,理也。此言当以药治之,在通行水藏而
调阴气,盖水则肝之母也。**其病转筋者,治在燔针劫刺,以知为数,
以痛为输,**转筋者,治当在经也。**命曰季秋痹也。**足厥阴者,阴尽之
经也,故应九月之气。

**手太阳之筋病,小指支,肘内锐骨后廉痛,循背阴入腋下,腋下
痛,腋后廉痛,绕肩胛引颈而痛,应耳中鸣痛引颔,目瞑良久乃得视。**
手太阳之筋起于小指,上结于腕,结于肘内锐骨之后,上结于腋下,
上肩循颈结于耳后,结于颔,上属目外眦,故其痛引耳颔,则瞑目良

久方可开视也。颔，何敢切。**颈筋急则为筋瘘颈瘇，寒热在颈者，治在燔针劫刺之，以知为数，以痛为输，**筋瘘颈肿，即鼠瘘之属。瘘音漏。**其为肿者，复而锐之。**刺而肿不退者，复刺之，当用锐针，即镵针也。**本支者，上曲牙，循耳前，属目外眦，上颔结于角，其痛当所过者支转筋。**本支者，即其直支也。角，耳上角也。凡当其所过之处，皆能转筋而痛。**治在燔针劫刺，以知为数，以痛为输，**义如前。**名曰仲夏痹也。**手太阳之经，应五月之气也。

手少阳之筋病，当所过者即支转筋，舌卷。手少阳之筋起于小指次指之端，结于腕，上循臂结于肘，上绕臑外廉上属走颈，其支者当曲颊入系舌本，故当所过者为转筋而痛。**治在燔针劫刺，以知为数，以痛为输，**义如前。**名曰季夏痹也。**手少阳之经，应六月之气也。

手阳明之筋病，当所过者支痛及转筋，肩不举，颈不可左右视。手阳明之筋起大指次指之端，结于腕，上结于肘外，上臑结于髃，其支者绕肩胛挟脊，其直者从肩髃上颈，又支者上颊结于烦，又直者上左角络头下右颔，故当所过之处为支痛转筋如此。**治在燔针劫刺，以知为数，以痛为输，名曰孟夏痹也。**手阳明为两阳合明之经，故应四月之气。

手太阴之筋病，当所过者支转筋痛，甚成息贲，胁急吐血。手太阴之筋起于大指，循指上行结于鱼后，上循臂入肘中，上臑内廉，入腋下，出缺盆，结肩前髃，上结缺盆，下结胸里，散贯贲，合贲下，抵季胁，故其所过之处当转筋痛甚而病如此。**治在燔针劫刺，以知为数，以痛为轮，名曰仲冬痹也。**手太阴之经，应十一月之气也。

手心主之筋病，当所过者支转筋，前及胸痛息贲。手厥阴之筋起于中指，结于肘内廉，上臂阴，结腋下，下散前后挟胁，其支者入腋散胸中，结于贲，故当所过者为病如此。**治在燔针劫刺，以知为数，以痛为输，名曰孟冬痹也。**手厥阴以两阴交尽之经，故应十月之气。

手少阴之筋病,内急,心承伏梁,下为肘网,其病当所过者支转筋,筋痛。承,承于下也。伏梁,坚伏之积也。网,如罗网之牵急也。手少阴之筋起于小指内侧,结于锐骨,上结肘内廉,上入腋,挟乳里,结于胸中,下系于脐,故在内则为内急、为伏梁,在外则为肘网,及当其所过之处则为转筋、筋痛等病。**治在燔针劫刺,以知为数,以痛为输。**义如前。**其成伏梁唾血脓者,死不治,**脐上脐下皆为伏梁。若伏梁已成而唾见血脓者,病剧藏伤,故死不治。**名曰季冬痹也。**手少阴之经,应十二月之气也。此节旧在后无用燔针之下,盖误次也,今移正于此。

经筋之病,寒则反折筋急,热则筋弛纵不收,阴痿不用。阳急则反折,阴急则俛不伸。此以下皆结上文经筋为病而总言之也。阳急、阴急,指足太阳、太阴为言,皆为背病。阳急在外,则反张而折,阴急在内,则俛不能伸也。**焠刺者刺寒急也,热则筋纵不收,无用燔针。**筋痹之病属寒者多,故以上皆言治在燔针劫刺;然有因于热者,治当远热,无用燔针,验在筋之急与纵耳。**足之阳明,手之太阳,筋急则口目为僻,眥急不能卒视,治皆如右方也。**此申言口眼歪僻之证,必系足阳明、手太阳之筋病也。僻,僻同。

七十、六经痹疝素问四时刺逆从论 附:疝气说

厥阴有余病阴痹,厥阴者风木之气也。风木有余则邪并于肝,肝经之脉结于诸阴之分,故病为阴痹。痹义如前。**不足病生热痹,**厥阴之气不足,则阳邪胜之,故病生热痹。**滑则病狐疝风,**滑为阳邪有余,而病风者,热则生风也。疝者前阴少腹之病,男女五藏皆有之。狐之昼伏夜出,阴兽也,疝在厥阴,其出入上下不常,与狐相类,故曰狐疝风。此非外入之风,乃以肝邪为言也。下准此。**涩则病少腹积气。**涩为气虚,为血滞,故邪气留止而病为积聚。

少阴有余病皮痹隐轸，少阴者君火之气也，火盛则克金，皮者肺之合，故为皮痹。隐轸，即瘾疹也。**不足病肺痹，**火不足则金无所畏，燥邪独胜，故病为肺痹。**滑则病肺风疝，**滑实则君火为邪，故乘于肺，病在气也。**涩则病积溲血。**涩为心血不足，故经滞而为积聚，血乱而为溲血也。

太阴有余病肉痹寒中，太阴者湿土之气也，湿邪有余，故为肉痹。寒湿在脾，故为寒中。**不足病脾痹，**土弱则脾气不行也。**滑则病脾风疝，**太阴脉滑，则土邪有余。脾风疝者，即癫肿重坠之属，病在湿也。**涩则病积，心腹时满。**脾脉入腹，上注心中，涩因脾弱，故病脾积及心腹时满。

阳明有余病脉痹，身时热，阳明者燥金之气也，其合大肠与胃，燥气有余，则血脉虚而阴水弱，故病脉痹及身为时热。**不足病心痹，**燥气不足则火胜为邪，故病为心痹。**滑则病心风疝，**滑则燥热生风，热则主于心也，故为心风疝。**涩则病积，时善惊。**涩则胃虚而滞，故病积。胃虚者风木乘之，故善惊。

太阳有余病骨痹身重，太阳者寒水之气也。其合肾，其主骨，故太阳寒邪有余者，主为骨痹、为身重。**不足病肾痹，**不足则肾气弱，故病为肾痹。**滑则病肾风疝，**太阳滑实者风寒挟邪，故病肾风疝。**涩则病积，善时巅疾。**太阳之脉交巅上，络肾属膀胱，故其脉涩气滞，当为肾积及顶巅之病。

少阳有余病筋痹胁满，少阳者相火之气也，其合肝胆，其主筋，其脉行于胁肋，故少阳之邪有余者，当病筋痹胁满。**不足病肝痹，**少阳不足则肝藏气虚，故病为肝痹。**滑则病肝风疝，**滑实则风热合邪而为肝风疝，病在筋也。**涩则病积，时筋急目痛。**涩以血滞，故病肝积。肝主筋，开窍于目，故为筋怒目痛。愚按：本经诸篇所言疝证不一，有云狐疝，以其出入不常也。有癫疝者，以其顽肿不仁也。有冲

疝者,以其自少腹上冲心而痛也。有厥疝者,以积气在腹中而气逆
为疝也。有瘕者,以少腹冤热而痛出白,一名曰蛊也。有六经风疝
者,如本篇之所云也。有小肠疝者,如《邪气藏府病形篇》曰小肠病
者,小腹痛,腰脊控睾而痛,时窘之后者,亦疝之属也。是皆诸疝之
义。按《骨空论》曰:任脉为病,男子内结七疝,女子带下瘕聚。盖任
脉者,起于中极之下,以上毛际,循腹里,上关元,总诸阴之会,故诸疝
之在小腹者,无不由任脉为之原,而诸经为之派耳。云七疝者,乃总诸
疝为言,如本篇所言者六也,《邪气藏府病形篇》所言者一也,盖以诸经
之疝所属有七,故云七疝。若狐癞冲厥之类,亦不过为七疝之别名耳。
后世如巢氏所叙七疝,则曰厥、症、寒、气、盘、胕、狼。至张子和非之
曰:此俗工所立谬名也。盖环阴器上抵小腹者,乃属足厥阴肝经之部
分,是受疝之处也。又曰:凡疝者,非肝木受邪,则肝木自甚,皆属肝
经。于是亦立七疝之名,曰寒、水、筋、血、气、狐、癞,治多用下。继自丹
溪以来,皆宗其说。然以愚观之,亦未为得。夫前阴小腹之间,乃足三
阴阳明任冲督脉之所聚,岂得独以厥阴经为言?但如本篇六疝皆兼风
言者,本非外入之风,盖风属肝,肝主筋,故凡病各经之疝者,谓其病多
在筋而皆挟肝邪则可;若谓必在厥阴,则不可也。后世议论徒多,又安
能出《内经》之围范哉?学者当以经旨为正。至于治之之法,大都此证
寒则多痛,热则多纵,湿则多肿坠,虚者亦然,若重在血分者不移,在气
分者多动。分察六者于诸经,各因其多少虚实而兼治之,自无不效也。
又诸疝详义,具《会通类》疾病二十六。

七十一、痿证素问痿论全

黄帝问曰:五藏使人痿何也? 五藏各有所合,故皆能使之痿。
痿者,痿弱无力,举动不能也。痿音威。**岐伯对曰:肺主身之皮毛,**
心主身之血脉,肝主身之筋膜,脾主身之肌肉,肾主身之骨髓。五藏

所主不同,故痿生亦异。筋膜者,按全元起曰:人皮下肉上筋膜也。盖膜犹幕也,凡肉理藏府之间,其成片联络薄筋,皆谓之膜,所以屏障血气者也。凡筋膜所在之处,脉络必分,血气必聚,故又谓之膜原,亦谓之脂膜。膜、幕俱音莫。**故肺热叶焦,则皮毛虚弱急薄,著则生痿躄也。**肺痿者,皮毛痿也。盖热乘肺金,在内则为叶焦,在外则皮毛虚弱而为急薄。若热气留著不去,而及于筋脉骨肉,则病生痿躄。躄者,足弱不能行也。躄音壁。**心气热则下脉厥而上,上则下脉虚,虚则生脉痿,枢折挈,胫纵而不任地也。**心痿者,脉痿也。心气热则火独上炎,故三阴在下之脉,亦皆厥逆而上,上逆则下虚,乃生脉痿。脉痿者,凡四支关节之处,如枢纽之折而不能提挈,足胫纵缓而不能任地也。挈,丘结切。**肝气热则胆泄口苦,筋膜干,筋膜干则筋急而挛,发为筋痿。**肝痿者,筋痿也。胆附于肝,肝气热则胆汁溢泄,故为口苦。筋膜受热则血液干燥,故拘急而挛,为筋痿也。**脾气热则胃干而渴,肌肉不仁,发为肉痿。**脾痿者,肉痿也。脾与胃以膜相连而开窍于口,故脾气热则胃干而渴。脾主肌肉,今热畜于内,则精气耗伤,故肌肉不仁,发为肉痿。**肾气热则腰脊不举,骨枯而髓减,发为骨痿。**肾痿者,骨痿也。腰者肾之府,其脉贯脊,其主骨髓,故肾气热则见证若此。

帝曰:何以得之?此下言五痿之所由生也。岐伯曰:**肺者藏之长也,为心之盖也。**肺位最高,故谓之长。复于心上,故谓之盖。**有所失亡,所求不得,则发肺鸣,鸣则肺热叶焦,**肺志不伸,则气郁生火,故喘息有声,发为肺鸣。金藏病则失其清肃之化,故热而叶焦。**故曰五藏因肺热叶焦,发为痿躄,此之谓也。**故曰,引古语也。肺主气以行营卫,治阴阳,故五藏之痿,皆因于肺气热,则五藏之阴皆不足,此痿躄之生于肺也。五痿之证虽异,总皆谓之痿躄。**悲哀大甚则胞络绝,胞络绝则阳气内动,发则心下崩,数溲血也。**胞络者,子宫之络脉也。《评热病论》曰:胞脉者属心而络于胞中。故悲哀太甚,则心系急而胞络绝,上下不交,亢阳内动,逼血下崩,令人数为溺血也。**故本病曰:大经空虚,发为肌痹,传为脉痿。**本病,古经篇名。血失则大经空虚,无以渗灌肌肉,荣养脉络,故先为肌肉顽痹而后传为脉痿者,生于心也。**思想无穷,所愿不得,意淫于外,入房太甚,宗筋弛纵,发为筋痿,及为白淫。**思想无穷,所愿不得,欲不遂也。意淫于外,入房太甚,阴气伤也。故宗筋弛纵,发为筋痿。宗筋者聚于前阴,精伤于内,气陷于下,故为白淫,即今之所谓带浊也。**故下经曰:筋痿者生于肝使内也。**下经,古经也。肝主筋,故使内而筋痿者,生于肝也。**有渐于湿,以水为事,若有所留,居处相湿,肌肉濡渍,痹而不仁,发为肉痿。**渐,有由来也。以水为事,从事于卑湿之所也。相,并也。脾主肌肉而恶湿,湿著于肉,则卫气不荣,故肌肉顽痹而为肉痿。渍,蚤四切。**故下经曰:肉痿者得之湿地也。**地之湿气,感则害皮肉筋脉,病生于脾也。**有所远行劳倦,逢大热而渴,渴则阳气内伐,内伐则热舍于肾。肾者水藏也,今水不胜火,则骨枯而髓虚,故足不任身,发为骨痿。**远行劳倦,最能生热。阳盛则内伐真阴,水不胜火,故主于肾。**故下经曰:骨痿者生于大热也。**热甚则精髓干涸,故骨枯而为痿,病生于肾也。

　　帝曰:何以别之? 此下辨五痿之色证也。**岐伯曰:肺热者色白而毛败,心热者色赤而络脉溢,肝热者色苍而爪枯,脾热者色黄而肉蠕动,肾热者色黑而齿槁。**蠕音软,微动貌,又曰虫行貌。

　　帝曰:如夫子言可矣,论言治痿者独取阳明何也? 此下言治痿之法也。论言者,即《根结篇》曰:痿疾者取之阳明。见《经络类》三十。**岐伯曰:阳明者,五藏六府之海,主闰宗筋,宗筋主束骨而利机关也。**阳明,胃脉也。主纳水谷,化气血,以资养表里,故为五藏六府之海而下润宗筋。宗筋者,前阴所聚之筋也。为诸筋之会,凡腰脊溪谷之筋,皆属于此,故主束骨而利机关也。**冲脉者,经脉之海也,主渗灌溪谷,与阳明合于宗筋**。经脉之海者,冲脉为十二经之血海也,故主渗灌溪谷。冲脉起于气街,并少阴之经,夹脐上行,阳明脉亦夹脐旁,去中行二寸下行,故皆会于宗筋。**阴阳总宗筋之会,会于气街而阳明为之长,皆属于带脉而络于督脉**。宗脉聚于前阴,前阴者,足之三阴阳明少阳及冲任督蹻九脉之所会也。九者之中,则阳明为五藏六府之海,冲为经脉之海,此一阴一阳总乎其间,故曰阴阳总宗筋之会也。会于气街者,气街为阳明之正脉,故阳明独为之长。带脉者,起于季胁,围身一周。督脉者,起于会阴,分三岐为任冲而上行腹背。故诸经者,皆联属于带脉,支络于督脉也。**故阳明虚则宗筋纵,带脉不引,故足痿不用也**。阳明虚则血气少,不能润养宗筋,故至弛纵。宗筋纵则带脉不能收引,故足痿不为用。此所以当治阳明也。**帝曰:治之奈何?岐伯曰:各补其荣而通其俞,调其虚实,和其逆顺,筋脉骨肉各以其时受月,则病已矣。帝曰:善**。诸经之所溜为荣,所注为俞,补者所以致气,通者所以行气。上文云独取阳明,此复云各补其荣而通其俞,盖治痿者当取阳明,又必察其所受之经而兼治之也。如筋痿者取阳明厥阴之荣俞,脉痿者取阳明少阴之荣俞,肉痿骨痿,其治皆然。然筋脉肉骨,则各有所受之时月,如木病者在筋,火病者在脉,土病者在肉,金病者在皮毛,水病者在骨。知所受之浅深以调虚实,知时气之盛衰以和逆顺,则病可已矣。

七十二、肠澼素问通评虚实论 附:痢疾治法

帝曰:肠澼便血何如?岐伯曰:身热则死,寒则生。肠澼,滞下也,利而不利之谓。便血,赤利也。身热者,阳性阴败,故死。寒则营气未伤,故生。澼音匹。**帝曰:肠澼下白沫何如?岐伯曰:脉沉则生,脉浮则死**。白沫,白利也。病在阴而见阴脉者为顺,故生;见阳

脉者为逆，故死。**帝曰：肠澼下脓血何如？岐伯曰：脉悬绝则死，滑大则生。**下脓血者，兼白赤而言也。悬绝者，谓太过则坚而搏，不足则微而脱，皆胃气去而真藏见也。邪实正虚，势相悬绝，故死。滑因血盛，大以气充，血气未伤，故生。**帝曰：肠澼之属，身不热，脉不悬绝何如？岐伯曰：滑大者曰生，悬涩者曰死，以藏期之。**以藏期之者，肝见庚辛死，心见壬癸死，肺见丙丁死，脾见甲乙死，肾见戊己死也。愚按：肠澼一证，即今之所谓痢疾也。自仲景而后，又谓之滞下。其所下者，或赤或白，或脓或血，有痛者，有不痛者，有里急后重者，有呕恶胀满者，有噤口不食者，有寒热往来者。虽其变态多端，然总不外乎表里寒热，而尤于虚实之辨更为切要，知此六者，庶不致杀人矣。若以表里言之，如《论疾诊尺》等篇曰：春伤于风，夏为后泄肠澼。《百病始生篇》曰：虚邪之中人也，留而不去，传舍于肠胃之间，多寒则肠鸣飧泄，食不化，多热则溏出糜。是皆由于外邪，此即时气相传之属也。凡邪因表者必有表证，但兼其表而行散之，表邪解而痢自愈。如无表证，则必由口腹，悉属内伤。但伤于内者极多，因于表者则间或有之，此内外之不可不辨也。若以寒热言之，则古以赤者为热，白者为寒。至刘河间而非之曰：如赤白相兼者，岂寒热俱甚于肠胃而同为痢乎？盖泻白者肺之色也，青者肝之色也，黄者脾之色也，赤者心之色也。至若色黑亦言为热者，由火热过极，则反兼水化制之，故色黑也。或言痢色青白为寒者，误也。若果为寒，则不能消谷，何由反化为脓乎？又曰：若完谷不化而色不变，吐利腥秽，澄澈清冷，小便青白不涩，身凉不渴，脉迟细而微者，寒证也。凡谷消化者，无问色及他证，便为热也。故其言治，则曰苦能燥湿，寒能胜热，或微加辛热以佐之。又云：治诸痢者，黄连、黄柏为君，以至苦大寒，正主湿热之病。又曰：行血则便自愈，调气则后重除。是皆河间之说也。及至丹溪则因之曰：赤痢乃自小肠来，白痢乃自大肠来,皆湿热为本。自二子之言出,则后世莫敢违之。虽二家方书,非无从温之治,然亦不过备立言之缺略,而其大意则专以湿热为主。故今之医家悉遵其训,一见痢证,无分寒热虚实,咸谓欲清其火,非芩、连、栀、柏不可;欲去其积,非大黄、芒硝不可;欲行血者,必用桃仁、红花之类;欲利水除湿者,必用五苓、益元之类;欲调气行滞者,必用木香、槟榔、枳实、厚朴之类;欲和血凉血者,必用当归、生地、芍药、地榆之类。朝更夕改,不过如此,及至濒危,犹云湿热未除,积滞未尽,举世皆然,可胜其害。兹以愚见,则大有不然。夫疟痢发于夏秋,本因溽暑,岂云非热?但炎蒸之令,出乎天也,苟能顺天之气,焉得为病?惟因热求凉而过于纵肆,则病由乎人耳。故凡风寒之中于外者,其邪在经,病多为疟;生冷之伤于内者,其邪在藏,病多为痢;或表里俱伤,则疟痢并作。未有不中于寒而为疟为痢者,此致病之本,其为寒为热可知也。若暑湿之郁,久则成热,所以痢多热证,此固自然之理;然有偶因瓜果,过伤生冷,未及郁积,随触而痢者,岂郁热耶?又有素慎口腹,或中雨水之阴寒,或因饮食之相犯者,皆能致痢,是又何热之有哉?至有年有衰迈,禀有素弱,则尤易于染,此等极多,岂皆热证?且凡病痢者,必有脓血,使无脓血,焉得为痢?盖伤其藏府之脂膏,动其肠胃之脉络,故或寒或热皆能脓血,若谓脓必因热,岂痢疾绝无寒证耶?使必待完谷不化,痢色不变及澄彻清冷等证,始认为寒,则其阳已尽去,脾已尽败,几于危矣,岂无其渐而遽至是哉?不知致此之始,即寒证也。矧痢因于湿,湿生于土。夫五行之理,热因火化,寒因水化,此阴阳之不易者也。惟湿土寄王于四者之中,故从乎火,则阳土有余而湿热为病,从乎水,则阴土不足而寒湿生灾。若但言湿热而不言寒湿,岂非医家之误乎?至以白赤分寒热,此自古法,本不为谬。而河间乃谓白者属肺,赤者属心。盖言白主于气,赤主于血,是亦理也。若以愚见言之,则赤中岂必无白,白中岂必无赤,赤白相兼者,岂真寒热周病乎?但其清浊微甚,自有阴阳可辨耳。虽赤痢亦有寒证,然终是热多;白痢亦有热证,然终是寒多。其有白而热者,则脉证必热;赤而寒者,则脉证必寒,亦易辨也。若谓白必属肺,恐白痢非无血化;赤必属心,恐血痢不离乎气也。观局方之治痢,则例用温热,河间之治痢,则专用苦寒,何其相去之远耶?未免各有所偏,皆失中和之道矣,此寒热之不可不辨也。再以虚实言之,如头疼身热,筋骨酸痛者,表邪之实也;胀满恶实,急痛拒按者,里邪之实也;烦渴引饮,喜冷畏热者,阳邪之实也;举按滑数,来往有力者,脉息之实也;火土之胜,而见敦阜、赫曦之化者,时气之实也。舍此之外,则无可言实,多属虚矣。今有以口渴为实热者,不知凡系泻痢,必亡津液,液亡于下,则津涸于上,焉得不渴?故当以喜热喜冷分虚实也。有以腹痛为实者,不知痢出于藏,则肠胃必有损伤,脓血切肤,安能无痛?故当以痛之缓急、按之可否、藏之阴阳、腹之胀与不胀分虚实也。有以小水之黄赤短少为实热者,不知水从痢去,溲必不长,汁以阴亡,溺因色变,故当以便之热与不热、液之涸与不涸分虚实也。有以里急后重为实热者,但知湿热壅于大肠,因而重坠,不知气陷则仓廪不藏,阴亡则门户不摄,故当以病之新久、质之强弱分虚实也。若邪正不明,则祸如反掌,此虚实之不可不辨也。再以治法言之,则当必求其所感之邪,所受之藏,以明致病之本,其他所变,皆为标也。如因于湿热者,去其湿热则愈;因于积滞者,去其积滞则愈。因于气者调其气,因于血者和其血。新感而实者,可以通因通用;久病而虚者,当以塞因塞用。是皆常法,无待言矣。第见今人之病痢者,虚常六七;而今之治痢者,补无一二焉。若气本陷矣,而复行其气,后重不将甚乎?中本虚矣,而再攻其积,元气不将竭乎?湿热伤血,自宜调血,若过用推陈,血愈伤矣。津亡作渴,自宜止泄,若专于渗利,津愈耗矣。使必待血清痛止而后补,则事已无及矣。此无他，特以本末未明，故但据见在者为有形之疾病，而不知可虑者在无形之元气也。夫元气既虚，不补将何以复？诸当补者，自有所据，请尽悉之。凡脉息微弱者可补，知其非实邪也。形体虚羸者可补，知其不可攻也。口腹素慎者可补，知其本无所积也。胸膈宽快者可补，知其中无留滞也。因病后而偶感者可补，以元气之有所伤也。因攻伐而愈剧者可补，以攻所不当攻也。后重之可补者，陷则升而补之，热则凉而补之。腹痛之可补者，滑泄则涩而补之，虚寒则温而补之。凡阳邪盛则阴虚者病，非纯美甘凉之剂，不足以养藏气。阴邪胜则阳虚者病，非辛甘温厚之剂，不足以回元阳。是皆用补之法也。然尤有其要，则在脾肾二藏，不可不辨。如《卫生宝鉴》曰：太阴主泻，传于少阴为痢。此正言脾肾也。盖泻因于脾，其邪犹浅；传于肾而为痢，病则甚矣。夫肾为胃关，开窍于二阴，未有久痢而不亡阴者，亦未有阴亡而肾不虚者，欲治痢而不治阴，非其治也。故如四君、归脾、补中、十全之类，皆治脾虚之剂，非为不善。若病在化源，势属危急，使非大补命门，以复肾中之阳，以壮脾土之母，则真阴何由以复，门户何由以固？所谓川源不能实，漏卮不能满，将何益于事哉？近惟薛立斋独得其义，欲相资借，当并察其医按。

七十三、伏梁素问腹中论

帝曰：病有少腹盛，上下左右皆有根，此为何病？可治不？ 不，否同。**岐伯曰：病名曰伏梁。** 伏，藏伏也。梁，强梁坚硬之谓。**帝曰：伏梁何因而得之？岐伯曰：裹大脓血，居肠胃之外，不可治，治之每切按之致死。** 按，抑也。切按之者，谓过于妄攻也，故必致死。**帝曰：何以然？岐伯曰：此下则因阴，必下脓血，上则迫胃脘，生鬲，侠胃脘内痈，** 此病连居三阴冲带之间，裹大脓血而伏于肠胃之外，其上下左右皆有根系,故下行者能下脓血,上行者能迫胃脘。脘,管、完二音。**此久病也,难治**。此非一朝夕所致者,延积既久,根结日深,故不易治。**居齐上为逆,居齐下为从**。居齐土则渐逼心肺,故为逆。在下者其势犹缓,故为从。按:《邪气藏府病形篇》曰:心脉微缓为伏梁,在心下,上下行,时唾血。又《经筋篇》曰:手少阴之筋病,内急,心承伏梁。故五十六难曰:心之积名曰伏梁,起脐上,大如臂,上至心下。其义本此二篇。然观本节云齐上为逆,齐下为从。下节云环齐而痛,病名伏梁。是又不独以心积为伏梁也。盖凡积有内伏而坚强者,皆得名之,故本篇独言伏梁者,其总诸积为言可知也。**勿动亟夺**,动,动大便也。夺,夺土郁也。皆下之之谓。言勿得妄攻而数夺其胃气,不及于病,徒伤无益也。亟,激、气二音。**论在刺法中**。谓宜以针治之,今亡其义。按:伏梁一证,即今之所谓痞块也。欲治之者莫妙于灸,法详《图翼》十一卷。

帝曰:人有身体髀股胻皆肿,环齐而痛,是为何病?岐伯曰:**病名伏梁**。此亦在冲脉之分,而结于脐腹者也。冲脉之在上者,出颃颡循背里,在中者侠脐腹,在下者伏行股足之间,故其为病如此。此下三节与《奇病论》文重者,兹不复载。**此风根也,其气溢于大肠而著于肓,肓之原在齐下,故环齐而痛也**。风根,即寒气也。如《百病始生篇》曰:积之始生,得寒乃生,厥乃成积。即此谓也。肓之原在脐下,即下气海也,一名下肓,《九针十二原篇》谓之脖胦者即此。今病在冲脉则与大小肠相附,而当气海之间,故其为病如此。**不可动之,动之为水溺涩之病**。不当动而妄下之,则反伤其阴,阴伤则积气愈壅于下,而水道为之不利也。

七十四、息积素问奇病论

帝曰:病胁下满气逆,二三岁不已,是为何病? 岐伯曰:病名曰息积。积不在中而在胁之下者,初起微小,久而至大,则胁满气逆,喘促息难,故名息积。今人有积在左胁之下,俗名为痞者,其即此证,惟小儿为尤多。盖以胃之大络,名曰虚里,贯鬲络肺,出于左乳下,其动应衣,为阳明宗气所出之道也。若饮食过伤,脾不及化,则余气留滞而结聚于此,其根正在胁间,阳明病剧则上连于肺,此其所以为息积也。**此不妨于食,不可灸刺,积为导引服药,药不能独治也**。积不在胃,故不妨于食。治此者舍灸不可,惟喘者忌灸,恐助火邪,羸者忌刺,恐写胃气,故必渐次积为导引,久久行之以开其滞,仍用药饵以和其气,二者并行,斯病可愈。若专恃于药而不积为导引,则药亦不能独治之,可见治此者之有不易也。

七十五、疹筋素问奇病篇

帝曰:人有尺脉数甚,筋急而见,此为何病? 尺脉数甚,阴邪有余而水不足也。筋急而见,筋脉拘急而形色外见也。筋者肝之合,阴气不足则肝失所养,故筋急而见。**岐伯曰:此所谓疹筋,是人腹必急,白色黑色见,则病甚**。疹筋者,病在筋也。《脉要精微论》曰:尺外以候肾,尺里以候腹。故尺脉数甚,则候当在腹。腹者太阴阳明之所布,今其肝邪外见而腹为胀急,乃木贼伤脾之病也。若其色见白黑,则阳气内亏,病为尤甚。

七十六、风邪五变灵枢五变篇全。风厥汗出、消瘅、寒热、留痹、积聚。

黄帝问于少俞曰:余闻百疾之始期也,必生于风雨寒暑,循毫毛而入腠理,或复还,或留止,或为风肿汗出,或为消瘅,或为寒热,或

为留痹,或为积聚,奇邪淫溢,不可胜数,愿闻其故。夫同时得病,或病此,或病彼,意者天之为人生风乎?何其异也?瘅音丹,又上、去声。少俞曰:夫天之生风者,非以私百姓也,其行公平正直,犯者得之,避者得无殆,非求人而人自犯之。殆,危也。天非求人而人自犯之,所以有少病多病者,亦在乎人之慎与不慎耳。黄帝曰:一时遇风,同时得病,其病各异,愿闻其故。少俞曰:善乎哉问!请论以比匠人。匠人磨斧斤砺刀,削斲材木,木之阴阳尚有坚脆,坚者不入,脆者皮弛,至其交节而缺斤斧焉。夫一木之中,坚脆不同,坚者则刚,脆者易伤,况其材木之不同,皮之厚薄,汁之多少而各异耶?此借木之材质以方人之禀赋也。砺音利。斲音卓。脆音翠。弛音矢,解弛也。夫木之蚤花先生叶者,遇春霜烈风,则花落而叶萎。久曝大旱,则脆木薄皮者,枝条汁少而叶萎。久阴淫雨,则薄皮多汁者,皮溃而漉。卒风暴死,则刚脆之木,枝折杌伤。秋霜疾风,则刚脆之木,根摇而叶落。凡此五者,各有所伤,况于人乎?此言木之凋残,各有所因,以方人之疾病,亦无不有所致之也。萎音威,蔫枯也。蔫音烟,物不鲜而色败也。溃音会,坏烂也。漉音鹿,水湿貌。杌音兀,木之无枝者也。黄帝曰:以人应木奈何?少俞答曰:木之所伤也,皆伤其枝,枝之刚脆而坚,未成伤也。人之有常病也,亦因其骨节皮肤腠理之不坚固者,邪之所舍也,故常为病也。木有坚脆,所以伤有重轻,人有坚脆,所以病有微甚,故虽同时通风,而有受有不受,此病之所以异也。

黄帝曰:人之善病风厥漉汗者,何以候之?风邪逆于腠理,而汗出漉漉不止者,病名风厥。又详义见本类前三十。少俞答曰:肉不坚,腠理疏,则善病风。黄帝曰:何以候肉之不坚也?少俞答曰:腘肉不坚而无分理者粗理,粗理而皮不致者腠理疏,此言其浑然者。膝湾曰腘,即足太阳经委中穴也。腘中为谿谷之大会,故其理粗而皮不致者,可以验通身腠理之疏也。腘音国。致音致,密也。

黄帝曰:人之善病消瘅者,何以候之?少俞答曰:五藏皆柔弱者,善病消瘅。消瘅详义见前六十。黄帝曰:何以知五藏之柔弱也?少俞答曰:夫柔弱者必有刚强,刚强多怒,柔者易伤也。性气刚暴而肌肉弱者,乃易于伤,故善病消瘅。黄帝曰:何以候柔弱之与刚强?少俞答曰:此人薄皮肤而目坚固以深者,长冲直扬,其心刚。皮肤薄者,肌肉必弱。目坚固而视直扬者,其心必刚。冲者,目光突露之谓。刚则多怒,怒则气上逆,胸中畜积,血气逆留,膹皮充肌,血脉不行,转而为热,热则消肌肤,故为消瘅,此言其人暴刚而肌肉弱者也。怒则气逆,气留则血留,故郁而为热而成消瘅。膹,宽同。

黄帝曰:人之善病寒热者,何以候之?少俞答曰:小骨弱肉者,善病寒热。骨属肾,肉属脾,皆至阴之所在也。阴不足则阳邪易以入之,故善病寒热。黄帝曰:何以候骨之小大,肉之坚脆,色之不一也?少俞答曰:颧骨者骨之本也,颧大则骨大,颧小则骨小。目下颊骨曰颧,周身骨胳大小,可验于此也。颧音权。胳音革。皮肤薄而其肉无䐃,其臂懦懦然,其地色殆然,不与其天同色,污然独异,此其候也。䐃,肉之结聚而坚者也。懦懦然,柔弱貌。地气阴浊,天气清明,质色有余而神色不足,是地不与天同色也,故殆然污然,其状有异。肉有坚脆,色有不同,于此可验强弱也。䐃,渠允切。懦,儒、糯、软三音。然后臂薄者其髓不满,故善病寒热也。髓为骨之充,阴之精也,故髓不满者,当病寒热。

黄帝曰:何以候人之善病痹者?少俞答曰:粗理而肉不坚者,善病痹。肉不坚,则风寒湿邪易以入也。黄帝曰:痹之高下有处乎?少俞答曰:欲知其高下者,各视其部。人之上下左右,虚实自有不同,故当各视其部。

黄帝曰:人之善病肠中积聚者,何以候之?少俞答曰:皮肤薄而不泽,肉不坚而淖泽,如此则肠胃恶,恶则邪气留止,积聚乃伤。脾胃之间,寒温不次,邪气稍至,蓄积留止,大聚乃起。皮肤薄者,肉不坚也。不润泽者,血不足也。淖泽者,湿滞多也。此其肠胃薄恶,气禀之有亏也。故或中外邪,留而不去,或肠胃寒温,有不以次,皆足致邪而大聚起矣。义详《百病始生篇》,见本类前二。淖音闹。蓄,畜同。

黄帝曰:余闻病形,已知之矣,愿闻其时。此总结五变而问其凶吉之期也。**少俞答曰:先立其年,以知其时,时高则起,时下则殆。**先立其年,则五运六气各有所主,故知其时。凡病遇生王,则时之高也,故可以起,起言愈也。如逢衰克,则时之下也,病当危殆矣《六元正纪大论》亦曰:先立其年,以明其气。详《运气类》十七。**虽不陷下,当年有冲通,其病必起,是谓因形而生病,五变之纪也。**虽非衰克陷下时,而年有所冲,则气有所通,其病亦因而起,此非上节之所谓起也。如水火相冲,火当畏水,金木相冲,木当畏金;然火胜则水亦病,木胜则金亦病。故有以金形之人,而反病于丁壬年者,有以木形之人,而反病于甲己年者,是谓因形生病,五变之纪也。

七十七、病成而变素问脉要精微论

帝曰:病成而变何谓?成言病之本,变言病之标,标本不同,是谓之变。**岐伯曰:风成为寒热,**风,阳邪也,善行而数变。或并于里则阳虚,阳虚则外寒;或并于表则阳实,阳实生外热。故《生气通天论》曰:因于露风,乃生寒热。是风成而变为寒热也。**瘅成为消中,**瘅,热邪也。热积于内,当病为消中,善食易饥也。**厥成为巅疾,**厥,逆气也。气逆于上,则或为疼痛,或为眩仆,而成顶巅之疾也。一曰气逆则神乱,而病为癫狂者,亦通。**久风为飧泄,**风从木化,久风不已则脾土受伤,病为飧泄而下利清谷也。飧音孙。**脉风成为疠,**风寒客于血脉，久而不去则肤肉败坏，其病为疠。疠，赖、利二音，癞也。**病之变化，不可胜数**。此举风热之邪，以见致病之概，其他变化百出，有不可以数计者，亦犹此也。

七十八、杂病所由素问通评虚实论

黄帝曰：凡治消瘅仆击，偏枯痿厥，气满发逆，肥贵人，则高梁之疾也。消瘅，热消也。仆击，暴仆如击也。偏枯，半身不随也。痿，痿弱无力也。厥，四肢厥逆也。高梁，膏粱也。肥贵之人，每多厚味。夫肥者令人热中，甘者令人中满，热蓄于内，多伤其阴，故为此诸病。瘅音丹，又上、去二声。仆音付。**隔则闭绝，上下不通，则暴忧之病也**。愁忧者，气闭塞而不行，故或上或下，致为否隔，而水谷有不通也。**暴厥而聋，偏塞闭不通，内气暴薄也**。暴厥，气暴逆也。此以内气之逆，暴有所薄而然。薄，侵迫之谓。**不从内，外中风之病，故瘦留著也**。有病不从内，而外中风寒，藏蓄不去，则伏而为热，故致燔烁消瘦，此以表邪留薄，而著于肌肉筋骨之间也。**蹠跛，寒风湿之病也**。足不可行谓之蹠，一足偏废谓之跛，此在下者，必风寒湿气之病也。蹠音只。跛，波上声。**黄疸暴痛，癫疾厥狂，久逆之所生也**。此以气逆之久，而阴阳营卫有所不调，然后成此诸证，皆非一朝所致也。疸音旦。**五藏不平，六府闭塞之所生也**。六府闭塞，则水谷无以化，津液无以行，精气失所养，故五藏有不平矣。**头痛耳鸣，九窍不利，肠胃之所生也**。头耳九窍，皆手足阳明经脉所及，故病由肠胃之所生。然肠胃二字，实兼六府为言，盖六府俱属三阳，三阳遍于九窍也。

类经十八卷

疾病类

七十九、口问十二邪之刺 灵枢口问篇全

黄帝闲居,辟左右而问于岐伯曰:余已闻九针之经论,阴阳逆顺,六经已毕,愿得口问。岐伯避席再拜曰:善乎哉问也!此先师之所口传也。黄帝曰:愿闻口传。岐伯答曰:夫百病之始生也,皆生于风雨寒暑,阴阳喜怒,饮食居处,大惊卒恐,则血气分离,阴阳破散,经络厥绝,脉道不通,阴阳相逆,卫气稽留,经脉虚空,血气不次,乃失其常。论不在经者,请道其方。此下诸问,既非风寒之外感,又非情志之内伤,论不在经,所当口传者也,故曰口问。

黄帝曰:人之欠者,何气使然?岐伯答曰:卫气昼日行于阳,夜半则行于阴。阴者主夜,夜者卧。阳者主上,阴者主下。故阴气积于下,阳气未尽,阳引而上,阴引而下,阴阳相引,故数欠。欠者,张口呵吸,或伸臂展腰,以阴阳相引而然也。夫阳主昼,阴主夜;阳主升,阴主降。凡人之寤寐,由于卫气。卫气者,昼行于阳,则动而为寤;夜行于阴,则静而为寐。故人于欲卧未卧之际,欠必先之者,正以阳气将入阴分,阴积于下,阳犹未静,故阳欲引而升,阴欲引而降,上下相引,而欠由生也。今人有神疲劳倦而为欠者,即阳不胜阴之候。**阳气尽,阴气盛,则目瞑;阴气尽而阳气盛,则寤矣。**《大惑篇》曰:卫气不得入于阴,常留于阳。留于阳则阳气满,阳气满则阳跷盛,不得入于阴则阴气虚,故目不瞑矣。卫气留于阴,不得行于阳。

留于阴则阴气盛，阴气盛则阴跷满，不得入于阳则阳气虚，故目闭也。吴玄纲曰：觉与阳合，寐与阴并。觉多者魂强，寐久者魄壮。魂强者生之徒，魄壮者死之徒。是皆阴阳盛衰之义。瞑音明，又上声。

写足少阴，补足太阳。卫气之行于阳者自足太阳始，行于阴者自足少阴始，阴盛阳衰，所以为欠。故当写少阴之照海，阴跷所出也；补太阳之申脉，阳跷所出也。取阴阳跷者，义如上节之注。

黄帝曰：人之哕者，何气使然？岐伯曰：**谷入于胃，胃气上注于肺。今有故寒气与新谷气俱还入于胃，新故相乱，真邪相攻，气并相逆，复出于胃，故为哕。**哕，呃逆也。义详《针刺类》五十三。人之水谷入胃，其精微之气，必上注于肺，而后行于藏府营卫。若中焦先有寒气，则新入之谷气凝聚而不行，气不行则新故真邪还留于胃，留则逆而上出，故为哕也。哕，于决切，又音诲。**补手太阴，写足少阴。**手太阴，肺经也。足少阴，肾经也。寒气自下而升，逆则为哕，故当补肺于上以壮其气，写肾于下以引其寒。盖寒从水化，哕之标在胃，哕之本在肾也。

黄帝曰：人之唏者，何气使然？岐伯曰：**此阴气盛而阳气虚，阴气疾而阳气徐，阴气盛而阳气绝，故为唏。**唏，欷同，歔欷也。释义云：悲泣气咽而抽息也。一云泣余声。一云哀而不泣曰唏。悲忧之气生于阴惨，故为阴盛阳虚之候。唏，希、戏二音。**补足太阳，写足少阴。**当亦是阳跷申脉，阴跷照海也。义见前。

黄帝曰：人之振寒者，何气使然？岐伯曰：**寒气客于皮肤，阴气盛，阳气虚，故为振寒寒栗。补诸阳。**振寒者，身怯寒而振栗也。补诸阳者，凡手足三阳之原合及阳跷等穴，皆可酌而用之。

黄帝曰：人之噫者，何气使然？岐伯曰：**寒气客于胃，厥逆从下上散，复出于胃，故为噫。**噫，嗳气也。释义曰：饱食息也。义详本类前二十五。按此节与上文之哕，皆以寒气在胃而然。但彼云故寒气者,以久寒在胃,言其深也;此云寒客于胃者,如客之寄,言其浅也。故厥逆之气,从下上散,则复出于胃而为噫。噫,伊、隘二音。**补足太阴、阳明,一曰补眉本也。**补足太阴、阳明二经,使脾胃气温,则客寒自散而噫可除。眉本,即足太阳经攒竹穴,是亦补阳气也。

　　黄帝曰:人之嚏者,何气使然? 岐伯曰:阳气和利,满于心,出于鼻,故为嚏。阳气和平顺利而满溢于心,必上达于肺,故出于鼻而为嚏。然人有感于风寒而为嚏者,以寒邪束于皮毛,则阳气无从泄越,故喷而上出。是嚏从阳气而发,益又可知。仲景曰:欲嚏不能,此人肚中寒。正谓其阳虚也。故人病阳虚等证者,久无嚏而忽得之,则阳气渐回之佳兆也。嚏音帝。**补足太阳荣眉本,一曰眉上也。**凡阳虚于下,则不能上达而为嚏。补足太阳之荣于眉本者,其名攒竹,一曰眉上,亦即此穴。盖太阳与肾为表里,所以补阴中之阳也。观《宣明五气篇》曰:肾为欠为嚏。其义正与此通。详本类前二十五。

　　黄帝曰:人之亸者,何气使然? 岐伯曰:胃不实则诸脉虚,诸脉虚则筋脉懈惰,筋脉懈惰则行阴用力,气不能复,故为亸。亸,释曰:下垂貌。又曰:亸避也。故诸家引以为注,似皆不合经义,殊无意味。尝闻俗语有战亸之说,即古人之遗言,意者亸即战之属也。但因寒而战者,谓之寒战;其有战不因寒者,由气虚耳。盖胃为五藏六府之海,故胃不实则诸脉虚而懈惰生,再有行阴用力,则阳气益虚,故为战亸。今见常有其候而未闻其名,愚谓即此,尚俟明者辨之。亸,登可切。**因其所在,补分肉间。**四体战亸,各有分部,胃者肉其应,故当因病所在,补分肉间,以壮其胃气。

　　黄帝曰:人之哀而泣涕出者,何气使然? 岐伯曰:心者,五藏六府之主也;目者,宗脉之所聚也,上液之道也。口鼻者,气之门户也。故悲哀愁忧则心动,心动则五藏六府皆摇,摇则宗脉感,宗脉感则液道开,液道开故泣涕出焉。宗,总也。凡五藏六府之精气,皆上注于目而为之精，故目为宗脉之所聚，又为上液之道。气由口鼻出入，故为气之门户。然气之所至，液必随之，如涎出于口，涕出于鼻，泣出于目，是皆上液之属也。人之泣涕上出者，皆本乎心。盖心为五藏六府之主，若悲哀忧愁动其心，则五藏六府皆应而摇，藏府摇则宗脉皆应而动，动则液道开而泣涕所以出也。**液者所以灌精濡空窍者也，故上液之道开则泣，泣不止则液竭，液竭则精不灌，精不灌则目无所见矣，故命曰夺精。**精由液而化，孔窍得液而充，故以灌精濡孔窍也。液去精伤则目昏，以至渐无所见者，是夺其精也。世之因泣而丧目者，盖亦不少矣。此条义当与《解精微论》参看，详下篇。空，孔同。**补天柱经侠颈。**天柱，足太阳膀胱经穴，其经侠颈项之后。

黄帝曰：人之太息者，何气使然？岐伯曰：忧思则心系急，心系急则气道约，约则不利，故太息以伸出之。太息者，息长而大，即叹息也。约，犹束缚也。忧愁思虑，则气抑不伸而心系急，气道约，约则满闷于中，此叹息之不容已也。**补手少阴、心主、足少阳留之也。**手少阴，心经也。心主，手厥阴经也。足少阳，胆经也。助木火之藏，则阳气可舒，抑郁可解，故皆宜留针补之。

黄帝曰：人之涎下者，何气使然？岐伯曰：饮食者皆入于胃，胃中有热则虫动，虫动则胃缓，胃缓则廉泉开，故涎下。足阳明之脉出于口，胃中有热则虫动胃缓，故廉泉开而涎下。凡目之多泪，鼻之多涕，亦皆因热而上液之道开也。有谓肺热甚则鼻涕出者，义亦犹此。**补足少阴。**肾为胃关而脉系于舌，故当补之，以壮水制火，则液有所主而涎自止也。

黄帝曰：人之耳中鸣者，何气使然？岐伯曰：耳者宗脉之所聚也，故胃中空则宗脉虚，虚则下溜，脉有所竭者，故耳鸣。手足三阳三阴之脉皆入耳中，故耳亦宗脉之所聚也。阳明为诸脉之海，故胃中空则宗脉虚，宗不脉虚则阳气不升而下溜，下溜则上竭，轻则为鸣,甚则为聋矣。然少阳太盛、壅窒为鸣者亦有之,但虚者渐而实者暴,虚者多而实者少,其辨在有邪无邪耳,学者当推广之。溜,力救切。**补客主人、手大指爪甲上与肉交者也。**客主人,足少阳经穴,为手足少阳足阳明之会。手大指爪甲上者,手太阴之少商穴,为肺气所出之井。故皆当补之,以助其阳气。

黄帝曰:人之自啮舌者,何气使然?缺岐伯曰。**此厥逆走上,脉气辈至也。少阴气至则啮舌,少阳气至则啮颊,阳明气至则啮唇矣。**辈者,类也。厥逆走上,则血涌气腾,至生奇疾,所至之处,各有其部,如少阴之脉行舌本,少阳之脉循耳颊,阳明之脉环唇口,故或为肿胀,或为怪痒,各因其处,随而啮之,不独止于舌也。辈,俗作辈。啮,尼结切。**视主病者则补之。**察主病之经以补之也。

凡此十二邪者,皆奇邪之走空窍者也。不同常疾,故曰奇邪。**故邪之所在,皆为不足。**惟正气不足,然后邪得乘之。故七十五难曰:不能治其虚,安问其余?则深意可知矣。**故上气不足,脑为之不满,耳为之苦鸣,头为之苦倾,目为之眩;**倾者,沉重不能支也。眩音玄,又去声。**中气不足,溲便为之变,肠为之苦鸣;**水由气化,故中气不足则溲便变常,而或为黄赤,或为短涩,多有情欲劳倦、过伤精气而然,昧者概认为火,鲜不误矣。且中气不足,则浊气居之,故肠胃为之苦鸣也。溲音搜。**下气不足,则乃为痿厥心悗。**痿,足痿弱也。厥,四支清冷也。悗,闷也。下气不足,则升降不交,故心气不舒而为悗闷。悗,母本切。**补足外踝下留之。**此昆仑穴也,为足太阳所行之经,凡于上中下气虚之病,皆可留针补之。踝,胡寡切。

黄帝曰:治之奈何?此下复问治法者,所以补上文之缺略也。岐伯曰:**肾主为欠,取足少阴。**上文未言属肾,故此复明之。**肺主为哕,取手太阴、足少阴。**上文言哕出于胃,此言哕主于肺,盖寒气上逆而为哕,气病于胃而主于肺。**唏者,阴与阳绝,故补足太阳,写**

足少阴。阴与阳绝则阳不附阴，补阳写阴则刚柔相济，乖者和矣。**振寒者，补诸阳。嚏者，补足太阴、阳明。嚏者，补足太阳眉本。亸，因其所在补分肉间。泣出，补天柱经侠颈，**侠颈者头中分也。**太息，补手少阴、心主、足少阳留之。涎下，补足少阴。耳鸣，补客主人、手大指爪甲上与肉交者。自啮舌，视主病者则补之。目眩头倾，补足外踝下留之。**诸治俱同上文。**痿厥心悗，刺足大指间上二寸留之，一曰足踝下留之。**大指间上二寸，足厥阴之太冲也，或曰足太阴之太白也，此与上文稍异。外踝下留之，义如前。

八十、涕泪素问解精微论全

黄帝在明堂，雷公请曰：臣授业传之行教，以经论从容形法，阴阳刺灸，汤药所滋，行治有贤不肖，未必能十全。言授业于人而传之行教，惟借此经论诸法，然犹有不能十全，故更问其详也。**若先言悲哀喜怒，燥湿寒暑，阴阳妇女。请问其所以然者，卑贱富贵，人之形体所从，群下通使，临事以适道术，谨闻命矣。**谓先日之所闻者若此，已皆适其当也。**请问有毚愚朴漏之问，不在经者，欲闻其状。**毚，妄也。漏当作陋。问不在经，故曰毚愚朴陋，自歉之辞也。朴旧作仆，按全元起本作朴，于义为妥，今改从之。毚音谗。**帝曰：大矣。**谓亦有大要存也。**公请问：哭泣而泪不出者，若出而少涕，其故何也？帝曰：在经有也。**《口问篇》具载此义，故曰在经有也。详前章。**复问：不知水所从生，涕所从出也。**泣与涕所出不同。故复问其故。**帝曰：若问此者，无益于治也，工之所知，道之所生也。**言此虽无益于医治，而工所当知，亦无往非道也。**夫心者五藏之专精也，**心为五藏六府之大主，精神之所舍也，故为五藏之专精。**目者其窍也，**目即专精之外窍也。**华色者其荣也。**华色，即专精之外荣也。**是以人有德也，则气和于目；有亡，忧知于色。**人有道德则心和，心和则和气见于目。人有亡失则心忧,心忧则忧气知于色也。**是以悲哀则泣下,泣下水所由生**。目为宗脉所聚而众水归之,故悲则泣下。《五癃津液别篇》曰:五藏六府之津液,尽上渗于目,心悲气并则心系急,心系急则肺举,肺举则液上溢,故泣出矣。**水宗者积水也,积水者至阴也,至阴者肾之精也。宗精之水所以不出者,是精持之也,辅之裹之,故水不行也**。水宗,水之原也。五液皆宗于肾,故又曰宗精。精能主持水道,则不使之妄行矣。**夫水之精为志,火之精为神,水火相感,神志俱悲,是以目之水生也**。志藏于肾,肾属水也。神藏于心,心属火也。目为上液之道,故神志相感则水生于目。**故谚言曰:心悲名曰志悲**。志与心精共凑于目也。神悲于心,则志应于肾,故心悲名曰志悲,而水火之精皆上凑也。**是以俱悲,则神气传于心,精上不传于志而志独悲,故泣出也**。悲则心系急,故神气传于心。传于心则精不下传于志,精聚于上,志虚于下,则志独生悲而精无所持,此所以水不藏于下,而泣出于上也。**泣涕者脑也,脑者阴也**,泣涕者,因泣而涕也。涕出于脑,脑者精之类,为随之海,故属乎阴。**髓者骨之充也**,髓充满于骨空,诸髓者皆属于脑。**故脑渗为涕**。鼻窍上通于脑也。**志者骨之主也,是以水流而涕从之者,其行类也**。志与骨皆属于肾,故志为骨之主而涕亦从乎水也。**夫涕之与泣者,譬如人之兄弟,急则俱死,生则俱生**。水液同类,故如兄弟。**其志以神悲,是以涕泣俱出而横行也**。横行言其多也。**夫人涕泣俱出而相从者,所属之类也**。相从以类,由势有弗容已者。雷公曰:大矣。请问人哭泣而泪不出者,若出而少涕不从之何也?帝曰:**夫泣不出者,哭不悲也。不泣者,神不慈也。神不慈则志不悲,阴阳相持,泣安能独来**?泣不出,泪不下也。哭者以其心悲,心悲以其神慈,神慈则志悲,志悲所以泣出。夫神不慈、志不悲者,正以神为阳,志为阴,阴阳相持之固,则难于感动,所以泣涕不能独至。**夫志悲者惋,惋则冲**

阴,冲阴则志去目,志去则神不守精,精神去目,涕泣出也。愀,惨郁
也。阴,精也。阴气受冲则志去于目,故精神不守而涕泣弗能禁也。
愀,乌贯切。且子独不诵不念夫经言乎?厥则目无所见。夫人厥则
阳气并于上,阴气并于下。阳并于上则火独光也,阴并于下则足寒,
足寒则胀也。并,偏聚也。火独光,阳之亢也。厥因气逆,故阴阳各
有所并,并则阳气不降,阴气不升,故上为目无所见而下为足寒。阴
中无阳,故又生胀满之疾。夫一水不胜五火,故目眦盲。一水,目之
精也。五火,即五藏之厥阳并于上者也。眦当作视。是以气冲风,
泣下而不止。夫风之中目也,阳气内守于精,是火气燔目,故见风则
泣下也。天之阳气为风,人之阳气为火,风中于目,则火气内燔而水
不能守,故泣出也。燔音凡。有以比之,夫火疾风生乃能雨,此之类
也。火疾风生,阳之极也。阳极则阴生承之,乃能致雨,人同天地之
气,故风热在目而泣出,义亦无两。

八十一、神乱则惑、善忘、饥不嗜食 灵枢大惑论

黄帝问于岐伯曰:余尝上于清冷之台,中阶而顾,匍匐而前,则
惑。余私异之,窃内怪之,独瞑独视,安心定气,久而不解。独博独
眩,被发长跪,俯而视之后,久之不已也。卒然自上,何气使然?台
之高者其气寒,故曰清冷之台。凡人登高博望,目见非常之处,无不
神魂惊荡而心生眩惑,故特借此以问其由然也。匍音蒲。匐,伏、卜
二音。眩音玄,又去声。岐伯对曰:五藏六府之精气,皆上注于目而
为之精。为之精,为精明之用也。义如《脉色类》三十。精之窠为
眼,窠者,窝穴之谓。眼者,目之总称。五藏六府之精气皆上注于
目,故眼为精之窠而五色具焉。窠音科。骨之精为瞳子,瞳子,眸子
也。骨之精,主于肾,肾属水,其色玄,故瞳子内明而色正黑。瞳音
同。眸音谋。筋之精为黑眼,黑,眼黑珠也。筋之精,主于肝,肝色

青,故其色浅于瞳子。**血之精为络**,络,脉络也。血脉之精,主于心,心色赤,故皆络之色皆赤。**其窠气之精为白眼**。窠气者,言目窠之气也。气之精,主于肺,肺属金,故为白眼。**肌肉之精为约束,裹撷筋骨血气之精,而与脉并为系,上属于脑,后出于项中**。约束,眼胞也。能开能阖,为肌肉之精,主于脾也。脾属土,所以藏物,故裹撷筋骨血气四藏之精,而并为目系,以上出于脑项之间。撷,爻结切,以衣衽收物谓之撷。**故邪中于项,因逢其身之虚,其入深则随眼系以入于脑,入于脑则脑转,脑转则引目系急,目系急则目眩以转矣。邪其精,其精所中不相比也则精散,精散则视岐,视岐见两物**。前邪字,邪气也。后邪字,与斜同。邪气中于风府、天柱之间,乘其虚则入脑连目,目系急则目眩睛斜,故左右之脉互有缓急,视岐失正,则两睛之所中于物者,不相比类而各异其见,是以视一为两也。此承帝问而先发邪气之中人者如此,以明下文之目见非常者,亦犹外邪之属耳。**目者,五藏六府之精也,营卫魂魄之所常营,神气之所生也**。藏府营卫魂魄所至者皆神气也,故目为神气之所生。**故神劳则魂魄散,志意乱**。是故瞳子黑眼法于阴,白眼赤脉法于阳也,故阴阳合传而精明也。阴阳,即精神之本,故阴阳合传而成精明之用。**目者心使也,心者神之舍也,故神精乱而不转,卒然见非常处,精神魂魄散不相得,故曰惑也**。精神虽统于心,而外用则在目,故目为心之使,心为神之舍,所以目见非常于外,则神魂眩惑于心也。**黄帝曰:余疑其然。余每之东苑,未曾不惑,去之则复,余唯独为东苑劳神乎?何其异也**?每之东苑,未曾不惑,谓虽不登高,其惑亦然,故疑异也。**岐伯曰:不然也。心有所喜,神有所恶,卒然相感则精气乱,视误故惑,神移乃复**。偶为游乐,心所喜也。忽逢奇异,神则恶之。夫神有所恶,则志有不随,喜恶相感于卒然,故精气为乱。去之则神移,神移则复矣。**是故间者为迷,甚者为惑**。间者,言其未甚也,亦足相迷；况其甚者，能无惑乎？

黄帝曰：人之善忘者，何气使然？岐伯曰：上气不足，下气有余，肠胃实而心肺虚，虚则营卫留于下，久之不以时上，故善忘也。下气有余，对上气不足而言，非谓下之真实也。心肺虚于上，营卫留于下，则神气不能相周，故为善忘，阳衰于上之兆也。

黄帝曰：人之善饥而不嗜食者，何气使然？岐伯曰：精气并于脾，热气留于胃，胃热则消谷，谷消故善饥。胃气逆上则胃脘寒，故不嗜食也。胃气逆上而不能运行，即其寒也。脾胃热而胃脘寒，所以虽饥而不欲食。本论诸邪有总治之法，曰先其藏府，诛其小过，后调其气，盛者写之，虚者补之，必先明知其形志之苦乐，定乃取之。一节详后八十三。盖彼此同出一论，今类从于彼，所当参用。嗜音示。

八十二、不得卧素问逆调论病能论

帝曰：人有逆气不得卧而息有音者，有不得卧而息无音者，有起居如故而息有音者，有得卧行而喘者，有不得卧不能行而喘者，有不得卧卧而喘者，皆何藏使然？愿闻其故。《素问·逆调论》。

岐伯曰：不得卧而息有音者，是阳明之逆也。足三阳者下行，今逆而上行，故息有音也。足之三阳，其气皆下行，足之三阴，其气皆上行，亦天气下降、地气上升之义。故阳明上行者为逆，逆则气连于肺而息有声，此胃气之不降也。阳明者胃脉也，胃者六府之海，其气亦下行，阳明逆，不得从其道，故不得卧也。阳明为水谷之海，气逆不降，则奔迫而上，所以不得卧。下经曰：胃不和则卧不安。此之谓也。下经，古经也。不安，反复不宁之谓。今人有过于饱食或病胀满者，卧必不安，此皆胃气不和之故。按：上文所问不得卧而息无音者，义亦同此，故不复答。

夫起居如故而息有音者，此肺之络脉逆也。络脉不得随经上下,**故留经而不行,络脉之病人也微,故起居如故而息有音也。**病不在胃,亦不在藏,故起居如故。气逆于肺之络脉者,病浅而微,故但为息有音耳。上文所问有得卧行而喘者,义亦类此,故不复答。

夫不得卧,卧则喘者,是水气之客也。夫水者循津液而流也,肾者水藏,主津液,主卧与喘也。帝曰:善。水病者,其本在肾,其末在肺,故为不得卧卧则喘者,标本俱病也。义详《针刺类》三十八。上文所问有不得卧不能行而喘者,义类此节,故不复答。愚按:本篇所论喘息不得卧者,有肺胃肾三藏之异:在肺络者,起居如故而息有音也,病之微者也;在胃者,不得卧而息有音也,甚于肺者也。在肾者,不得卧卧则喘也,又其甚者也。夫息有音者,即喘之渐,喘出于肾,则病在根本矣,故愈深者必愈甚。凡虚劳之喘,义亦犹此,有不可不察也。

帝曰:人有卧而有所不安者何也?《素问·病能论》。**岐伯曰:藏有所伤。**凡五藏受伤,皆能使卧不安,如七情劳倦、饮食风寒之类皆是也。**及精有所之寄则安,故人不能悬其病也。**之寄,气复得所之谓。五藏主藏精者也,藏有所伤则精有所失,精有所失则神有不安,故必使精复神安,则卧亦安矣。否则病之既及,又能何所悬置而可使无患哉?

帝曰:人之不得偃卧者何也?偃,衣典切,仰卧也。**岐伯曰:肺者藏之盖也,**五藏之应天者肺也,故为五藏六府之盖。**肺气盛则脉大,脉大则不得偃卧,**盛言邪气实也,故令脉大。邪盛于肺者,偃卧则气促而急,故不能也。**论在奇恒阴阳中。**皆古经篇名。

八十三、不卧多卧

黄帝问于伯高曰:夫邪气之客人也,或令人目不瞑、不卧出者,何气使然?《灵枢·邪客篇》。邪气感人,令人寐无从生,故云不卧出也。瞑音明,又上声。**伯高曰:五谷入于胃也,其糟粕、津液、宗**

气,分为三隧。故宗气积于胸中,出于喉咙,以贯心脉而行呼吸焉。宗气,大气也。隧,道也。糟粕之道出于下焦,津液之道出于中焦,宗气之道出于上焦,故分为三隧。喉咙为肺之系而下贯于心,故通宗气而行呼吸。粕音朴。隧音遂。**营气者,泌其津液,注之于脉,化以为血,以荣四末,内注五藏六府,以应刻数焉。**荣气出于中焦,中焦者受水谷之气,泌其津液,变化以为血脉,外而四支,内而藏府,无所不至,故其运行之数,与刻数皆相应也。义详《经络类》二十四、二十六。泌音秘,泉水貌。**卫气者,出其悍气之慓疾,而先行于四末分肉皮肤之间而不休者也。昼日行于阳,夜行于阴,常从足少阴之分间,行于五藏六府。**卫气者,水谷之悍气也。其气慓疾滑利,不能入于脉中,故先行于四末分肉皮肤之间而不休者也。义详本类前六十七及《经络类》第六。昼行于阳,常从足太阳始,夜行于阴,常从足少阴始,义详《经络类》二十五。**今厥气客于五藏六府,则卫气独卫其外,行于阳不得入于阴。行于阳则阳气盛,阳气盛则阳跷陷。不得入于阴,阴虚故目不瞑。**邪气逆于藏府,则卫气不得入于阴分,故偏盛于阳。阳偏盛则阳跷陷,陷者受伤之谓,阳盛阴虚,故目不瞑。又《大惑论》义正与此同,详见下文。跷有五音:跷、皎、乔、脚,又极虐切。**黄帝曰:善。治之奈何? 伯高曰:补其不足,写其有余,**此刺治之补写也。补其不足,即阴跷所出足少阴之照海也。写其有余,即阳跷所出足太阳之申脉也。若阴盛阳虚而多卧者,自当补阳写阴矣。**调其虚实,以通其道而去其邪,饮以半夏汤一剂,阴阳已通,其卧立至。**谓既刺之后,仍当用药以治之。凡不卧之证,有邪实者多属外因,有营虚者多属内因,此半夏汤一法,盖专为去邪者设耳。**黄帝曰:善。此所谓决渎壅塞,经络大通,阴阳和得者也。愿闻其方。伯高曰:其汤方:以流水千里以外者八升,扬之万遍,取其清五升者之,炊以苇薪;**古今量数不同,大约古之黍量一斗,合今之铁斛数三升二合。然则云八升者,即今之二升五合六勺。云五升者,即今之一升六合许耳。**火沸,置秫米一升,治半夏五合,徐炊令竭为一升半**;火沸者,先以火沸其水,而后置药于中也。秫米,糯小米也,即黍米之类而粒小于黍,可以作酒,北人呼为小黄米,其性味甘粘微凉,能养营补阴;半夏味辛性温,能和胃散邪,除腹胀目不得瞑,故并用之。秫米一升,约今之三合二勺。半夏五合,约今之一合六勺。炊至一升半,约今之四合八勺也。秫音术。**去其滓,饮汁一小杯,日三,稍益,以知为度。故其病新发者,复杯则卧,汗出则已矣;久者,三饮而已也。**滓音子,租也。

黄帝曰:病而不得卧者,何气使然?《灵枢·大惑论》。此言因病而不得卧也。岐伯曰:**卫气不得入于阴,常留于阳。留于阳则阳气满,阳气满则阳跷盛,不得入于阴则阴气虚,故目不瞑矣。**卫气昼行于阳,夜行于阴,行阳则寤,行阴则寐,此其常也。若病而失常,则或留于阴,或留于阳,留则阴阳有所偏胜,有偏胜则有偏虚而寤寐亦失常矣。

黄帝曰:**病目而不得视者,何气使然?**岐伯曰:**卫气留于阴,不得行于阳。留于阴则阴气盛,阴气盛则阴跷满,不得入于阳则阳气虚,故目闭也。**此言因病而目有不能开视及病而多寐者,以卫气留于阴分,阴跷满而阳气虚耳。观《寒热病篇》曰:阴跷阳跷,阴阳相交,阳入阴,阴出阳,交于目内眦,阳气盛则瞋目,阴气盛则瞑目。即此上文两节之义。详《针刺类》四十四。

黄帝曰:**人之多卧者,何气使然?**岐伯曰:**此人肠胃大而皮肤湿,而分肉不解焉。肠胃大则卫气留久,皮肤湿则分肉不解,其行迟。夫卫气者,昼日常行于阳,夜行于阴,故阳气尽则卧,阴气尽则寤。故肠胃大则卫气行留久,皮肤湿、分肉不解则行迟,留于阴也久,其气不精则欲瞑,故多卧矣。**此下二节,言有不因于病而为多卧少卧之异者也。解，利也。人之藏府在内，内者阴也；皮肤分肉在外，外者阳也。肠胃大则阴道迂远，肉理湿滞不利则阳道舒迟，故卫气之留于阴分者久，行于阳分者少，阳气不精，所以多瞑卧也。今人有饱食之后即欲瞑者，正以水谷之悍气暴实于中，则卫气盛于阴分，而精阳之气有不能胜之耳。世俗但呼为脾倦，而不知其有由然也。**其肠胃小，皮肤滑以缓，分肉解利，卫气之留于阳也久，故少瞑焉。**肠胃小，则卫气之留于阴者少，皮肤滑以缓，分肉解利，则卫气之留于阳者久，故少瞑也。

黄帝曰：其非常经也，卒然多卧者，何气使然？非常经者，言其变也，盖以明邪气之所致然者。**岐伯曰：邪气留于上膲，上膲闭而不通，已食若饮汤，卫气留久于阴而不行，故卒然多卧焉。**邪气居于上焦而加之食饮，则卫气留闭于中，不能外达阳分，故猝然多卧。然有因病而不能瞑者，盖以邪客于藏，则格拒卫气，不得内归阴分耳。膲，焦同。**黄帝曰：善。治此诸邪奈何？岐伯曰：先其藏府，诛其小过，后调其气，盛者写之，虚者补之，必先明知其形志之苦乐，定乃取之。**治此诸邪者，统言本论八证也。此篇止类其五，外神乱则惑等三证，详前八十一。先其藏府者，欲辨阴阳之浅深也。诛其小过者，言此诸证，虽非重大之疾，亦不可不除之也。然人之致此，各有所由，故于形志苦乐，尤所当察。盖苦者忧劳，多伤心肺之阳，乐者纵肆，多伤脾肾之阴，必有定见，然后可以治之。

八十四、阴阳之逆，厥而为梦素问方盛衰论

雷公请问：气之多少，何者为逆？何者为从？黄帝答曰：阳从左，阴从右，多少，言盛衰也。阳气主升，故从乎左。阴气主降，故从乎右。从者为顺，反者为逆。**老从上，少从下。**老人之气，先衰于下，故从上者为顺。少壮之气，先盛于下，故从下者为顺。盖天之生

气,必自下而升,而人气亦然也。故凡以老人而衰于上者,其终可知,少壮而衰于下者,其始可知,皆逆候也。**是以春夏归阳为生,归秋冬为死**;春夏以阳盛之时,或证或脉皆当归阳为生。若得阴候如秋冬者,为逆为死。**反之,则归秋冬为生。**反之,谓秋冬也。秋冬以阴盛阳衰之时,故归阴为顺曰生。然不曰归春夏为死者,可见阴中有阳,未必至害,而阳为阴贼,乃不免矣。**是以气多少,逆皆为厥。**气有多少,则阴阳不和,不和则逆,故为厥也。**问曰:有余者厥耶?**有其少,必有其多,故以阳厥多阳,阴厥多阴,皆疑其为有余也。**答曰:一上不下,寒厥到膝,少者秋冬死,老者秋冬生。**阳逆于上而不下,则寒厥到膝。老人阳气从上,膝寒犹可;少年阳气从下,膝寒为逆。少年之阳不当衰而衰者,故最畏阴胜之时。老人阳气本衰,是其常也,故于秋冬无虑焉。**气上不下,头痛巅疾。**巅,顶巅也。上实下虚,故病如此。**求阳不得,求阴不审,五部隔无征,若居旷野,若伏空室,绵绵乎属不满日。**厥之在人也,谓其为阳,则本非阳盛,谓其为阴,则又非阴盛,故皆不可得。盖以五藏隔绝,无征可验,若居旷野无所闻,若伏空室无所见。乃病则绵绵不解,势甚洞散,若弗能终其日者,岂真阴阳之有余者耶? 绵,古绵字。**是以少阴之厥,令人妄梦,其极至迷。**手少阴,心也。心主阳,其藏神。足少阴,肾也,肾主阴,其藏精。是以少阴厥逆,则心肾不交而精神散越,故为妄梦。若其至极,乃令人迷乱昏昧也。**三阳绝,三阴微,是为少气。**三阳隔绝则阴亏于上,三阴微弱则阳亏于下,阴阳不相生化,故少气不足以息。**是以肺气虚,则使人梦见白物,见人斩血籍籍**;此下言五藏阴虚之梦兆也。肺虚者梦白物,金色白也。斩者,金之用也。虚者必怯,故见人斩血籍籍,多惊惕也。**得其时,则梦见丘战。**得金王之时也。**肾气虚,则使人梦见舟船溺人**;肾合水,故梦应之。**得其时,则梦伏水中,若有畏恐。**得水王之时也。**肝气虚,则梦见菌香生草**;肝合木也。菌，区允切。**得其时，则梦伏树下不敢起。**虽得木王之时，而肝气本虚，故梦伏而不敢起。**心气虚，则梦救火阳物；**心合火也。阳物，即属火之类。**得其时则梦燔灼。**得火王之时也。燔音凡。**脾气虚，则梦饮食不足；**仓廪空虚，故欲得饮食。**得其时，则梦筑垣盖屋。**得土王之时也。**此皆五藏气虚，阳气有余，阴气不足。**五藏气虚，即阴不足也。阴气不足则虚阳独浮，故云阳气有余。无根之阳，其虚可知，所以为厥为梦者，皆阳不附阴之所致。**合之五诊，调之阴阳，以在经脉。**合之五诊，则五藏可察。调之阴阳，则六经可和。以在经脉，谓义如《灵枢》之《经脉篇》也。

八十五、梦寐

　　黄帝曰：愿闻淫邪泮衍奈何？《灵枢·淫邪发梦篇》全。淫邪泮衍，言奇邪为梦，变幻无穷也。**岐伯曰：正邪从外袭内，而未有定舍，反淫于藏，不得定处，与荣卫俱行，而与魂魄飞扬，使人卧不得安而喜梦。**正邪者，非正风之谓，凡阴阳劳逸之感于外，声色嗜欲之动于内，但有干于身心者，皆谓之正邪，亦无非从外袭内者也。惟其变态恍惚，未有定舍，故内淫于藏，则于营卫魂魄，无所不乱，因令人随所感而为梦。**气淫于府，则有余于外，不足于内；**气盛于阳也。**气淫于藏，则有余于内，不足于外。**气盛于阴也。**黄帝曰：有余不足有形乎？岐伯曰：阴气盛则梦涉大水而恐惧，**以阴胜阳，故梦多阴象。**阳气盛则梦大火而燔焫，**以阳胜阴，故梦多阳象。焫，如瑞切。**阴阳俱盛则梦相杀，**俱盛则争，故梦相杀。**上盛则梦飞，**阳胜者亲乎上也。**下甚则梦堕，**阴胜者亲乎下也。**盛饥则梦取，**因不足也。**甚饱则梦予，**因有余也。**肝气盛则梦怒，**肝在志为怒也。**肺气盛则梦恐惧，哭泣飞扬，**肺在志为忧，故梦恐惧哭泣。肺主气，故梦飞扬。**心气盛则梦喜哭恐畏，**心在志为喜，在变动为忧也。**脾气盛则梦歌乐、身体重**

不举,脾喜音乐,在声为歌,其主肌肉也。**肾气盛则梦腰脊两解不**
属。腰为肾之府,故若腰脊不相连属。**凡此十二盛者,至而写之立**
已。阳盛则有余于府,阴盛则有余于藏,但察其邪之所在,而以针写
之则已。

　　厥气客于心,则梦见丘山烟火。心属火也。**客于肺,则梦飞扬,**
见金铁之奇物。肺属金也。**客于肝,则梦山林树木。**肝属木也。**客**
于脾,则梦见丘陵大泽,坏屋风雨。脾属土,其主湿也。**客于肾,则**
梦临渊,没居水中。肾属水也。**客于膀胱,则梦游行。**膀胱为足之
太阳经,属三阳之表也。**客于胃,则梦饮食。**胃为水谷之海也。**客**
于大肠,则梦田野。大肠为传导之官,其曲折纳污,类田野也。**客于**
小肠,则梦聚邑冲衢。小肠为受盛之官,物之所聚,类邑衢也。**客于**
胆,则梦斗讼自刳。胆主决断,其气刚也。刳音枯,剖腹也。**客于**
项,则梦斩首。恐怖之所及也。**客于胫,则梦行走而不能前,及居深**
地窌宛中。厥逆之邪在下也。窌窖同。客于股肱,则梦礼节拜起,
劳倦之所致。**客于胞膻,则梦泄便。**胞,溲脬也。膻,大肠也。在前
则梦泄,在后则梦便。胞音抛。膻音直。**凡此十五不足者,至而补之**
立已也。当各随其经,以针补之。

　　短虫多则梦聚众,《素问·脉要精微论》。繁盛之象也。**长虫多**
则梦相击毁伤。长虫势力相角,内有损伤,故梦兆亦然。凡本论之
文,与前篇同者,俱不重载,故止存此二条。按:《周礼》六梦:一曰正
梦,谓无所感而自梦也;二曰噩梦,有所惊愕而梦也;三曰思梦,因于
思忆而梦也;四曰寤梦,因觉时所为而梦也;五曰喜梦,因所喜好而
梦也;六曰惧梦,因于恐畏而梦也。关尹子曰:好仁者,多梦松柏桃
李;好义者,多梦金刀兵铁;好礼者,多梦簠簋笾豆;好智者,多梦江
湖川泽;好信者,多梦山岳原野。役于五行,未有不然者。是皆致梦
之因也。至其变幻之多,则有如宋昭公之梦为鸟,庄周之梦为蝶,光

武之梦乘赤龙而登天,陶侃之梦生八翼飞入天门之类,又皆何所因也?夫五行之化,本自无穷,而梦造于心,其原则一。盖心为君主之官,神之舍也。神动于心,则五藏之神皆应之,故心之所至即神也,神之所至即心也。第心帅乎神而梦者,因情有所着,心之障也。神帅乎心而梦者,能先兆于无形,神之灵也。夫人心之灵,无所不至,故梦象之奇,亦无所不见,诚有不可以言语形容者。惟圣人能御物以心,摄心以性,则心同造化,五行安得而役之?故至人无梦也。

八十六、痈疽灵枢痈疽篇全

黄帝曰:余闻肠胃受谷,上焦出气,以温分肉,而养骨节,通腠理。上焦出气,宗气也。宗气出于喉咙而行呼吸,其以温分肉,养骨节,通腠理者,是卫气化于宗气也。**中焦出气如露,上注谿谷而渗孙脉,津液和调,变化而赤为血,血和则孙脉先满溢,乃注于络脉皆盈,乃注于经脉,阴阳已张,因息乃行。**中焦出气如露,营气也。其于阴阳已张,因息乃行,是荣气化于宗气也。**行有经纪,周有道理,与天合同,不得休止。**行有经纪,周有道理,义详《运气类》第一。人有营卫,与天合度,义详《经络类》二十四、五。**切而调之,从虚去实,写则不足。**从虚之之法以去实,是写则不足也。**疾则气减,留则先后。**凡写者宜疾,补者宜留,是补之与写,有疾留先后之异也。**从虚去虚,补则有余。**从治虚之法以去虚,是补则有余也。**血气已调,形气乃持。**余已知血气之平与不平,未知痈疽之所从生,成败之时,死生之期有远近,何以度之,可得闻乎?持,定也。度,入声。**岐伯曰:经脉流行不止,与天同度,与地合纪。故天宿失度,日月薄蚀,地经失纪,水道流溢,草萱不成,五谷不殖,径路不通,民不往来,巷聚邑居,则别离异处,血气犹然,请言其故。夫血脉营卫,周流不休,上应星宿,下应经数。寒邪客于经络之中则血泣,血泣则不通,不通则卫气归**

之,**不得复反,故痈肿**。卫气归之,不得复反,言其留聚不散也。蚀音食。萱音宜,萱剪草,鹿葱也。殖音植。泣,涩同。**寒气化为热,热胜则腐肉,肉腐则为脓,脓不写则烂筋,筋烂则伤骨,骨伤则髓消,不当骨空,不得泄泻,血枯空虚,则筋骨肌肉不相荣,经脉败漏,熏于五藏,藏伤故死矣**。痈毒由浅至深,伤藏则死。如下文所云,及下篇痈疽五逆等候,皆藏气受伤之证。

黄帝曰:愿尽闻痈疽之形,与忌日名。岐伯曰:痈发于嗌中,名曰猛疽,猛疽不治,化为脓,脓不写,塞咽,半日死。其化为脓者,写则合豕膏,冷食,三日已。猛疽,言为害之急也。若脓已写,当服豕膏,可以愈之,即猪脂之炼净者也。观万氏方有治肺热暴瘖者,用猪脂一斤炼过,入白蜜一斤,再炼少顷,滤净冷定,不时挑服一匙即愈。若无疾服此,最能润肺润肠,即是豕膏之属。

发于颈,名曰天疽,其痈大以赤黑,不急治,则热气下入渊腋,前伤任脉,内熏肝肺,熏肝肺十余日而死矣。颈,前颈也。色赤黑者,其毒必甚。渊液,足少阳经穴。其发在颈,则连于肺系,下入足少阳,则及乎肝藏矣,故至于死。

阳气大发,消脑留项,名曰脑烁。其色不乐,项痛而如刺以针,烦心者死不可治。阳气大发,邪热之甚也。色有不乐,伤乎神也。痛如刺以针,毒之锐也。烦心者,邪犯其藏也,故不可治。烁,式灼切。

发于肩及臑,名曰疵痈。其状赤黑,急治之,此令人汗出至足,不害五藏,痈发四五日,逞焫之。肩髆下软白肉处曰臑,此非要害之所,故不及五藏。逞,疾也。焫,艾炷也。谓宜速灸以除之也。臑,儒、软二音,又奴刀、奴到二切。疵,资、子二音。焫,如瑞切。

发于腋下赤坚者,名曰米疽,治之以砭石,欲细而长,疏砭之,涂以豕膏,六日已,勿裹之。砭石欲细者,恐伤肉也。欲长者,用在深也。故宜疏不宜密。砭，标兼切。

其痈坚而不溃者，为马刀挟缨，急治之。此即瘰疬也。挟缨，《经脉篇》作侠瘿，详本类前十，足少阳条下。欲急治者，恐迟则伤人也。

发于胸，名曰井疽。其状如大豆，三四日起，不蚤治，下入腹不治，七日死矣。发于胸者，能熏心肺，若不蚤治而使之入腹，毒尤甚矣，故死期之速如此。

发于膺，名曰甘疽。色青，其状如谷实䒷䒭，常苦寒热，急治之，去其寒热，十岁死，死后出脓。膺者，胸旁之高肉处也。谷实，兼五谷而言，谓痈所结聚，形如谷实之累累也。䒷䒭，瓜蒌也，软而不溃，中有所蓄如子也。此证延绵难愈，盖即乳痈之属。䒷䒭，古栝楼字。

发于胁，名曰败疵。败疵者女子之病也，灸之，其病大痈脓，治之，其中乃有生肉，大如赤小豆，剉蓤翘草根各一升，以水一斗六升煮之竭，为取三升，则强饮厚衣，坐于釜上，令汗出至足已。蓤，芰也。翘，连翘也。二草之根，俱能解毒，故各用一升。大约古之一升，得今之三合有零。以水一斗六升，煮取三升，俱折数类此。蓤音陵。翘，翘同。

发于股胫，名曰股胫疽。其状不甚变，而痈脓搏骨，不急治，三十日死矣。股胫大股也。状不甚变，言外形不显也。痈脓搏骨，言脓着于骨，即今人之所谓贴骨痈也。毒盛而深，能下蚀三阴阳明之大经，故不为急治则死矣。

发于尻，名曰锐疽。其状赤坚大，急治之，不治三十日死矣。尻尾骶骨也，穴名长强，为督脉之终，一名气之阴郄，故不治则死。尻，开高切。

发于股阴，名曰赤施。不急治，六十日死，在两股之内，不治十日而当死。股阴，大股内侧也。当足太阴箕门、血海及足厥阴五里、阴包之间,皆阴气所聚之处,故不治则死。若两股俱病,则伤阴之极,其死尤速。

　　发于膝,名曰疵痈。其状大痈,色不变,寒热如坚石,勿石,石之者死,须其柔乃石之者生。膝痈未成而石之者,伤其筋之府,故致于死。若柔则脓成矣,砭之无害也。疵,慈、子二音。**诸痈疽之发于节而相应者,不可治也,发于阳者百日死,发于阴者三十日死。**诸节者,神气之所游行出入也,皆不宜有病毒之患。若其相应,则发于上而应于下,发于左而应于右,其害尤甚,为不可治。然发于三阳之分者,毒浅在府,其死稍缓。发于三阴之分者,毒深在藏,不能出一月也。

　　发于胫,名曰兔啮。其状赤至骨,急治之,不治害人也。胫,足胫也。兔啮,如有所啮伤也。胫,行景、行敬二切。啮音孽。

　　发于内踝,名曰走缓。其状痈也,色不变,数石其输而止其寒热,不死。数石其输,砭其所肿之处也。踝,胡寡切。

　　发于足上下,名曰四淫。其状大痈,急治之,百日死。阳受气于四末,而大痈淫于其间,阳毒之盛极也。时气移易则真阴日败,故逾三月而死。

　　发于足傍,名曰厉痈。其状不大,初如小指,发急治之,去其黑者,不消辄益,不治百日死。不消辄益,谓初如小指而不治,则日以益大也。

　　发于足指,名脱痈。其状赤黑死不治,不赤黑不死,不衰急斩之,不则死矣。六经原腧皆在于足,所以痈发于足者,多为凶候。至于足指,又皆六井所出,而痈色赤黑,其毒尤甚。若无衰退之状,则急当斩去其指,庶得保生,否则毒气连藏,必至死矣。

　　黄帝曰:夫子言痈疽,何以别之? 岐伯曰:荣卫稽留于经脉之中,则血泣而不行,不行则卫气从之而不通,壅遏而不得行,故热。

大热不止,热胜则肉腐,腐则为脓。然不能陷骨,髓不为焦枯,五藏不为伤,故命曰痈。此下辨痈疽之轻重也。病毒浮浅在表,不能陷骨,则髓不为枯,五藏不为伤,故病痈者可无虑也。**黄帝曰:何谓疽?岐伯曰:热气淳盛,下陷肌肤,筋髓枯,内连五藏,血气竭,当其痈下,筋骨良肉皆无余,故命曰疽。**痈浅疽深,毒有微甚,故内连五藏,外败筋骨良肉者,是谓之疽,乃可畏也。**疽者,上之皮天以坚,上如牛领之皮痈者,其皮上薄以泽。此其候也。**天以色言,黑黯不泽也。此即皮色之状,可以辨其浅深也。

八十七、风寒痈肿 素问脉要精微论

帝曰:诸痈肿筋挛骨痛,此皆安生?此言诸病痛肿而有兼筋挛骨痛者也。诸家以痈肿、筋挛、骨痛,释为三证,殊失经意。观下文曰此寒气之肿,则其所闻在肿,义可知矣。**岐伯曰:此寒气之肿,八风之变。**惟风寒之变在经,所以兼筋骨之痛。今有病大项风、虾蟆瘟之属,或为头项咽喉之病,或为肢节肌肉之肿,正此类也。八风义,详《运气类》三十五。**帝曰:治之奈何?岐伯曰:此四时之病,以其胜治之愈也。**四时之病,即时气也。治之以胜,如《至真要大论》曰:治诸胜复,寒者热之,热者寒之,温者清之,清者温之,散者收之,抑者散之,燥者润之,急者缓之,坚者耎之,脆者坚之,衰者补之,强者写之,各安其气,必清必静,则病气衰去。此之谓也。

八十八、胃脘痈颈痈 素问病能论

黄帝问曰:人病胃脘痈者,诊当何如?岐伯对曰:诊此者当候胃脉,其脉当沉细,沉细者气逆,胃脉见于右关,所谓中附上,右外以候胃也。胃为多气多血之府,脉当洪大,而反见沉细,故为胃气之逆。脘音管。**逆者人迎甚盛,甚盛则热。**胃气逆而人迎盛,逆在藏而热在经也,即《终始》等篇所云人迎三盛病在阳明之谓。**人迎者胃脉也,**人迎在结喉旁,足阳明动脉也。**逆而盛,则热聚于胃口而不行,故胃脘为痈也。**阳明气逆而盛,则热邪聚于胃脘,故留结为痈。

帝曰:有病颈痈者,或石治之,或针灸治之而皆已,其真安在?其真安在言孰为正治之法也。**岐伯曰:此同名异等者也。**颈痈之名虽同,而证则有异,故治亦各有所宜。**夫痈气之息者,宜以针开除去之;**息,止也。痈有气结而留止不散者,治宜用针以开除其气,气行则痈愈矣。**夫气盛血聚者,宜石而写之,此所谓同病异治也。**欲写其血,宜用砭石,血泄则气衰而痈亦愈,此病同而治异也。

八十九、痈疽五逆灵枢玉版篇

黄帝曰:病之生时,有喜怒不测,饮食不节,阴气不足,阳气有余,营气不行,乃发为痈疽;阴阳不通,两热相搏,乃化为脓,小针能取之乎?喜怒不测,则气有所逆;饮食不节,则藏有所伤;阴气不足,故营有不行;阳气有余,故热从而聚,皆足以致痈疽也。**岐伯曰:圣人不能使化者为之邪,不可留也。故两军相当,旗帜相望,白刃陈于中野者,此非一日之谋也。能使其民令行禁止,士卒无白刃之难者,非一日之教也,须臾之得也。夫至使身被痈疽之病,脓血之聚者,不亦离道远乎?夫痈疽之生,脓血之成也。不从天下,不从地出,积微之所生也。故圣人自治于未有形也,愚者遭其已成也。**邪在天下则为乱,邪在人身则为病,及其已成,则虽圣人不能使之化,是以邪不可留也。譬之用兵者,必有凤教,必有定谋,而后可保其无危。人之治身,可素无调养之道乎?故惟圣人乃能自治于未形,愚者每遭其患矣。**黄帝曰:其已形不予遭,脓已成不予见,为之奈何?岐伯曰:脓已成十死一生,故圣人弗使已成,而明为良方,著之竹帛,使能者踵而传之后世,无有终时者,为其不予遭也。**此言兆庶之多,千古之邈,安得人人遭遇以救其疾苦,故惟有著之竹帛,以遗教将来,正为人之不予遭也。**黄帝曰:其已有脓血而后遭乎,不道之以小针治乎?岐伯曰:以小治小者其功小,以大治大者多害,故其已成脓血者,其唯砭石铍锋之所取也。**针小者功小,无济于事,针大者多害,恐有所伤。故惟砭石及铍针锋针,皆可以取痈疽之脓血。针义详《针刺类》二。砭,标兼切。铍音披。**黄帝曰:多害者其不可全乎?岐伯曰:其在逆顺焉。黄帝曰:愿闻逆顺。岐伯曰:以为伤者,其白眼青黑,眼小,是一逆也;内药而呕者,是二逆也;腹痛渴甚,是三逆也;肩项中不便,是四逆也;音嘶色脱,是五逆也。除此五者为顺矣。**又《寒热病篇》曰:五藏身有五部:伏兔一,腓二,背三,五藏之腧四,项五。此五部有痈疽者死,是亦五逆之属也。详《针刺类》五十四。内,纳同。嘶音西,声破损也。

九十、瘰疬灵枢寒热篇全

黄帝问于岐伯曰:寒热瘰疬在于颈腋者,皆何气使生?岐伯曰:此皆鼠瘘,寒热之毒气也,留于脉而不去者也。瘰疬者,其状累然而历贯上下也,故于颈腋之间,皆能有之。因其形如鼠穴,塞其一,复穿其一,故又名为鼠瘘。盖以寒热之毒,留于经脉,所以联络不止。一曰结核连续者为瘰疬,形长如蚬蛤者为马刀。又曰胁肋下者为马刀。瘰,祼、垒二音。疬音历。瘘音漏。**黄帝曰:去之奈何?岐伯曰:鼠瘘之本皆在于藏,其末上出于颈腋之间,其浮于脉中,而未内著于肌肉而外为脓血者,易去也。**瘰疬必起于少阳,而后延及阳明,二经表里相传,乃至厥阴、太阴俱能为病。大抵因郁气之积,食味之厚,或风热之毒结聚而成,故其所致之本皆出于藏,而标则见乎颈腋之间也。若其毒之未甚,则但浮见脉中,尚未著于肌肉以化脓血者,去之犹易;若其脓血既成,则为力较难也。**黄帝曰:去之奈何?岐伯**

曰:请从其本,引其末,可使衰去而绝其寒热。谓去其致之之本,则外见之末,自可引而衰也。**审按其道以予之,徐往徐来以去之。**予,与之针也。审按其道,审脉气所由之道也。徐往徐来,即补写之法,所谓徐而疾则实,疾而徐则虚也。**其小如麦者,一刺知,三刺而已。**小如麦者,其初起也,故一刺即知其效,三刺其病可已,所以治在宜蚤,不可因小而忽之。**黄帝曰:决其生死奈何?岐伯曰:反其目视之,其中有赤脉,上下贯瞳子,见一脉一岁死,见一脉半一岁半死,见二脉二岁死,见二脉半二岁半死,见三脉三岁而死,见赤脉不下贯瞳子可治也。**目者,宗脉之所聚也。瞳子者,骨之精也。赤脉下贯瞳子,以邪毒之焰深贼阴分而然,死之征也。然脉见二三者,其气散而缓,脉聚为一者,其毒锐而专,此又死期迟速之有异也。又《论疾诊尺篇》言诊寒热者亦同此法,详《脉色类》三十二。

九十一、失守失强者死素问脉要精微论

五藏者,中之守也。五藏者各有所藏,藏而勿失则精神完固,故为中之守也。**中盛藏满,气胜伤恐者,声如从室中言,是中气之湿也。**中,胸腹也。藏,藏府也。盛满,胀急也。气胜,喘息也。伤恐者,肾受伤也。声如从室中言,混浊不清也。是皆水气上逆之候,故为中气之湿证,此脾肺肾三藏之失守也。**言而微,终日乃复言者,此夺气也。**气虚之甚,故声不接续,肺藏失守也。**衣被不敛,言语善恶不避亲疏者,此神明之乱也。**神明将脱,故昏乱若此,心藏之失守也。**仓廪不藏者,是门户不要也。**要,约束也。幽门、阑门、魄门皆仓廪之门户,门户不能固则肠胃不能藏,所以泄利不禁,脾藏之失守也。要,平声。**水泉不止者,是膀胱不藏也。**膀胱与肾为表里,所以藏津液,水泉不止而遗溲失禁,肾藏之失守也。**得守者生,失守者死。**五藏得守,则无已上诸病故生,失守则神去而死矣。

夫五藏者,身之强也。此下言形气之不守,而内应乎五藏也。藏气充则形体强,故五藏为身之强。**头者精明之府,头倾视深,精神将夺矣。**五藏六府之精气,皆上升于头,以成七窍之用,故头为精明之府。头倾者,低垂不能举也。视深者,目陷无光也。藏气失强,故精神之夺如此。**背者胸中之府,背曲肩随,府将坏矣。**背乃藏俞所系,故为胸中之府。背曲肩随,亦藏气之失强也。**腰者肾之府,转摇不能,肾将惫矣。**此肾藏之失强也。**膝者筋之府,屈伸不能,行则偻附,筋将惫矣。**筋虽主于肝,而维络关节以立此身者,惟膝腘之筋为最,故膝为筋之府。筋惫若是,则诸经之失强也。偻音吕。**骨者髓之府,不能久立,行则振掉,骨将惫矣。**髓充于骨,故骨为髓之府。髓空则骨弱无力,此肾藏之失强也。**得强则生,失强则死。**藏强则气强,故生。失强则气竭,故死。

九十二、五逆缓急灵枢玉版篇

黄帝曰:诸病皆有逆顺,可得闻乎?岐伯曰:腹胀身热脉大,是一逆也;身热脉大而加以腹胀,表里之邪俱盛也,是为一逆。**腹鸣而满,四肢清泄,其脉大,是二逆也;**腹鸣而满,四肢清冷而兼后泄,阴证也,脉不宜大而大者,脉证相反也,是为二逆。**衄而不止,脉大,是三逆也;**鼻衄在阴,脉大为阳,阳实阴虚,是谓三逆。衄,女六切。**咳且溲血脱形,其脉小劲,是四逆也;**咳而溲血脱形者,正气已衰,脉小而急者,邪气仍在,邪正不能相当,是为四逆。**欬,脱形身热,脉小以疾,是谓五逆也。**脱形身热,真阴已亏而火犹不清也。其脉细小疾数,正邪盛正衰之候,是为五逆。**如是者,不过十五日而死矣。**一节之更,时移气易,客强主弱,则不能胜,故不过十五日而死。

其腹大胀,四末清,脱形泄甚,是一逆也;此下言五逆之急证也。腹大胀者,最忌中虚,若见四肢清冷而脱形泄甚者,脾元败而阳气去也,故为一逆。**腹胀便血,其脉大,时绝,是二逆也**;腹胀便血,阴病也,脉大时绝,孤阳将脱也,故为二逆。**欬,溲血,形肉脱,脉搏,是三逆也**;欬而溲血者,气血俱病,形肉脱者败在脾,脉搏者真藏也,败在胃气,故为三逆。**呕血胸满引背,脉小而疾,是四逆也**;呕血胸满引于背者,藏气连乎背也,脉见细小疾数,则真元大亏矣,故为四逆。**欬呕腹胀且飧泄,其脉绝,是五逆也**。上为欬呕,中为胀满,下为飧泄,三焦俱病,而脉至于绝者,有邪无正也,故为五逆。飧音孙。**如是者,不及一时而死矣**。不及一时,谓不能周一日之时也。**工不察此者而刺之,是谓逆治**。病不可治而强治之,非惟无益,适以资害,是谓逆治也。

九十三、风痹死证 灵枢厥病篇

风痹淫泺,病不可已者,病在阳命曰风,病在阴命曰痹,阴阳俱病,命曰风痹。淫泺者,浸淫日深之谓。泺音鹿。**足如履冰,时如入汤中,股胫淫泺,烦心头痛,时呕时悗,眩已汗出,久则目眩,悲以喜恐,短气不乐,不出三年死也**。足如履冰之寒,又如入汤之热,下而股胫,中而腹心,上而头目,无所不病,在表则汗出,在里则短气不乐,或为悲哀,或为喜恐,此阴阳俱病之候,虽尚可支持,然不能出三年也。悗,美本切。

九十四、病传死期

黄帝曰:余受九针于夫子,而私览于诸方,或有导引行气、乔摩灸熨、刺焫饮药之一者,可独守耶? 将尽行之乎? 《灵枢·病传篇》全。乔,跷同。焫,如瑞切。**岐伯曰:诸方者,众人之方也,非一人之所尽行也**。谓当因人所宜以施治,是众人各有其方。**黄帝曰:此乃所谓守一勿失、万物毕者也**。人得其一,则万变之道可毕矣。《移精变气论》曰：治之极于一。即此谓也。**今余已闻阴阳之要，虚实之理，倾移之过，可治之属；愿闻病之变化，淫传绝败而不可治者，可得闻乎？** 淫邪传变，未必即危，正气绝败，则不可治矣。**岐伯曰：要乎哉问！道，昭乎其如日醒，窘乎其如夜瞑，能被而服之，神与俱成，毕将服之，神自得之，生神之理，可著于竹帛，不可传于子孙。** 昭乎如醒，道之明也。窘乎如瞑，察之难也。著之竹帛，则泽及于人；传之子孙，则道私于己，故不可也。**黄帝曰：何谓日醒？岐伯曰：明于阴阳，如惑之解，如醉之醒。黄帝曰：何谓夜瞑？岐伯曰：瘖乎其无声，漠乎其无形，折毛发理，正气横倾，淫邪泮衍，血脉传溜，大气入藏，腹痛下淫，可以致死，不可以致生。** 大气，大邪之气也。凡邪之中人，瘖乎其无声，不可得而闻也。漠乎其无形，不可得而见也。至其绝败，则为折毛发理，正气横倾等证，故有死无生也。瘖音音。**黄帝曰：大气入藏奈何？岐伯曰：病先发于心，一日而之肺，三日而之肝，五日而之脾，三日不已死，冬夜半，夏日中。** 病发于心而传于肺，火乘金也。三日而金复乘木，故传之肝也。五日而木复乘土，故传之脾也。再三日而邪气不退，其甚则死。冬月夜半，水王之极也。夏月日中，火王之极也。心火畏水，故冬则死于夜半。阳邪亢极，故夏则死于日中。盖衰极亦死，盛极亦死，有所偏胜，则有所偏绝也。五行之气，无不皆然，下文之义皆仿此。**病先发于肺，三日而之肝，一日而之脾，五日而之胃，十日不已死，冬日入，夏日出。** 自肺而肝，自肝而脾，皆传所胜也。自脾而胃，表里相传也。肺邪王于申酉，故冬则死于日入。金气绝于寅卯，故夏则死于日出。**病先发于肝，三日而之脾，五日而之胃，三日而之肾，三日不已死，冬日入，夏蚤食。** 此肝木传土，而土邪复传水藏也。木受伤者，金胜则危，故冬畏日入。肝发病者，木强则剧，故夏畏蚤食时也。**病先发于脾，一日而之胃，二日而之肾，三日而之膂膀胱，十日不已死，冬人定，夏晏食。** 此土邪乘水而表里俱相传也。人定在亥，而土病于冬者畏之，寒水反能侮土也。晏食在巳，而脾病于夏者畏之，以戊己王乡而合邪为患也。**病先发于胃，五日而之肾，三日而之膂膀胱，五日而上之心，二日不已死，冬夜半，夏日昳。**此土邪传水而水复传火，故自膀胱以及于心也。下文《标本病传论》云冬夜半后，丑也；夏日昳，未也。皆土王之时，故胃病逢之，气极则败。昳音迭。**病先发于肾，三日而之膂膀胱，三日而上之心，三日而之小肠，三日不已死，冬大晨，夏晏晡。**此水病乘火而表里皆相传也。大晨，辰刻也，为水之库。晏晡，戌时也，土能伐水。故病发于肾者，不能出乎此也。晡，邦模切。**病先发于膀胱，五日而之肾，一日而之小肠，一日而之心，二日不已死，冬鸡鸣，夏下晡。**此亦水火二藏自表而里之相传也。冬之鸡鸣在丑，阴之极也。夏之下晡在未，水所畏也。膀胱为水府，故其盛极衰极皆能死。**诸病以次相传，如是者皆有死期，不可刺也；间一藏及二三四藏者，乃可刺也。**间藏义，详《脉色类》十二。七传义，详《藏象类》二十四。

　　夫病传者，心病先心痛，《素问·标本病传论》。此下皆详明病传之见证也，故病发于心者，其证必先为心痛。**一日而欬，**心病传肺也。上文《病传论》所谓一日而之肺者，即其义也。余藏准此。**三日胁支痛，**肺复传肝，故胁支痛，即所谓三日而之肝也。**五日闭塞不通，身痛体重，**所谓五日之脾也。脾病则不能运化，故闭塞不通。**三日不已死，**再三日不已，则脾又传肾，五藏俱伤故死。**冬夜半，夏日中。**此子午时也。释义虽如上文，然少阴君火主子午正对之化，心通其气，失守则死，亦一义也。

　　肺病喘欬，肺主息，故病为喘欬。**三日而胁支满痛，**三日而之肝也。**一日身重体痛，**一日而之脾也。**五日而胀，**五日而之胃，自藏传府也。**十日不已死，**十日不已，则胃复传肾，而五行生成之数已极，故死。**冬日入,夏日出。**此卯酉时也,属燥金之化,肺主气,失守则死,于义亦通。

　　肝病头目眩、胁支满,肝开窍于目,而经脉布于胁肋也。**三日体重身痛,**即三日而之脾也。**五日而胀,**即五日而之胃也。**三日腰脊少腹痛、胫痠,**即三日而之肾也。**三日不已死,**三日不已,则肾复传心,故死。**冬日入,夏蚤食。**卯酉时也,燥金主之,为木所畏,于义亦通。

　　脾病身痛体重,脾主肌肉也。**一日而胀,**即一日而之胃也。**二日少腹腰脊痛、胫痠,**即二日而之肾也。**三日背䏝筋痛、小便闭,**即三日而之脊膀胱也。䏝,膂同,音吕。**十日不已死,**十日不已,则复传于心,故死。**冬人定,夏晏食。**此巳亥时也,司风木之化,脾病畏之也。

　　肾病少腹腰脊痛、胻痠,肾主下部,其经脉行于少腹腰脊胻骨之间也。胻音杭。痠音酸。**三日背䏝筋痛、小便闭,**即三日而之脊膀胱也。**三日腹胀,**即三日而之小肠也。**三日两胁支痛,**即三日而上之心也。手心主之正,别下渊腋三寸入胸中,故两胁支痛。**三日不已死,**复伤肺金也。**冬大晨,夏晏晡。**此辰戌时也。土王四季,为水所畏,故肾病患之。

　　胃病胀满,胃脉布于腹里也。**五日少腹腰脊痛、胻痠,**即五日而之肾也。**三日背䏝筋痛、小便闭,**即三日而之脊膀胱也。**五日身体重,**前《病传论》曰:五日而上之心。此云身体重者,疑误。**六日不已死,**心复传肺也。**冬夜半后,夏日昳。**丑未司湿土之化,气通于胃,失守则死,理之自然。

　　膀胱病小便闭,膀胱为津液之府也。**五日少腹胀、腰脊痛、胻痠,**即五日而之肾也。**一日腹胀,**即一日而之小肠也。**一日身体痛,**即一日而之心,府传藏也。心主血脉,故为身体痛。**二日不已死,**心病不已,必又传金藏,故死。**冬鸡鸣,夏下晡。**丑未时也。土能克水，故膀胱之病畏之。**诸病以次，是相传如是者，皆有死期，不可刺。**上文相传，死期各有远近，盖其藏有要害，气有虚实也。仓公曰：能谷者过期，不能谷者不及期。正此之谓。既有死征，不可刺矣。**间一藏止，及至三四藏者，乃可刺也。**间三四藏者，皆非以次相传者也，治之则愈，故可针刺之。

九十五、阴阳气绝死期 灵枢经脉篇

手太阴气绝则皮毛焦，太阴者行气温于皮毛者也，故气不荣则皮毛焦，**皮毛焦则津液去皮节，**津液去皮节者则爪枯毛折，**毛折者则毛先死，丙笃丁死，火胜金也。**手太阴者，肺也。肺主皮毛，故其气绝，则津液去于皮节而证在爪枯毛折也。肺金畏火，故危于丙丁。

手少阴气绝则脉不通，脉不通则血不流，血不流则髦色不泽，故其面黑如漆柴者血先死，壬笃癸死，水胜火也。手少阴者，心也。心主血脉，故心脉绝则血先死，其证在髦色不泽而面黑如漆也。心火畏水，故危于壬癸。髦音毛，发也。

足太阴气绝者则脉不荣肌肉，唇舌者肌肉之本也，脉不荣则肌肉软，肌肉软则舌萎、人中满，人中满则唇反，**唇反者肉先死，甲笃乙死，木胜土也。**足太阴者，脾也。脾主肌肉，故脾气绝则肉先死，其证在人中满而舌萎唇反也。脾土畏木，故死于甲乙。萎音威，色蔫枯也。

足少阴气绝则骨枯，少阴者冬脉也，伏行而濡骨髓者也，故骨不濡则肉不能著也，骨肉不相亲则肉软却，肉软却故齿长而垢、发无泽，**发无泽者骨先死，戊笃己死，土胜水也。**足少阴者，肾也。肾属水，故为冬脉。肾主骨，故肾气绝则骨先死。其证在骨肉不相亲附，则齿长而垢；精髓不能濡润，则发枯无泽也。肾水畏土，故死于戊己。垢音苟。

足厥阴气绝则筋绝,厥阴者肝脉也,肝者筋之合也,筋者聚于阴气,当作器。而脉络于舌本也,故脉弗荣则筋急,筋急则引舌与卵,故唇青舌卷卵缩则筋先死,庚笃辛死,金胜木也。肝气绝者筋先死,其证则唇青舌卷而卵缩囊拳也。肝木畏金,故死于庚辛。

五阴气俱绝则目系转,转则目运,目运者为志先死,志先死则远一日半死矣。五藏之精皆上注于目,故五阴气绝则目转而运,志先死矣。盖志藏于肾,阴之神也,真阴已竭,死在周日间耳。今有病剧而忽尔目无所见者,正阴气竭绝之候。

六阳气绝则阴与阳相离,离则腠理发泄,绝汗乃出,故旦占夕死,夕占旦死。汗本阴精,固于阳气,阳气绝则阴阳相离,而腠理不闭,脱汗乃出,其死在顷刻间也。

九十六、四时病死期素问阴阳类论

雷公曰:请问短期。黄帝曰:冬三月之病,病合于阳者,至春正月,脉有死征,皆归出春。冬三月者,阴盛时也。病合于阳者,阳证阳脉也。出春,春尽夏初也。以水王之时而病合于阳者,时气不足,病气有余也。及至孟春正月,阳气发生,则阳邪愈胜,阴气愈竭。若脉有死征,则出春交夏而阳盛阴衰俱已至极,无所逃矣。冬三月之病,在理已尽,草与柳叶皆杀,在理已尽,谓察其脉证之理,已无生意也。以冬月之病而得此,则凡草色之青,柳叶之见,阴阳气易,皆其死期,故云皆杀也。杀,少戒切。春阴阳皆绝,期在孟春。阴阳皆绝,谓阴中无阳,阳中无阴,彼此相绝,不交通也。病由冬月而春犹若此,是生气之竭也,短期当在孟春矣。

春三月之病曰阳杀,春月阳气方升,而病在阳者,故曰阳杀。杀者,衰也。阴阳皆绝,期在草干。以三春阳杀之病,而阴阳否绝者,期在深秋草干之时,金气胜而病发于春者死矣。

夏三月之病，至阴不过十日，脾肾皆为至阴，夏三月以阳盛之时而脾肾伤极，则真阴败绝，天干易气不能堪矣，故不过十日也。**阴阳交，期在溓水。**阴阳交者，阴脉见于阳，则阳气失守，阳脉见于阴，则阴气失守。若是者，虽无危证而脉象已逆，见于夏月，则危于仲秋溓水之时也。溓音敛，清也。

秋三月之病，三阳俱起，不治自已，秋时阳气渐衰，阴气渐长，虽三阳脉病俱起，而阳不胜阴，故自已也。**阴阳交合者，立不能坐，坐不能起，**秋气将敛未敛，故有阴阳交合为病者，则或精或气必有所伤，而致动止不利。盖阳胜阴，故立不能坐；阴胜阳，故坐不能起。**三阳独至，期在石水，**三阳独至即三阳并至，阳亢阴竭之候也。阴竭在冬，本无生意，而孤阳遇水，终为扑灭，故期在冰坚如石之时也。**二阴独至，期在盛水。**二阴，全元起本作三阴，即所谓三阴并至，有阴无阳也。盛水者，正月雨水之候。孤阴难以独立，故遇阳胜之时，则不能保其存也。

九十七、十二经终素问诊要经终论

帝曰：愿闻十二经脉之终奈何？十二经脉，即十二藏之气也。终者，气尽之谓。**岐伯曰：太阳之脉，其终也，戴眼反折瘈疭，其色白，绝汗乃出，出则死矣。**戴者，戴于上也，谓目睛仰视而不能转也。反折，腰脊反张也。瘈者，筋之急也。疭者，筋之缓也。绝汗者，暴出如油，不能收也。足太阳之脉起于目内眦，上额交巅入络脑，下项夹脊抵腰中，下至足之小指；手太阳之脉起于小指之端，循臂上肩，其支者循颈上颊至目之外眦，故其为病如此。然太阳为三阳之表，故主色白汗出。《灵枢·终始篇》曰：其色白，绝皮乃绝汗，绝汗则终矣。亦主表之谓。瘈音炽。疭音纵。**少阳终者，耳聋百节皆纵，目睘绝系，绝系一日半死。其死也，色先青白乃死矣。**手足少阳之脉皆入于耳中，亦皆至于目锐眦，故为耳聋目眶也。眶者，直视如惊貌。因少阳之系绝，不能旋转，故如此也。胆者筋其应，少阳气绝，故百节皆纵也。木之色青，金之色白，金木相贼，则青白先见，此少阳之死候也。眶音琼。**阳明终者，口目动作，善惊妄言色黄，其上下经盛，不仁则终矣。**手足阳明之脉皆挟口入目，故为口目动作而牵引歪斜也。闻木音则惕然而惊，是阳明善惊也。骂詈不避亲疏，是阳明妄言也。黄者，土色外见也。上下经盛，谓头颈手足阳明之脉皆躁动而盛，是胃气之败也。不知疼痛，谓之不仁，是肌肉之败也。此皆阳明气竭之候。**少阴终者，面黑黑齿长而垢，腹胀闭，上下不通而终矣。**手少阴气绝则血败，足少阴气绝则色如始，故面黑也。肾主骨，肾败则骨败，故齿根不固，长而垢也。手少阴之脉下膈络小肠，足少阴之脉络膀胱贯肝膈，故为腹胀闭。上下不通则心肾隔绝，此少阴之终也。**太阴终者，腹胀闭，不得息，善噫善呕，呕则逆，逆则面赤，不逆则上下不通，不通则面黑皮毛焦而终矣。**足太阴脉入腹属脾，故为腹胀闭。手太阴脉上膈属肺而主呼吸，故为不得息。胀闭则升降难，不得息则气道滞，故为噫为呕。呕则气逆于上，故为面赤。不逆则否塞于中，故为上下不通。脾气败则无以制水，故黑色见于面。肺气败则治节不行，故皮毛焦而终矣。噫音伊。**厥阴终者，中热嗌干，善溺心烦，甚则舌卷卵上缩而终矣。**手厥阴心主之脉起于胸中，出属心包络，下膈历络三焦；足厥阴肝脉循喉咙之后上入颃颡，其下者循股阴入毛中过阴器，故为中热嗌干、善溺心烦等病。又舌者心之官也，肝者筋之合也，筋者聚于阴器，而脉络于舌本，故甚则舌卷卵缩而厥阴之气终矣。嗌音益。卷，上声。**此十二经之所败也。**手足六经各分表里，是十二经也。按：《灵枢·终始篇》文与此同者，俱不重载。

类经十九卷

针刺类

一、九针之要 灵枢九针十二原篇

黄帝问于岐伯曰：余子万民，养百姓，而收其租税。余哀其不给，而属有疾病。余欲勿使被毒药，无用砭石，欲以微针通其经脉，调其血气，营其逆顺出入之会。令可传于后世，必明为之法。令终而不灭，久而不绝，易用难忘，为之经纪。异其章，别其表里，为之终始。令各有形，先立针经。愿闻其情。《灵枢》即名《针经》，义本诸此。**岐伯答曰：臣请推而次之，令有纲纪，始于一，终于九焉。**始于一，终于九，天地之全数也。针合三才而通万变，故数亦应之。**请言其道。小针之要，易陈而难入，粗守形，上守神。**小针，即上文微针之谓。易陈者，常法易言也。难入者，精微难及也。粗守形，粗工守形迹之见在也。上守神，上工察神气于冥冥也。不但用针，诸治皆然。**神乎神，客在门，未睹其疾，恶知其原？**神，正气也。客，邪气也。神乎神，言正气盛衰，当辨于疑似也。客在门，言邪之往来，当识其出入也。设未睹其疾之所在，又恶知其当治之原哉？恶音乌。**刺之微，在速迟，粗守关，上守机，**微，精微也。在速迟，知疾徐之宜也。粗守关，守四肢之关节也。上守机，察气至之动静也。**机之动，不离其空。**气机之至，随经皆有其处，可因之而知虚实也。空，孔同。**空中之机，清静而微，**言察宜详慎也。**其来不可逢，其往不可追。**来不可逢，勿补其实也。往不可追，勿写其虚也。**知机之道者，不可挂以发；不知机道，叩之不发。**机之道者，一气而已，不可挂以发，极言其精不可乱也。叩之不发，用失其道，则气不至也。**知其往来，要与之期，**知气之往来，有逆顺衰盛之机，而取舍弗失其时也。要，平声，约也。**粗之暗乎，妙哉工独有之。**粗者暗而弗知，妙工独见之矣。**往者为逆，来者为顺，明知逆顺，正行无问。**往，气之去也，故为之逆。来，气之至也，故为之顺。知往来之逆顺，则正法行之，不必疑而更问也。下二句与《至真要大论》辞同用异，详《标本类》第二。**逆而夺之，恶得无虚？追而济之，恶得无实？**逆其气至而夺之，写其实也，恶得无虚？随其气去而济之，补其虚也，恶得无实？故写必因吸内针，补必因呼内针，此即迎来随去之义。**迎之随之，以意和之，针道毕矣。**用针之法，补写而已。补写之法，迎随而已。必得其和，则针道毕于是矣。

　　小针解曰：所谓易陈者，易言也。难入者，难著于人也。本篇即前篇之释义，故不详注。凡后篇有同者皆仿此。**粗守形者，守刺法也。上守神者，守人之血气有余不足，可补写也。神客者，正邪共会也。**神，正也。客，邪也。邪正相干，故曰共会。**神者，正气也。客者，邪气也。在门者，邪循正气之所出入也。**出入所由，故谓之门。**未睹其疾者，先知邪正何经之疾也。恶知其原者，先知何经之病，所取之处也。**若不能先知，是为未睹其疾，故曰恶知其原。**刺之微在速迟者，徐疾之意也。粗守关者，守四肢而不知血气正邪之往来也。**手之两肘，足之两膝，谓之四关。**上守机者，知守气也。**往来逆顺，至与不至，皆气之机也。**机之动不离其空中者，知气之虚实，用针之徐疾也。空中之机清净以微者，针以得气，密意守气勿失也。其来不可逢者，气盛不可补也。其往不可追者，气虚不可写也。不可挂以发者，言气易失也。**毫厘之差，即失其气之机也。**扣之不发者，言不知补写之意也，血气已尽而气不下也。**补写不得其法，虽竭尽血气而病气不应也。**知其往来者，知气之逆顺盛虚也。要与之期者，知气之可取之时也。粗之暗者，**

冥冥不知气之微密也。妙哉工独有之者,尽知针意也。往者为逆者,言气之虚而小,小者逆也。气去故脉虚而小。来者为顺者,言形气之平,平者顺也。气来故脉平而和。明知逆顺正行无问者,言知所取之处也。迎而夺之者,写也。追而济之者,补也。

二、九针

岐伯曰:九针之名,各不同形:《灵枢·九针十二原篇》。

一曰镵针,长一寸六分。镵针者,头大末锐,去写阳气。九针详注见下文。镵音谗。

二曰员针,长一寸六分。员针者,针如卵形,揩摩分间,不得伤肌肉,以写分气。揩,丘皆切。

三曰鍉针,长三寸半。鍉针者,锋如黍粟之锐,主按脉勿陷,以致其气。鍉音低。

四曰锋针,长一寸六分。锋针者,刃三隅,以发痼疾。

五曰铍针,长四寸,广二分半。铍针者,末如剑锋,以取大脓。铍音披。

六曰员利针,长一寸六分。员利针者,大如氂,且员且锐,中身微大,以取暴气。暴气,痹气之暴发也。氂,厘同,又音毛。

七曰毫针,长三寸六分。毫针者,尖如蚊虻喙,静以徐往,微以久留之而养,以取痛痹。喙音晦。

八曰长针,长七寸。长针者,锋利身薄,可以取远痹。

九曰大针,长四寸。大针者,尖如挺,其锋微员,以写机关之水也。挺,题顶、梯顶二切。九针毕矣。

黄帝曰:余闻九针于夫子,众多博大矣。余犹不能寤,敢问九针焉生?何因而有名?《灵枢·九针论》。岐伯曰:九针者,天地之大数也,始于一而终于九。一九详义,又见《脉色类》五。故曰:一以法天,二以法地,三以法人,四以法时,五以法音,六以法律,七以法星,八以法风,九以法野。黄帝曰:以针应九之数奈何?岐伯曰:夫圣人之起天地之数也,一而九之,故以立九野。九而九之,九九八十一,以起黄钟数焉,以针应数也。自一至九,九九八十一而黄钟之数起焉。黄钟为万事之本,故针数亦应之而用变无穷也。黄钟详义见《附翼》二卷。

一者天也,天者阳也,五藏之应天者肺,肺者五藏六府之盖也,皮者肺之合也,人之阳也。故为之治针,必以大其头而锐其末,令无得深入而阳气出。此下皆详明九针之义。一者法天,法于阳也。人之五藏,惟肺最高而复于藏府之上,其象应天,其合皮毛,亦属乎阳。故治镵针,必大其头、锋其末,盖所用在浅,但欲出其阳邪耳。

二者地也,人之所以应土者肉也。故为之治针,必筩其身而员其末,令无得伤肉分,伤则气得竭。二者法地,地之应人者在肉。故治员针,必筩其身、员其末,针如卵形,以利导于分肉间。盖恐过伤肌肉以竭脾气,故用不在锐,而主治分间之邪气也。筩音筒。

三者人也,人之所以成生者血脉也。故为之治针,必大其身而员其末,令可按脉勿陷,以致其气,令邪气独出。三者法人,人之生成在于血脉。故治鍉针,必大其身、员其末,用在按脉致气以出其邪,而不欲其过深,陷于血脉之分也。

四者时也,时者四时八风之客于经络之中,为瘤病者也。故为之治针,必筩其身而锋其末,令可以写热出血而瘤病竭。四者法时,应在时气瘤邪而为病也。瘤者,留也。故治针必筩其身、锋其末,因其直壮而锐,故可以写热出血而取雍瘤之疾。

五者音也,音者冬夏之分,分于子午,阴与阳别,寒与热争,两气相搏,合为痈脓者也。故为之治针,必令其末如剑锋,可以取大脓。五以法音,音者合五行而应天干,故有冬夏子午之分。治以铍针,必令其末如剑锋,用在治寒热,取大脓,以平阴阳之气也。

六者律也,律者调阴阳四时而合十二经脉,虚邪客于经络而为暴痹者也。故为之治针,必令尖如氂,且员且锐,中身微大,以取暴气。六以法律,律应四时十二支而合于人之十二经脉。今虚邪客于经络而为暴痹者,治以员利针,必令尖如氂,且员且锐,中身微大,其用在利,故可以取诸经暴痹之气。痹义详《疾病》六十七。

七者星也,星者人之七窍,邪之所客于经,而为痛痹,舍于经络者也。故为之治针,令尖如蚊虻喙,静以徐往,微以久留,正气因之,真邪俱往,出针而养者也。七以法星,而合于人之七窍。举七窍之大者言,则通身空窍皆所主也。治以毫针,令尖如蚊虻喙,盖用在微细徐缓,渐散其邪,以养真气,故可以取寒热痛痹,浮浅之在络者。

八者风也,风者人之股肱八节也。八正之虚风,八风伤人,内舍于骨解腰脊节腠理之间为深痹也。故为之治针,必长其身、锋其末,可以取深邪远痹。八以法风,而合于人之股肱八节,言八节则通身骨节皆其属也。凡虚风之深入者,必内舍于骨解腰脊节凑之间,故欲取深邪远痹者,必为大针以治之也。

九者野也,野者人之节解皮肤之间也。淫邪流溢于身,如风水之状,而溜不能过于机关大节者也。故为之治针,令尖如挺,其锋微员,以取大气之不能过于关节者也。九以法野,野以应人之周身。凡淫邪流溢于肌体,为风为水,不能过于关节而壅滞为病者,必用大针以利机关之大气,大气通则淫邪行矣。尖如挺者,言其粗且巨也。身形应九野,详《经络类》三十五,仍有图在《图翼》四卷。

黄帝曰:针之长短有数乎?此下复明九针大小之数也。岐伯曰:一曰镵针者,取法于巾针,去末寸半卒锐之,长一寸六分,主热在头身也。镵,锐也。卒,尾也。此针身大,其近末约寸半许而渐锐之,共长一寸六分,主写去阳气,故治热在头身。按:巾针、絮针、綦针等制,必古针名也,未详其义。

二曰员针,取法于絮针,箇其身而卵其锋,长一寸六分,主治分间气。箇,如竹箇也。卵,员如卵锐也。此针直其身、员其末,故但治分间之气,而不使伤其肌肉也。

三曰鍉针,取法于黍粟之锐,长三寸半,主按脉取气令邪出。黍粟之锐,员而微尖也。此云按脉取气,前文曰按脉勿陷以致其气,盖利于用补者也。

四曰锋针,取法于絮针,箇其身,锋其末,长一寸六分,主痈热出血。上文《九针十二原篇》云:刃三隅,以发痼疾。盖三棱者也。本篇言箇其身者,似或有误。

五曰铍针,取法于剑锋,广二分半,长四寸,主大痈脓、两热争者也。取法剑锋,言阔大也。两热争者,言寒热不调,两气相搏也。

六曰员利针,取法于釐针,微大其末,反小其身,令可深内也,长一寸六分,主取痈痹者也。毛之强者曰釐,取法于釐者,用其细健,可稍深也。

七曰毫针,取法于毫毛,长一寸六分,主寒热痛痹在络者也。

八曰长针,取法于綦针,长七寸,主取深邪远痹者也。

九曰大针,取法于锋针,其锋微员,长四寸,主取大气不出关节者也。以上九针,有图在《图翼》四卷。针形毕矣,此九针大小长短法也。按以上九针之用,凡所取者皆言有余之实邪,则针不宜于治虚也,从可知矣。

三、九针之义应天人素问针解篇

帝曰:余闻九针,上应天地四时阴阳,愿闻其方,令可传于后世以为常也。岐伯曰:夫一天二地三人四时五音六律七星八风九野,身形亦应之,针各有所宜,故曰九针。九针之法,各有所宜也。人皮应天,包复万物,天之象也。人肉应地,厚静藏物,地之象也。人脉应人，动静有期，盛衰有变，位于天地之中，人之象也。**人筋应时**，时主周岁，筋束周身，应其象也。**人声应音**，音以声生，备五行也。**人阴阳合气应律**，人有六阴六阳以合天气，律之象也。**人齿面目应星**，森罗布列，星之象也。**人出入气应风**，呼吸出入，风之象也。**人九窍三百六十五络应野**。形体周遍，野之象也。**故一针皮，二针肉，三针脉，四针筋，五针骨，六针调阴阳，七针益精，八针除风，九针通九窍，除三百六十五节气，此之谓各有所主也**。此结上文九针之用，各有所宜也。**人心意应八风**，此下复明上文不尽之义也。人之心意多变，天之八风无常，故相应也。**人气应天**，气属阳而运行不息，故应天。**人发齿耳目五声应五音六律**，发之多，齿之列，耳之聪，目之明，五声之抑扬清浊，皆纷纭不乱，各有条理，故应五音六律。**人阴阳脉血气应地**。人阴阳脉血气之行于肉中，亦犹经水之在土也，故应于地。人肝目应之九九窍三百六十五人一以观动静天二以候五色七星应之以候发母泽五音一以候宫商角征羽六律有余不足应之二地一以候高下有余九野一节俞应之以候闭节三人变一分人候齿泄多血少十分角之变五分以候缓急六分不足三分寒关节第九分四时人寒温燥湿四时一应之以候相反一四方各作解。此一百二十九字，古经蠹简，义理残阙，必有遗误，不敢强解。

四、九针之宜，各有所为 灵枢官针篇

凡刺之要，官针最妙。官，法也，公也。制有法而公于人，故曰官针。**九针之宜，各有所为，长短大小，各有所施也，不得其用，病弗能移**。用不得法，则不能去病。**疾浅针深，内伤良肉，皮肤为痈**；内伤良肉，则血流于内而溃于外，故皮肤为痈。**病深针浅，病气不写，支为大脓**。病气不写而伤其支络，故为大脓。凡病有沉浮，刺分深浅，过之则内伤，不及则外壅，邪反从之，后生大病。**病小针大，气写太甚，疾必为**

害;气写太甚,元气伤也,故必为害。**病大针小,气不泄写,亦复为败。**针不及病,则病气不泄,而刺失其宜,故亦为败。**失针之宜,大者写,小者不移。**当小而大则写伤正气,当大而小则病不能移,皆失针之宜也。**已言其过,请言其所施。**上文言其过失,下文言其所施。

病在皮肤无常处者,取以镵针于病所,肤白勿取。病在皮肤无常处者,火之游行也。用镵针者,主写阳气也。肤白则无火可知,故不宜刺。

病在分肉间,取以员针于病所。

病在经络痼痹者,取以锋针。

病在脉气少当补之者,取之鍉针于井荥分输。此针宜于用补。分输,言各经也。

病为大脓者,取以铍针。

病痹气暴发者,取以员利针。

病痹气痛而不去者,取以毫针。

病在中者,取以长针。中者,其远也。

病水肿不能通关节者,取以大针。

病在五藏固居者,取以锋针,写于井荥分输,取以四时。四时义详后十八。

五、九变十二节 灵枢官针篇

凡刺有九,以应九变。一曰输刺,输刺者,刺诸经荥输藏腧也。诸经荥输,凡井荥经合之类皆腧也。藏腧,背间之藏府腧也。本经输、腧、俞三字皆通用。**二曰远道刺,远道刺者,病在上,取之下,刺府腧也。**府腧,谓足太阳膀胱经、足阳明胃经、足少阳胆经。十二经中,惟此三经最远,可以因下取上,故曰远道刺。**三曰经刺,经刺者,刺大经之结络经分也。**刺结络者,因其结聚而直取之,所谓解结也。**四曰络**

刺,络刺者,刺小络之血脉也。《调经论》曰:病在血,调之络。《经脉篇》曰:诸刺络脉者,必刺其结上,甚血者虽无结,急取之以写其邪而出其血,留之发为痹也。**五曰分刺,分刺者,刺分肉之间也。**刺分肉者,泄肌肉之邪。**六曰大写刺,大写刺者,刺大脓以铍针也。**治痈疡也。**七曰毛刺,毛刺者,刺浮痹皮肤也。**其治在浅也。**八曰巨刺,巨刺者,左取右,右取左。**邪客于经而有移易者,以巨刺治之。详见后三十。**九曰淬刺,淬刺者,刺燔针则取痹也。**谓烧针而刺也,即后世火针之属,取寒痹者用之。以上谓之九变。淬音翠。燔音凡。

　　凡刺有十二节,以应十二经。一曰偶刺,偶刺者,以手直心若背,直痛所,一刺前,一刺后,以治心痹,刺此者傍针之也。偶,两也。前后各一,故曰偶刺。直,当也。以手直心若背,谓前心后心,当其痛所,各用一针治之。然须斜针以刺其傍,恐中心则死也。**二曰报刺,报刺者,刺痛无常处也。上下行者,直内无拔针,以左手随病所按之,乃出针复刺之也。**报刺,重刺也。痛无常处,则或上或下,随病所在,即直内其针,留而勿拔,乃以左手按之,再得痛处,乃出前针而复刺之也。**三曰恢刺,恢刺者,刺傍之,举之前后,恢筋急以治筋痹也。**恢,恢廓也。筋急者,不刺筋而刺其傍,必数举其针或前或后以恢其气,则筋痹可舒也。**四曰齐刺,齐刺者,直入一,傍入二,以治寒气小深者;或曰三刺,三刺者,治痹气小深者也。**齐者,三针齐用也,故又曰三刺。以一针直入其中,二针夹入其傍,治寒痹稍深之法也。**五曰扬刺,扬刺者,正内一,傍内四,而浮之,以治寒气之博大者也。**扬,散也。中外共五针而用在浮泛,故能祛散博大之寒气。**六曰直针刺,直针刺者,引皮乃刺之,以治寒气之浅者也。**直者,直入无避也。引起其皮而刺之,则所用不深,故但治寒气之浅者。**七曰输刺,输刺者,直入直出,稀发针而深之,以治气盛而热者也。**输,委输也,言能输写其邪,非上文荥输之谓。直入直出,用其锐也。稀发针,留之久也。久而且深,故可以去盛热之气。**八曰短刺,短刺者,刺骨痹,稍摇而深之,致针骨所,以上下摩骨也。**短者,入之渐也。故稍摇而深,致针骨所,以摩骨痹。摩,迫切也。**九曰浮刺,浮刺者,傍入而浮之,以治肌急而寒者也。**浮,轻浮也。傍入其针而浮举之,故可治肌肤之寒。此与上文毛刺义大同。**十曰阴刺,阴刺者,左右率刺之,以治寒厥,中寒厥,足踝后少阴也。**阴刺者,刺阴寒也。率,统也。言治寒厥者,于足踝后少阴经左右皆刺之。**十一曰傍针刺,傍针刺者,直刺傍刺各一,以治留痹久居者也。**傍针刺者,一正一傍也。正者刺其经,傍者刺其络,故可以刺久居之留痹。**十二曰赞刺,赞刺者,直入直出,数发针而浅之出血,是谓治痈肿也。**赞,助也。数发针而浅之,以后助前,故可使之出血而治痈肿。

六、三刺浅深,五刺五藏灵枢官针篇

脉之所居深不见者,刺之微内针而久留之,以致其空脉气也。刺深脉者,亦必微内其针,盖恐太过,反伤正气,故但久留而引致之,使其空中之脉气上行也。**脉浅者勿刺,按绝其脉乃刺之,无令精出,独出其邪气耳。**脉浅者最易泄气,故必先按绝其脉而后入针,则精气无所伤,独取其邪矣。**所谓三刺则谷气出者,**自此至下文谷气,皆释《终始篇》之义。详见后十六。**先浅刺绝皮,以出阳邪;**绝,透也。浅刺皮腠,故出阳邪。**再刺则阴邪出者,少益深,绝皮致肌肉,未入分肉间也;**绝皮及肌,邪气稍深,故曰阴邪。大肉深处,各有分理,是谓分肉间也。**已入分肉之间,则谷气出。**谷气即正气,亦曰神气。出,至也。《终始篇》曰:所谓谷气至者,已补而实,已写而虚,故以知谷气至也。**故刺法曰:始刺浅之,以逐邪气而来血气;后刺深之,以致阴气之邪;最后刺极深之,以下谷气。此之谓也。**凡刺之浅深,其法有三:先刺绝皮,取卫中之阳邪也;再刺稍深,取营中之阴邪也;三刺最深,及于分肉之间,则谷气始下。下，言见也。按《终始篇》之义，与此互有发明。**故用针者，不知年之所加，气之盛衰，虚实之所起，不可以为工也。**年之所加，如《天元纪》《至真要》等论是也。气之盛衰，如《八正神明论》《阴阳系日月》等篇是也。知天地之气候，则人有五虚五实，皆可因而知矣。此数句又见《六节藏象论》，详《运气类》第一。

　　凡刺有五，以应五藏。一曰半刺，半刺者，浅内而疾发针，无针伤肉，如拔毛状，以取皮气，此肺之应也。此即前章毛刺之义，浅入而疾发，故可取皮分以应肺。**二曰豹文刺，豹文刺者，左右前后针之，中脉为故，故取经络之血者，此心之应也。**豹文者，言其多也，主取血脉，所以应心。**三曰关刺，关刺者，直刺左右，尽筋上，以取筋痹，慎无出血，此肝之应也。或曰渊刺，一曰岂刺。**关，关节也。左右，四肢也。尽筋，即关节之处也。慎无出血，血以养筋也。肝主筋，刺筋所以应肝，渊刺、岂刺，皆古名也。**四曰合谷刺，合谷刺者，左右鸡足，针于分肉之间，以取肌痹，此脾之应也。**合谷刺者，言三四攒合，如鸡足也。邪在肉间，其气广大，非合刺不可。脾主肌肉，故取肌痹者，所以应脾。**五曰输刺，输刺者，直入直出，深内之至骨，以取骨痹，此肾之应也。**输刺义见前章。肾主骨，刺深至骨，所以应肾。

七、用针虚实补写

　　凡用针者，虚则实之，满则泄之，《灵枢·九针十二原篇》。此篇言用针之要，全凭虚实以为补写，实即补也，泄即写也。**宛陈则除之，邪胜则虚之。**宛，郁同。陈，积也。除之去其滞，虚之泄其邪也。**大要曰：徐而疾则实，疾而徐则虚。**徐出针而疾按之为补，故虚者可实。疾出针而徐按之为写，故实者可虚。**言实与虚，若有若无，**实之与虚，在有气无气耳。气本无形，故若有若无。善察之者，神悟于有无之间也。**察后与先，若存若亡，**察后与先，求病所急而治分先后也。**若存若亡**,察气之行与不行,以为针之去留也。**为虚为实,若得若失**,欲虚而虚,欲实而实,是得法也。粗工妄为,则失之矣。**虚实之要,九针最妙**,各有所宜之要也。**补写之时,以针为之。**当补当写,用有其时,在气会之顷。详如下文。**写曰必持内之,放而出之,排阳得针,邪气得泄**,凡用写者,必持内之,谓持之坚而入之锐也。放而出之,谓因其气来,出之疾而按之徐也。故可排开阳道以泄邪气。**按而引针,是谓内温,血不得散,气不得出也。**凡用补者,必按其穴而引退其针,是谓内温,故血不散、气不出而虚者实矣。**补曰随之,随之意若妄之,若行若按,若蚊虻止**,此下皆言补法也。随者,因其气去,追而济之也。妄,虚妄也。意若妄之,言意会于有无之间也。若行若按,言行其气按其处也。若蚊虻止,言当轻巧无迹而用得其精也。**如留如还,去如弦绝**,留,留针也。还,出针也。去如弦绝,轻且捷也,故无损而能补。**令左属右,其气故止,外门已闭,中气乃实**,右手出针,左手随而按扪之,是令左属右也。故门户闭于外,中气实于内。**必无留血,急取诛之。**凡取血络者,不可使有留血,宜急去之也。**持针之道,坚者为宝,正指直刺,无针左右**,坚而有力,则直达病所。正而不斜,则必中气穴。**神在秋毫,属意病者,审视血脉者,刺之无殆。**医之神见,在悉秋毫,必精必确,加意病者,详审血脉,然后刺之,庶无危殆。**方刺之时,必在悬阳,及与两卫**,悬,犹言举也。阳,神气也。凡刺之时,必先举神气为主,故曰悬阳。两卫者,卫气在阳,肌表之卫也;脾气在阴,藏府之卫也。二者皆神气所居,不可伤犯,凡用针者,首宜顾此,故曰两卫。《师传篇》曰:脾者主为卫。详《藏象类》二十九。**神属勿去,知病存亡。**此即悬阳之义,故存亡系之。**血脉者,在腧横居,视之独澄,切之独坚。**上文言神气之所居,此言血脉之所在也。视之独澄者,必欲索其隐。切之独坚者,必欲拔其本也。

帝曰:何如而虚？何如而实？《素问·宝命全形论》。此下言虚实之治,并及诸所当慎也。**岐伯曰:刺虚者须其实,刺实者须其虚,经气已至,慎守勿失,深浅在志,远近若一,如临深渊,手如握虎,神无营于众物。**此节详注见下文。

小针解曰:所谓**虚则实之者,**气口虚而当补之也。**满则泄之者,**气口盛而当写之也。此与下文《针解篇》皆释前篇之义,但此以气口言虚实,彼以针下气至言虚实,义虽若异,然互有发明,皆当察也。**宛陈则除之者,**去血脉也。**邪盛则虚之者,**言诸经有盛者,皆写其邪也。此云写其邪,与下文出针勿按义同。**徐而疾则实者,**言徐内而疾出也。**疾而徐则虚者,**言疾内而徐出也。此二句释义其用似反,当以下文《针解篇》者为得。**言实与虚,若有若无者,**言实者有气,虚者无气也。**察后与先若亡若存者,**言气之虚实,补写之先后也,察其气之已下与常存也。已下言已退也。**为虚与实若得若失者,**言补者似然若有得也,写则怳然若有失也。此释与下篇不同,其义皆通。似音弼,诗云:威似似。

针解篇:**黄帝问曰:愿闻九针之解,虚实之道。**自此至下文补写之时、九针之名者,皆释前《九针十二原篇》之义。**岐伯对曰:刺虚则实之者,针下热也,气实乃热也。满而泄之者,针下寒也,气虚乃寒也。**针下热者,自寒而热也,热则正气至而虚者实矣,故为补。针下寒者,自热而寒也,寒则邪气去而实者虚矣,故为写。此释当与上解者参阅。**宛陈则除之者,**出恶血也。**邪盛则虚之者,**出针勿按。出针勿按,即写其邪也。本经宛、菀皆通用,通作郁。**徐而疾则实者,徐出针而疾按之。疾而徐则虚者,疾出针而徐按之。**针下得气已盛而徐出之,则经脉无伤,疾按之则真气不泄,此补法也,故能实。若针已及病而疾出之,徐按之,则菀滞行,邪气去,此写法也,故能虚。**言实与虚者,寒温气多少也。**寒为虚,温为实;气少为虚,气多为实。

若无若有者，疾不可知也。气至之有无，针下之虚实，诚不易知也。疾不可知故若无，明能察之故若有。**察后与先者，知病先后也。**病有标本，先者为本，后者为标。**为虚与实者，工勿失其法。若得若失者，离其法也。**虚当补，实当写，法不可失也。若有得若有失者，粗工妄为，离其法耳。**虚实之要，九针最妙者，为其各有所宜也。**九针之用，各有所宜。详见前二章。**补写之时者，与气开阖相合也。**气至应时谓之开，已过未至谓之阖。补写之时者，凡诸经脉气昼夜周行五十度，各有所至之时，如《经络类》营气卫气运行之次二章者是也。故《卫气行篇》曰：谨候其气之所在而刺之，是谓逢时。此所谓补写之时也。又若针下气来谓之开，可以迎而写之；针下气去谓之阖，可以随而补之。此皆针与气开阖相合之义。**九针之名各不同形者，**针穷其所当补写也。各不同形，故补写各有所用。

刺实须其虚者，留针，阴气隆至，乃去针也。刺虚须其实者，阳气隆至，针下热，乃去针也。**自此至下文神无营于众物者，皆释前《宝命全形论》之义。阴气隆至，针下寒也，阳邪已退，实者虚矣。阳气隆至，针下热也，元气已复，虚者实矣。故皆可去针也。**经气已至，慎守勿失者，**勿变更也。慎守勿失勿变更者，戒其主持不定，多生惑乱，不惟无益，反招损也。**浅深在志者，知病之内外也。**内宜刺深，外宜刺浅，最当在意，不可忽也。**近远如一者，深浅其候等也。**深者取气远，浅者取气近，远近虽不同，以得气为候则如一也。**如临深渊者，不敢堕也。**言行针之际，当敬慎若此也。**手如握虎者，欲其壮也。**持针如握虎，欲其坚而有力也。**神无营于众物者，静志观病人，无左右视也。**神志不定，先从目始，目静则神静，神静则志专，病以静观，方无失也，故无左右视。**义无邪下者，欲端以正也。**此即前篇正指直刺、无针左右之义。**必正其神者，欲瞻病人目，制其神，令气易行也。**目者神之窍，欲正病者之神，必瞻其目，制彼精神，令无散越,则气为神使,脉道易行也。

所谓三里者,下膝三寸也。三里有二,此言足三里,足阳明经穴也。按此下言取穴之法,非本篇上下之义,意必他篇之文脱误于此者。**所谓跗之者,举膝分易见也。**跗之当作跗上,即足阳明冲阳穴也。盖三里冲阳,一脉相贯,举膝下三里而重按之,则冲阳之脉不动矣,故举其膝分则易见也。**巨虚者,跷足胻独陷者。**巨虚有二,上廉、下廉也。跷,举也。此言巨虚上廉当跷足取之,在胻骨外侧独陷者之中也。**下廉者,陷下者也。**此言巨虚下廉,又在独陷者之下,盖上廉下廉相去三寸耳。

八、阴阳虚实,补写先后灵枢终始篇

阴盛而阳虚,先补其阳,后写其阴而和之;阴虚而阳盛,先补其阴,后写其阳而和之。此以脉口人迎言阴阳也。脉口盛者,阴经盛而阳经虚也,当先补其阳,后写其阴而和之。人迎盛者,阳经盛而阴经虚也,当先补其阴,后写其阳而和之。何也?以治病者皆宜先顾正气,后治邪气。盖攻实无难,伐虚当畏,于此节之义可见。用针用药,其道皆然。**三脉动于足大指之间,必审其实虚。虚而写之,是谓重虚,重虚病益甚。**三脉动者,阳明起于大指次指之间,自厉兑以至冲阳皆是也;厥阴起于大指之间,自大敦以至太冲皆是也;少阴起于足心,自涌泉以上太溪皆是也。三者皆在大指之后,故曰动于足大指之间也。虚而写之,故病益甚。**凡刺此者,以指按之,脉动而实且疾者疾写之,虚而徐者则补之,反此者病益甚。**写虚补实,是为反也。**其动也,阳明在上,厥阴在中,少阴在下。**阳明行足跗之上,厥阴行足跗之内而在二经之中,少阴行足跗之下也。

补须一方实,深取之,稀按其痏,以极出其邪气;同前《终始篇》。补当作刺。刺法虽多,其要惟二,则补写而已。一者因其方实,故当深取之,勿按其痏,欲以出其邪气,此写法也。痏,委、伟二音,针瘢也。**一方虚,浅刺之,以养其脉,疾按其痏,无使邪气得入。**一者因其方虚,故当浅刺之以养其血脉,疾按其穴以拒其邪气,此补法也。**邪气来也紧而疾,谷气来也徐而和。**邪气,病气也。谷气,元气也,即胃气也。此虽以针下之气为言,然脉气之至亦如此。**脉实者,深刺之,以泄其气;脉虚者,浅刺之,使精气无得出,以养其脉,独出其邪气。**诸篇皆言虚实,而未详虚实之辨。此言脉实则实,脉虚则虚,实则深刺之以泄其气,虚则浅刺之无伤精气,以养其脉而独出其邪气,庶补写知其要矣。

九、宝命全形,必先治神,五虚勿近,五实勿远素问宝命全形论

黄帝问曰:天覆地载,万物悉备,莫贵于人。人以天地之气生,四时之法成。天地之间,唯人为贵,乾称乎父,坤称乎母,故以天地之气生。春应肝而养生,夏应心而养长,长夏应脾而养化,秋应肺而养收,冬应肾而养藏,故以四时之法成。**君王众庶,尽欲全形,**好生恶死,人情同也。**形之疾病,莫知其情,留淫日深,著于骨髓,心私虑之,余欲针除其疾病,为之奈何?**病在皮毛,浅而未甚,不早治之,则留淫日深,内著骨髓,故可虑也。**岐伯对曰:夫盐之味咸者,其气令器津泄;**盐味咸,水之化也。其性浸淫透物,久在器中则津液外泄而器无固者,喻言人之肾气有损,则二阴不守也。**弦绝者,其音嘶败;**凡琴瑟之弦将损绝者,音必嘶败,喻言人之肺气有损,则声音不清也。嘶音西,破声曰嘶。**木敷者,其叶发;**敷,内溃也。发,飘堕也。木敷于外者,凋残之兆也。喻言人之肝脾已损,则色夭肉枯也。按:《太素》云木陈者其叶落,于义尤切。**病深者,其声哕。**哕,呃逆也。按《口问篇》曰:哕出于胃。又曰:肺主为哕。夫胃为五藏之本,肺为主气之藏,今以上文三证而复加声哕者,肺亏胃竭,病必危矣。哕,

于决切。**人有此三者,是谓坏府。**府,犹官府也。人之伤残日久,则
形体损败如此,故谓之坏府。**毒药无治,短针无取,此皆绝皮伤肉,
血气争黑。**中府既坏,则毒药不能治其内,短针不能取其外,病不可
为而强施针药,徒致绝皮伤肉以败其形,血气争黑以变其色,此皆因
循已久,不为早治,故无济也。《官能篇》曰:上工之取气,乃救其萌
芽;下工守其已成,因败其形。正此之谓。**帝曰:余念其痛,心为之
乱惑,反甚其病,不可更代,百姓闻之,以为残贼,为之奈何?**针药罔
效,适甚其病,欲施他治,无法可更,故百姓闻之,必反谓残贼而害之
也。**岐伯曰:夫人生于地,悬命于天,天地合气,命之曰人。**形以地
成,故生于地。命唯天赋,故悬于天。天,阳也。地,阴也。阴精阳
气,合而成人,故人位乎中而为三才之一。**人能应四时者,天地为之
父母。**人能合于阴阳,调于四时,处天地之和以养生者,天必育之寿
之,故为父母。《四气调神论》曰:夫四时阴阳者,万物之根本也,所
以圣人春夏养阳,秋冬养阴,以从其根,故与万物沉浮于生长之门。
此之谓也。设有逆天之道,失时之和,以妄为常者,虽以天地为之父
母,亦焉得而芘之哉?**知万物者,谓之天子。**知周万物,则能参天
地,赞化育,以寿国寿民,是谓天之子也。**天有阴阳,人有十二节;**天
有六阴六阳,人亦有六阴六阳,皆相应也。**天有寒暑,人有虚实。**阳
进则物盛,阴进则物衰,此天地之虚实也。阳固则神全,阴强则鬼
见,此人之虚实也。**能经天地阴阳之化者,不失四时;知十二节之理
者,圣智不能欺也;**如上文天地万物四时十二节寒暑虚实等义,只阴
阳二字包罗尽之。能经天地阴阳之化者,圣智之道无遗蕴矣,又何
有能欺者?**能存八动之变,五胜更立,能达虚实之数者,独出独
入,呿吟至微,秋毫在目。**存,存于心也。八动之变,八风之动变也。
五胜更立,五行之衰王也。独出独入,独得其妙用也。呿,开口而欠
也。凡此者,皆天地阴阳之化,知乎此则无所不知,故虽呿吟之声至

微,秋毫之形至细,无不在吾目中矣。此上之对,盖谓知之真,见之切,则病之浅深,治之可否,发无不中,又何有心之乱惑,百姓以为残贼之虑哉?呿音区。**帝曰:人生有形,不离阴阳,天地合气,别为九野,分为四时,月有小大,日有短长,万物并至,不可胜量,虚实呿吟,敢问其方?**此详求针治之方也。**岐伯曰:木得金而伐,火得水而灭,土得水而达,金得火而缺,水得土而绝,万物尽然,不可胜竭。**天地阴阳之用,五行尽之,万物虽多,不能外此五者,知五行相制之道,则针法可约而知矣。**故针有悬布天下者五,黔首共余食,莫知之也。**悬布天下,言示人之广也。五义如下文。黔首,黎民也。共,皆也。余食,犹食之弃余,皆不相顾也。黔音钳。**一曰治神,**医必以神,乃见无形,病必以神,血气乃行,故针以治神为首务。《汤液醪醴论》曰:形弊血尽而功不立者,神不使也。正此之谓。**二曰知养身,**不知养身,置针于无用之地,针家不可不知,如《终始篇》云新刺勿内,已刺勿醉,已刺勿怒,已刺勿劳,已刺勿饱,已刺勿饥,已刺勿渴之类皆是也。**三曰知毒药为真,**治病之道,针药各有所宜,若真知非药不可而妄用针者,必反害之。如《邪气藏府病形篇》曰:诸小者,阴阳形气俱不足,勿取以针而调以甘药也。《根结篇》曰:形气不足,病气不足,此阴阳气俱不足也,不可刺之。此即《病传论》所谓守一勿失,万物毕者之义。**四曰制砭石小大,**古者以砭石为针,用为外治之法,自黄帝始造九针以代石,故不曰九针而曰砭石。然制有小大,必随病所宜,各适其用也。**五曰知府藏血气之诊。**不知府藏,则阴阳表里不明,不知血气,则经络虚实不辨,皆不足以言针。**五法俱立,各有所先。**针治未施,法应预立,五者之用,当知所先。**今末世之刺也,虚者实之,满者泄之,此皆众工所共知也。**言浅近易知也。**若夫法天则地,随应而动,和之者若响,随之者若影,道无鬼神,独来独往。**法天则地,超乎凡矣。随应而动,通乎变矣。故能如响应声,如影随形,得心应手,取效若神。所谓神者,神在吾道,无谓鬼神。既无鬼神,则其来其往,独惟我耳。**帝曰:愿闻其道。岐伯曰:凡刺之真,必先治神,**此以病者之神为言。神者,正气也。得神者昌,失神者亡,故刺之真要,必先以正气为主。**五藏已定,九候已备,后乃存针。**再定五藏之属,悉九候之诊,得其虚实所,然后存意于针而用之。**众脉不见,众凶弗闻,外内相得,无以形先,**众脉众凶,言其多也。泛求其多,则不得其要。故见众脉者不见脉之真,闻众凶者弗闻凶之本,必因脉以合外,因证以合内,表里相参,庶乎无失,是外内相得也。不察其迹而察其所以迹,是无以形先也。所谓知其要者一言而终,不知其要流散无穷,其义即此。**可玩往来,乃施于人。**玩谓精熟,犹玩弄也。往言既往,来言将来,原始反终,惟穷理者能之。必能若是,乃可施治于人。**人有虚实,五虚勿近,五实勿远。**五虚五实,如《调经论》云神、气、血、形、志,各有有余不足,凡此十者,其气不等也。《玉机真藏论》曰:脉盛,皮热,腹胀,前后不通,闷瞀,此谓五实;脉细,皮寒,气少,泄利前后,饮食不入,此谓五虚也。虚病不利于针,故五虚勿近。实邪最所当用,故五实勿远。盖针道难补而易写耳。**至其当发,间不容瞚,**发,出针也。瞚,瞬同。言针发有期,或迟或速,在气机之顷,不可以瞬息误也。**手动若务,针耀而匀,**动,用针也。务,专其务而心无二也。耀,精洁也。匀,举措从容也。**静意视义,观适之变,**适,至也。变,虚实之变也。观之以静,察变之道也。**是谓冥冥,莫知其形,**冥冥,幽隐也。莫知其形,言血气之变不形于外,惟明者能察有于无,即所谓观于冥冥焉。**见其乌乌,见其稷稷,从见其飞,不知其谁,**此形容用针之象有如此者。乌乌,言气至如乌之集也。稷稷,言气盛如稷之繁也。从见其飞,言气之或往或来,如乌之飞也。然此皆无中之有,莫测其孰为之主,故曰不知其谁。**伏如横弩,起如发机。**血气未应,针则伏如横弩,欲其强锐也。血气既应,针则退如发机，欲其迅速也。前第七章帝曰何如而虚，何如而实一节，原在此末，今类附于彼，当与此连阅。

十、九针推论灵枢官能篇

黄帝问于岐伯曰：余闻九针于夫子，众多矣不可胜数，余推而论之，以为一纪。余司诵之，子听其理，非则语余，请正其道，令可久传，后世无患，得其人乃传，非其人勿言。岐伯稽首再拜曰：请听圣王之道。一纪者，汇言也。黄帝曰：**用针之理，必知形气之所在，左右上下，**义如《脉色类》三十二、三。**阴阳表里，血气多少，**详《经络类》二十。**行之逆顺，**阴气从足上行至头而下行循臂，阳气从手上行至头而下行至足，故阳病者上行极而下，阴病者下行极而上，反者皆谓之逆。**出入之合，谋伐有过。**经气自内而出，自外而入，俞有不同。详《经络类》十四、十六二章。知其出入，则可因过而伐之也。合字一本作会。**知解结，**详本类后三十五。**知补虚写实，上下气门，**补虚写实义见前。上下气门，即《经络类》诸经标本气街之义。一曰手经为上，足经为下，气脉必由之处，是为门户，亦通。**明通于四海，**人之四海，详《经络类》三十二。**审其所在，寒热淋露，以输异处，**淋于雨，露于风，邪感异处，当审其经也。淋露义又见《运气类》三十五。**审于调气，明于经隧，左右肢络，尽知其会。**调气者，察其虚实往来而调和之也。经隧支别及各经脉会之义，详《经络类》二。**寒与热争，能合而调之；**合阴阳而调其平也。**虚与实邻，知决而通之；**邻，近也。近则易疑，疑则以似为是，冰炭相反矣，故当知决而通之。**左右不调，把而行之。**邪客大络者，左注右，右注左。把而行之，即缪刺也。详后三十。把字一本作犯。**明于逆顺，乃知可治；**顺者可治，逆者不可治，如《脉色疾病类》之死证死期，及本类之刺禁刺害，皆逆也。**阴阳不奇，故知起时。**奇，不遇也。不奇则和矣，故知起时。奇音基。**审于本末,察其寒热,得邪所在,万刺不殆,知官九针,刺道毕矣**。本末,标本。寒热,阴阳也。所在,三部九候之病脉处也。官,任也。九针不同,各有所宜,能知以上之法而任用之,则刺道毕矣。**明于五输,徐疾所在,屈伸出入,皆有条理**。此下复详明针论也。五输,井荥俞经合也。徐疾,针法也。屈伸出入,经脉往来也。**言阴与阳,合于五行,五藏六府,亦有所藏**,阴阳之化,是为五行,藏府所藏,亦惟此耳。**四时八风,尽有阴阳**,天道之阴阳五行也。**各得其位,合于明堂,各处色部,五藏六府,察其所痛,左右上下,知其寒温,何经所在**,邪在于中,色形于外,察之面部,疾可知也。出《五色篇》,详《脉色类》三十二。**审皮肤之寒温滑涩,知其所苦**,寒者多阴,温者多阳。滑者多实,涩者多虚。**膈有上下,知其气所在**。膈之上,膻中也,为上气海,心肺所居。膈之下,脾肝肾所居,丹田为下气海也。**先得其道,稀而疏之,稍深以留,故能徐入之**。此下兼言针灸法也。先得其经络之道,然后可以用针。稀而疏之,贵精少也。稍深以留,欲徐入也。**大热在上,推而下之**,推而逐之,抑其高也。**从下上者,引而去之**,引而去之,泄于下也。**视前痛者,常先取之**。先取其本也。**大寒在外,留而补之,入于中者,从合写之**。大寒在外,补中气可以拒之。写合穴可以除之。**针所不为,灸之所宜**。凡不宜于针者,当灸以治之。**上气不足,推而扬之,下气不足,积而从之**。推而扬之,引致其气以补上也。积而从之,留针随气以实下也。**阴阳皆虚,火自当之,厥而寒甚,骨廉陷下,寒过于膝,下陵三里**。火自当之,宜于灸也。若厥而寒甚,阳气大虚,当灸下陵,即阳明经三里穴也。**阴络所过,得之留止,寒入于中,推而行之**。寒留于络而入于经,当用针推散而行之。**经陷下者,火则当之,结络坚紧,火所治之**。寒气凝聚,或陷于经,或结于络,皆当以火逐之。**不知所苦,两跷之下,男阴女阳,良工所禁,针论毕矣**。寒邪在肌肉血脉之间,有不痛不仁不知所苦者，当灸两跷之下，即足太阳申脉、足少阴照海二穴也。然男子数阳，女子数阴，若男阴女阳，则反用矣，故为良工之所禁。《调经论》亦曰：病不知所痛，两跷为上。与此法同。**用针之服，必有法则，上视天光，下司八正，**此下言当知天忌也。天光八正义俱见下章。**以辟奇邪，而观百姓，**兼人己而言也。辟，避同。**审于虚实，无犯其邪。**虚风实风，皆能伤人，故无犯其邪。**是得天之露，遇岁之虚，救而不胜，反受其殃，**天之风雨不时者，皆谓之露。《岁露论》曰：故诸逢其风而遇其雨者，命曰遇岁露焉。岁之虚者，乘年之衰，逢月之空，失时之和，因为贼风所伤，是谓三虚。详《运气类》三十六。**故曰必知天忌，乃言针意。**天忌详义见下章。**法于往古，验于来今，观于窈冥，通于无穷，粗之所不见，良工之所贵，莫知其形，若神仿佛。**此下皆言针法也。凡下文无注者，详义俱见下章。**邪气之中人也，洒淅动形。正邪之中人也微，先见于色，不知于其身，若有若无，若亡若存，有形无形，莫知其情。**邪气，言虚邪也。虚邪之中人也甚，故洒淅动形。正邪之中人也微，故但先见于色而不知于身。此节与下章互有发明，所当参阅。此数句与《邪气藏府病形论》同，详《疾病类》三。**是故上工之取气，乃救其萌芽；下工守其已成，因败其形。是故工之用针也，知气之所在，而守其门户，明于调气，补写所在，徐疾之意，所取之处。**因败其形者，不知其难而反伤之也。所在，即三部九候之义。**写必用员，切而转之，其气乃行，疾而徐出，邪气乃出，伸而迎之，遥大其穴，气出乃疾。**员，流利也。切，直迫病所也。迎，夺也。遥，摇同。用针员活而迎夺之，则气出乃疾，故可以写。**补必用方，外引其皮，令当其门，左引其枢，右推其肤，微旋而徐推之，必端以正，安以静，坚心无解，欲微以留，气下而疾出之，推其皮，盖其外门，真气乃存，用针之要，无忘其神。**方，即端正安静之谓。外引其皮令当其门，察穴于肌表也。左引其枢，右推其肤,微旋而徐推之,用针之枢要也。必端以正,安以静,坚心无懈,候气之诚确也。欲微以留,气下而疾出之,推其皮,盖其外门,出针之防护也。真气得存,故可以补。用针之要无忘其神者,总结前篇而言,义详下章。按:补写方员义,与后章《八正神明论》之文似乎相反;然详求其意,各有发明,不可谓其误而忽也。

十一、官能 灵枢官能篇连前章

雷公问于黄帝曰:针论曰:得其人乃传,非其人勿言。何以知其可传? 针论,即指前章也。**黄帝曰:各得其人,任之其能,故能明其事。** 任之其能,因才而器使也。**雷公曰:愿闻官能奈何? 黄帝曰:明目者,可使视色。** 俱视独见,明目者也。**聪耳者,可使听音。** 俱听独闻,聪耳者也。**捷疾辞语者,可使传论。** 如开导劝戒、解疑辩正之属,皆所谓传论也。**语徐而安静,手巧而心审谛者,可使行针艾,理血气而调诸逆顺,察阴阳而兼诸方。** 语徐者不苟,安静者不乱,手巧者轻重疾徐有妙,心审谛者精思详察无遗,故可胜是任。谛音帝。**缓节柔筋而心和调者,可使导引行气。** 导引者,但欲运行血气而不欲有所伤也,故惟缓节柔筋而心和调者乃胜是任,其义可知。今见按摩之流,不知利害,专用刚强手法,极力困人,开人关节,走人元气,莫此为甚。病者亦以谓法所当然,即有不堪,勉强忍受,多见强者致弱,弱者不起,非惟不能去病,而适以增害,用若辈者,不可不为知慎。**疾毒言语轻人者,可使唾痈咒病。** 人之恶口毒舌者,亦由禀赋,诸无所利而独利于唾咒疾病。**爪苦手毒,为事善伤者,可使按积抑痹。** 按积抑痹,亦上文导引行气之属。然积坚痹固,非爪苦手毒者不能破,术若相类而用有轻重也。**各得其能,方可乃行,其名乃彰。不得其人,其功不成,其师无名。故曰得其人乃言,非其人勿传,此之谓也。**《气交变大论》曰:得其人不教,是谓失道,传非其人,慢泄天宝。详《运气类》十。**手毒者,可使试按龟,置龟于器下而按其上,五十日而死矣;手甘者,复生如故也。**龟能运任脉,其息以耳而导引伏气,所以灵而多寿,不易于死,故可用此以验人之手毒与否。手甘者非以味言,即不毒之谓。

十二、内外揣灵枢外揣篇全

黄帝曰:余闻九针九篇,余亲授其调,颇得其意。调,法度也。言颇得其详也。**夫九针者,始于一而终于九,然未得其要道也。夫九针者,小之则无内,大之则无外,深不可为下,高不可为盖,恍惚无穷,流溢无极,余知其合于天道人事四时之变也。然余愿杂之毫毛,浑束为一可乎?**始于一终于九者,尽天地之大数也。针数应之,故小则无内,大则无外,深则无下,高则无上,其于天道人事四时之变无所不合,故散之则杂如毫毛,约之则浑束为一。一者,欲得其要也。**岐伯曰:明乎哉问也!非独针道焉,夫治国亦然。黄帝曰:余愿闻针道,非国事也。岐伯曰:夫治国者,夫惟道焉,非道,何可小大深浅杂合而为一乎?**至大至小,至浅至深,无不有道存焉,故治国有道,治针亦有道。必知乎道,乃可合万变而为一矣。**黄帝曰:愿卒闻之。岐伯曰:日与月焉,水与镜焉,鼓与响焉。夫日月之明,不失其影,水镜之察,不失其形,鼓响之应,不后其声,动摇则应和尽得其情。**道本无形,何从察之?在明其理,得其情耳。故如日月之于影,水镜之于形,鼓之于声,有动则有应,有应则可知,惟其至明,故能尽得其情。**黄帝曰:窘乎哉!昭昭之明不可蔽。其不可蔽,不失阴阳也。**道者一也,一生二,阴阳而已。不失阴阳,则昭昭之明不可蔽矣。**合而察之,切而验之,见而得之,若清水明镜之不失其形也。**合而察之,参合阴阳而详察也。切而验之,从其切要而辨证也。故可见可得,如清水明镜之无所失也。**五音不彰,五色不明,五藏波荡,**

若是则内外相袭,若鼓之应桴,响之应声,影之似形。五音五色见于外,因藏气而彰明也。五藏之气藏于内,因形声而发露也。外之不彰不明者,知内之波荡也。即如鼓非桴也,得桴而后鸣;响非声也,得声而后应;影非形也,得形而后见,是皆内外相袭而然。袭,因也。桴音孚。**故远者司外揣内,近者司内揣外。**揣,推测也。司,主也。远者主外,近者主内,察其远能知其近,察其内能知其外,病变虽多,莫能蔽吾之明矣。揣,杵水切。**是谓阴阳之极,天地之盖,请藏之灵兰之室,弗敢使泄也。**内外远近无所不知,以其明之至也。阴阳之道尽于此矣,天地虽大,又安能出于是哉?

十三、八正神明,写方补员素问八正神明论全

黄帝问曰:用针之服,必有法则焉,今何法何则? 服,事也。法,方法。则,准则也。**岐伯对曰:法天则地,合以天光。**天有星辰,人有俞穴,地有道里,人有尺寸,无不合乎天运。天之明在日月,是谓天光。**帝曰:愿卒闻之。岐伯曰:凡刺之法,必候日月星辰、四时八正之气,气定乃刺之。**候,察也。日月星辰、四时八正之气,义如下文,及当考经络二十五。**是故天温日明,则人血淖液而卫气浮,故血易写,气易行;天寒日阴,则人血凝泣而卫气沉。**淖,濡润也。天温日明,阳盛阴衰也,人之血气亦应之,故血淖液而易写,卫气浮而易行。天寒日阴,阳衰阴胜也,故人血凝泣而卫气沉,凝则难写,沉则难行矣。淖,乃豹切。泣,涩同。**月始生则血气始精,卫气始行;月郭满则血气实,肌肉坚;月郭空则肌肉减,经络虚,卫气去,形独居,是以因天时而调血气也。**精,正也,流利也。月属阴,水之精也,故潮汐之消长应月。人之形体属阴,血脉属水,故其虚实浮沉,亦应于月。**是以天寒无刺,**营卫凝泣也。**天温无凝,**血气易行也。**月生无写,**恐伐其生气也。**月满无补,**恐助其邪也。**月郭空无治,**阴气不充

也。**是谓得时而调之。**合乎天也。**因天之序，盛虚之时，移光定位，正立而待之。**日月之光移，则岁时之位定。南面正立，待而察之，则气候可得也。**故日月生而写，是谓藏虚；**虚其虚也。日当作曰。**月满而补，血气扬溢，络有留血，命曰重实；**实其实也。**月郭空而治，是谓乱经，阴阳相错，真邪不别，沉以留止，外虚内乱，淫邪乃起。**月郭空时，血气方弱，正不胜邪，则邪气沉留不去。于此用针，故致阴阳错乱，真邪不辨，而淫邪反起矣。

　　帝曰：星辰八正何候？岐伯曰：星辰者，所以制日月之行也。此下皆言天忌也。制，节制也。察寒温者在于日色，察盛衰者在于月光，察日月之盈虚往来，则在于星辰之宫度，故曰星辰者所以制日月之行也。天以日月为阴阳，人以营卫为阴阳，故用针者必察日月星辰之气度，以取营卫之虚实。**八正者，所以候八风之虚邪以时至者也。**八正者，八方之正位也。八方之气以时而至，谓之八风。从所居之乡来者为实风，从所冲之方来者为虚风。实风主生长，虚风主杀害。察八正之位，则邪之伤人，虚实可知矣。八正八风三虚义，详《运气类》三十五、六。正气正风义，详《疾病类》四。**四时者，所以分春秋冬夏之气所在，以时调之也，八正之虚邪而避之勿犯也。**四时之气所在，如春气在经脉，夏气在孙络，长夏气在肌肉，秋气在皮肤，冬气在骨髓中，又如正二月人气在肝，三四月人气在脾，五六月人气在头，七八月人气在肺，九十月人气在心，十一二月人气在肾，此皆气在人身也。至于天气所在，则八正之风，随时而至者是也。人身之气宜调于内，天地之气宜调于外，故圣人日避虚邪之道，如避矢石然，盖恐因外而伤其内也。**以身之虚而逢天之虚，两虚相感，其气至骨，入则伤五藏。**身之虚，血气虚也。天之虚，八正之虚邪气及三虚也。以虚感虚，故邪气深入至骨而伤于五藏。**工候救之，弗能伤也，故曰天忌不可不知也。**工能知而勿犯，犯而能救，故可弗伤。凡太乙所居之乡,气有邪正虚实,出乎天道,所当避忌,故曰天忌。又九针论以身形九野时日之应,亦曰天忌。详《经络类》三十五,并有图在《图翼》四卷。

帝曰:善。其法星辰者,余闻之矣,愿闻法往古者。岐伯曰:法往古者,先知针经也。此下诸义皆释针经之文,即前九针推论章也。法往古者,取法于既往也。此云针经为古法,可见是书之传,其来最远,似犹有出轩岐之前者。验于来今者,先知日之寒温,月之虚盛,以候气之浮沉而调之于身,观其立有验也。验于来今,察见在也,观日月之气候而调之于身。以古证今,以今合古,知往知来,其用安有不验?《五色篇》亦曰积神于心,以知往今,见《脉色类》三十二。观其冥冥者,言形气荣卫之不形于外,而工独知之;以日之寒温,月之虚盛,四时气之浮沉,参伍相合而调之,工常先见之;然而不形于外,故曰观于冥冥焉。形气营卫,不形于外,故曰冥冥。而工独知之者,以知日月四时之变化,则天地阴阳之道尽;知参伍相合之妙用,则人身调治之法尽。若是者,不求其神而神无不在,故见于冥冥焉。通于无穷者,可以传于后世也。是故工之所以异也,然而不形见于外,故俱不能见也,视之无形,尝之无味,故谓冥冥,若神髣髴。通于无穷者,无方无体也,故可传于万世。其所以异于人者,以人俱不能见而我独见之,明察秋毫,在于若无若有之际,故谓冥冥,若神髣髴。髣音仿。髴音弗。虚邪者,八正之虚邪气也。义如上文。正邪者,身形若用力,汗出腠理开,逢虚风,其中人也微,故莫知其情,莫见其形。正邪,即八方之正风也。盖正风之大者为实风,微者即正风。从其冲后来者为虚风。《刺节真邪篇》曰:正气者,正风也,从一方来,非实风,又非虚风也。邪气者,虚风之贼伤人也。《贼风篇》曰:其有热则汗出,汗出则受风,虽不遇贼风邪气,必有因加而发焉。是皆正风之谓。虽为正风,亦能伤人,故曰正邪,亦曰虚风耳。第其中人也微,不若虚邪贼风之甚,故莫知其情形而人不之觉也。**上工救其萌牙,必先见三部九候之气,尽调不败而救之,故曰上工。下工救其已成,救其已败。**救其已成者,言不知三部九候之相失,因病而败之也。救其萌牙,治之早也。救其已成,治之迟也。早者易,功收万全;迟者难,反因病以败其形,在知与不知之间耳,所以有上工下工之异。三部九候义,详后十五。**知其所在者,知诊三部九候之病脉处而治之,故曰守其门户焉,莫知其情而见其形也。**知其所在者,知病脉之处也。三部九候,即病脉由行出入之所,故曰门户。情有不可知而形有可见者在乎此,得其形则情可察矣。**帝曰:余闻补写,未得其意。岐伯曰:写必用方,方者,以气方盛也,以月方满也,以日方温也,以身方定也,以息方吸而内针,乃复候其方吸而转针,乃复候其方呼而徐引针,故曰写必用方,其气易行焉。**方,正也,当其正盛正满之谓也。方吸内针,气之来也,迎而夺之,恶得无虚,即此之谓,故可以写。按:《官能篇》曰:写必用员,补必用方。与此相反,义见前第十。**补必用员,员者行也,行者移也,刺必中其荣,复以吸排针也。**员,员活也。行者行其气,移者导其滞。凡正气不足,则营卫不行,血气留滞,故必用员以行之补之。荣,血脉也。排,除去也,即候吸引针之谓。呼吸补写,详见下章。**故员与方,非针也。**非针之形,言针之用也。**故养神者,必知形之肥瘦,荣卫血气之盛衰。血气者人之神,不可不谨养。**形者神之体,神者形之用;无神则形不可活,无形则神无以生。故形之肥瘦,营卫血气之盛衰,皆人神之所赖也。故欲养神者,不可不谨养其形。**帝曰:妙乎哉论也!合人形于阴阳四时虚实之应,冥冥之期,其非夫子,孰能通之?然夫子数言形与神,何谓形?何谓神?愿卒闻之。**形可见,神不可见。《易》曰形乃谓之器,利用出入,民咸用之谓之神。**岐伯曰:请言形,形乎形,目冥冥,形乎形,见乎外也。**目冥冥,见粗者不见其精也。**问其所病,索**

之于经,**慧然在前,按之不得,不知其情,故曰形。**所病有因,可问而知,所在有经,可索而察,则似乎慧然在前矣;然仍按之不得者,在见其形而不知其情耳。形者,迹也。**帝曰:何谓神?岐伯曰:请言神,神乎神,耳不闻,**神乎神,二而一也。耳不闻,听于无声也。**目明心开而志先,**目著明,心藏神,心宝开则志慧出而神明见。**慧然独悟,口弗能言,俱视独见,**口弗能言,妙不可以言传也,故与众俱视,惟吾独见。**适若昏,昭然独明,**观于冥冥,适若昏也。无所见而见之,昭然明也。**若风吹云,故曰神。**若风吹云,宇宙清而光明见也。豁然了悟,人则在心,至哉莫测,故谓之神。**三部九候为之原,九针之论不必存也。**以三部九候为之本原,则神悟可得矣。九针之论,特具其形迹耳。既得其神,奚借于迹?虽不存之,亦无不可。

十四、经脉应天地,呼吸分补写<small>素问离合真邪论</small>

黄帝问曰:余闻九针九篇,夫子乃因而九之,九九八十一篇,余尽通其意矣。针经之数,共八十一篇也。**经言气之盛衰,左右倾移,以上调下,以左调右,有余不足,补写于荣输,余知之矣。此皆荣卫之倾移,虚实之所生,非邪气从外入于经也。**荣卫倾移,谓阴阳偏胜,则虚实内生而为病,非邪气在经之谓也。**余愿闻邪气之在经也,其病人何如?取之奈何?岐伯对曰:夫圣人之起度数,必应于天地,故天有宿度,地有经水,人有经脉。**宿,谓二十八宿。度,谓三百六十五度。经水,谓清渭海湖汝渑淮漯江河济漳,以合人之三阴三阳、十二经脉也。**天地温和则经水安静,天寒地冻则经水凝泣,天暑地热则经水沸溢,卒风暴起则经水波涌而陇起。**人气与天地相通,故温和寒冷暑热卒风暴至,而经脉之应,必随时为变,邪之中人亦然也,详如下文。泣,涩同。陇,隆同。**夫邪之入于脉也,寒则血凝泣,暑则气淖泽,虚邪因而入客,亦如经水之得风也。经之动脉,其至也**

亦时陇起,其行于脉中循循然。邪气之自外而入者,或为凝泣,或为淖泽,皆由于寒热之变。其入客于经,亦如经水之得风,即血脉之得气也,故致经脉亦时陇起。盖邪在脉中,无非随正气往来以为之动静耳。循循,随顺貌。淖,乃豹切。**至其寸口中手也,时大时小,大则邪至,小则平,其行无常处。**邪气随脉,必至寸口,有邪则陇起而大,无邪则平和而小,随其所在而为形见,故行无常处。**在阴与阳,不可为度。**随阳经则入阳分,随阴经则入阴分。**从而察之,三部九候,卒然逢之,早遏其路,**见邪所在,则当遏之。遏者,制也。早绝其路,庶无深大之害。三部九候,详《脉色类》五。

　吸则内针,无令气忤,此下言呼吸补写之法也。吸则内针,写其实也。盖吸则气至而盛,迎而夺之,其气可泄,所谓刺实者,刺其来也。去其逆气,故令无忤。**静以久留,无令邪布,**前气未除,后气将至,故当静留其针,俟而写之,无令邪气复布也。**吸则转针,以得气为故,**邪气未泄,候病者再吸,乃转其针。转,搓转也,谓之催气。得气为故,以针下得气之故为度也。**候呼引针,呼尽乃去,大气皆出,故命曰写。**入气曰吸,出气曰呼。引,引退也。去,出针也。候呼引至其门,则气去不能复聚。呼尽乃离其穴,则大邪之气随泄而散,经气以平,故谓之写。《调经论》曰:写实者气盛乃内针,针与气俱内,以开其门,如利其户,针与气俱出,精气不伤,邪气乃下,外门不闭,以出其疾,摇大其道,如利其路,是谓大写,必切而出,大气乃屈。**帝曰:不足者补之奈何?岐伯曰:必先扪而循之,**先以手扪摸其处,欲令血气温舒也。扪,音门。**切而散之,**次以指切捺其穴,欲其气之行散也。**推而按之,**再以指揉按其肌肤,欲针道之流利也。**弹而怒之,**以指弹其穴,欲其意有所注则气必随之,故脉络膜满如怒起也。**抓而下之,**用法如前,然后以左手爪甲掐其正穴,而右手方下针也。抓,爪同,又平、去二声。**通而取之,**下针之后,必候气通以取其疾,如下文者。**外引其门,以闭其神,**门,穴门也。此得气出针之法,详下文。
呼尽内针,静以久留,以气至为故,此详言用补之法也。呼尽则气
出,气出内针,追而济之也,故虚者可实,所谓刺虚者刺其去也。气
至义见后,为故义如前。**如待所贵,不知日暮,**静以久留,以候气至,
如待贵人,毋厌毋忽也。**其气以至,适而自护,**以,已同。适,调适
也。护,爱护也。《宝命全形论》曰:经气已至,慎守勿失。即此谓
也。义如下文。**候吸引针,气不得出,各在其处,推阖其门,令神气
存,大气留止,故命曰补。**候吸引针则气充于内,推阖其门则气固于
外,神存气留故谓之补。《调经论》曰:补虚者,持针勿置,以定其意,
候呼内针,气出针入,针空四塞,精无从去,方实而疾出针,气入针
出,热不得还,闭塞其门,邪气布散,精气乃得存,动气候时,近气不
失,远气乃来,是谓追之。愚按:近代用针撮要,凡足以发明本经、开
导后人等法,有不可不知者。如用针之道,以气为主,知虚知实,方
可无误。虚则脉虚而为养为麻,实则脉实而为肿为痛。虚则补之,
气至则实;实则写之,气去则虚。故用补用写,必于呼吸之际,随气
下针,则其要也。下针之法,先以左手扪摸其处,随用大指爪重按切
招其穴,右手置针于穴上。凡用补者,令病人欬嗽一声,随嗽下针,
气出针入。初刺入皮,天之分也;少停进针,次至肉中,人之分也;又
停进针,至于筋骨之间,地之分也。然深浅随宜,各有所用。针入之
后,将针摇动搓弹,谓之催气。觉针下沉紧,倒针朝病,向内搓转,用
法补之。或针下气热,是气至足矣,令病者吸气一口,退针至人之
分,候吸出针,急以指按其穴,此补法也。凡用写者,令其吸气,随吸
入针,针与气俱内。初至天分,少停进针,直至于地,亦深浅随宜而
用。却细细摇动,进退搓捻其针如手颤之状,以催其气。约行五六
次,觉针下气紧,即倒针迎气,向外搓转以用写法。停之良久,退至
人分,随嗽出针,不闭其穴,此为写法。故曰欲补先呼后吸,欲写先

吸后呼,即此法也。所谓转针者,搓转其针,如搓线之状,慢慢转之,勿令太紧,写左则左转,写右则右转,故曰拈针向外写之方,拈针向内补之诀也。所谓候气者,必使患者精神已潮,而后可入针。针既入矣,又必使患者精神宁定,而后可行气。若气不潮针,则轻滑不知疼痛,如插豆腐,未可刺也。必候神气既至,针下紧涩,便可依法施用。入针后轻浮虚滑迟慢,如闲居静室、寂然无闻者,乃气之未到;入针后沉重涩滞紧实,如鱼吞钓、或沉或浮而动者,乃气之已来。虚则推内进搓以补其气,实则循扪弹怒以引其气。气未至则以手循摄,以爪切掐,以针摇动,进拈搓弹,其气必至。气既至,必审寒热而施治。刺热须其寒者,必留针候其阴气隆至也,刺寒须其热者,必留针候其阳气隆至也,然后可以出针。然气至速者,效亦速而病易痊;气至迟者,效亦迟而病难愈。生者涩而死者虚,候气不至,必死无疑,此因气可知吉凶也。所谓出针者,病势既退,针气必松;病未退者,针气固涩,推之不动,转之不移,此为邪气吸拔其针。真气未至,不可出而出之,其病即复,必须再施补写以待其气,直候微松,方可出针豆许,摇而少停,补者候吸,徐出针而急按其穴;写者候呼,疾出针而不闭其穴。故曰下针贵迟,太急伤血;出针贵缓,太急伤气也。所谓迎随者,如手之三阴,从藏走手;手之三阳,从手走头。足之三阳,从头走足;足之三阴,从足走腹。逆其气为迎为写,顺其气为随为补也。所谓血气多少者,如阳明多血多气,刺之者出血气;太阳厥阴多血少气,刺之者出血恶气;少阳少阴太阴多气少血,刺之者出气恶血也。所谓子母补写者,济母益其不足,夺子平其有余。如心病虚者补其肝木,心病实者写其脾土,故曰虚则补其母,实则写其子。然本经亦有补写,心虚者取少海之水,所以伐其胜也;心实者取少府之火,所以泄其实也。又如贵贱之体有不同者,贱者鞭而贵者脆也。男女之取法有异者,男子之气早在上而晚在下,女子之气早在下而晚在上;午前为早属阳,午后为晚属阴。男女上下,其分在腰,足不过膝,手不过肘,补写之宜,各有其时也。又如阴阳经穴取各有法者,凡阳部阳经多在筋骨之侧,必取之骨傍陷下者为真,如合谷、三里、阳陵泉之类是也。凡阴部阴经,必取于腘隙之间动脉应手者为真,如箕门、五里、太冲之类是也。至于针制有九,所以应阳九之数也。针义有五,所以合五行之用也。古人以砭石,后人代以九针,其体则金也。长短小大各随所宜,其劲直象木也。川原壅塞,可决于江河,血气凝滞,可疏于经络,其流通象水也。将欲行针,先摸其穴,含针于口,然后刺之,借我之阳气,资彼之虚寒,其气温象火也。入针以按,出针以扪,按者镇其气道,扪者闭其气门,其填补象土也。诸如此类,皆针家之要,所不可不知者。

十五、候气察三部九候素问离合真邪论

帝曰:候气奈何? 此欲候其邪气也,非针下气至之谓。岐伯曰:夫邪去络入于经也,舍于血脉之中,邪气由浅而深,故必自络,然后入经。舍,居也。其寒温未相得,如涌波之起也,时来时去,故不常在。邪气寒,正气温,故不相得。血气本静而邪扰之,亦犹水本静而风扰之,故如涌波之起也。邪气之至,善行数变,或往或来,故无常处。故曰方其来也,必按而止之,止而取之,方其来也,邪气尚微,故可按其处而止之,取而写之,蚤遏其势,则大邪可散,无深害矣。无逢其冲而写之。不为蚤治,其邪必甚。邪气虽盛,恐其气未必实,故宜详审,不可因逢其冲辄写之也。真气者经气也,经气太虚,故曰其来不可逢,此之谓也。真气不实,迎而写之,邪气虽去,真气必太虚矣,故曰其来不可逢也。按:小针解曰:其来不可逢者,气盛不可补也。彼言补,此言写,文若相反,各有深义,当两察之。故曰候邪不审,大气已过,写之则真气脱,脱则不复,邪气复至而病益蓄。过,往

也。不能审察虚实而写其已去之邪，反伤真气，邪必乘虚复至而益甚矣。**故曰其往不可追，此之谓也。**小针解曰：其往不可追者，气虚不可写也。**不可挂以发者，待邪之至而发针写矣。若先若后者，血气已尽，其病不可下。**发针写者，施写法也。欲写其邪，在气至之顷。不可挂以发者，言丝毫之不可失也。若先若后者，先之则邪未至，后之则大气已过，徒有伐尽其血气而病不可下。下者，降服之谓。**故曰知其可取如发机，不知其取如扣椎。故曰知机道者不可挂以发，不知机者扣之不发，此之谓也。**机，弩机也。椎，木椎也。知而取之，必随拨而应，如发机之易；不知而攻之，则顽钝莫入，如扣椎之难也。按上文诸义俱见前第一、第七，二章。**帝曰：补写奈何？**此承上文而问邪方去络入于经也，将先固正气而补之，或先攻邪气而写之也。**岐伯曰：此攻邪也，疾出以去盛血而复其真气。**言既中于邪，即当攻邪，但治之宜早，必使疾出其邪以去盛血，则真气自复，此写中亦有补也。**此邪新客，溶溶未有定处也。推之则前，引之则止，逆而刺之温血也，刺出其血，其病立已。**溶溶，流动貌。邪之新客于人者，其浅在络，未有定处，故推之则可前，引之则可止，言取之甚易也。凡取络者，必取其血，刺出温血，邪必随之而去矣，故病可立已。温血，热血也。**帝曰：善。然真邪以合，波陇不起，候之奈何？**真邪以合，邪正初相犯也。波陇不起，病形未见也。察此不真，最易惑乱。**岐伯曰：审扪循三部九候之盛虚而调之，**但审察三部九候之脉，则盛虚可得而调治可施矣。**察其左右上下相失及相减者，审其病藏以期之。**相失者，如七诊之类，失其常体，不相应也。相减者，形气虚脱也。察三部九候之左右上下，则知其病之所在，藏之所属，阴阳气候皆可期矣。三部九候相失相减等义，见《脉色类》五及二十五。**不知三部者，阴阳不别，天地不分。**阴阳不别，则不知藏府逆顺。天地不分，则不知升降浮沉。**地以候地，天以候天，人以候人，调之中**

府，以定三部。知三部者，可以候上中下之病。中府，藏气也。凡三部九候脉证皆以藏气为主，气顺则吉，气逆则凶，故调之中府，可以定三部。**故曰刺不知三部九候，病脉之处，虽有大过且至，工不能禁也。**大过，大邪之过也。**诛罚无过，命曰大惑。反乱大经，真不可复，用实为虚，以邪为真，用针无义，反为气贼，夺人正气，以从为逆，荣卫散乱，真气已失，邪独内著，绝人长命，予人夭殃，不知三部九候，故不能久长。**不知邪正虚实而妄施攻击，是谓诛伐无过，夺人真元，杀人于冥冥之中，莫此为甚。欲遗阴德于子孙者，当以此为切戒。**因不知合之四时五行，因加相胜，释邪攻正，绝人长命。**不知合之四时五行，因加相胜，失天和也。释邪攻正，不当伐而伐也，故绝人长命。**邪之新客来也，未有定处，推之则前，引之则止，逢而写之，其病立已。**此重言之者，深示人以治病宜早也。

十六、候气

刺之而气不至，无问其数；《灵枢·九针十二原篇》。无问其数者，必以气至为度也。即如待贵人，不知日暮之谓。**刺之而气至，乃去之，勿复针。**气至勿复针，恐其真气脱也。候气详义，有按在前十四。**针各有所宜，各不同形，各任其所为。**皮肉筋骨，病各有处，用针各有所宜也。**刺之要，气至而有效，效之信，若风之吹云，明乎若见苍天，刺之道毕矣。**刺以气为要，以效为信，得其要则效，故如风之吹云。邪气去则正气见，故明乎若见苍天也。

睹其色，察其目，知其散复；一其形，听其动静，知其邪正。详义具见下文。**右主推之，左持而御之，气至而去之。**右主推之，所以入针也。左持而御之，所以护持也。邪气去而谷气至，然后可以出针。

小针解曰：睹其色，察其目，知其散复，一其形，听其动静者，言上工知相五色，于目有知，调尺寸小大缓急滑涩，以言所病也。察形色于外,可以知其散复。察脉于内,可以知其动静。**知其邪正者,知论虚邪与正邪之风也。右主推之、左持而御之者,言持针而出入也。气至而去之者,言补写气调而去之也。**补不足,写有余,必得其平,是气调也,方可去针。**调气在于终始。一者持心也。**终始,本经篇名,见下文。一者持心也,释前文一其形。听其动静、知其邪正者,皆主持于心也。**节之交三百六十五会者,络脉之渗灌诸节者也。**此一句,详《经络类》十四。**所以察其目者,五藏使五色循明,循明则声章,声章者,则言声与平生异也。**五藏六府之精气,皆上注于目而为之精,故能使五色循明。盖色明于外者,由气盛于内,故其声音亦必章大,与平生异矣。

四时气篇曰:**睹其色、察其目、以知其散复者,视其目色,以知病之存亡也。**神完则气复,神失则气散,故察其目色,即可知病之存亡也。**一其形、听其动静者,持气口人迎,以视其脉坚且盛且滑者病日进,脉软者病将下,**脉坚而且盛且滑者,邪气之炽也,故病日进。脉软而和者,元气之来也,故病将下。下,退也。**诸经实者病三日已。**凡邪气未解者,最忌脉弱无力,如《平人气象论》曰病在中脉虚,《玉机真藏论》曰病在外脉不实坚者皆难治,《邪客篇》曰虚而细者久以持,皆不实之谓也。若病在诸经而脉实有力者,邪将外达也,故可三日而已矣。**气口候阴,人迎候阳也。**气口在手,太阴肺脉也,气口独为五藏主,故以候阴。人迎在头,阳明胃脉也,胃为六府之大源,故以候阳。人迎气口详义,见《藏象类》十一。

凡刺之道,气调而止,《灵枢·终始篇》。**补阴写阳,音气益彰,耳目聪明,反此者血气不行。**此阴阳以表里言。凡正气在中,所当补也,故曰补阴。邪自外入,所当写也,故曰写阳。阳邪去而真阴复,故音气益彰、耳目聪明也。**所谓气至而有效者,写则益虚,虚者脉大如其故而不坚也。坚如其故者,适虽言故,病未去也。**凡气至之效，写者欲其虚也，既写之后，虽其脉大如旧，但得和耎不坚，即其效也。若脉坚如旧者，虽欲文饰其故，而病实未除也。**补则益实，实者脉大如其故而益坚也。夫如其故而不坚者，适虽言快，病未去也。**补者欲其实，实则脉必坚，既补之后，而脉之大小不坚如旧者，不可言快，病未除也。二节云大者，乃概指脉体进退而言也，非洪大之谓。**故补则实，写则虚，痛虽不随针，病必衰去。**补则实者，其脉必坚。写则虚者，其脉必不坚。若或有痛，虽未随针即愈，亦必以渐而去矣。**必先通十二经脉之所生病，而后可得传于终始矣。**十二经脉各有左右上下，其受病之处亦有先后，必治其病所从生，而后可得终始之义。终始，本篇名，即本末之谓。**故阴阳不相移，虚实不相倾，取之其经。**移，移易也。倾，相伤也。或阴或阳，无所改易，不相移也。虚者自虚，实者自实，不相倾也。此则无所从生而各病其病，但求其经而取之。**凡刺之属，三刺至谷气，邪辟妄合，阴阳易居，逆顺相反，沉浮异处，四时不得，稽留淫泆，须针而去。**三刺义如下文。邪辟妄合等六句，详言病变也。凡此者皆须用针，治以三刺之法，则诸病可去也。**故一刺则阳邪出，**初刺之，在于浅近，故可出阳分之邪。**再刺则阴邪出，**再刺之，在于深远，故可出阴分之邪。**三刺则谷气至，谷气至而止。所谓谷气至者，已补而实，已写而虚，故以知谷气至也。**三刺之，在候谷气。谷气者，元气也。止，出针也。盖邪气来也紧而疾，谷气来也徐而和，必邪气去而后谷气至。故已补而实则虚者坚，已写而虚则坚者耎，是以知谷气之至。**邪气独去者，阴与阳未能调，而病知愈也。故曰补则实，写则虚，痛虽不随针，病必衰去矣。**谷气至者，知邪气之去也。虽阴阳经气未见即调，而病则已愈，故上文曰补则实，写则虚，病必衰去矣。

类经二十卷

针刺类

十七、五变五输，刺应五时灵枢顺气一日分为四时篇

黄帝曰：余闻刺有五变，以主五输，愿闻其数。岐伯曰：人有五藏，五藏有五变，五变有五输，故五五二十五输，以应五时。黄帝曰：愿闻五变。岐伯曰：肝为牡藏，其色青，其时春，其音角，其味酸，其日甲乙。肝属木，为阴中之少阳，故曰牡藏。心为牡藏，其色赤，其时夏，其日丙丁，其音徵，其味苦。心属火，为阳中之太阳，故曰牡藏。脾为牝藏，其色黄，其时长夏，其日戊己，其音宫，其味甘。脾属土，为阴中之至阴，故曰牝藏。肺为牝藏，其色白，其音商，其时秋，其日庚辛，其味辛。肺属金，为阳中之少阴，故曰牝藏。肾为牝藏，其色黑，其时冬，其日壬癸，其音羽，其味咸，是为五变。肾属水，为阴中之太阴，故曰牝藏。按：五藏配合五行，而惟肝心为牡藏，脾肺肾皆为牝藏，盖木火为阳，土金水皆为阴也。黄帝曰：以主五输奈何？此言五输之主五时也。本节缺岐伯曰三字。藏主冬，冬刺井；五藏主藏，其气应冬，井之气深，亦应乎冬，故凡病之在藏者，当取各经之井穴也。色主春，春刺荥；五色蕃华，其气应春，荥穴气微，亦应乎春，故凡病见于色者，当取各经之荥也。时主夏，夏刺输；五时长养，其气应夏，输穴气盛，亦应乎夏，故凡病之时作时止者，当取各经之输也。音主长夏，长夏刺经；五音繁盛，气应长夏，经穴正盛，亦应长夏，故凡病在声音者，当取各经之经也。味主秋，秋刺合。三味成

熟,以养五藏,其气应秋,合穴气敛,亦应乎秋,故凡经满而血者,病在胃及因饮食内伤者,当取各经之合也。按:本篇五时之刺以应五输,谓冬刺井、春刺荥、夏刺输、长夏刺经、秋刺合者,以井应冬,荥应春,输应夏,经应长夏,合应秋也。如《本输》《四时气》《水热穴》等论所载皆同,不可易者。考之六十五难曰:井者东方春,合者北方冬也。七十四难曰:经言春刺井,夏刺荥,季夏刺俞,秋刺经,冬刺合。皆与本经不合,必《难经》之误也,当以本经为正,不可不辨。**是谓五变,以主五输。**五变各应五输,是谓五五二十五输。**黄帝曰:诸原安合以致六输?**五藏五输之外,六府尚有原穴,是为六输,故问其所合之义。**岐伯曰:原独不应五时,以经合之,以应其数,故六六三十六输。**上文止言五藏五输以应五时,而不及六府之原者,盖原合于经,不复应时,如长夏之刺经,则原在其中,应其数矣,是即六府之六输也。按:《本输篇》所载六府之原,在《九针十二原篇》即谓之腧,故六十六难曰以腧为原也。后世针灸诸书宗之,皆言阳经之腧即为原,故治腧即所以治原。阴经之腧并于原,故治原即所以治腧。今此节云以经合之,以应其数,然则经原腧三穴相邻,经亦可以代原矣。详义见《经络类》十五、十六章及《图翼》四卷十二原解中。**黄帝曰:何谓藏主冬,时主夏,音主长夏,味主秋,色主春?愿闻其故。岐伯曰:病在藏者,取之井;病变于色者,取之荥;病时间时甚者,取之输;病变于音者,取之经;经满而血者,病在胃及以饮食不节得病者,取之于合,故命曰味主合,是谓五病也。**此申明上文之义也。注如前。

十八、四时之刺

春取络脉诸荥,大经分肉之间,甚者深取之,间者浅取之。《灵枢·本输篇》。此下言经络浅深兼诸输而分主四时也。络脉者,十二经之大络,如手太阳列缺之类是也。诸荥者,十二经之荥穴,如手太阴鱼际之类是也。络浅荣微，皆应春气。春以少阳之令，将升未升，其气在中，故刺之者在络在荣，皆中取于大经分肉之间，因其间甚而可深可浅也。**夏取诸腧孙络，肌肉皮肤之上。**诸腧者，十二经之腧穴，如手太阴经太渊之类是也。络之小者为孙络，皆应夏气。夏以老阳之令，阳盛于外，故宜浅刺于诸腧孙络及肌肉皮肤之上也。**秋取诸合，余如春法。**诸合者，十二经之合穴，如手太阳尺泽之类是也。诸合应秋，故宜取之。秋以少阴之令，将降未降，气亦在中，故余如春法，谓亦宜中取于大经分肉之间，而可浅可深也。**冬取诸井诸腧之分，欲深而留之。**诸井者，十二经之井穴，如手太阴少商之类是也。诸腧者，藏府之腧，如肺腧心腧之类是也，非上文五腧之谓。诸井诸藏，皆主冬气。冬以老阴之令，阳气伏藏，故宜取井腧，欲其深而久留之也。**此四时之序，气之所处，病之所舍，藏之所宜。**处，上声，谓气之所居也。

黄帝问于岐伯曰：夫四时之气，各不同形，百病之起，皆有所生，灸刺之道，何者为定？《灵枢·四时气篇》。定，一本作宝。**岐伯答曰：四时之气，各有所在，灸刺之道，得气穴为定。**时气所在，即气穴也。**故春取经，血脉分肉之间，甚者深刺之，间者浅刺之。**春取经，即前篇大经分肉之间也。甚者深，间者浅，义俱如前。**夏取盛经孙络，取分间，绝皮肤。**盛经孙络，皆阳分也。**秋取经腧，邪在府，取之合。冬取井荥，必深以留之。**邪在府，谓秋阴未盛，阳邪犹在阳分也。本篇详义见下文。

帝曰：春取络脉分肉何也？《素问·水热穴论》。本论之义，即所以释前篇也。**岐伯曰：春者木始治，肝气始生，肝气急，其风疾，经脉常深，其气少，不能深入，故取络脉分肉间。**春属木，木应肝，肝主风。春刺络者，刺肝邪也。风木之邪虽为急疾，然春风本柔，将达于外，经脉常深，邪非深入，故当取络脉之穴如前篇，及分肉间也。

帝曰：夏取盛经分腠何也？岐伯曰：夏者火始治，心气始长，脉

瘦气弱,阳气流溢,热熏分腠,内至于经,故取盛经分腠,绝肤而病去者,邪居浅也。夏属火,火应心,心主热。夏令阳浮于外,热熏分腠,气在盛经孙络之间。故夏取盛经分腠者,治在阳分,所以去心邪也。**所谓盛经者,阳脉也。**谓手足三阳及十二经之经穴,如手太阴经渠之类,凡夏气所在者,即阳脉也。

帝曰:秋取经俞何也?岐伯曰:秋者金始治,肺将收杀,金将胜火,阳气在合,阴气初胜,湿气及体,经俞者,诸经之经穴俞穴也。俞应夏,经应长夏,皆阳分之穴。秋属金,金应肺,令主收杀。其时金将胜火,阳气尚在诸经之合。阳气初衰,阴气初胜,故寒湿之气及体。**阴气未盛,未能深入,故取俞以写阴邪,取合以虚阳邪,阳气始衰,故取于合。**阴气未深,犹在阳分,故取经俞以写阴邪。阳气始衰,邪将收敛,故取合穴以虚阳邪也。皇甫士安云:是谓始秋之治变。

帝曰:冬取井荥何也?岐伯曰:冬者水始治,肾方闭,阳气衰,少阴气坚盛,巨阳伏沉,阳脉乃去,井应冬,荥应春也。冬属水,水主肾,水王于冬,其气闭藏也。少阴,肾也。巨阳,膀胱也。二经表里,阴气方盛,所以阳脉衰去。**故取井以下阴逆,取荥以实阳气。**取井以下阴逆,抑有余也。取荥以实阳气,扶不足也。**故曰冬取井荥,春不鼽衄。此之谓也。**皇甫士安云:是为初冬之治变。鼽音求。

春取络脉,夏取分腠,秋取气口,冬取经输,《灵枢·寒热病篇》。春夏之取,与前《四时气篇》《水热穴论》皆同。秋取气口者,手太阴肺脉应秋金也。冬取经输者,经穴通藏气,藏主冬也。**凡此四时,各以时为齐。**齐义见下文。**络脉治皮肤,分腠治肌肉,气口治筋脉,经输治骨髓。**络脉浮浅,故治皮肤。分腠有理,故治肌肉。气口者脉之大会,故治筋脉。经输连藏,故治骨髓。按:此言经输者,总言经穴也,非上文经俞之谓。盖彼以五输言,故云秋取经俞,冬取井荥;此以内外言,故云络脉治皮肤,经输治骨髓也。当解其意。

春气在毛,夏气在皮肤,秋气在分肉,冬气在筋骨。《灵枢·终始篇》。此言病气之中人,随时气而为深浅也。按:《四时刺逆从论》曰:春气在经脉,夏气在孙络,长夏气在肌肉,秋气在皮肤,冬气在骨髓中。与本篇若异者何也? 盖本篇言病邪之应时令,有表有里。《四时刺逆从论》言人气之合天地,有升有降。义本不同,非矛盾也。详见下章。**刺此病者,各以其时为齐。**齐,剂同,药曰药剂,针曰砭剂也。春夏阳气在上,故取毫毛皮肤,则浅其针;秋冬阳气在下,故取分肉筋骨,则深其针,是以时为齐也。**故刺肥人者,以秋冬之齐;刺瘦人者,以春夏之齐。**此又于四时之中,而言肥瘦之异也。肥人肉厚,浅之则不及,故宜秋冬之齐。瘦人肉薄,深之则太过,故宜春夏之齐也。

十九、刺分四时,逆则为害

黄帝问曰:诊要何如?《素问·诊要经终篇》。**岐伯对曰:正月二月,天气始方,地气始发,人气在肝。**方,谓气方升也,岁方首也,人事方与也。发,万物发生也。肝属木,气应春,故人气在肝。**三月四月,天气正方,地气定发,人气在脾。**正方,谓时气正升,岁事正新也。定发,专于发生也。此时天地之气,自下而升,土居升降之中而脾应之,故人气在脾。**五月六月,天气盛,地气高,人气在头。**盛夏阳升之极,故人气应之在头。**七月八月,阴气始杀,人气在肺。**气升则物生,气降则物死。此时天气渐降,清秋当令,阴气始杀,万物人气自头而降,肺金应之,故人气在肺。**九月十月,阴气始冰,地气始闭,人气在心。**自秋入冬,阴气始凝,心气始闭,阳气在中,故人气在心。**十一月十二月,冰复,地气合,人气在肾。**复言其重,寒凝之甚也。斯时阳气深伏于下,故人气在肾。

　　故春刺散俞,及与分理,血出而止,甚者传气,间者环也。按《四时刺逆从论》曰:春气在经脉。此散俞者,即诸经之散穴也,义如下文。

分理,肌肉分理也。春宜疏达,故欲血出而止。传,布散也。环,周也。病甚者针宜久留,故必待其传气。病稍间者,但候其气行一周于身,约二刻许,可止针也。**夏刺络俞,见血而止,尽气闭环,痛病必下。**络俞,谓诸经浮络之穴,以夏气在孙络也。夏宜宣泄,故必见血而止。尽气,尽去其邪血邪气也。闭环,谓去针闭穴,须气行一周之顷。凡有痛病,必退下矣。**秋刺皮肤循理,上下同法,神变而止。**循理,循分肉之理也。上言手经,下言足经,刺皆同法。秋气在皮肤,邪犹未深,故但察其神气变易,异于未刺之前,可止针矣。**冬刺俞窍于分理,甚者直下,间在散下。**孔穴之深者曰窍。冬气在骨髓中,故当深取俞窍于分理间也。甚者直下,察邪所在而直取其深处也。间者散下,或左右上下,散布其针而稍宜缓也。**春夏秋冬,各有所刺,法其所在。**上文十二月言气之升降,此四季言气之深浅,故各有所刺,法其所在。

　　春刺夏分,脉乱气微,入淫骨髓,病不能愈,令人不嗜食,又且少气;此下言四时之误刺。春刺孙络,是春刺夏分也。夏应心,心主脉,故脉乱气微。肾水受气于夏,肾主骨,故入淫于骨髓。心火微则胃土失其所养,故不嗜食。不嗜食,故少气也。**春刺秋分,筋挛逆气,环为欬嗽,病不愈,令人时惊,又且哭;**春刺皮肤,是刺秋分也。肝木受气于秋,肝主筋,故筋挛也。逆气者,肝气上逆也。环,周也。秋应肺,故气周及肺,为欬嗽也。肝主惊,故时惊。肺主悲忧,故又且哭。**春刺冬分,邪气著藏,令人胀病不愈,又且欲言语。**春刺骨髓,是春刺冬分也。冬应肾,肾伤则邪气内侵而著藏,故令人胀。火受气于冬,心属火而主言,故且欲言语也。**夏刺春分,病不愈,令人解墮;**夏刺经俞,是夏刺春分也。肝应春,其主筋,伤其肝气,故令人筋力解墮。**夏刺秋分,病不愈,令人心中欲无言,惕惕如人将捕之;**夏刺秋分,伤其肺也。肺气不足,故令人欲无言。惕惕如人将捕之者,恐也。恐为肾之志,肺金受伤,病及其子,故亦虚而恐也。**夏刺**

冬分,病不愈,令人少气,时欲怒。夏伤其肾,则精虚不能化气,故令人少气。水亏则木失所养而肝气强急,故时欲怒也。**秋刺春分,病不已,令人惕然欲有所为,起而忘之**;秋刺春分,伤肝气也。心失其母则神有不足,故令人惕然,且善忘也。**秋刺夏分,病不已,令人益嗜卧,又且善寐**;秋刺夏分,则心气少而脾气孤。脾虚则倦而嗜卧,心虚则神不安而善梦。**秋刺冬分,病不已,令人洒洒时寒**。秋刺冬分,误伤肾阴,则精气耗散,故令人洒洒寒栗也。**冬刺春分,病不已,令人欲卧不能眠,眠而有见**;肝藏魂,肝气受伤则神魂散乱,故令人欲卧不能眠,或眠而有见,谓怪异等物也。**冬刺夏分,病不愈,气上,发为诸痹**;心应夏,其主血脉,脉伤则邪气乘虚客之,故发为诸痹。**冬刺秋分,病不已,令人善渴**。刺伤肺金,必亏肾水,故令人善渴。

凡刺胸腹者,必避五藏。此下言刺害也。五藏伤则五神去,神去则死矣,故凡刺胸腹者必避五藏。**中心者环死,中脾者五日死,中肾者七日死,中肺者五日死**。环,周一日也。此节止言四藏,独不及肝,必脱简耳。按:《刺禁论》所言五藏死期,尤为详悉,但与本节稍有不同,见本类后六十四。**中鬲者皆为伤中,其病虽俞,不过一岁必死**。鬲膜,前齐鸠尾,后齐十一椎。心肺居于鬲上,肝肾居于鬲下,脾居在下,近于鬲间。鬲者,所以鬲清浊、分上下而限五藏也。五藏之气,分主四季,若伤其鬲,则藏气阴阳相乱,是为伤中,故不出一年死。**刺避五藏者,知逆从也。所谓从者,鬲与脾肾之处,不知者反之**。鬲连胸胁四周,脾居于中,肾著于脊,知而避之者为从,不知者为逆,是谓反也。

刺胸腹者,必以布幑著之,乃从单布上刺,此下言刺法也。胸腹虚浅近藏,故必以布幑著之而后刺,所以护心腹,慎风寒也。幑音皎,布也。著音灼,被服也。**刺之不愈复刺**。以平为期也。**刺针必肃**,敬谨毋忽也。**刺肿摇针**,摇大其窍,写之速也。**经刺勿摇**,恐泄其气也。**此刺之道也**。

是故春气在经脉,夏气在孙络,长夏气在肌肉,秋气在皮肤,冬气在骨髓中。《素问·四时刺逆从论》。帝曰:余愿闻其故。岐伯曰:**春者,天气始开,地气始泄,冻解冰释,水行经通,故人气在脉。**春时天地气动,水泉流行,故人气亦在经脉。**夏者经满气溢,入孙络受血,皮肤充实。**夏时气盛,故溢入孙络而充皮肤,所以人气在孙络。**长夏者,经络皆盛,内溢肌中。**六月建未,是为长夏土胜之时,经络皆盛,所以人气在肌肉中。**秋者,天气始收,腠理闭塞,皮肤引急。**秋气始收,腠理始闭,所以人气在皮肤。**冬者盖藏,血气在中,内著骨髓,通于五藏。**冬气伏藏,内通五藏,所以人气在骨髓中。**是故邪气者,常随四时之气血而入客也。至其变化,不可为度,然必从其经气,辟除其邪,除其邪则乱气不生。**时气迁变,病必随之。察病气,从经气,以辟除其邪,邪去气调,故不致生乱矣。

帝曰:逆四时而生乱气奈何?此下言刺逆四时也。**岐伯曰:春刺络脉,血气外溢,令人少气;**此春刺夏分也。夏气未至,先夺于外,故令血气外溢而少气血。**春刺肌肉,血气环逆,令人上气;**此春刺长夏也。春时木王,土气本虚,复刺肌肉,重伤脾元,血气环周皆逆,不相运行,故为喘满上气。按:本篇与前《诊要经终论》者义同文异,但彼分四时,此分五时,故有刺肌肉之谓。然本篇春夏冬三时,皆关刺秋分皮肤等义。意者以长夏近秋,故取肌肉,即所以刺秋分也。后仿此。**春刺筋骨,血气内著,令人腹胀。**此春刺冬分也。春气发越,而复深取筋骨以伤其阴,故血气内著,令人腹胀。**夏刺经脉,血气乃竭,令人解㑊;**误刺经脉,所以血气内竭。解㑊者,形迹困倦,莫可名之之谓。㑊,音跡。**夏刺肌肉,血气内却,令人善恐;**长夏未至而先夺其气,所以血气却弱,故令人善恐。**夏刺筋骨,血气上逆,令人善怒。**夏刺冬分,则阴虚于内,阳胜于外,故令人血气逆而善怒。**秋刺经脉,血气上逆,令人善忘;**心主脉,误刺经脉则心气虚,故令人善忘。

秋刺络脉,气不卫外,令人卧不欲动;秋时收敛,气已去络而复刺之,则气虚不能卫外。气属阳,阳虚故卧不欲动。**秋刺筋骨,血气内散,令人寒栗。**秋气未至筋骨而深刺之,则血气内散而中气虚,所以寒栗。**冬刺经脉,血气皆脱,令人目不明**;诸脉者皆属于目,冬刺经脉,预夺之也,故令人血气脱而目不明。**冬刺络脉,内气外泄,留为大痹**;当阳气伏藏之时,而刺其阳分,则阳气外泄。阳虚阴胜,故留为大痹。**冬刺肌肉,阳气竭绝,令人善忘。**冬时刺其夏之气,故阳气竭绝。阳气者精则养神,阳虚则神衰,所以善忘。**凡此四时刺者,大逆之病,不可不从也。反之则生乱气,相淫病焉。**刺失四时,是为大逆,此时气之不可不从也。若反而为之,必生乱气,故相淫为病。**凡刺不知四时之经,病之所生,以从为逆,正气内乱,与精相薄,必审九候,正气不乱,精气不转。**薄,邪正相迫也。九候各有其部,必审明病之所在,从而刺之,庶正气不乱,精气不致转变矣。

帝曰:善。**刺五藏,中心一日死,其动为噫;中肝五日死,其动为语;中肺三日死,其动为欬;中肾六日死,其动为嚏欠;中脾十日死,其动为吞。**此节义与《刺禁论》同,但多一欠字,详见本类后六十四。**刺伤人五藏必死,其动则依其藏之所变候,知其死也。**动,变动也。见其变动之候,则识其伤在某藏,故可知其死期。

二十、肥瘦婴壮,逆顺之刺灵枢逆顺肥瘦篇全

黄帝问于岐伯曰:余闻针道于夫子众多毕悉矣,夫子之道,应若失而据未有坚然者也,夫子之问学熟乎?将审察于物而心生之乎?应若失而据未有坚然者,言随应而解,若无坚据之难破者也。**岐伯曰:圣人之为道者,上合于天,下合于地,中合于人事,必有明法,以起度数法式检押,乃后可传焉。故匠人不能释尺寸而意短长,废绳墨而起平水也;工人不能置规而为员,去矩而为方。知用此者,固自**

然之物，易用之教，逆顺之常也。检押，规则也。有法有则以防其错乱，乃可传于后世焉。物之平者，莫过于水，故曰平水。此言圣人之道，合于三才，工匠之巧，成于规矩，固皆出于自然之理。知自然之妙者，是谓易用之教，逆顺之常也。黄帝曰：愿闻自然奈何？岐伯曰：临深决水，不用功力而水可竭也，循掘决冲而经可通也，此言气之滑涩，血之清浊，行之逆顺也。水有通塞，气有滑涩，血有清浊，行有逆顺。决水通经，皆因其势而利导之耳。宜通宜塞，必顺其宜，是得自然之道。黄帝曰：愿闻人之白黑肥瘦小长，各有数乎？人之形质不同，刺法亦有异也。岐伯曰：年质壮大，血气充盈，肤革坚固，因加以邪，刺此者深而留之，此肥人也。年大者气血正盛，故与肥壮之人同其法。广肩腋项，肉薄厚皮而黑色，唇临临然，其血黑以浊，其气涩以迟，其为人也，贪于取与，刺此者深而留之，多益其数也。临临，下垂貌，唇厚质浊之谓。多益其数，即久留也。黄帝曰：刺瘦人奈何？岐伯曰：瘦人者皮薄色少，肉廉廉然，薄唇轻言，其血清气滑，易脱于气，易损于血，刺此者浅而疾之。廉，薄也。薄唇轻言，肉瘦气少也。若此者，刺不宜过，恐其脱损气血，故必浅入其针而速去之也。黄帝曰：刺常人奈何？岐伯曰：视其白黑，各为调之。其端正敦厚者，其血气和调，刺此者无失常数也。常人者，不瘦不肥之人也。视其白黑者，白色多清，宜同瘦人，黑色多浊，宜同肥人，而调其数也。其端正敦厚者，是即常人之度，当调以常数。《经水篇》曰：足阳明刺深六分，留十呼。足太阳深五分，留七呼。足少阳深四分，留五呼。足太阴深三分，留四呼。足少阴深二分，留三呼。足厥阴深一分，留二呼。手之阴阳，其受气之道近，其气之来疾，其刺深者皆无过二分，其留皆无过一呼。其少长大小肥瘦，以心撩之。此即常数之谓，而用当酌其宜也。黄帝曰：刺壮士真骨者奈何？岐伯曰：刺壮士真骨，坚肉缓节监监然。此人重则气涩血浊，刺此者深而留之，多益其数；劲则气滑血清，刺此者浅而疾之。壮士之骨多坚刚，故曰真骨。监监，坚固貌。壮士之辨有二：若坚肉缓节、不好动而安重者，必气涩血浊，此宜深刺久留，同肥人之数也；若劲急易发者，必气滑血清，此宜浅刺疾去之，同瘦人之数也。黄帝曰：刺婴儿奈何？岐伯曰：婴儿者，其肉脆血少气弱，刺此者以毫针，浅刺而疾发针，日再可也。婴儿血少气弱，故但宜毫针。以浅而速，若邪有未尽，宁日加再刺，不可深而久也。黄帝曰：临深决水奈何？岐伯曰：血清气浊，疾写之则气竭焉。浊当作滑。血清气滑者，犹临深决水，泄之最易，宜从缓治可也。若疾写之，必致真气皆竭矣。黄帝曰：循掘决冲奈何？岐伯曰：血浊气涩，疾写之则经可通也。血浊气涩者，犹循掘决冲，必借人力，但疾写之，其经可通也。黄帝曰：脉行之逆顺奈何？岐伯曰：手之三阴，从藏走手；手之三阳，从手走头。足之三阳，从头走足；足之三阴，从足走腹。手之三阴从藏走手者，太阴肺经，从藏出中府，而走大指之少商；少阴心经，从藏出极泉，而走小指之少冲；厥阴心主经，从藏出天池，而走中指之中冲也。手之三阳从手走头者，阳明大肠经，从次指商阳而走头之迎香；太阳小肠经，从小指少泽而走头之听宫；少阳三焦经，从名指关冲而走头之丝竹空也。足之三阳从头走足者，太阳膀胱经，从头之晴明而走足小指之至阴；阳明胃经，从头之承泣而走足次指之厉兑；少阳胆经，从头之瞳子髎而走足四指之窍阴也。足之三阴从足走腹者，太阴脾经，从大指隐白走腹而上于大包；少阴肾经，从足心涌泉走腹而上于俞府；厥阴肝经，从足大指大敦而走腹之期门也。凡手之三阴，自藏走手为顺，自手而藏则逆；手之三阳，自手走头为顺，自头而手则逆。足之三阴，自足走腹为顺，自腹而足则逆；足之三阳，自头走足为顺，自足而头则逆。此经之所以有逆顺，而刺之所以有迎随也。黄帝曰：少阴之脉独下行何也？足之三阴，从足走腹，皆自下而上，独少阴之脉若有下行者,乃冲脉也。详如下文。**岐伯曰:不然。夫冲脉者,五藏六府之海也,五藏六府皆禀焉。其上者,出于颃颡,渗诸阳,灌诸精。**冲脉起于胞中,为十二经精血之海,故五藏六府皆禀焉。其上行者,输在于大抒,足太阳经也,故出于颃颡,主渗灌诸阳之精。**其下者,注少阴之大络,出于气街,循阴股内廉,入腘中,伏行骭骨内,下至内踝之后属而别,其下者并于少阴之经渗三阴;**其下行者,并少阴之大络,出阳明之气街,由股入足,至内踝之后属。其别而下者,自少阴以渗及肝脾二经,是为三阴,此其所以下行也。骭音干,胫骨也。**其前者伏行出跗属下,循跗入大指间,渗诸络而温肌肉。**跗属,足掌属也。渗诸络而温肌肉,《动输篇》作注诸络以温足胫。上三节与《动输篇》大同,详《经络类》十三。**故别络结则跗上不动,不动则厥,厥则寒矣。**冲脉为十二经之海,故能温肌肉,温足胫,皆冲脉之气也。若冲脉之络因邪而结,则跗上之经不动而为厥为寒者,亦冲脉之所致也。**黄帝曰:何以明之?岐伯曰:以言导之,切而验之,其非必动,然后乃可明逆顺之行也。**何以明者,恐人因厥而疑畏也。故必先导以言,次切其脉,其有素所必动而今则非者,如冲阳太谿太冲等脉,当动不动,乃可知其不动者为逆,动者为顺,而其厥逆微甚可以明矣。**黄帝曰:窘乎哉圣人之为道也!明于日月,微于毫厘,其非夫子,孰能道之也?**

二十一、血络之刺,其应有异 灵枢血络论全

黄帝曰:愿闻其奇邪而不在经者。岐伯曰:血络是也。奇邪,即《缪刺论》所谓奇病也。在络不在经,行无常处,故曰奇邪。**黄帝曰:刺血络而仆者何也?血出而射者何也?血少黑而浊者何也?血出清而半为汁者何也?发针而肿者何也?血出若多若少而面色苍苍者何也?发针而面色不变而烦悗者何也?多出血而不动摇者何也?愿闻其故。**悗,母本切,闷乱也。**岐伯曰:脉气盛而血虚者,刺之则**

脱气,脱气则仆。气虽盛而血则虚者,若写其气,则阴阳俱脱,故为仆倒。**血气俱盛而阴气多者,其血滑,刺之则射。**血出而能射者,阴中之气使之也,故曰血气俱盛。**阳气畜积,久留而不写者,其血黑以浊,故不能射。**阳气久留不写,则阳邪日盛,阴血日枯,故血黑以浊,所出不多,不能射也。**新饮而液渗于络,而未合和于血也,故血出而汁别焉。**新饮入胃,未及变化而渗于络,故血汁相半。**其不新饮者,身中有水,久则为肿,阴气积于阳,其气因于络,故刺之血未出而气先行,故肿。**水在肌表而因于络,阴气积于阳分也;刺之血未出而气先行,阴滞于阳而不易散也,所以为肿。**阴阳之气,其新相得而未和合,因而写之,则阴阳俱脱,表里相离,故脱色而苍苍然。**新相得而未和合者,言血气初调,营卫甫定也。当此之时,根本未固,而妄施以写,则阴阳表里俱致脱离,而衰危之色,故见于面也。**刺之血出多、色不变而烦悗者,刺络而虚经,虚经之属于阴者阴脱,故烦悗。**取血者,刺其络也。若出血过多,必虚及于经。经之属阴者主藏,藏虚则阴脱,故为烦悗。**阴阳相得而合为痹者,此为内溢于经,外注于络,如是者阴阳俱有余,虽多出血而弗能虚也。**阴阳相得,言表里之邪相合也。经络之病俱有余,虽多出血,皆邪气耳,故弗能虚。**黄帝曰:相之奈何? 岐伯曰:血脉者,盛坚横以赤,上下无常处,小者如针,大者如筋,则而写之万全也,故无失数矣。失数而反,各如其度。**相,视也。视其血络盛而且坚及横以赤者,或上或下、或小或大者,皆当因其微甚则而写之,写有则度,故可万全无失于刺络之术数矣。若失其数而反其法,则为仆为脱为虚为肿等证,各如刺度以相应也。**黄帝曰:针入而肉著者何也? 岐伯曰:热气因于针则针热,热则肉著于针,故坚焉。**肉著者,吸著于针也。针入而热,肉必附之,故紧涩难转,而坚不可拔也。

二十二、行针血气六不同_{灵枢行针篇全}

黄帝问于岐伯曰：余闻九针于夫子，而行之于百姓，百姓之血气各不同形，或神动而气先针行，或气与针相逢，或针已出气独行，或数刺乃知，或发针而气逆，或数刺病益剧，凡此六者，各不同形，愿闻其方。言受针之人，有此六者之异。岐伯曰：重阳之人，其神易动，其气易往也。黄帝曰：何谓重阳之人？岐伯曰：重阳之人，熇熇高高，言语善疾，举足善高，心肺之藏气有余，阳气滑盛而扬，故神动而气先行。重阳之人，阳胜者也。熇熇，明盛貌。高高，不屈之谓。心肺为二阳之藏，阳气滑盛而扬，故神易于动，气先针而行也。熇，郝、枵二音，又呼木切。黄帝曰：重阳之人而神不先行者何也？岐伯曰：此人颇有阴者也。黄帝曰：何以知其颇有阴也？岐伯曰：多阳者多喜，多阴者多怒，数怒者易解，故曰颇有阴。其阴阳之离合难，故其神不能先行也。光明爽朗，阳之德也。沉滞抑郁，阴之性也。故多阳则多喜，多阴则多怒。然数怒者，颇有阴也。易解者，本乎阳也。阳中有阴，未免阳为阴累，故其离合难而神不能先行也。黄帝曰：其气与针相逢奈何？岐伯曰：阴阳和调而血气淖泽滑利，故针入而气出，疾而相逢。相逢者，针入气即至，言其应之速也。淖，乃到切。黄帝曰：针已出而气独行者，何气使然？岐伯曰：其阴气多而阳气少，阴气沉而阳气浮者内藏，故针已出，气乃随其后，故独行也。阴性迟缓，其气内藏，故阴多于阳者，其针已出，气乃随后而独行也。黄帝曰：数刺乃知，何气使然？岐伯曰：此人之多阴而少阳，其气沉而气往难，故数刺乃知也。此亦阴滞，故气往为难。往，至也。较之上节，则此为更甚耳。黄帝曰：针入而气逆者，何气使然？岐伯曰：其气逆与其数刺病益甚者，非阴阳之气浮沉之势也，此皆粗之所败，工之所失，其形气无过焉。逆从弗失，何至气逆？补写得宜，何以病益甚？凡若此者，乃医之所败所失，非阴阳表里形气之过也。

二十三、持针纵舍屈折，少阴无俞灵枢邪客篇

黄帝问于岐伯曰：余愿闻持针之数，内针之理，纵舍之意，扞皮开腠理奈何？脉之屈折出入之处，焉至而出？焉至而止？焉至而徐？焉至而疾？焉至而入？六府之输于身者，余愿尽闻。少叙别离之处，离而入阴，别而入阳，此何道而从行？愿尽闻其方。岐伯曰：帝之所问，针道毕矣。黄帝曰：愿卒闻之。 出、止、徐、疾、入，即五输之义。别离之处，言经络之支别离合也。扞音旱。**岐伯曰：手太阴之脉，出于大指之端，内屈循白肉际，至本节之后太渊留以淡，外屈上于本节之下，内屈与阴诸络会于鱼际，数脉并注，其气滑利，伏行壅骨之下，外屈出于寸口而行，上至于肘内廉，入于大筋之下，内屈上行臑阴，入腋下，内屈走肺，此顺行逆数之屈折也。** 此下二节，皆言五腧之屈折也。大指之端，少商井也。内屈循白肉际至本节之后，太渊腧也。凡人身经脉阴阳，以紫白肉际为界，紫者在外属阳分，白者在内属阴分，大概皆然。淡，水摇貌。脉至太渊而动，故曰留以淡也。从此外屈上于本节之下，内屈与诸阴络会于鱼际荣也。诸阴皆会于此，故数脉并注。其气滑利，伏行掌后高骨之下，外屈出寸口而行经渠经也。上至肘内廉，入于大筋之下，尺泽合也。乃由此内屈臑阴，入腋走肺。然肺经之脉从藏走手为顺，此则从手数至藏，故为顺行逆数之屈折。**心主之脉，出于中指之端，内屈循中指内廉以上留于掌中，伏行两骨之间，外屈出两筋之间，骨肉之际，其气滑利，上二寸外屈出行两筋之间，上至肘内廉，入于小筋之下，留两骨之会，上入于胸中，内络于心脉。** 中指之端，中冲井也。内屈循中指以上掌中，劳宫荣也。伏行两骨之间，外屈出两筋之间，骨肉之际，大陵腧也。其气滑利，上二寸外屈出行两筋之间，间使经也。上

至肘内廉，入于小筋之下，留两骨之会者，曲泽合也。由此上入胸中，内络于心脉，乃手厥阴经顺行逆数之屈折。按：本篇于十二经之屈折，独言手太阴、心主二经者，盖欲引正下文少阴无腧之义，故单以隔上二经为言耳。诸经屈折详义，已具《经脉》《本输》等篇，故此不必再详也。**黄帝曰：手少阴之脉独无腧何也？岐伯曰：少阴心脉也，心者五藏六府之大主也，精神之所舍也，其藏坚固，邪弗能容也，容之则心伤，心伤则神去，神去则死矣。故诸邪之在于心者，皆在于心之包络，包络者心主之脉也，故独无腧焉。**手少阴，心经也。手厥阴，心包络经也。经虽分二，藏实一原，但包络在外，为心之卫；心为五藏六府之大主，乃精神之所居，其藏坚固，邪不可伤，伤及于心，无不死者。故凡诸邪之在心者，皆在心外之包络耳。然心为君主之官，而包络亦心所主，故称为心主。凡治病者，但治包络之腧，即所以治心也，故少阴一经所以独无腧焉。详义出《本输篇》，见《经络类》十六。**黄帝曰：少阴独无腧者，不病乎？岐伯曰：其外经病而藏不病，故独取其经于掌后锐骨之端。其余脉出入屈折，其行之徐疾，皆如手少阴心主之脉行也。故本腧者，皆因其气之虚实徐疾以取之。是谓因冲而写，因衰而补，如是者，邪气得去，真气坚固，是谓因天之序。**凡藏府经络，有是藏则有是经，藏居于内，经行于外。心藏坚固居内，邪弗能容，而经则不能无病，故少阴经病者，当取掌后锐骨之端，即神门腧也。其余脉之出入屈折徐疾，皆如手少阴心主之脉行者，言少阴心主之腧，其行相似，故曰本腧者，言少阴本经之腧，非上文皆在心包之谓也。然则邪在心包藏者，当治心主之腧；邪在少阴经者，当治本经之腧。因其虚实以取之，则邪气去而真气固，乃不失诸经天畀之序也。按：本输篇所载五藏五腧，六府六腧，独手少阴经无腧，故此篇特以为问，正欲明心为大主、无容邪伤之义。然既曰无腧，而此节复言取其经于掌后锐骨之端，及如心主脉行本腧等义。可见心藏无病，则治藏无腧；少阴经有病，则治经有腧。故《甲乙经》备载少阴之腧，云少冲为井，少府为荥，神门为腧，灵道为经，少海为合，于十二经之腧始全，其义盖本诸此。**黄帝曰：持针纵舍奈何？** 纵言从缓，舍言弗用地。**岐伯曰：必先明知十二经脉之本末，皮肤之寒热，脉之盛衰滑涩。** 明此数者，则针之当用不当用，其纵舍可知矣。**其脉滑而盛者病曰进，虚而细者久以持，大以涩者为痛痹，** 此言病气之盛及元气之虚者，皆难取速效，当从缓治以渐除之者也。**阴阳如一者病难治，** 表里俱伤、血气皆败者，是为阴阳如一，刺之必反甚，当舍而勿针也。**其本末尚热者病尚在，** 胸腹藏府为本，经络四支为末，尚热者，余邪未尽也，宜从缓治。**其热以衰者其病亦去矣。** 可舍针也。**持其尺，察其肉之坚脆大小滑涩寒温燥湿，因视目之五色，以知五藏而决死生。视其血脉，察其色，以知其寒热痛痹。** 持尺视目义，俱详《脉色类》。轻重死生于此可决，皆纵舍之道也。**黄帝曰：持针纵舍，余未得其意也。** 不惟病形轻重有纵舍，而持针之际，其进止退留亦有纵舍，未得其详，因而复问。**岐伯曰：持针之道，欲端以正，安以静，先知虚实而行疾徐，左手执骨，右手循之，无与肉果，写欲端以正，补必闭肤，辅针导气，邪得淫泆，真气得居。** 持针之道，宜审而慎，必从和缓从容，庶可无误。故欲端以正，安以静，先知病之虚实，以施疾徐之法，左手执之，右手循之，必中其穴，无中其肉而与肉果。果即裹也。写者欲端以正，补去必闭其肤，以手辅针，导引其气，必使邪气淫泆而散，真气得复而居，然后可以去针，此持针纵舍之道也。**黄帝曰：扞皮开腠理奈何？** 扞，《说文》：忮也。谓恐刺伤其皮而开腠理，则奈之何也。**岐伯曰：因其分肉，左别其肤，微内而徐端之，适神不散，邪气得去。** 凡用针者，必因其分肉之理，左手循别其肌肤，右手微内而徐端之，则自然从容中窾，神不散而邪气去，皮腠亦无伤也。

二十四、六府之病，取之于合 灵枢邪气藏府病形篇

黄帝曰：余闻五藏六府之气，荥输所入为合，令何道从入？入安连过？愿闻其故。 五藏六府皆有五腧，五腧之所入为合，即各经之合穴也。然手之三阳，复有连属上下、气脉相通者，亦谓之合，故此以入安连过为问。**岐伯答曰：此阳脉之别入于内，属于府者也。** 此下言六阳之经，内属于府，因以明手之三阳，下合在足也。**黄帝曰：荥输与合，各有名乎？岐伯答曰：荥输治外经，合治内府。** 荥腧气脉浮浅，故可治外经之病。合则气脉深入，故可治内府之病。**黄帝曰：治内府奈何？岐伯曰：取之于合。黄帝曰：合各有名乎？岐伯答曰：胃合于三里，** 胃，足阳明也。三里，本经所入为合也。**大肠合入于巨虚上廉，** 大肠，手阳明也。本经之合在曲池，其下腧则合于足阳明之巨虚上廉。**小肠合入于巨虚下廉，** 小肠，手太阳也。本经之合在小海，其下腧则合于足阳明之巨虚下廉。**三焦合入于委阳，** 三焦，手少阳也。本经之合在天井，其下腧则合于足太阳之委阳穴。按：大肠小肠三焦，皆手三阳之经。然大小肠为下焦之府，连属于胃，其经虽在上，而气脉不离于下，故合于足阳明之巨虚上下廉。三焦为孤独之府，其于三部九候无所不统，故经之在上者属手，腧之在下者居足。所以十二经中，惟此手之三阳，乃有下腧。故《本输篇》曰：大肠小肠，皆属于胃。三焦下腧，在于足小指之前，少阳之后，出于腘中外廉，名曰委阳。即此谓也。详《经络类》十六。**膀胱合入于委中央，** 膀胱，足太阳也。委中，即本经之合。**胆合入于阳陵泉。** 胆，足少阳也。阳陵泉，即本经之合。**黄帝曰：取之奈何？岐伯答曰：取之三里者，低跗取之；巨虚者，举足取之；委阳者，屈伸而索之；** 委阳在承扶下六寸。屈伸索之者，屈其股以察承扶之阴纹，伸其足以度委阳之分寸也。**委中者，屈而取之；阳陵泉者，正竖膝予之齐，下至委阳之阳取之；** 正竖膝予之齐，谓正身蹲坐，使两膝齐也。委阳之

阳，当作委中之阳，盖委中之外廉，即阳陵泉之次也。竖，上主切，又去声。**取诸外经者，揄申而从之。**揄，引也。申，明也。取外经者在荥输，然亦必引正详明，方可从而治也。揄音余。**黄帝曰：愿闻六府之病。岐伯答曰：面热者足阳明病，鱼络血者手阳明病，两跗之上脉竖陷者足阳明病，此胃脉也。**足阳明之脉行于面，故为面热。手阳明之脉行于手鱼之表，故为鱼络血。足面为跗，两跗之上脉，即冲阳也。竖者坚而实，陷者弱而虚，皆足阳明胃脉之病。观下文云大肠病者与胃同候，则此胃脉也。盖兼手阳明而言。**大肠病者，肠中切痛而鸣濯濯，冬曰重感于寒即泄，当脐而痛，不能久立，与胃同候，取巨虚上廉。**曰当作月。大肠属胃，故与胃同候。巨虚上廉，大肠合也，故当取之。**胃病者，腹䐜胀，胃脘当心而痛，上支两胁，膈咽不通，饮食不下，取之三里也。**三里乃阳明之合，故胃病者当取之。䐜，音嗔。**小肠病者，小腹痛，腰脊控睾而痛，时窘之后，当耳前热，若寒甚，若独肩上热甚，及手小指次指之间热，若脉陷者，此其候也，手太阳病也，取之巨虚下廉。**小肠气化于小腹，后附腰脊，下引睾丸，故为诸痛及不得大小便而时窘之后，盖即疝之属也。耳前、肩上、小指次指之间，皆手太阳之经，故其病如此。其候则脉有陷者。巨虚下廉，小肠合也，故当取之。睾音高，阴丸也。**三焦病者，腹气满，小腹尤坚，不得小便，窘急，溢则水留即为胀，候在足太阳之外大络，大络在太阳少阳之间，亦见于脉，取委阳。**三焦受病，则决渎之官失其职，水道不利，故为腹坚满，为小便窘急，为溢则水留而胀也。委阳为三焦下腧，故当取而治之。**膀胱病者，小便偏肿而痛，以手按之，即欲小便而不得，肩上热若脉陷，及足小指外廉及胫踝后皆热若脉陷，取委中央。**此皆膀胱之府病。取委中央者，足太阳经之合也。**胆病者，善太息，口苦呕宿汁，心下淡淡，恐人将捕之，嗌中吤吤然数唾，在足少阳之本末，亦视其脉之陷下者灸之，其寒热者取阳陵泉。**淡淡，失意貌。吤吤然，有声也。本末者，在府为本，在经为末也。其脉之陷下者为不足,故宜灸。其寒热者为有邪,故宜取之阳陵泉,即足少阳经之合也。嗌音益。阶音介。**黄帝曰:刺之有道乎?岐伯答曰:刺此者必中气穴,无中肉节,中气穴则针染于巷,中肉节即皮肤痛。**经气所至,是谓气穴。肉有节界,是谓肉节。染,著也。巷,道也。中其气穴则针著脉道而经络通,失其气穴则徒伤肉节而反为痛害矣。染,一本作游。**补写反则病益笃。中筋则筋缓,邪气不出,与其真相搏乱而不去,反还内著,用针不审,以顺为逆也。**补写反用,病必益甚。不中邪而中筋,邪必乘虚反与真气相乱,还著于内,皆以不审逆顺,用针者之罪也。

二十五、邪在五藏之刺灵枢五邪篇全

邪在肺,则病皮肤痛,寒热,上气喘,汗出,欬动肩背。皮肤痛而寒热者,皮毛为肺之合也。气喘汗出者,肺主气而腠理疏也。肺为藏府之华盖,居于膈上,故欬则动及肩背。**取之膺中外腧,**膺中之外腧,云门、中府也,手太阴本经穴。但云门忌深,能令人逆息。**背三节五节之傍,以手疾按之,快然乃刺之,**三椎之傍,肺腧也。五椎之傍,心腧也。皆足太阳经穴。以手疾按其处,觉快爽者,即其真穴,乃可刺之。**取之缺盆中以越之。**缺盆,足阳明经穴也。手太阴之脉上出于此,故当取之以散越肺邪。但忌太深,令人逆息。

邪在肝,则两胁中痛,寒中,恶血在内,行善掣节,时脚肿。两胁中痛,肝之经也。寒中,木乘脾胃也。恶血在内,肝所主也。行善牵掣其关节,肝主筋而邪居之也。肝经自足大指上行内踝,故时为脚肿。**取之行间以引胁下,**行间,足厥阴本经之荥,故可以引去肝邪而止胁痛。**补三里以温胃中,**三里,足阳明经穴,补以温胃,可去寒中。**取血脉以散恶血,**取肝经血络外见者,可以散在内之恶血。**取耳间青脉以去其掣。**足少阳经循耳前后,足厥阴主诸筋而与少阳为表里,故取耳间青脉,可以去掣节。

邪在脾胃,则病肌肉痛。阳气有余,阴气不足,则热中善饥;阳气不足,阴气有余,则寒中肠鸣腹痛;阴阳俱有余,若俱不足,则有寒有热。邪在脾胃则肌肉痛,脾主肌肉也。阳有余则阴不足,阳邪入府,病在阳明,故为热中善饥。阳不足则阴有余,阴邪入藏,病在太阴,故为寒中肠鸣腹痛。若脾胃之邪气皆盛,阴阳俱有余也;脾胃之正气皆虚,阴阳俱不足也。故有寒有热,随之而见。**皆调于三里。**此足阳明之合,可兼治脾胃之病。

邪在肾,则病骨痛阴痹。阴痹者,按之而不得,腹胀腰痛,大便难,肩背颈项痛,时眩。肾属少阴而主骨,故其病为骨痛阴痹。又至真要大论阴痹义更详,见运气类二十五。**取之涌泉、昆仑,视有血者尽取之。**涌泉为足少阴之井,昆仑为足太阳之经。按《经脉篇》以腰脊肩背颈项痛为足太阳病,故当取昆仑。余为少阴病,故当取涌泉。二经表里,凡有血络者皆当取之。

邪在心,则病心痛喜悲,时眩仆,视有余不足而调之其输也。邪在心者,皆在心之包络,其应补应写,皆当取手厥阴心主之输。

二十六、卫气失常,皮肉气血筋骨之刺 灵枢卫气失常篇

黄帝曰:卫气之留于腹中,搐积不行,苑蕴不得常所,使人肢胁胃中满、喘呼逆息者,何以去之?卫气者,水谷之悍气也。其气循皮肤之中,分肉之间,熏于肓膜,散于胸腹,此卫气之常也。失其常,则随邪内陷,留于腹中,搐积不行而苑蕴为病,故《禁服篇》曰卫气为百病母也。苑,郁同。**伯高曰:其气积于胸中者上取之,积于腹中者下取之,上下皆满者傍取之。黄帝曰:取之奈何?伯高对曰:积于上,写人迎、天突、喉中;**积于上者为喘呼逆息,故当写之于上。人迎,足阳明经穴。天突、喉中,俱任脉穴。喉中,即廉泉也。**积于下者,写三里与气街;**积于

腹中者,当写其下。三里、气街,俱足阳明经穴。**上下皆满者,上下取之,与季胁之下一寸,重者鸡足取之。**上下皆病,则上下俱当取之,如以上五穴是也。季胁之下一寸,当是足厥阴经章门穴。病之重者仍当鸡足取之,谓攒而刺之也,即《官针篇》合谷刺之谓,详见前六。一本云季胁之下深一寸。**诊视其脉大而弦急,及绝不至者,及腹皮急甚者,不可刺也。黄帝曰:善。**脉大而弦急,阴虚而真藏见也。绝不至者,营气脱也。腹皮急甚者,中和气绝而脾元败也。不宜刺矣。

黄帝问于伯高曰:何以知皮肉气血筋骨之病也? 伯高曰:色起两眉薄泽者,病在皮。两眉者,阙中也。其应主肺,故病在皮。**唇色青黄赤白黑者,病在肌肉。**脾气通于唇,故病在肌肉。**营气濡然者,病在血气。**濡,湿也。营本无形,若肤腠之汗,肌肉之胀,二便之泄利,皆濡然之谓。其病在营,则气血也。**目色青黄赤白黑者,病在筋。**目为肝之窍,肝主筋也。**耳焦枯受尘垢,病在骨。**耳为肾之窍,肾主骨也。**黄帝曰:病形何如? 取之奈何? 伯高曰:夫百病变化,不可胜数,然皮有部,肉有柱,血气有输,骨有属。黄帝曰:愿闻其故。伯高曰:皮之部,输于四末。**病在皮者,在阳分也。阳受气于四末,以其皮浅气浮也,故皮之部输于四末。**肉之柱,在臂胫诸阳分肉之间,与足少阴分间。**病在肌肉,当治其柱。柱者,腘之属也。坚厚之肉,多在手足三阳分肉间,以肉主于脾,而脾主四支也。足少阴之经,自足心,循内踝后,入足跟,以上腨内,出腘内廉,上股内后廉,会于尻臀,贯脊,其肉俱厚,故亦为肉之柱。**血气之输,输于诸络,气血留居,则盛而起。**病在血气,当治其输。输于诸络,谓诸经之络穴也。气血留居,则经络壅盛,故当取之。**筋部无阴无阳,无左无右,候病所在。**病在筋者,不必分其阴阳左右,但当随病所在而治之。**骨之属者,骨空之所以受益而益脑髓者也。**病在骨之属者,当治骨空以益其髓。髓者骨之充也,故益髓即所以治骨。骨空义详《经络类》十九。黄帝曰:取之奈何? 伯高曰:夫病变化浮沉深浅,不可胜穷,各在其处,病间者浅之,甚者深之,间者小之,甚者众之,随变而调气,故曰上工。间者病轻,故用针宜浅宜小。甚者病重,故用针宜深宜众。病变无穷,能随其变而调治得宜者,故曰上工。

二十七、五乱之刺 灵枢五乱篇全

黄帝曰:经脉十二者,别为五行,分为四时,何失而乱? 何得而治? 岐伯曰:五行有序,四时有分,相顺则治,相逆则乱。黄帝曰:何谓相顺? 岐伯曰:经脉十二者,以应十二月;十二月者,分为四时;四时者,春秋冬夏,其气各异。营卫相随,阴阳已和,清浊不相干,如是则顺之而治。此下言一时血气之错乱,非宿疾有因之谓。气本五行,故曰五乱。黄帝曰:何谓逆而乱? 岐伯曰:清气在阴,浊气在阳,营气顺脉,卫气逆行,清浊相干,乱于胸中,是谓大悗。清气属阳而升,在阴则乱。浊气属阴而降,在阳则乱。营气阴性精专,行常顺脉。卫气阳性慓悍,昼当行阳,夜当行阴。若卫气逆行,则阴阳相犯,表里相干,乱于胸中而为悗闷,总由卫气之为乱耳。悗,母本切。故气乱于心,则烦心密嘿,俛首静伏;乱于肺则俛仰喘喝,接手以呼;乱于肠胃,则为霍乱;气乱于内者,上则在心肺,下则在肠胃也。嘿,默同。俛,俯同,又音免。乱于臂胫,则为四厥;乱于头,则为厥逆,头重眩仆。气乱于外者,下在于四肢,上在于头也。黄帝曰:五乱者,刺之有道乎? 岐伯曰:有道以来,有道以去,审知其道,是谓身宝。道,言所由也。邪之来去,必有其道,知其道则取病甚易,是谓保身之宝也。按:此四句,虽以针刺为言,然实治法之要领,不可不知也。大凡疾病之生,必有所自,是有道以来也。知其所自而径拔之,是有道以去也。能审其道,则自外而入者,自表而逐之;自内而生者,自里而除之。自上来者可越之,自下来者可竭之。自热来者不远寒，自寒来者不远热。自虚而实者，先顾其虚，无实则已；自实而虚者，先去其实，无虚则已。皆来去之道也。俗云来处来，去处去。此言虽浅，殊有深味，诚足为斯道之法。**黄帝曰：善。愿闻其道。**岐伯曰：**气在于心者，取之手少阴、心主之输。**手少阴之输，神门也。心主之输，手厥阴大陵也。**气在于肺者，取之手太阴荥、足少阴输。**手太阴之荥，鱼际也。足少阴之输，太溪也。气在肺而取肾者，以少阴脉贯肾络肺也。**气在于肠胃者，取之足太阴、阳明，不下者取之三里。**取足太阴之输，太白也。足阳明之输，陷谷也。三里亦足阳明穴。**气在于头者，取之天柱、大杼；不知，取足太阳荥、输。**天柱、大杼，俱足太阳经穴。不知，不应也。当复取其荥、输二穴，通谷、束骨也。**气在于臂足，取之先去血脉，后取其阳明、少阳之荥、输。**臂足之络有血者，必先去其血。在手者取手，在足者取足。手阳明之荥、输，二间、三间也。手少阳之荥、输，液门、中渚也。足阳明之荥、输，内庭、陷谷也。足少阳之荥、输，侠溪、临泣也。**黄帝曰：补写奈何？**岐伯曰：**徐入徐出，谓之导气。补写无形，谓之同精。**凡行针补写，皆贵和缓，故当徐入徐出，在导气复元而已。然补者导其正气，写者导其邪气，总在保其精气耳，故曰补写无形，谓之同精。**是非有余不足也，乱气之相逆也。**言本篇之法，非为有余不足而设，特以乱气相逆，但宜导治之如是耳。此因帝问补写，故复及之以明其义也。**黄帝曰：允乎哉道，明乎哉论！请著之玉版，命曰治乱也。**

二十八、四盛关格之刺灵枢终始篇

凡刺之道，毕于终始，明知终始，五藏为纪，阴阳定矣。终始，本篇名，详载阴阳针刺之道，今散类各章。**阴者主藏，阳者主府；**手足三阴，俱主五藏。手足三阳，俱主六府。**阳受气于四末，阴受气于五藏。**阳主外，故受气于四末。阴主内，故受气于五藏。四末，手足末

也。**故写者迎之，补者随之，知迎知随，气可令和。**迎者，迎其来而
夺之。随者，随其去而济之。**和气之方，必通阴阳，五藏为阴，六府
为阳。传之后世，以血为盟，敬之者昌，慢之者亡，无道行私，必得天
殃。**不明至道，而强不知以为知，即无道行私也。伐人长命，殃必及
之，天道不爽，当知所畏。**谨奉天道，请言终始，终始者经脉为纪。**
天道阴阳，有十二辰次为之纪；人身血气，有十二经脉为之纪。循环
无端，终而复始，故曰终始。**持其脉口人迎，以知阴阳有余不足，平
与不平，天道毕矣。**脉口在手，太阴脉也，可候五藏之阴。人迎在
颈，阳明脉也，可候六府之阳。人之血气经脉，所以应天地阴阳之盛
衰者，毕露于此，故曰天道毕矣。**所谓平人者不病，不病者脉口人迎
应四时也，上下相应而俱往来也，六经之脉不结动也，本末之寒温之
相守司也，形肉血气必相称也，是谓平人。**春夏人迎微大，秋冬寸口
微大，应四时也。上谓人迎，下谓脉口，相应往来，即如下篇所谓俱
往俱来若引绳大小齐等也。结涩则不足，动疾则有余，皆非平脉也。
藏气为本，肌体为末，表里寒温，司守不致相失，故必外之形肉、内之
血气皆相称者，谓之平人。**少气者，脉口人迎俱少而不称尺寸也；如
是者，则阴阳俱不足，补阳则阴竭，写阴则阳脱；如是者，可将以甘
药，不可饮以至剂；如此者弗灸，不已者因而写之，则五藏气坏矣。**
少气者，元气虚也，兼阴阳而言。故上之人迎，下之脉口，必皆衰少
无力，而两手之尺寸亦不相称。凡阴阳气俱不足者不可刺，若刺
而补阳则阴竭，写阴则阳脱，如是者但可将以甘药。甘药之谓，最有
深意，盖欲补虚羸，非甘纯不可也。至剂，刚毒之剂也。正气衰者不
可攻，故不宜用也。非惟不可攻，而灸之亦不可，以火能伤阴也。临
此证者，不可忘此节之义。**人迎一盛，病在足少阳，一盛而躁，病在
手少阳。人迎二盛，病在足太阳，二盛而躁，病在手太阳。人迎三
盛，病在足阳明，三盛而躁，病在手阳明。**人迎，足阳明脉也。一盛

二盛,谓大于气口一倍二倍也。阳明主表而行气于三阳,故人迎一盛,病在足经之少阳。若大一倍而加以躁动,则为阳中之阳,而上在手经之少阳矣。凡二盛三盛,病皆在足而躁则皆在手也。下仿此。**人迎四盛,且大且数,名曰溢阳,溢阳为外格。**人迎盛至四倍,且大且数者,乃六阳偏盛之极,盈溢于府,格拒六阴,是为外格。按下文曰:溢阴为内关,内关不通死不治。则此外格者,亦死无疑。又关格详按,见《脉色类》二十二,所当互阅。**脉口一盛,病在足厥阴,一盛而躁,在手心主。脉口二盛,病在足少阴,二盛而躁,在手少阴。脉口三盛,病在足太阴,三盛而躁,在手太阴。**脉口,手太阴脉也。太阴主里而行气于三阴,故脉口一盛,病在足经之厥阴。若加以躁,则为阴中之阳而上在手厥阴心主矣。凡二盛三盛皆在足,而躁则皆在手也。**脉口四盛,且大且数者,名曰溢阴,溢阴为内关,内关不通死不治。**脉口四盛、且大且数者,乃六阴偏盛,盈溢于藏,表里隔绝,是为内关,主死不治。**人迎与太阴脉口,俱盛四倍以上,命曰关格,关格者与之短期。**人迎主阳,脉口主阴,若惧盛至四倍以上,则各盛其盛,阴阳不交,故曰关格,可与言死期也。**人迎一盛,写足少阳而补足厥阴,二写一补,日一取之,必切而验之,疏取之,上气和乃止。**人迎主府,故其一盛病在胆经,肝胆相为表里,阳实而阴虚,故当写足少阳之府,补足厥阴之藏也。写者二,补者一,写倍于补也。疏取之者,欲其从容,不宜急也。上气,言气之至也。气至而和,谷气至矣,故可止针。下仿此。**人迎二盛,写足太阳,补足少阴,二写一补,二日一取之,必切而验之,疏取之,上气和乃止。**人迎二盛,病在膀胱经,膀胱与肾为表里,表实而里虚,故当写足太阳,补足少阴也。二写一补义见后。疏取上气义同前。**人迎三盛,写足阳明而补足太阴,二写一补,日二取之,必切而验之,疏取之,上气和乃止。**人迎三盛,病在胃经,胃与脾为表里,胃实脾虚,故当写足阳明,补足太阴。

以上三阳盛者,俱二写一补。**脉口一盛,写足厥阴而补足少阳,二补一写,日一取之,必切而验之,疏而取,上气和乃止。**脉口主藏,故其一盛病在肝经。肝实胆虚,当写足厥阴,补足少阳也。补写义见后。上气义同前。**脉口二盛,写足少阴而补足太阳,二补一写,二日一取之,必切而验之,疏取之,上气和乃止。**脉口二盛,病在肾经,肾经实,膀胱虚,故当写足少阴,补足太阳也。**脉口三盛,写足太阴而补足阳明,二补一写,日二取之,必切而验之,疏而取之,上气和乃止。**脉口三盛,病在脾经,脾实胃虚,故当写太阴,补阳明也。**所以日二取之者,太阳主胃,大富于谷气,故可日二取之也。**此释上文脾胃二经之治也。太言太阴,阳言阳明,脾与胃为表里,故曰太阳主胃。二经皆富于谷气,较他藏为盛,故可日二取之。按:上文人迎之治,治三阳也,皆曰二写一补。气口之治,治三阴也,皆曰二补一写。盖以三阳主表,病在表者,宜写倍于补也。三阴在里,病在里者,宜补倍于写也。皆以藏气为重,惟恐其或伤耳。又如厥阴少阳,肝胆木藏也,东方多实,或可日二取之。太阴阳明,脾与胃也,脾胃大富于谷气,故可日二取之。惟少阴太阳则二日一取之,盖肾与膀胱为天一之藏,真阴之原,故宜保重如此。圣人之顾根本,岂惟针刺为然哉?**人迎与脉口俱盛三倍以上,命曰阴阳俱溢,如是者不开,则血脉闭塞,气无所行,流淫于中,五藏内伤。如此者,因而灸之,则变易而为他病矣。**俱盛三倍以上,即四盛也。阴阳俱溢,即溢阴溢阳也。不开,即外关内格也。如此者血气闭塞无所行,五藏真阴伤于内,刺之已不可,灸之则愈亡其阴而变生他病,必至不能治也。

二十九、约方关格之刺 灵枢禁服篇全

雷公问于黄帝曰:细子得受业,通于九针六十篇,旦暮勤服之,近者编绝,久者简垢,然尚讽诵弗置,未尽解于意矣。外揣言浑束为

一,未知所谓也。夫大则无外,小则无内,大小无极,高下无度,束之奈何? 士之才力或有厚薄,智虑褊浅,不能博大深奥,自强于学若细子,细子恐其散于后世,绝于子孙,敢问约之奈何? 六十篇,古经数也。今失其传。编绝简垢,即韦编三绝之谓。垢,尘污也。盖古时无纸,书于竹简,以熟皮编之,故曰韦编。外揣,本经篇名。所言浑束为一、大则无外等义,见前十二。**黄帝曰:善乎哉问也!此先师之所禁,坐私传之也,割臂歃血之盟。子若欲得之,何不斋乎?雷公再拜而起曰:请闻命于是也。乃斋宿三日而请曰:敢问今日正阳,细子愿以受盟。黄帝乃与俱入斋室,割臂歃血。黄帝亲祝曰:今日正阳,歃血传方,有敢背此言者,反受其殃。雷公再拜曰:细子受之。黄帝乃左握其手,右授之书曰:慎之慎之,吾为子言之。**盟者以血涂口傍曰歃血。歃音霎。**凡刺之理,经脉为始,营其所行,知其度量,内刺五藏,外刺六府,**经脉为始,必先明经络也。营其所行,营行有终始也。知其度量,脉度有短长也。内刺五藏,外刺六府,分表里出入也。此六句与《经脉篇》略同,详《经络类》首章。**审察卫气,为百病母,**卫气者,阳气也,卫外而为固者也。阳气不固,则卫气失常,而邪从卫入,乃生疾病,故为百病母。义详本类前二十六及《疾病类》四。**调其虚实,虚实乃止,写其血络,血尽不殆矣。**写实则虚,补虚则实,故虚实乃止。病在血者调之络,邪血去尽,则不殆矣。**雷公曰:此皆细子之所以通,未知其所约也。黄帝曰:夫约方者,犹约囊也,囊满而弗约则输泄,方成弗约则神与弗俱,**约者,要也。约方约囊,其道同也。囊满弗约则输泄而倾,方成弗约则不切于用,盖杂则不精也。《易》曰:精义入神,以致用也。不得其精,焉能入神? 有方无约,即无神也,故曰神与弗俱。所谓约者,即前《外揣篇》浑束为一之义。**雷公曰:愿为下材者,弗满而约之。**满言欲博,约言欲精,弗满而约之,谓亦有不由博学而可得其捷径者否也,故曰愿为下材。

黄帝曰:未满而知约之以为工,不可以为天下师。因满而约,约之善也。由博而精,精之至也。未满而知约,何约之有?未博而言精,何精之有?若是者谓之为工,安足为天下师?是以言约者非满不可,言精者非博不可也。**雷公曰:愿闻为工。黄帝曰:寸口主中,人迎主外,两者相应,俱往俱来,若引绳大小齐等,春夏人迎微大,秋冬寸口微大,如是者名曰平人。**太阴行气于藏,故寸口主中。阳明行气于府,故人迎主外。人迎寸口,一表一里也,故往来相应,欲其大小齐等若引绳之匀者,是为和调之脉。然人迎主阳,故必于春夏微大,寸口主阴,故必于秋冬微大,乃谓之平人也。**人迎大一倍于寸口,病在足少阳,一倍而躁,在手少阳。人迎二倍,病在足太阳,二倍而躁,病在手太阳。人迎三倍,病在足阳明,三倍而躁,病在手阳明。**义见前章。**盛则为热,虚则为寒,紧则为痛痹,代则乍甚乍间。**此言人迎脉也。乍甚乍间,即下文乍痛乍止之谓。**盛则写之,虚则补之,紧痛则取之分肉,代则取血络且饮药,陷下则灸之,不盛不虚,以经取之,名曰经刺。**紧则为痛痹,故当取分肉。代因血气不调,故当取血络,且饮调和之药。脉陷下不起者有寒滞,故宜灸之。若不因血气之盛虚,而病有留于经络者,则当随经所在,或饮药,或灸刺以取之也。经刺义见前第五。**人迎四倍者,且大且数,名曰溢阳,溢阳为外格,死不治。必审按其本末,察其寒热,以验其藏府之病。**脉之偏盛至于四倍者,乃为关格不治之证。若一倍二倍三倍,不过为病,而但有轻重之分耳,故当审其致病之本末,察其寒热藏府而施之治也。**寸口大于人迎一倍,病在足厥阴,一倍而躁,在手心主。寸口二倍,病在足少阴,二倍而躁,在手少阴。寸口三倍,病在足太阴,三倍而躁,在手太阴。**人迎寸口,相为表里,故上文云人迎一倍,病在足少阳,此云寸口一倍,病在足厥阴,胆与肝为表里也。一倍而躁,人迎在手少阳,寸口在手心主,三焦包络为表里也。凡后二倍三倍表里皆然。

盛则胀满、寒中、食不化，虚则热中、出糜、少气、溺色变，紧则痛痹，代则乍痛乍止。此言寸口脉也。盛则外实中虚，故为胀满、寒中、食不化。虚则真阴不足，故为热中、出糜、少气、溺色变。糜，谓泄泻糜烂之物。盛则写之，虚则补之，紧则先刺而后灸之，代则取血络而后调之，陷下则徒灸之。陷下者，脉血结于中，中有著血，血寒，故宜灸之。不盛不虚，以经取之。紧则为寒，故宜先刺后灸，欲其经易通，寒易去也。脉陷下者，以寒著于血，而血结为滞，故宜灸之也。代则取血络及不盛不虚义见上文。寸口四倍者，名曰内关，内关者且大且数，死不治。必审察其本末之寒温，以验其藏府之病，义同前人迎四倍者。通其营输，乃可传于大数。大数曰盛则徒写之，虚则徒补之，紧则灸刺且饮药，陷下则徒灸之，不盛不虚以经取之。所谓经治者，饮药，亦曰灸刺。脉急则引，脉大以弱，则欲安静，用力无劳也。营，经脉也。输，荣输也。大数，大法也，即《经脉》《本输》《终始》《禁服》等篇之义。徒，但也。陷下，义见上文。经取之，即所谓经治者，或饮药，或灸刺，皆可随经所宜而治也。脉急者，邪盛也，宜设法引去之。脉大以弱者，阴不足也，宜安静以养阴，用力无劳也。凡此皆大数大法也。故确知其盛，则但写之；确知其虚，则但补之；确知其宜灸刺，则以灸刺；宜药饵，则以药饵。然必资学力，庶能无惑，是即约方之要，浑束为一之义也。若未满而云约者，必不学无术之下材耳，焉得为工？尚敢曰人之师哉？学者于此，必不可自欺以欺人也。

三十、缪刺巨刺素问缪刺论全

黄帝问曰：余闻缪刺，未得其意，何谓缪刺？缪，异也。左病刺右，右病刺左，刺异其处，故曰缪刺，治奇邪之在络者也。岐伯对曰：夫邪之客于形也，必先舍于皮毛，留而不去，入舍于孙脉，留而不去，入舍于络脉，留而不去，入舍于经脉，内连五藏，散于肠胃，阴阳俱感，五藏乃伤，此邪之从皮毛而入，极于五藏之次也，如此则治其经焉。邪气自浅入深而极于五藏之次者，当治其经。治经者，十二经穴之正刺也，尚非缪刺之谓。今邪客于皮毛，入舍于孙络，留而不去，闭塞不通，不得入于经，流溢于大络而生奇病也。大络者，十二经支别之络也。病在支络，行不由经，故曰奇邪。夫邪客大络者，左注右，右注左，上下左右与经相干，而布于四末，其气无常处，不入于经俞，命曰缪刺。支而横者为络，邪客于大络，故左注右，右注左。布于四末而气无常处，故当治以缪刺。帝曰：愿闻缪刺以左取右、以右取左奈何？其与巨刺何以别之？岐伯曰：邪客于经，左盛则右病，右盛则左病，亦有移易者，左痛未已而右脉先病，如此者必巨刺之，必中其经，非络脉也。缪刺之法以左取右，以右取左，巨刺亦然。但巨刺者，刺大经者也，故曰巨刺。缪刺者，刺其大络，异于经者也，故曰缪刺。皆以治病之左右移易者。巨刺义出前第五章。故络病者，其痛与经脉缪处，故命曰缪刺。络浅经深，络横经直，故其病缪处也。

帝曰：愿闻缪刺奈何？取之何如？岐伯曰：邪客于足少阴之络，令人卒心痛暴胀，胸胁支满。足少阴别络，并本经上肾，从肾上贯肝膈，走于心包，故病如此。无积者，刺然骨之前出血，如食顷而已；疾虽如上而内无积聚者，刺然骨之前，即足少阴之荥，然谷穴也。食顷，一饭顷也。后仿此。王氏曰：刺此多出血，令人立饥欲食。不已，左取右，右取左。如病不已，在左者取右然谷，在右者取左然谷，此即缪刺之法也。余准此。病新发者，取五日已。病新发者，邪未深也，虽不即愈，亦不过五日而已矣。

邪客于手少阳之络，令人喉痹舌卷，口干心烦，臂外廉痛，手不及头。手少阳之支别，上出缺盆，上项，注胸中，合心主，其经出臂外两骨之间，贯肘上肩，故病如此。刺手中指次指爪甲上，去端如韭叶各一痏，中指当作小指，谓手少阳之井，关冲穴也。左右皆刺，故言各一痏。痏，委、伟二音，刺瘢也。**壮者立已，老者有顷已，左取右，右取左，此新病数日已。**上言左右各一痏，以左右俱病也。此言左取右、右取左，以病有偏著也，皆缪刺之法。后准此。新病数日已，盖言有不即已者，若系新病，亦不出数日而已也。

邪客于足厥阴之络，令人卒疝暴痛。足厥阴之别，循胫上睾结于茎，故为疝痛。**刺足大指爪甲上，与肉交者各一痏，**此足厥阴之井，大敦穴也。**男子立已，女子有顷已，左取右，右取左。**男阳女阴，阳气至速，阴气至迟也。

邪客于足太阳之络，令人头项肩痛。足太阳支者，从巅下行，还出别下项，循肩膊内，故为是病。**刺足小指爪甲上，与肉交者各一痏，立已；**足太阳之井，至阴穴也。**不已，刺外踝下三痏，左取右，右取左，如食顷已。**外踝下足太阳之郄，金门穴也。三痏，三刺也。一日一刺，得效乃已。食顷义见前。

邪客于手阳明之络，令人气满胸中，喘息而支胠，胸中热。手阳明之脉，下入缺盆，络肺下膈，其支者从缺盆上颈，故为此病。**刺手大指次指爪甲上，去端如韭叶各一痏，左取右，右取左，如食顷已。**手阳明之井，商阳穴也。

邪客于臂掌之间，不可得屈。刺其踝后，邪客于臂掌之间，手厥阴经也。踝后者，以两踝言，踝中之后，则内关也。内关为手厥阴之络，故当取之。**先以指按之痛乃刺之。以月死生为数，月生一日一痏，二日二痏，十五日十五痏，十六日十四痏。**月之死生，随日盈缩以为数也。故自初一至十五，月日以盈，为之生数，当日增一痏，一痏即一刺也，至十五日，渐增至十五痏矣。自十六至三十日，月日以缩，为之死数，当日减一刺，故十六日止十四痏，减至月终，惟一刺矣。盖每日一刺，以朔望为进止也。

邪客于足阳跷之脉，令人目痛从内眦始。阴阳跷脉，俱起于足

跟，其气上行，皆属于目内眦，故病如此。**刺外踝之下半寸所各二**
痏，左刺右，右刺左，如行十里顷而已。外踝之下半寸所，足太阳申
脉也，阳跷所生，故宜刺之。

　　人有所堕坠，恶血留内，腹中满胀，不得前后。先饮利药，此上
伤厥阴之脉，下伤少阴之络，刺足内踝之下、然骨之前血脉出血，先
饮利药，逐留内之瘀血也。凡堕坠者，必病在筋骨，故上伤厥阴之
脉，肝主筋也；下伤少阴之络，肾主骨也。刺然骨之前出血，即少阴
络也。**刺足跗上动脉；**足厥阴之腧，太冲穴也。按：王氏谓为阳明之
冲阳，似与此无涉。**不已，刺三毛上各一痏，见血立已，左刺右，右刺**
左。足厥阴之井，大敦穴也。**善悲惊不乐，刺如右方。**堕跌伤阴，神
气散失，故善悲惊不乐。

　　邪客于手阳明之络，令人耳聋，时不闻音。手阳明之别者入耳，
故为耳聋。**刺手大指次指爪甲上，去端如韭叶各一痏，立闻；**手阳明
之井，商阳穴也。**不已，刺中指爪甲上与肉交者，立闻。**中指爪甲
上，手厥阴之井，中冲穴也。以心主之脉出耳后，合少阳完骨之下，
故宜取之。**其不时闻者，不可刺也。**时或有闻者，尚为可治；其不闻
者，络气已绝，刺亦无益，故不可刺也。**耳中生风者，亦刺之如此数，**
左刺右，右刺左。耳中如风声者，虽聋犹有所闻，故宜刺如前数，当
左右缪取之。

　　凡痹往来，行无常处者，在分肉间痛而刺之。以月死生为数，用针
者随气盛衰以为痏数，针过其日数则脱气，不及日数则气不写，**左刺**
右，右刺左，病已止；不已，复刺之如法。在分肉间痛而刺之，谓随痛所
在，求其络而缪刺之也。**月生一日一痏，二日二痏，渐多之，十五日十**
五痏，十六日十四痏，渐少之。此即月死生之数，义见前。按：本篇以
月死生为数，如上节曰：用针者随气盛衰以为痏数，针过其日数则脱
气，不及日数则气不写。此气候之刺数也。观前二十九章曰：厥阴少

阳,日一取之;太阴阳明,日二取之;少阴太阳,二日一取之。此又诸经亦有刺数。当与此参酌为用而别其盛衰,庶乎尽善。

邪客于足阳明之络,令人鼽衄上齿寒。足阳明之脉,起于鼻之交頞中,下循鼻外入上齿,故络病如此。刺足中指次指爪甲上,与肉交者各一痏,左刺右,右刺左。中指次指,皆足阳明所出之经,即厉兑穴次也。

邪客于足少阳之络,令人胁痛不得息,欬而汗出。足少阳支者下胸中,贯膈循胁肋,故为此病。刺足小指次指爪甲上,与肉交者各一痏,足少阳之井窍阴穴也。不得息立已,汗出立止,欬者温衣饮食一日已,左刺右,右刺左,病立已;不已,复刺如法。温衣饮食,言饮食俱宜暖也。

邪客于足少阴之络,令人嗌痛不可内食,无故善怒,气上走贲上。足少阴之脉循喉咙,故嗌痛不可内食。其别者并经上走于心包,故善怒而气上走于贲门之上。盖邪在少阴,肾水必虚,阴火上炽,故为嗌痛善怒等病。内,纳同。贲,奔、秘二音。刺足下中央之脉各三痏,凡六刺,立已,左刺右,右刺左。足下中央,少阴之井,涌泉穴也。左右俱痛者,各刺三痏。痛在一边者,缪刺之。嗌中肿,不能内唾,时不能出唾者,刺然骨之前出血,立已,左刺右,右刺左。然骨之前,足少阴之荥,然谷穴也。

邪客于足太阴之络,令人腰痛,引少腹控眇,不可以仰息。足太阴之脉络,上入腹,布胸胁而筋著于脊,故为病如此。控,引也。眇,季胁下也。刺腰尻之解,两胂之上是腰俞,以月死生为痏数,发针立已,左刺右,右刺左。腰尻骨解两胂之上者,督脉腰俞之傍也。以月死生为痏数,义如前。腰俞止一穴居中,本无左右,此言左取右、右取左者,必腰俞左右,即足太阳之下髎穴也。腰尻两胂义,详本类后四十九。胂音申。

邪客于足太阳之络,令人拘挛背急,引胁而痛。足太阳经挟脊抵腰中,故拘挛背急。其筋从腋后入腋下,故引胁而痛。**刺之从项始,数脊椎,侠脊疾按之,应手如痛,刺之傍三痏,立已。**此刺不拘俞穴,但自项大椎为始,从下数其脊椎,或开一寸半,或开三寸,侠脊处疾按之,应手而痛,即刺处也。脊之两傍各刺三痏,病当自已。

邪客于足少阳之络,令人留于枢中痛,髀不可举。枢中,髀枢也,足少阳脉所由行者。**刺枢中以毫针,寒则久留针,以月死生为数,立已。**髀枢中,足少阳环跳穴也。若寒者,须久留针,则寒邪乃去,故以月死生为数。

治诸经刺之所过者不病,则缪刺之。诸经所过者不病,言病不在经而在络也,故缪刺之。若病刺在经,则谓之巨刺矣。

耳聋,刺手阳明;不已,刺其通脉出耳前者。此复言手阳明之耳聋,当刺商阳如前也。刺其通脉出耳前者,手阳明脉,正当足少阳听会之分也。

齿龋,刺手阳明;不已,刺其脉入齿中者,立已。龋,齿痛也。手阳明之脉贯颊入下齿中,故当刺大肠经之商阳也。如不已,则刺其痛脉之入齿中者。按:《甲乙经》注手阳明脉,商阳、二间、三间、合谷、阳溪、偏历、温溜,七穴皆主齿痛。龋,丘禹切。

邪客于五藏之间,其病也,脉引而痛,时来时止。视其病,缪刺之于手足爪甲上。邪客于五藏之间,必各引其经而痛,但视病处,各取其井而缪刺之。**视其脉,出其血,间日一刺;一刺不已,五刺已。**有血络者,当刺去其血亦如数。

缪传引上齿,齿唇寒痛。视其手背脉血者去之,缪传者,病在下齿而引及上齿也。上齿属足阳明,下齿属手阳明。今上下引痛者,当视手阳明之络,有血者先去之。**足阳明中指爪甲上一痏,手大指次指爪甲上各一痏,立已,左取右,右取左。**足阳明中指爪甲上,谓厉兑穴也。手大指次指爪甲上,手阳明商阳穴也。

邪客于手足少阴太阴足阳明之络,此五络皆会于耳中,上络左角,手少阴,心也。足少阴,肾也。手太阴,肺也。足太阴,脾也。足阳明,胃也。**五络皆会于耳中,上络左额之角。五络俱竭,令人身脉皆动而形无知也,其状若尸,或曰尸厥。**五络俱竭,阴阳离散也。身脉皆动,筋惕肉瞤也。上下离竭,厥逆气乱,昏愦无知,故名尸厥。**刺其足大指内侧爪甲上,去端如韭叶,**足太阴之井,隐白穴也。**后刺足心,**足少阴之井,涌泉穴也。**后刺足中指爪甲上各一痏,**足阳明之井,厉兑穴也。**后刺手大指内侧,去端如韭叶,**手太阴之井,少商穴也。**后刺手心主,**手厥阴之井,中冲穴也。凡邪之在心者,皆在于心之包络,故取之。**少阴锐骨之端各一痏,立已;**谓神门穴,手少阴之腧也。**不已,以竹管吹其两耳,**以小竹管纳对耳孔,用力吹之,勿令气泄,所以温助五络,气可复通也。新校正云:按陶隐居谓吹其左耳极三度,复吹其右耳三度也。**鬄其左角之发方一寸,燔治,饮以美酒一杯,不能饮者灌之,立已。**鬄,剃同。左角之发,五络之血余也。燔治,烧制为末也。饮以美酒,助药力行血气也。补以其类,故可使尸厥立已。

凡刺之数,先视其经脉,切而从之,审其虚实而调之,不调者经刺之,病在经者,治从其经,但审其虚实而调之。调者,如汤液导引之类皆是也。调之而不调,然后刺其经脉,是谓经刺,亦曰巨刺。**有痛而经不病者缪刺之,**有痛而经不病者,病在大络也,故当缪刺之。**因视其皮部有血络者尽取之,此缪刺之数也。**皮部有血络者,邪在皮肤孙络也,故当尽取其血。凡此刺经者,刺大络者,刺皮部血络者,各有其治,所以辨缪刺之术数也。

类经二十一卷

针刺类

三十一、阴阳形气，外内易难 灵枢寿夭刚柔篇

黄帝问于少师曰：余闻人之生也，有刚有柔，有弱有强，有短有长，有阴有阳，愿闻其方。少师答曰：阴中有阴，阳中有阳，审知阴阳，刺之有方，刚柔强弱短长，无非阴阳之化，然曰阴曰阳，人皆知之，至若阴中复有阴，阳中复有阳，则人所不知也，故当详审阴阳，则刺得其方矣。**得病所始，刺之有理，谨度病端，与时相应，内合于五藏六府，外合于筋骨皮肤。**得病所始者，谓知其或始于阴，或始于阳，故刺之有理也。谨度病端者，谓察其风因木化，热因火化，湿因土化，燥因金化，寒因水化，故与时相应也。内而五藏六府，外而筋骨皮肤，莫非此理，合而求之，得其病之原矣。**是故内有阴阳，外亦有阴阳。在内者五藏为阴，六府为阳；在外者筋骨为阴，皮肤为阳。**内为阴，外为阳，理之常也。然内有阴阳，外亦有阴阳。故在内者五藏为阴，藏属里也；六府为阳，府属表也。在外者筋骨深而为阴，皮肤浅而为阳。所以阴阳之中，复有阴阳。即如五藏皆有血气，六府亦有血气。血在六府则阳中之阴，气则阳中之阳也；气在五藏则阴中之阳，血则阴中之阴也。皮肤筋骨，无不皆然。故《天元纪大论》曰：天有阴阳，地亦有阴阳。其义即此。由此观之，可见阴阳合一之道，则无往不在。**故曰病在阴之阴者，刺阴之荥输；**阴之阴者，阴病在阴分也，当刺其荥输。以诸经荥输气微，亦阴之类，如手太阴经鱼

际为荥、太渊为输者是也。**病在阳之阳者,刺阳之合**;阳之阳者,阳病在阳分也,当刺其合穴。盖所入为合,犹在阳分,刺此以防深入,如手阳明经曲池之类是也。**病在阳之阴者,刺阴之经**;阳之阴者,阳病在阴也,当刺阴之经穴。盖所行为经,其气正盛,即阴中之阳,如手太阴经渠之类是也。**病在阴之阳者,刺络脉**。阴之阳者,阴病在阳也,当刺诸络脉。盖络脉浮浅,皆在阳分,如手阳明经偏历之类是也。**故曰病在阳者命曰风,病在阴者命曰痹病,阴阳俱病命曰风痹。**阳受风气,故在阳者命曰风风。邪入于阴则痹,故在阴者命曰痹。**病有形而不痛者,阳之类也**;病浅在外也。**无形而痛者,阴之类也。**病深在内也。**无形而痛者,其阳完而阴伤之也,急治其阴,无攻其阳;有形而不痛者,其阴完而阳伤之也,急治其阳,无攻其阴。**完,固也。病在阴者勿攻其阳,病在阳者勿攻其阴,凡表里虚实,其治皆然。**阴阳俱动,乍有形,乍无形,加以烦心,命曰阴胜其阳,此谓不表不里,其形不久。**阴阳俱动,表里皆病也。乍有形,乍无形,往来不常也。加以烦心,阴病甚于阳也。大凡治病必求于本,若求其在表而里亦病,求其在里而表亦病,此以阴阳并伤,故曰不表不里,治之为难,形将不久矣。

　　黄帝问于伯高曰:余闻形气病之先后,外内之应奈何? 形见于外,气运于中。病伤形气,则或先或后,必各有所应。**伯高答曰:风寒伤形,忧恐忿怒伤气。气伤藏,乃病藏;寒伤形,乃应形;风伤筋脉,筋脉乃应。此形气外内之相应也。**风寒外袭,故伤于形。情欲内劳,故伤于气。内伤则病在藏府,外伤则应于皮毛。若风伤筋脉,则居于外内之间,故应于筋脉。此形气表里之有辨也。**黄帝曰:刺之奈何? 伯高答曰:病九日者,三刺而已;病一月者,十刺而已。多少远近,以此衰之。**大约病三日者,可一刺而已,故九日者当三刺,一月者当十刺。凡病之多少远近,当推此以衰去之,是刺之大法也。

久痹不去身者，视其血络，尽出其血。久痹不去身者，其身不能往来，以阴邪在于血脉，故当视其血络而尽去之。**黄帝曰：外内之病，难易之治奈何？**上文言久近之难易，故此复问外内之难易。**伯高答曰：形先病而未入藏者，刺之半其日；**外病而内不病者其病浅，故当半其日，谓减于前法日数之半，如病一月者，可五刺而已也。**藏先病而形乃应者，刺之倍其日。此月内难易之应也。**内病而应于外者其病深，故当倍其日，如浅者一月五刺，重者一月十刺也。病有浅深，故治有难易耳。

三十二、刺有三变，营卫寒痹 灵枢寿夭刚柔篇

黄帝曰：余闻刺有三变，何谓三变？伯高答曰：有刺营者，有刺卫者，有刺寒痹之留经者。刺营者刺其阴，刺卫者刺其阳，刺寒痹者温其经，三刺不同，故曰三变。**黄帝曰：刺三变者奈何？伯高答曰：刺营者出血，刺卫者出气，刺寒痹者内热。**《调经论》亦曰：取血于营，取气于卫。内热义如下文。**黄帝曰：营卫寒痹之为病奈何？伯高答曰：营之生病也，寒热少气，血上下行。**营主血，阴气也，病在阴分则阳胜之，故为寒热往来。阴病则阴虚，阴虚则无气，故为少气。邪在血，故为上下妄行。所以刺营者当刺其血分。**卫之生病也，气痛时来时去，怫忾贲响，风寒客于肠胃之中。**卫属阳，为水谷之悍气，病在阳分，故为气痛。气无定形，故时来时去。怫，郁怒也。忾，大息也。贲响，腹鸣如奔也。皆气分之病。风寒外袭而客于肠胃之间，以六府属表而阳邪归之，故病亦生于卫气。怫音佛。忾音戏。**寒痹之为病也，留而不去，时痛而皮不仁。**寒痹久留不去，则血脉不行，或凝滞而为痛，或皮肤不知痛痒而为不仁。**黄帝曰：刺寒痹内热奈何？伯高答曰：刺布衣者以火淬之，刺大人者以药熨之。**内热，谓温其经也。布衣血气涩浊，故当以火淬之，即近世所用雷火针及艾

蒜蒸灸之类。淬音翠,灼也。**黄帝曰:药熨奈何? 伯高答曰:用淳酒二十升,蜀椒一升,干姜一斤,桂心一斤,凡四种,皆㕮咀,渍酒中。用绵絮一斤,细白布四丈,并内酒中。置酒马矢煴中,盖封涂勿使泄。五日五夜,出布绵絮曝干之,干复渍以尽其汁。每渍必晬其日乃出干,干并用滓与绵絮,复布为复巾,长六七尺,为六七巾。则用之生桑炭灸巾,以熨寒痹所刺之处,令热入至于病所,寒复炙巾以熨之,三十遍而止。汗出以巾拭身,亦三十遍而止。**㕮咀,古人以口嚼药,碎如豆粒而用之。后世虽用刀切,而犹称㕮咀者,其义本此。渍,浸也。马矢煴中者,燃干马屎而煨之也,此西北方所常用者。涂,盐泥封固也。晬,周日也。复布为复巾者,重布为巾,如今之夹袋,所以盛贮绵絮药滓也。滓,粗也。炙巾以生桑炭者,桑能利关节,除风寒湿痹诸痛也。大人血气清滑,故当于未刺之先,及既刺之后,但以药熨,则经通汗出而寒痹可除矣。内,纳同。矢,屎同。煴音愠。晬音醉。滓音子。复音福。**起步内中,无见风。每刺必熨,如此病已矣,此所谓内热也。**刺后起步于密室内中,欲其血气行而慎避风寒也。凡此者皆所谓内热之法。

三十三、刺有五节 灵枢刺节真邪篇

黄帝问于岐伯曰:余闻刺有五节奈何? 岐伯曰:固有五节:一曰振埃,二曰发蒙,三曰去爪,四曰彻衣,五曰解惑。黄帝曰:夫子言五节,余未知其意。岐伯曰:振埃者,刺外经,去阳病也。发蒙者,刺府输,去府病也。去爪者,刺关节肢络也。彻衣者,尽刺诸阳之奇输也。解惑者,尽知调阴阳,补写有余不足,相倾移也。振埃者,犹振落尘埃,故取其外经,可以去阳病也。发蒙者,犹开发蒙瞆,故刺其府输,可以治府病也。去爪者,犹脱去余爪,故取关节肢络,可以治血道不通之病也。彻衣者,犹彻去衣服,故当尽刺诸阳之奇输也。

解惑者，犹解其迷惑，故在尽知阴阳，调其虚实，可以移易其病也。

黄帝曰：刺节言振埃，夫子乃言刺外经、去阳病，余不知其所谓也，愿卒闻之。岐伯曰：振埃者，阳气大逆，上满于胸中，愤瞋肩息，大气逆上，喘喝坐伏，病恶埃烟，饲不得息，请言振埃，尚疾于振埃。阳邪在上，故满于胸中，为愤瞋肩息、气逆喘喝、如埃如烟、饲不得息等证。治在上者，尚疾于振埃，谓其疾如拂尘也。瞋，昌真切。饲，古噎字，食不下也。黄帝曰：善。取之何如？岐伯曰：取之天容。天容，手太阳经穴。黄帝曰：其欬上气穷诎胸痛者，取之奈何？岐伯曰：取之廉泉。廉泉，任脉穴。诎音屈，不伸也。黄帝曰：取之有数乎？岐伯曰：取天容者无过一里，取廉泉者血变而止。帝曰：善哉！无过一里，如人行一里许也。血变，血色变也。

黄帝曰：刺节言发蒙，余不得其意。夫发蒙者，耳无所闻，目无所见。夫子乃言刺府输、去府病，何输使然？愿闻其故。耳无所闻、目无所见者，刺府输可愈，故曰发蒙。岐伯曰：妙乎哉问也！此刺之大约，针之极也，神明之类也，口说书卷，犹不能及也，请言发蒙耳，尚疾于发蒙也。疾于发蒙，取效之速也。黄帝曰：善。愿卒闻之。岐伯曰：刺此者，必于日中，刺其听宫，中其眸子，声闻于耳，此其输也。日中，阳王气行之时也。听宫，手太阳府输也。其脉与目相通，故能中其眸子。刺之而声应于耳，乃其穴也。黄帝曰：善。何谓声闻于耳？岐伯曰：刺邪以手坚按其两鼻窍而疾偃，其声必应于针也。此验声之法也。刺其穴，以手坚按鼻孔而疾为偃卧，其声则应于针也。黄帝曰：善。此所谓弗见为之，而无目视，见而取之，神明相得者也。谓病无形见，有不必相见而取者，真有神明相得之妙也。

黄帝曰：刺节言去爪，夫子乃言刺关节肢络，愿卒闻之。岐伯曰：腰脊者，身之大关节也。肢胫者，人之管以趋翔也。茎垂者，身中之机，阴精之候，津液之道也。腰脊所以立身，故为身之大关节。

肢胫所以趋翔,故为人之管。管,键也。茎垂者,前阴宗筋也。命门元气盛衰,具见于此,故为身中之机。精由此泄,故可以候阴精而为津液之道。**故饮食不节,喜怒不时,津液内溢,乃下留于睾。血道不通,日大不休,俯仰不便,趋翔不能。此病荥然有水,不上不下,铍石所取,形不可匿,常不得蔽,故命曰去爪。帝曰:善。**饮食不节,病在太阴、阳明。喜怒不时,病在少阴、厥阴。故其津液内溢则下留于睾,为日大不休、不可蔽匿等证,盖即癞疝之类。治之者当察在何经,以取其关节肢络,故命曰去爪者,犹去其赘疣也。睾音高,阴丸也。铍音披,义见前。

黄帝曰:刺节言彻衣,夫子乃言尽刺诸阳之奇输未有常处也,愿卒闻之。岐伯曰:**是阳气有余而阴气不足,阴气不足则内热,阳气有余则外热,内热相搏,热于怀炭,外畏绵帛近,不可近身,又不可近席,腠理闭塞则汗不出,舌焦唇槁,腊干嗌燥,饮食不让美恶。**阳气有余,阴气不足,阳邪盛而真阴衰也。热于怀炭,热之甚也。外畏绵帛近,不欲衣也。不可近身,畏人气也。不可近席,憎寒也。腊干,肌肉干燥也。饮食不让美恶,滋味不能辨也。腊音昔。**黄帝曰:善。取之奈何? 岐伯曰:取之于其天府、大杼三痏,又刺中膂以去其热,补足手太阴以出其汗,热去汗稀,疾于彻衣。黄帝曰:善。**天府,手太阴经穴。大杼、中膂俞,俱足太阳经穴。刺此皆可以去热。又补足太阴脾经、手太阴肺经以出其汗,热去汗止而病除,其速有如彻衣,此盖伤寒邪热之类也。

黄帝曰:刺节言解惑,夫子乃言尽知调阴阳,补写有余不足,相倾移也,惑何以解之? 岐伯曰:**大风在身,血脉偏虚,虚者不足,实者有余,轻重不得,倾侧宛伏,不知东西,不知南北,乍上乍下,乍反乍复,颠倒无常,甚于迷惑。**风邪在身,血脉必虚,正不胜邪,故为轻重倾侧等病。以其颠倒无常,故曰甚于迷惑,此即中风之类。黄帝曰:

善。取之奈何？岐伯曰：写其有余，补其不足，阴阳平复，用针若此，疾于解惑。**黄帝曰：善。请藏之灵兰之室，不敢妄出也。**尽知阴阳，平其虚实，用针若此，疾无不瘳矣，故曰疾于解惑。

三十四、五邪之刺灵枢刺节真邪篇

黄帝曰：余闻刺有五邪，何谓五邪？岐伯曰：病有持痈者，有容大者，有狭小者，有热者，有寒者，是谓五邪。黄帝曰：刺五邪奈何？岐伯曰：凡刺五邪之方，不过五章，痹热消灭，肿聚散亡，寒痹益温，小者益阳，大者必去，请道其方。五章，五条也。详如下文。

凡刺痈邪无迎陇，易俗移性。陇，盛也。《营卫生会篇》曰：日中而阳陇。《生气通天论》作隆，盖陇、隆通用也。无迎陇者，痈邪之来锐，所当避也。易俗移性，谓宜从缓调和，如移易俗性，不宜欲速。此释上文肿聚散亡也。陇音笼。**不得脓，脆道更行。**脆，柔脆溃坚之谓。凡痈毒不化则不得脓，故或托其内，或温其外，或刺以针，或灸以艾，务化其毒，皆脆道更行也。**去其乡，不安处所乃散亡。诸阴阳过痈者，取之其输写之。**乡，向也。安，留聚也。去其毒气所向，不使安留处所，乃自治散矣。故于诸阴经阳经，但察其过于壅滞者，皆当取输穴以写其锐气，是即所谓去其乡也。

凡刺大邪日以小，泄夺其有余乃益虚，大邪，实邪也。邪气盛大，难以顿除，日促小之，自可渐去，去其有余，实者虚矣。此释上文大者必去也。**剽其通，针其邪，**剽，砭刺也。通，病气所由之道也。针无妄用，务中其邪。剽音票。**肌肉亲视之，毋有反其真，**言邪正脉色，必当亲切审视，若以小作大，则反其真矣。**刺诸阳分肉间。**盛大实邪，多在三阳，故宜刺诸阳分肉间。

凡刺小邪日以大，补其不足乃无害，小邪，虚邪也。虚邪补之，则正气日大而邪自退也。不足而补，乃可无害，若写其虚，斯不免矣。此释上文小者益阳也。**视其所在迎之界,远近尽至,其不得外侵而行之乃自费,刺分肉间。**迎之界者,迎其气行之所也。先补不足之经,后写有余之经,邪去正复,则远近之真气尽至,邪气不得外侵,则必费散无留矣。小邪随在可刺,故但取分肉间也。

凡刺热邪越而苍,出游不归乃无病,越,发扬也。苍,卒疾也。出游,行散也。归,还也。凡刺热邪者,贵于速散,散而不复,乃无病矣。此释上文痹热消灭也。**为开通辟门户,使邪得出病乃已。**开通壅滞,辟其门户,以热邪之宜写也。

凡刺寒邪日以温,徐往徐来致其神,温者,其正气也。徐往徐来,欲和缓也。致其神者,致其阳气则寒邪自除。此释上文寒痹益温也。**门户已闭气不分,虚实得调其气存也。**补其虚,则门户闭而气不泄,故虚实可调,真气可存,此寒邪之宜温也。

黄帝曰:官针奈何? 岐伯曰:刺痈者用铍针,刺大者用锋针,刺小者用员利针,刺热者用镵针,刺寒者用毫针也。五邪之刺,官针各有所宜,不可不辨。九针详义,见本类前二。

三十五、解结推引灵枢刺节真邪篇

请言解论,与天地相应,与四时相副,人参天地,故可为解。解论,解结之论也。人与天地相参应,必知其道,斯可与言解结矣。**下有渐洳,上生苇蒲,此所以知形气之多少也。**渐洳,伏泉也。下有渐洳,则上生苇蒲,内外之应,理所皆然,人之表里,可察盛衰,亦犹是也。渐,平声。洳音如。**阴阳者,寒暑也。热则滋雨而在上,根荄少汁,人气在外,皮肤缓,腠理开,血气减,汗大泄,皮淖泽。**暑热则地气蒸为滋雨而气在上,故草木之气亦在枝叶,而根荄少汁也。其于人气,热则阳浮在表,故血气减、汗大泄,然热则易行,故宜于用针。荄音该。淖,乃豹切。**寒则地冻水冰,人气在中,皮肤致,腠理闭,汗**

不出,血气强,肉坚涩。当是之时,善行水者不能往冰,善穿地者不能凿冻,善用针者亦不能取四厥。血脉凝结,坚搏不往来者,亦未可即柔。故行水者,必待天温冰释冻解,而水可行、地可穿也,人脉犹是也。寒则地气坚凝,人气结聚而经脉难行,即善用针者,亦不能取四肢之厥逆,故必待天温冰释,阳气运行,而后人气流通,乃可用针矣。**治厥者,必先熨调和其经,掌与腋、肘与脚、项与脊以调之,火气已通,血脉乃行,然后视其病脉淖泽者刺而平之,坚紧者破而散之,气下乃止,此所谓以解结者也。**此治厥之法。倘天时未温而必欲用针,则必借火气以熨调其经。凡掌腋肘脚项脊之间,皆溪谷大节之交会,故当熨之温之,则火气通而血脉行。然后视其病脉淖泽者,卫气浮也,故可刺而平之。坚紧者,邪气实也,故当破而散之。厥逆除而宗气下,乃可止针矣。结者,邪之所聚,刺去其邪,即解结之谓也。**用针之类,在于调气,气积于胃,以通营卫,各行其道,宗气留于海,其下者注于气街,其上者走于息道。**凡用针者,必在调气,人受气于谷,故气积于胃。然气义有三:曰营气,曰卫气,曰宗气。清者为营,营在脉中,浊者为卫,卫在脉外,故各行其道也。宗气,大气也。大气者,留止于上下之气海。其下者蓄于丹田,注足阳明之气街而下行于足;其上者积于胸中,出于息道而为呼吸。凡此三者,皆所谓气,当各求其属而调之者也。按:气街义,如《卫气篇》曰:知六府之气街者,能知解结契绍于门户。当与此参阅,详《经络类》十二。**故厥在于足,宗气不下,脉中之血,凝而留止,弗之火调,弗能取之。**厥者,逆也,阴寒之气也。厥逆在足,则阳道不行,故宗气不下而血脉凝滞,不以火温,不能取也。**用针者,必先察其经络之实虚,切而循之,按而弹之,视其应动者,乃后取之而下之。**凡察虚实,所验在气,故必循之弹之,视其气之应手而动者,其微其甚,则虚实可知,然后用法取之,而气自下矣。**六经调者,谓之不病,虽病,谓自已也。**经脉调者,虽病亦微,故必自已。**一经上实下虚而不通者,此必有横络盛加于大经,令之不通,视而写之,此所谓解结也。**一经之脉本相流贯,而横络盛加于大经,则经有不通者矣。视而写之,其经则调,亦所谓解结也。**上寒下热,先刺其项太阳,久留之,已刺则熨项与肩胛令热,下合乃止,此所谓推而上之者也。**上寒下热者,阳虚于上而实于下也。当先刺项间足太阳经大杼、天柱等穴,久留其针而补之,仍温熨肩项之间候其气至,上热与下相合,乃止其针,此所谓推其下者而使之上也。**上热下寒,视其虚脉而陷之于经络者取之,气下乃止,此所谓引而下之者也。**上热下寒者,阳实于上而虚于下也。故当视其在下虚陷之经,取而补之,必使其阳气下行而后止,此引而下之之谓也。按:此二节言上下寒热者,非若前节所谓一经上实下虚而不通者,必有横络加于大经之比。盖彼言中有所隔,此言本末盛衰也,证自不同,不可混看。**大热遍身,狂而妄见、妄闻、妄言,视足阳明及大络取之,虚者补之,血而实者写之。因其偃卧,居其头前,以两手四指挟按颈动脉,久持之,卷而切推,下至缺盆中而复止如前,热去乃止,此所谓推而散之者也。**上文言上下之寒热,所治不同;此言遍身之大热,当取足之阳明也。盖阳明经多气多血,为五藏六府之海,故但察其在经在络或虚或实而取之,则遍身之热可除也。然又当因病人之偃卧,医者居其头之前,以两手大食四指,挟其颈中动脉于人迎、大迎等处,自上而下按而久持之,卷而切推之,下至缺盆,止复如前,候其热去乃已。盖三阳在头,故可独取人迎而推散其热也。卷,卷同。

三十六、刺诸风

黄帝问曰:余闻风者百病之始也,以针治之奈何?《素问·骨空论》。风之中人,必先皮毛而后及于经络藏府,由浅入深,自微而甚,善行数变,所以为百病之始。故圣人之避风,如避矢石者,正以防其微也。**岐伯对曰:风从外入,令人振寒,汗出头痛,身重恶寒**,风邪外袭,阳气内拒,邪正分争,故振寒。风伤卫,故汗出。邪客三阳,故头痛身重。卫伤则表怯,故恶寒。**治在风府,调其阴阳,不足则补,有余则写。**风府,督脉穴。察其正气不足则补之,邪气有余则写之。**大风颈项痛,刺风府,风府在上椎。**上椎,谓项骨椎上,入发际一寸也。**大风汗出,灸噫嘻,噫嘻在背下侠脊傍三寸所,厌之令病者呼噫嘻,噫嘻应手。**噫嘻,足太阳经穴。厌之,以指按其穴也。乃令病人呼噫嘻之声,则应手而动,故即以为名。**从风憎风,刺眉头。**病由于风则憎风。刺眉头者,足太阳之攒竹穴也。憎,早登切。

病风且寒且热,炅汗出,一日数过,先刺诸分理络脉;《素问·长刺节论》。《风论》曰:风之伤人也,或为寒热,或为热中,或为寒中,或为疠风,或为偏枯,或为风也。即此之谓。炅汗,热汗也。刺诸分理络脉者,贵乎多也。炅,居永切。**汗出且寒且热,三日一刺,百日而已。**既汗而复寒热者,邪盛患深,非可以旦夕除也,故当三日一刺,百日始已。

病大风,骨节重,须眉堕,名曰大风。刺肌肉为故,汗出百日,大风,即《风论》及《四时气篇》之所谓疠也。其浅者遍腠理,故当刺肌肉为故,所以泄阳分之毒,风从汗散也。**刺骨髓,汗出百日**,刺深者须取骨髓,所以泄阴分之风毒也。**凡二百日,须眉生而止针。**风毒去尽,然后营卫气复,眉发重生,是病已愈,方可止针矣。

疠风者,素刺其肿上,已刺,以锐针针其处,按出其恶气,肿尽乃止。《灵枢·四时气篇》。疠,大风也。《风论》曰:疠者,有营气热胕,其气不清,故使鼻柱坏而色败,皮肤疡溃,风寒客于脉而不去,名曰疠风也。其治法,当于常素刺其肿上,已刺之后,又必数以锐针针其患处,仍用手按出其恶毒之气,必待肿尽,乃可止针。盖毒深气甚,非多刺不可也。疠,癞同,又音利。**常食方食,无食他食。**食得其法,谓之方食。无食他食,忌动风发毒等物也。

偏枯,身偏不用而痛,言不变,志不乱,病在分腠之间,巨针取之,益其不足,损其有余,乃可复也。《灵枢·热病篇》。偏枯者,半身不随,风之类也。其身偏不用而痛。若言不变、志不乱,则病不在藏而在于分肉腠理之间,可用巨针取之,即第九针也。察其虚实以施补写,其元可复矣。

痱之为病也,身无痛者,四肢不收,痱亦风属,犹言废也。上节言身偏不用而痛,此言身不知痛而四肢不收,是偏枯痱病之辨也。痱,肥、沸二音。**智乱不甚,其言微知,可治,甚则不能言,不可治也。**智乱不甚,其书微有知者,神气未为全去,犹可治也;神失,则无能为矣。**病先起于阳,后入于阴者,先取其阳,后取其阴,浮而取之。**此治必先其本也。病先起于阳分,故当先刺其表,浮而取之,而后取其阴。此下不言先起于阴者,盖病始于阴,直中藏也,多不可治,故不复言之。

风痉,身反折,先取足太阳及腘中及血络出血,中有寒,取三里。痉,强直也。身反折,反张向后也。此风证之在膀胱经者,故当取足太阳经穴。腘中,委中穴也。血络,浮浅之络也。皆当刺出其血。若中气有寒,仍当取足阳明之三里,温补胃气而风寒可除也。痉,求影切,中原韵音敬。

三十七、刺灸癫狂

目眦外决于面者为锐眦,在内近鼻者为内眦;上为外眦,下为内眦。《灵枢·癫狂篇》。目眦,眼角也。目之外角曰锐眦,目之内角曰内眦,此以中外言也。若以上下言之,则目之上网亦曰外眦,目之下网亦曰内眦。按:本篇所论,眦癫狂厥逆之病,而此节所言目眦若不相涉者何也?盖以癫狂等疾,须察神气,欲察其神,当从目始。且内眥外眥、上网下网，各有分属，病在何经，于此可验，故首及之，示人以知所先也。眥音渍。**癫疾始生，先不乐，头重痛，视举目赤，甚作极已而烦心，候之于颜，取手太阳、阳明、太阴，血变而止。**先不乐，神志将乱也。头重痛、视举目赤，厥气上行也。甚作极已而烦心，躁急不宁也。此皆癫疾将作之兆。颜，天庭也。候之于颜，邪色必见于此也。当取手太阳支正、小海，手阳明偏历、温溜，手太阴太渊、列缺等穴，写去邪血，必待其血色变而后止针也。**癫疾始作而引口啼呼喘悸者，候之手阳明、太阳，左强者攻其右，右强者攻其左，血变而止。**引口者，牵引歪斜也。或为啼呼，或为喘悸，当候于手阳明太阳二经，察病所在而刺之穴如前。强，坚强也。左右牵引，病多在络，故左强者当攻右，右强者当攻左，必候其血变而止，此缪刺之法也。悸音匮，心动也。**癫疾始作，先反僵，因而脊痛，候之足太阳、阳明、太阴、手太阳，血变而止。**反僵，反张僵仆也。足太阳之委阳、飞阳、仆参、金门，足阳明三里、解谿，足太阴隐白、公孙等穴皆主之。手阳明经穴同前。僵音姜。**治癫疾者，常与之居，察其所当取之处。病至，视之有过者写之，置其血于瓠壶之中，至其发时，血独动矣，不动，灸穷骨二十壮。穷骨者，骶骨也。**凡治癫疾者，须常与之居，庶得察其病在何经及当取之处，不致谬误也。故必于病至之时，视其有过之所，刺出其血以验其可灸与否。瓠壶，瓠卢也。若前病发而瓠中之血不动者，乃可灸之。骶骨，即督脉之长强穴。瓠音户。骶音氐。**骨癫疾者，顑齿诸腧分肉皆满，而骨居汗出烦悗。呕多沃沫，气下泄，不治。**骨癫疾者，病深在骨也。其顑齿诸穴分肉之间，皆邪气壅闭，故为胀满。形则尪羸，唯骨独居，汗出于外，烦闷于内，已为危证；若呕多沃沫，气泄于下者，尤为脾肾俱败，必不可治。顑音坎，又海敢切，义详《经络类》十三。悗，美本切，又音瞒。**筋癫疾者，身倦挛，急大，刺项大经之大杼脉。呕多沃沫，气下泄，不治。**筋癫疾者,病在筋也。其身倦怠拘挛,其脉急大,当刺项下足太阳经之大杼穴。若上而呕沫,下而泄气,亦不治之证。**脉癫疾者,暴仆,四肢之脉皆胀而纵。脉满,尽刺之出血;不满,灸之挟项太阳,灸带脉于腰相去三寸,诸分肉本输。呕多沃沫,气下泄,不治。**脉癫疾者病,在血脉也。暴仆,猝倒也。纵,弛纵也。治此者,如脉胀满,则尽刺之以出其血。如脉不满,则灸足太阳经挟项之天柱、大杼穴,又灸足少阳经之带脉穴,此穴相去于腰计三寸许。诸分肉本输,谓诸经分肉之间及四肢之输,凡胀纵之所,皆当取也。若呕沫泄气者,亦不必治。**癫疾者,疾发如狂者,死不治。**癫病发于阴,狂病发于阳。故二十难曰:重阳者狂,重阴者癫也。然阳多有余,故狂发无时,其状疾而暴;阴多不足,故癫发有期,其状静而徐。此癫狂之辨也。今以癫疾而如狂者,阳邪盛极而阴之竭也,故死不治。

狂始生,先自悲也,喜忘苦怒善恐者,得之忧饥,治之取手太阴、阳明,血变而止,及取足太阴、阳明。此下六节,皆言狂病也。神不足则悲,魂伤则狂忘不精,志伤则善忘其前言,肝乘脾则苦怒,血不足则善恐,皆得之忧而且饥,致伤藏气也。取手太阴之太渊、列缺,手阳明之偏历、温溜,足太阴之隐白、公孙,足阳明之三里解醇豁等穴,并可治之,必俟其血色变而止针也。**狂始发,少卧不饥,自高贤也,自辩智也,自尊贵也,善骂詈,日夜不休,治之取手阳明、太阳、太阴、舌下、少阴,视之盛者皆取之,不盛释之也。**上节言始生,病生之初也。此节言始发,病成而发也。其为少卧不饥等候,狂病之发,大概如此。手阳明、太阳、太阴经穴俱如前。舌下者,任脉之廉泉也。少阴者,心经之神门、少冲也。于此诸经,必视其盛者皆取之,若其不盛则当释之无论也。诸治皆然。**狂言、惊、善笑、好歌乐、妄行不休者,得之大恐,治之取手阳明、太阳、太阴。**恐伤志,故为惊为笑为歌乐妄行也。手阳明、太阳、太阴穴,俱见前第二节。**狂、目妄见、耳**

妄闻、善呼者,少气之所生也,治之取手太阳、太阴、阳明、足太阴、头两颠。气衰则神怯,所以妄见妄闻而惊呼也。手太阳、太阴、阳明、足太阴经穴,俱见前二节四节。头两颠,义亦如前。**狂者多食,善见鬼神,善笑而不发于外者,得之有所大喜,治之取足太阴、太阳、阳明,后取手太阴、太阳、阳明。**多食见鬼善暗笑者,以大喜伤神所致。《难经》曰:脱阳者见鬼,脱阴者目盲也。足太阴、太阳、阳明穴,如前四节。手太阴、太阳、阳明穴,如前二节。**狂而新发,未应如此者,先取曲泉左右动脉,及盛者见血,有顷已,不已以法取之,灸骨骶二十壮。**未应如此者,谓狂病新起,未有如上文五节之见证也。宜先取足厥阴肝经之曲泉穴,左右皆刺之,及诸经之脉有盛者皆出其血,有顷病当自已,如不已则当照前五节求法以取之,仍灸督脉之长强穴二十壮。

　　病在诸阳脉,且寒且热,诸分且寒且热,名曰狂。《素问·长刺节论》。阳胜则为狂病,凡病在诸阳分,而经脉分肉之间且寒且热者,皆阳邪乱其血气,热极则生寒也,故病为狂。**刺之虚脉,视分尽热病已止。**刺之虚脉,谓写其盛者使之虚也。然必视针下诸分尽热,则气至邪退,其病已而止针也。**病初发岁一发不治,月一发不治,月四五发名曰癫病。**阴胜则为癫病。岁一发、月一发者,气深道远,有宿本也,故不易治。月四五发者,暴疾耳,其来速其去亦速,此为可治者也。**刺诸分诸脉,其无寒者,以针调之,病已止。**诸分诸脉,刺法如前。若其无寒者,则癫疾亦有阳邪,或写或补,当用针调之也。按:《甲乙经》曰:刺诸分其脉尤寒者,以针补之,是仍言为阴证。

　　刺痫惊脉五:《素问·通评虚实论》。五脉如下文。痫音闲,癫病。**针手太阴各五刺经,**刺手太阴之经,经渠穴也。各五,以左右手各五痏也。下亦然。**太阳五,**亦以手太阳经穴言,当是阳谷穴。**刺**

手少阴经络傍者一,手少阴之经穴,灵台也,在络穴通里之傍,故曰络傍者一。**足阳明一,**亦言经穴解溪也。**上踝五寸刺三针。**足少阳胆经之络,光明穴也。三针,即三痏。

三十八、肾主水,水俞五十七穴

黄帝问曰:少阴何以主肾?肾何以主水?岐伯对曰:肾者至阴也,至阴者盛水也,肺者太阴也,少阴者冬脉也。故其本在肾,其末在肺,皆积水也。《素问·水热穴论》。肾应北方之气,其藏居下,故曰至阴也。水王于冬而肾主之,故曰盛水也。肺为手太阴经,其藏属金。肾为足少阴经,其藏属水。少阴脉从肾上贯肝膈入肺中,所以肾邪上逆,则水客于肺。故凡病水者,其本在肾,其末在肺,亦以金水相生,母子同气,故皆能积水。**帝曰:肾何以能聚水而生病?岐伯曰:肾者胃之关也,关门不利,故聚水而从其类也。**关者,门户要会之处,所以司启闭出入也。肾主下焦,开窍于二阴,水谷入胃,清者由前阴而出,浊者由后阴而出,肾气化则二阴通,肾气不化则二阴闭,肾气壮则二阴调,肾气虚则二阴不禁,故曰肾者胃之关也。关闭则气停,气停则水积。水之不行,气从乎肾,所谓从其类也。愚按:本节云关门不利,则聚水而从其类者,言关之不通也。《脉要精微论》曰:仓廪不藏,是门户不要也。水泉不止,是膀胱不藏也。得守者生,失守者死,言关之不固也。不通则癃闭而胕肿,不固则滑泄而脱元,职此之由,总因肾败。夫胃为五藏六府之海,而关则在肾。关之为义,操北门锁钥之柄,凡一身元气消长,约束攸赖。故许知可云:补脾不若补肾者,谓救本之道,莫先乎此也。诚万古不易之良法。**上下溢于皮肤,故为胕肿。胕肿者,聚水而生病也。**肌肤浮肿曰胕肿。脾主肌肉,足太阴也,寒水侮之,故反聚水而生病。**帝曰:诸水皆生于肾乎?岐伯曰:肾者牝藏也,地气上者,属于肾而生水液**

也,故曰至阴。牝,阴也。地气上者,阴气升也。以阴从阴而生水液,故曰至阴。**勇而劳甚则肾汗出,肾汗出逢于风,内不得入于藏府,外不得越于皮肤,客于玄府,行于皮里,传为胕肿,本之于肾,名曰风水。**勇而劳甚者,汗自阴分深处而发,故曰肾汗。汗出逢风则腠理闭,内已离于藏府,外不得泄于皮肤,故客于玄府而为胕肿。此则因水因风,故名风水。**所谓玄府者,汗空也。**汗属水,水色玄,汗之所居,故曰玄府。从孔而出,故曰汗空。然汗由气化,出乎玄微,是亦玄府之义。空,孔同。**帝曰:水俞五十七处者,是何主也?岐伯曰:肾俞五十七穴,积阴之所聚也,水所从出入也。**凡此五十七穴者,皆积阴之所聚,水所从出入者也。肾主水,故皆曰肾俞。**尻上五行,行五者,此肾俞。**尻上五行者,中行督脉也。傍四行,足太阳膀胱经脉也。行五者,中行五穴:长强、腰俞、命门、悬枢、脊中也。次二行各五穴:白环俞、中膂内俞、膀胱俞、小肠俞、大肠俞也。又次二行各五穴:秩边、胞肓、志室、肓门、胃仓也。五行共二十五穴,皆在下焦而主水,故皆曰肾俞。**故水病,下为胕肿大腹,上为喘呼不得卧者,标本俱病。**水之本在肾,标在肺,标本俱病,故在下则为胕肿大腹,在上则为喘呼不得卧。**故肺为喘呼,肾为水肿,肺为逆不得卧。**肺主气,水在上则气不化,故肺为喘呼。肾主水,水在下则湿不分,故肾为水肿。然病水者必自下而升,上及于肺,其病剧矣,故肺为逆不得卧也。**分为相输俱受者,水气之所留也。**言水能分行诸气,相为输应而俱受病者,正以水气同类,水病则气应,气病则水应,留而不行,俱为病也。**伏菟上各二行行五者,此肾之街也。**伏菟,足阳明经穴。伏菟之上,即腹部也。腹部之脉,任居中行,左右各二,夹脐旁两行者,足少阴并冲脉气所发,行各五穴,则横骨、大赫、气穴、四满、中注是也。次外二行者,足阳明经所行,行各五穴,则气冲、归来、水道、大巨、五陵是也。左右共二十穴,此皆水气往来之道路,故为肾之街也。**三阴之所交,结于脚也。踝上各一行,行六穴,此肾脉之下行也,名曰太冲。**三阴,肝脾肾三经也。三阴所交俱结于脚,故足太阴有三阴交穴。踝上各一行,独指足少阴肾经而言。行六穴,则大钟、照海、复溜、交信、筑宾、阴谷是也,左右共十二穴。肾之大络,并冲脉下行于足,合而盛大,故曰太冲。**凡五十七穴者,皆藏之阴络,水之所客也。**右共五十七穴,皆藏之阴络,为阴气之所行,故治水者当察而取之。

风痎肤胀,为五十七痏,取皮肤之血者,尽取之。《灵枢·四时气篇》。痎水同。风痎肤胀、五十七痏,义俱如前。若皮肤之有血络者,亦当尽取去之。

徒痎,先取环谷下三寸,以铍针针之,已刺而筩之而内之,入而复之,以尽其痎,必坚,来缓则烦悗,来急则安静,间日一刺之,痎尽乃止。此泄水之法也。徒,但也。有水无风,故曰徒水。环谷,义无所考,或即足少阳之环跳穴。其下三寸许,垂手着股,中指尽处,惟奇穴中有风市一穴,或者即此,明者察之。铍针,第五针也。筩,箭室也。已刺而筩之而内之,入而复之,以尽其痎,谓用针如箭之归筩,出入频复,开通其道,以尽其痎也。然痎在肤中,其候必坚。若针后水来迟缓,则必烦闷;若来急速,则必安静矣。仍须间日一刺,以水尽而止。按:针要曰:凡水气惟得针水沟,若针余穴,水尽即死。是又不可不知也。铍音披。筩音勇。**饮闭药,方刺之时徒饮之,**凡患水病者,小便多不利,既已刺治如前,仍须饮通闭之药以拔其本,即方刺之时,亦但饮无碍也。**方饮无食,方食无饮,**药食不宜相混,混则难于取效。**无食他食,百三十五日。**水肿既消,当忌伤脾发湿等物,至一百三十五日之外,方保其不复矣。

三十九、热病五十九俞素问水热穴论

帝曰：夫子言治热病五十九俞，余论其意，未能领别其处，愿闻其处，因闻其意。治热之法，本有不同，故欲并闻其意。**岐伯曰：头上五行行五者，以越诸阳之热逆也。**头上五行者，督脉在中，傍四行，足太阳经也。中行五穴：上星、囟会、前顶、百会、后顶也。次两傍二行各五穴：五处、承光、通天、络却、玉枕也。又次两傍二行各五穴：临泣、目窗、正营、承灵、脑空也。五行共二十五穴，俱在巅顶之上，故可散越诸阳热气之逆于上者。**大杼、膺俞、缺盆、背俞，此八者，以写胸中之热也。**大杼，足太阳经穴。膺俞，中府也，手太阴经穴。缺盆，足阳明经穴。背俞，风门也，一名热府。此八穴皆在胸之前后，故可写胸中之热。**气街、三里、巨虚上下廉，此八者，以写胃中之热也。**气冲、三里、巨虚上廉、下廉，此八者俱足阳明经穴，故可写胃中之热。**云门、髃骨、委中、髓空，此八者，以写四支之热也。**云门，手太阴经穴。髃骨即肩髃，手阳明经穴。委中，足太阳经穴。髓空，即腰俞，督脉穴。云门、髃骨连手，委中、髓空连足，故此八穴可写四支之热。空，孔同。**五藏俞傍五，此十者，以写五藏之热也。**五藏俞傍五穴：肺俞之傍，魄户也，心俞之傍，神堂也，肝俞之傍，魂门也，脾俞之傍，意舍也，肾俞之傍，志室也，皆足太阳经穴。凡五藏之系，咸附于背，故此十者，可写五藏之热。**凡此五十九穴者，皆热之左右也。**又五十九穴，详后篇。**帝曰：人伤于寒而传为热何也？岐伯曰：夫寒盛则生热也。**寒邪外束，则阳气内郁，故传而为热，所以寒盛则生热也。然则外感发热者，因伤于寒也，散其寒则阳气泄而热自除矣。今有不知标本者，但见发热，辄用苦寒。夫阴寒沉滞，焉能解表？表不解则热愈甚，所以轻者致重，重者致危，是不知热无犯热，寒无犯寒之戒也。详义见《运气类》二十，并当详究。

四十、诸热病死生刺法 灵枢热病篇

热病三日而气口静、人迎躁者,取之诸阳五十九刺,以写其热而出其汗,实其阴以补其不足者。 此下所言热病,即伤寒时疫也。热病三日,邪犹居表,若气口静而人迎躁者,正病在三阳而未入阴分,故当取诸阳经为五十九刺,以写阳邪之实,仍补三阴之不足也。五十九刺法如下文。人迎脉口一盛二盛三盛,当补当写详义,出《终始篇》,见本类前二十八。**身热甚、阴阳皆静者,勿刺也。其可刺者急取之,不汗出则泄。** 所谓勿刺者,有死征也。身热甚而阴阳之脉皆静者,阳证得阴脉也,故不宜刺。若察其可刺者当急取之,虽不汗出,则邪亦从而泄矣。此言勿刺者,以其脉证相反,有死征也。下文皆然。**热病七日八日,脉口动喘而弦者,急刺之,汗且自出,浅刺手大指间。** 热病七八日,邪必深至阴分,故脉口之脉当动疾如喘而且弦,宜急刺手太阴肺经,则汗自出而邪可散矣。然刺此者宜浅。手大指间,即少商穴也。弦,一本作短。**热病七日八日,脉微小,病者溲血,口中干,一日半而死,脉代者一日死。** 热病七八日,脉微小者,正气虚也。溲血口中干者,伤其阴也。皆为死证。若脉来变乱失常,是为代脉,其死尤促。**热病已得汗出,而脉尚躁,喘且复热,勿刺肤,喘甚者死。** 热病已得汗,邪当退矣;若脉尚躁,气尚喘,身复热者,是谓不为汗衰,乃反证也,故勿刺其肤。刺而重伤其气,若喘甚者,则必死也。**热病七日八日,脉不躁,躁不散数,后三日中有汗。三日不汗,四日死。未曾汗者,勿腠刺之。** 凡热病七日之后,邪欲解散者,脉必躁盛,乃为将汗之兆。今热病七日八日而脉犹不躁,则阴之类也;即有躁意而力不散大,至不数疾,皆正气衰微,不能鼓动,亦阴之类也。必且未能解散,故当再俟三日,庶得有汗。若三日不汗,又逾四日,则病在旬日外矣,阴阳不应,期当死也。凡若此者,既不能汗，其气必虚，故勿为肤膜之刺。**热病先肤痛，窒鼻充面，取之皮，以第一针，五十九，苛轸鼻，索皮于肺，不得，索之火，火者心也。**热病先肤痛、窒塞于鼻、充浮于面者，邪在肤膜，肺经病也。刺宜浅取皮分，故当用第一针曰镵针者，以刺五十九穴之皮部也。苛，深也。轸，车上前后两端横木也。言鼻窒之甚，内外不通，亦犹轸之横塞也。皆属于肺，肺属金，其合在皮，故但求之于皮，即所以求于肺也。如刺此而不得效，则当求之于火，火者心也，补心之脉，益阳气以制金邪，则肺热当自退耳。窒音只。**热病先身涩，倚而热，烦悗，干唇口嗌，取之脉，以第一针，五十九，肤胀口干寒汗出，索脉于心，不得，索之水，水者肾也。**涩，燥涩也。倚，身无力也。兼之热而烦闷，唇口与嗌俱干者，邪在血脉，心经病也。故当用针之第一曰镵针者，以取五十九穴之脉分也。肤胀口干寒汗出，亦皆脉之为病。心属火，其合在脉，故但求之于脉，即所以求于心也。若求于脉而不得效，则当求之于水，水者肾也，补肾气于骨则水王，足以制火而心热自退矣。悗，母本切。**热病嗌干多饮，善惊，卧不能起，取之肤肉，以第六针，五十九，目眦青，索肉于脾，不得，索之木，木者肝也。**热病嗌干多饮、善惊悸、支体倦怠、卧不能起者，邪在肤肉，脾经病也。当用第六针曰员利针者，以取五十九穴之肉分也。若目眦青者，正以木气乘土，亦为脾病。脾属土，其合在肉，故但求之于肉，即所以求于脾也。若求脾而不得效者，则当求之于木，木者肝也，补肝筋之气，则木能胜土，而脾热当自平矣。嗌音益。**热病面青脑痛，手足躁，取之筋间，以第四针于四逆，筋躄目浸，索筋于肝，不得，索之金，金者肺也。**热病面青，肝色见也。脑痛，厥阴肝经与督脉会于巅也。手足躁者，肝之荣在爪，木病在四末也。皆肝经之病，故当取之筋结之间，用第四针曰锋针者，以写其四逆等证。四逆者，肝邪盛而四支厥也。筋躄者，足不能行也。目浸者，泪出不收也。皆为肝病，肝属木,其合在筋,故但求之于筋,即所以求于肝也。若求肝不得其效,则当求之于金,金者肺也,补肺之气,则金能胜木,而肝热可平矣。甓音壁。**热病数惊,瘛瘲而狂,取之脉,以第四针,急写有余者,癫疾毛发去,索血于心,不得,索之水,水者肾也。**热病数惊,心邪盛也。瘛瘲者,热极生风,阴血伤也。狂则热之甚矣。皆心经病也,故当取之于脉,用第四针曰锋针者,急写其有余之邪。若阳极阴虚而病癫疾,发为血余,故毛发亦去。病主乎心,心属火,其合在血脉,故但求之于血,即所以求于心也。若求心而不得其效,则当求之于水,水者肾也,补肾之水,可以制火,真阴自复矣。瘛,炽、寄、系三音。瘲音纵。**热病身重骨痛,耳聋而好瞑,取之骨,以第四针,五十九刺骨,病不食,啮齿耳青,索骨于肾,不得,索之土,土者脾也。**身重骨痛,耳聋好瞑,皆肾经之病,病在阴则目瞑,故当取之于骨,用第四针曰锋针者,以刺五十九穴之骨分也。其不食者,阴邪盛也。齘齿者,齿为骨之余也。耳青者,肾之窍也。皆为肾病,肾属水,其合在骨,故但求之于骨,即所以求于肾也。若求肾而不得效者,则当求之于土,土者脾也,补脾气之肉分,则土能胜水,而肾邪可平矣。齘音孽,咬也。**热病不知所痛,耳聋,不能自收,口干,阳热甚,阴颇有寒者,热在髓,死不可治。**凡热病有痛而不得其所,耳聋寂无所闻,体重不能收持,口液干涸,值阳胜之时则热甚,阴胜之时颇有寒者,此以邪居阴分,热深在髓,乃死证也。**热病头痛,颞颥目瘛脉痛,善衄,厥热病也,取之以第三针,视有余不足,寒热痔。**颞颥,即足少阳脑空穴,一曰鬓骨也。目瘛脉痛,目脉抽掣而痛也。衄,鼻血也。厥热病,热逆于上也。取以第三针,鍉针也。视有余不足,察所病之经脉虚实而为补写也。寒热痔三字,于上下文义不相续,似为衍文。颥,柔涉切,音如。瘛音翅。衄,女六切。**热病体重肠中热,取之以第四针,于其腧及下诸指间,索气于胃胳得气也。**脾主肌肉四支,邪在脾故体重。

大肠小肠皆属于胃,邪在胃则肠中热。故当用第四针曰锋针者,取脾胃二经之腧,曰太白、曰陷谷也。及下诸指间者,谓在足诸腧也。下文曰五指间各一,凡八痏,足亦如是者,其义即此。索气于胃络得气者,阳明之络曰丰隆,别走太阴,故取此可以得脾气。胳当作络。**热病挟脐急痛,胸胁满,取之涌泉与阴陵泉,取以第四针,针嗌里。**挟脐急痛,足少阴肾经所行也。胸胁满,足太阴脾经所行也。故在少阴则取涌泉,在太阴则取阴陵泉,用第四针曰锋针者刺之。针嗌里者,以少阴太阴之脉俱上络咽嗌,即下文所谓廉泉也。**热病而汗且出,及脉顺可汗者,取之鱼际、太渊、大都、太白,写之则热去,补之则汗出,汗出大甚,取内踝上横脉以止之。**热病阳气外达、脉躁盛者,汗且出也。阳证得阳脉者,脉之顺也。皆为可汗,当取手太阴之鱼际、太渊,足太阴之大都、太白,写之则热可去,补之则汗可出也。若汗出太甚,则当取内踝上横脉,即脾经之三阴交也,写之则汗自止矣。上三节所言胃络、涌泉、阴陵泉、鱼际、太渊、大都、内踝上横脉,凡十四穴,皆不在下文五十九穴之数内者,故特表见于此也。按:《寒热病篇》曰:病始手臂者,先取手阳明、太阴而汗出;病始头首者,先取项太阳而汗出;病始足胫者,先取足阳明而汗出。臂太阴可汗出,足阳明可汗出。故取阴而汗出甚者,止之于阳;取阳而汗出甚者,止之于阴。其义尤精,虽彼为刺痛之法,然与此节有相须之用,所当参阅。详本类后五十四。**热病已得汗而脉尚躁盛,此阴脉之极也,死;其得汗而脉静者,生。**热病已得汗,则邪当退,脉当静矣。若汗后脉尚躁盛者,孤阳不敛也,此以阴脉之虚极,有阳无阴耳,乃为逆证。若汗后即脉静者,邪去正复也,乃为顺证。得逆者死,得顺者生。**热病者脉尚盛躁而不得汗者,此阳脉之极也,死;脉盛躁得汗静者,生。**热病脉尚躁盛者,必当邪解汗出也。若脉虽盛而汗不得出,以阳脉之亢极,而阴虚不能外达也,故死。若得汗而静,则为顺证,故生。按：此二节，一曰阴极，一曰阳极，义若有二。然脉之躁盛者，皆阳胜之候也。汗者液之所化，其发在阳，其原在阴也。若既得汗而脉犹躁盛者，以阳无所归，由阴虚也；脉躁盛而汗不得出者，以阴竭于中，亦阴虚也。故脉之盛与不盛，当责之阳；汗之出与不出，当责之阴。观《本神篇》曰：阴虚则无气，无气则死矣。其所重者，正此阴字。阴为生气之本，无根则气脱，故必死也。

热病不可刺者有九：一曰，汗不出，大颧发赤，哕者死。不可刺者，以其有死征也。汗不得出，阴无力也。大颧发赤，谓之戴阳，面戴阳者，阴不足也。哕者，邪犯阳明，胃虚甚也。本原亏极，难乎免矣。哕，于决切，又音晦。**二曰，泄而腹满甚者死。**泄则不当胀满，况其满甚，以邪伤太阴，脾气败也，故死。**三曰，目不明，热不已者死。**五藏六府之精气，皆上注于目而为之精，目不明者，藏府之精气竭也。热不已者，表里之阴气竭也，故死。**四曰，老人婴儿，热而腹满者死。**热而腹满，邪伤脾藏也。老人婴儿，尤以脾气为本，故犯之者死。**五曰汗不出，呕下血者死。**汗不出者，阴之亏也。再或呕而下血，阴伤尤甚，故死。**六曰，舌本烂，热不已者死。**心肝脾肾之脉皆系于舌本，舌本烂，加之热不已者，三阴俱损也，故不免于死。**七曰，欬而衄，汗不出，出不至足者死。**欬而且衄，邪在肺经，动阴血也。汗不出或出不至足，尤为真阴溃竭，故死。**八曰，髓热者死。**髓者，至阴之精，骨之充也。邪入最深，乃为髓热，肾气败竭，故死。**九曰，热而痉者死，腰折瘈疭，齿噤龂也。**痉，风强病也。凡脊背反张曰腰折，肢体抽掣曰瘈疭，牙关不开曰噤，切齿曰龂，即皆痉之谓也。此以热极生风，大伤阴血而然。既热且痉，乃为死证。痉音敬。瘈、翅、寄、系三音。疭音纵。噤，求禁切。龂音械。**凡此九者，不可刺也。**刺之无益，必反招嫌，故皆不可刺也。

所谓五十九刺者，两手外内侧各三，凡十二痏；此下详明五十九刺之穴也。两手外内侧，即太阳之少泽，少阳之关冲，阳明之商阳也。三阴俱在内侧，即太阴之少商，厥阴之中冲，少阴之少冲也。左右共十二穴。痏，刺疮也。有刺必有瘢，故即以痏为数。痏，委、伟二音。**五指间各一，凡八痏；足亦如是；**五指间者，总言手五指也。各一者，本节之后各一穴也。观上文第十五节云：取之于其腧及下诸指间。正谓此也。盖诸经腧穴，皆在指之本节后，如手经则太阳之后溪，少阳之中渚，阳明之三间；独少阴之在本节后者，则少府之荥也。手之六经，惟太阴、厥阴则本节后俱无穴，故左右四经凡八痏也。其在足经之腧，则太阳曰束骨，少阳曰临泣，阳明曰陷谷，太阴曰太白，皆在本节之后。其少阴之脉不行于指，厥阴之脉则本节后亦无穴。左右四经止共八穴，故曰足亦如是。**头入发一寸傍三分各三，凡六痏；**头入发一寸，即督脉上星之次。其傍穴分而为三，则足太阳之五处、承光、通天也。左右各三，故凡六痏。**更入发三寸边五，凡十痏；**更入发者，自上星之次向后也。三寸边五者，去中行三寸许，两边各五。即足少阳之临泣、目窗、正营、承灵、脑空，左右二行凡十痏。**耳前后口下者各一，项中一，凡六痏；**耳前者，听会也，耳后者，完骨也，俱足少阳经穴，各二。口下者，任脉之承浆也，一穴。项中者，督脉之哑门也，一穴。共凡六痏。**巅上一，**百会也，督脉穴。**囟会一，**督脉穴。**发际一，**前发际，神庭也，后发际，风府也，俱督脉穴，凡二痏。**廉泉一，**任脉穴。**风池二，天柱二。**风池，足少阳经穴。天柱，足太阳经穴。按：本篇所载者，热病五十九俞也。前篇《水热穴论》所载者，亦热病五十九俞也。考二篇之异同，则惟百会、囟会、五处、承光、通天、临泣、目窗、正营、承灵、脑空等十八穴相合，其余皆异。然观本篇所言者，多在四肢，盖以写热之本也。《水热穴论》所言者，多随邪之所在，盖以写热之标也。义自不同，各有取用。且本经《灵枢》在前，《素问》在后，后者所以补前之略耳，故皆谓之热病五十九俞,非谬异也。今总计二篇之数,再加以上文所言胃胳、涌泉等穴,原不在五十九数之内者,凡十四穴,仍除去重复十八穴,则总得一百一十四穴,皆热俞也,均不可废。凡刺热者,当总求二篇之义,各随其宜而取用之,庶乎尽刺热之善矣。

四十一、刺寒热

皮寒热者,不可附席,毛发焦,鼻槁腊,不得汗,取三阳之络,以补手太阴。《灵枢·寒热病篇》。肺主皮毛,开窍于鼻,皮寒热者邪在外,故畏于近席而毛发焦、鼻槁腊也。如不得汗,当写足太阳之络穴飞阳,补手太阴之鱼际、太渊。盖太阳即三阳,主在表之热,而臂之太阴可以取汗也。腊音昔,干也。**肌寒热者,肌痛,毛发焦而唇槁腊,不得汗,取三阳于下以去其血者,补足太阴以出其汗。**脾主肌肉,其荣在唇。肌寒热者邪在脾,故当肌痛、毛发焦而唇槁腊也。取三阳法如上文。补足太阴之大都、太白,可以出汗。义见前章。**骨寒热者,病无所安,汗注不休。齿未槁,取其少阴于阴股之络;齿已槁,死不治。骨厥亦然。**肾主骨,骨寒热者,邪在至阴也,阴虚者必躁,故无所安也。阴伤则液脱,故汗注不休也。齿者骨之余,若齿未槁者,阴气尚充,犹为可治,当取足少阴之络穴大钟以刺之。若齿有枯色,则阴气竭矣,其死无疑。近以愚见,则不独在齿,凡瓜枯者亦危候也,骨寒而厥者皆然。

阴刺,入一,傍四处,治寒热,《素问·长刺节论》。阴刺疑误。按《官针篇》云:五曰扬刺,扬刺者,正内一,傍内四,以治寒气之博大者也。十曰阴刺,阴刺者,左右率刺之,以治寒厥。此云阴刺者当是扬刺。详本类前五。**深专者,刺大藏,**深专者,邪气深而专在一藏也,治当求其大藏而直取之,凡五藏皆为大藏。**迫藏刺背,**背俞也,欲迫取其大藏之气,当刺其背,以五藏之俞在于背也。**刺之迫藏,藏**

会，刺背俞而能迫藏者，为藏气之所会也。**腹中寒热去而止，刺背俞者，**无问其数，必使腹中寒热去而后止针。**与刺之要，发针而浅出血。**言凡与刺藏俞者，不宜出血太多，其要在发针浅而少出其血也。

四十二、灸寒热 素问骨空论

灸寒热之法，先灸项大椎，以年为壮数，此下灸寒热之法，多以虚劳为言，然当因病随经而取之也。大椎，督脉穴，灸如患者之年数。**次灸橛骨，以年为壮数，**尾尽之穴曰橛骨，任脉穴也。橛音厥。**视背俞陷者灸之，**背俞，皆足太阳经穴。陷下之处，即经气之不足者，故当灸之。**举臂肩上陷者灸之，**肩髃也，手阳明经穴。**两季胁之间灸之，**足少阳京门穴也。**外踝上绝骨之端灸之，**足少阳阳辅穴也。踝，胡寡切。**足小指次指间灸之，**足少阳侠谿穴也。**腨下陷脉灸之，**足太阳承山穴也。腨音篆。**外踝后灸之，**足太阳昆仑穴也。**缺盆骨上切之坚，动如筋者灸之，**此结聚也，但随其所有而灸之，不必拘于俞穴。**膺中陷骨间灸之，**任脉之天突穴也。**掌束骨下灸之，**手少阳阳池穴也。**齐下关元三寸灸之，**任脉之关元穴在齐下三寸。**毛际动脉灸之，**足阳明气冲穴也。**膝下三寸分间灸之，**足阳明三里穴也。**足阳明跗上动脉灸之，**冲阳穴也。**巅上一灸之，**督脉之百会穴也。**犬所噬之处灸之三壮，即以犬伤病法灸之，**犬伤令人寒热者，古有灸法如此，故云然也。啮，尼结切。**凡当灸二十九处。**自犬啮之上，共计二十九处。犬伤者无定所，故不在数内。**伤食灸之。**伤食而发寒热者，如上法求阳明经穴灸之。**不已者，必视其经之过于阳者，数刺其俞而药之。**过于阳者，阳邪之盛者也。刺可写其阳，药可写其阴，灸之不已，当变其治法如此。

四十三、刺头痛灵枢厥病篇

厥头痛,面若肿起而烦心,取之足阳明、太阴。厥,逆也。邪逆于经,上干头脑而为痛者,曰厥头痛也。下放此。足阳明之脉上行于面,其悍气上冲头者,循眼系入络脑,足太阴支者注心中,故以头痛而兼面肿烦心者,当取足之阳、太阴也。**厥头痛,头脉痛,心悲善泣,视头动脉反盛者,刺尽去血,后谓足厥阴。**头脉痛者,痛在皮肉血脉之间也。心悲善泣者,气逆在肝也。故当先视头脉之动而盛者,刺去其血以泄其邪,然后取足厥阴肝经而调补之,以肝脉会于巅也。**厥头痛,贞贞头重而痛,写头上五行、行五,先取手少阴,后取足少阴。**贞贞,坚固貌,其痛不移也。头上五行、行五,即前篇热病五十九俞之穴,所以散诸阳之热逆也。先取手少阴心经,写南方以去火也。后取足少阴肾经,补北方以壮水也。**厥头痛,意善忘,按之不得,取头面左右动脉,后取足太阴。**脾藏意,意伤则善忘。阳邪在头而无定所,则按之不得。故当先取头面左右动脉以泄其邪,后取足太阴经以补脾气也。**厥头痛,项先痛,腰脊为应,先取天柱,后取足太阳。**项先痛,腰脊为应,皆足太阳经也。故当先取天柱,后及本经之下腧。**厥头痛,头痛甚,耳前后脉涌有热,写出其血,后取足少阳。**耳之前后,足少阳经也。其脉涌而热者,当写出热血,仍取本经之穴。有热,一本云有动脉。**真头痛,头痛甚,脑尽痛,手足寒至节,死不治。**头痛有二:上文言厥头痛者可治,此言真头痛者不可治。盖头为诸阳之会,四支为诸阳之本,若头痛甚而遍尽于脑、手足寒至节者,以元阳败竭,阴邪直中髓海,故最为凶兆。**头痛不可取于腧者,有所击堕,恶血在于内,若肉伤痛未已,可则刺,不可远取也。**头痛因于击堕者,多以恶血在脉络之内,故伤痛未已,若可刺者,但当刺去其痛处之血,不可远取荥腧,徒伤正气,盖此非大经之病也。**头痛**

不可刺者，大痹为恶，日作者，可令少愈，不可已。 痹之甚者，谓之大痹。其证则风寒湿三气杂至，合成恶患，令人头痛，不可刺也。若日作者，则犹有间止，故刺之可令少愈，终亦不能全已也。**头半寒痛，先取手少阳、阳明，后取足少阳、阳明。** 头半寒痛者，偏头冷痛也。手足少阳阳明之脉，皆循耳上行头角，故当先取手经以去其标，后取足经以去其本也。

四十四、刺头项七窍病

刺家不诊，听病者言。《素问·长刺节论》。善刺者不必待诊，但听病者之言，则发无不中，此以得针之神者为言，非谓刺家概不必诊也。今后世之士，针既不精，又不能诊，则虚实补写，焉得无误？故《九针十二原篇》又曰：凡将用针，必先诊脉，视气之剧易，乃可以治。其义为可知矣。**在头头疾痛，为藏针之，** 藏针之，藏言里也，即深入其针之谓。**刺至骨病已，上无伤骨肉及皮，皮者道也。** 头疾痛者其病深，故当刺至骨分则病已。然既刺至骨，何得上无伤骨肉及皮乎？盖谓无得妄施补写，谬伤骨肉皮分之气也，不过借皮肉为入针之道耳。

颈侧之动脉人迎，人迎，足阳明也，在婴筋之前。《灵枢·寒热病篇》。颈前中行，任脉也。二行动脉，即足阳明之人迎穴。《说文》曰：婴，颈饰也。故颈侧之筋曰婴筋。**婴筋之后，手阳明也，名曰扶突。** 在颈之第三行。**次脉，足少阳脉也，名曰天牖。** 在颈之第六行，手少阳脉也。足字疑误。牖音有。**次脉，足太阳也，名曰天柱。** 在颈之第七行。**腋下动脉，臂太阴也，名曰天府。** 臂太阴，即手太阴也。以上五穴，《本输篇》言之尤详，见《经络类》第十，即所以治下文之病者也。**阳迎头痛，胸满不得息，取之人迎。** 迎，逆也。阳邪逆于阳经而为头痛胸满者，当取之人迎也。**暴喑气鞭，取扶突与舌本出**

血。瘖，声哑不能言也。气鞕，喉舌强鞕也。当取手阳明之扶突穴，及出其舌本之血。凡言暴者，皆一时之气逆，非宿病也，故宜取此诸穴以治其标。瘖音音。鞕，硬同。**暴聋气蒙，耳目不明，取天牖。**经气蒙蔽而耳目暴有不明者，当取天牖如上文也。**暴挛痫眩，足不任身，取天柱。**挛，拘挛也。痫，癫痫也。眩，眩运也。合三证而足弱不能任身者，当取天柱如上文也。痫音闲。**暴瘅内逆，肝肺相搏，血溢鼻口，取天府。**瘅热病也。暴热内逆，则肝肺之气相搏而血溢口鼻，当取天府如上文也。瘅音丹，又上、去二声。**此为天牖五部。**此总结上文五穴为天牖五部者，以天牖居中，统前后上下而言也。

臂阳明有入烦遍齿者，名曰大迎，下齿龋取之，臂恶寒补之，不恶寒写之。手阳明脉有入烦遍齿者，其道出于足阳明之大迎，凡下齿龋痛者当取之，如商阳、二间、三间皆主齿痛。但臂恶寒者多虚，故宜补；不恶寒者多实，故宜写。烦音求，颧也。龋，曲主切。

足太阳有入烦遍齿者，名曰角孙，上齿龋取之，在鼻与烦前，方病之时其脉盛，盛则写之，虚则补之。足太阳脉亦有入烦遍齿者，其道出于手少阳之角孙，凡上齿龋痛者当取之。又如鼻与烦前者，乃足阳明地仓、巨窌等穴，亦主齿痛，以足阳明入上齿中也。但当于方病之时，察其盛衰而补写之。**一曰取之出鼻外。**谓手阳明禾窌、迎香等穴。

足阳明有挟鼻入面者，名曰悬颅，属口对入系目本，视有过者取之，损有余，益不足，反者益其。其当作甚。足阳明之脉有挟鼻入于面者，道出于足少阳之悬颅，其下行者属于口，其上行者对口入系目本。或目或口，凡有过者，皆可取之。然必察其有余不足以施补写，若反用之，病必益甚。

足太阳有通项入于脑者，正属目本，名曰眼系，头目苦痛取之，在项中两筋间。足太阳之脉有通项入于脑者，即项中两筋间玉枕穴也,头目痛者当取之。**入脑乃别,阴跷阳跷,阴阳相交,阳入阴,阴出阳,交于目锐眦,阳气盛则瞋目,阴气盛则瞑目。**太阳经自项入脑,乃别属阴跷阳跷,而交合于目内眦之睛明穴。阳跷气盛,则阴气不荣,故目张如瞋而不得合。阴跷气盛,则阳气不荣,故目瞑而不能开也。按:《脉度篇》言跷脉属目内眦,合于太阳。下文《热病篇》曰:目中赤痛,从内眦始,取之阴跷。然则此云锐眦者,当作内眦也。详《经络类》二十八。跷有五音,跷、皎、乔、脚,又极虐切。瞋音嗔。瞑音明,又上声。

其上气有音者治其喉中央,在缺盆中者。《素问·骨空论》。谓气喘急而喉中有声也。喉中央者,两缺盆之中,任脉之天突穴也。**其病上冲喉者治其渐,渐者上侠颐也。**气喘满而上冲于喉者,当治足阳明经侠颐之大迎穴。阳明之脉,由此渐上颐面,故名侠颐为渐也。

失枕在肩上横骨间,失枕者,风入颈项,疼痛不利,不能就枕也。刺在肩上横骨间,当是后肩骨上,手太阳之肩外俞也。或为足少阳之肩井穴,亦主颈项之痛。若王氏云缺盆者,其脉皆行于前,恐不可以治失枕。**折使榆臂齐肘,正灸脊中。**折,痛如折也。榆当作揄,引也。谓使病者引臂,下齐肘端以度脊中,乃其当灸之处,盖即督脉之阳关穴也。

喉痹舌卷,口中干,烦心心痛,臂内廉痛,不可及头,取手小指次指爪甲下去端如韭叶。《灵枢·热病篇》。小指次指端,手少阳之关冲也。

目中赤痛,从内眦始,取之阴跷。阴跷之脉属于目内眦,足少阴之照海,即阴跷之所生也,故当刺之。

耳聋无闻取耳中。《灵枢·厥病篇》。耳中,手太阳之听宫也。

耳鸣,取耳前动脉。耳前动脉,手少阳之耳门也。

耳痛不可刺者,耳中有脓,若有干耵聍,耳无闻也。耵聍,耳垢也。若耳中有脓及有干耵聍而或痛或无闻者,皆不可刺之,脓垢去而耳自愈矣。耵音顶。聍音宁,又去声。

耳聋,取手小指次指爪甲上与肉交者,先取手,后取足。手小指次指爪甲上者,手少阳之关冲也。后取足者,亦言小指次指,足少阳之窍阴也。

耳鸣,取手中指爪甲上,左取右,右取左,先取手,后取足。手中指爪甲上,手厥阴之中冲也。左鸣者取其右,右鸣者取其左。

聋而不痛者,取足少阳;聋而痛者,取手阳明。《灵枢·杂病篇》。足少阳之脉下耳后,支耳中,出耳前,手阳明之别者入耳,故当分痛与不痛而补写之。

嗌干,口中热如胶,取足少阴。足少阴之脉,循喉咙系舌本。嗌干口热如胶者,阴不足也,故当取而补之。嗌音益。

喉痹不能言,取足阳明;能言,取手阳明。手足阳明之脉,皆循喉咙。能言者轻,但取之上,不能言者重,当写其下也。

齿痛不恶清饮,取足阳明;恶清饮,取手阳明。手足阳明之脉皆入齿中,然胃经多实热,故不畏寒饮者,当写足阳明;大肠经多虚寒,故畏寒饮者,当补手阳明也。此与上文臂阳明节义有所关,当互求之。清音倩。

衄而不止,衃血流,取足太阳;衃血,取手太阳,不已,刺宛骨下,不已,刺膕中出血。鼻中出血曰衄,败血凝聚色紫黑者曰衃。衃血成流,其去多也。下云衃血,其聚而不流者也。血去多者,当取足太阳。去少者,当取手太阳。宛骨下,即手太阳之腕骨穴。膕中出血,即足太阳之委中穴也。衄,女六切。衃,普杯切。

顑痛,刺手阳明与顑之盛脉出血。顑髃前两太阳也。手阳明之别者入耳合于宗脉,正出两顑之间,故当刺之。与顑之盛脉出血,即鬈前之血络。颥音坎，又海敢切。**颥痛，刺足阳明曲周动脉，见血立已，不已，按人迎于经立已。**足阳明之脉，循颊车上耳前，过客主人，循发际至额颅，故颥痛者当刺曲周，即颊车也。以其周绕曲颊，故曰曲周。见血立已，如不已，当按人迎于本经而浅刺之，可立已也。

项痛不可俯仰，刺足太阳；不可以顾，刺手太阳也。不可俯仰者，痛在项后，故当刺足太阳经不可以顾者。痛在颈侧，故当刺手太阳经也。

重舌，刺舌柱以铍针也。《灵枢·终始篇》。舌下生小舌，谓之重舌。舌柱，即舌下之筋如柱者也，当用第五针曰铍针者刺之。铍音披。

四十五、卒然失音之刺灵枢忧恚无言篇全

黄帝问于少师曰：人之卒然忧恚而言无音者，何道之塞，何气出行，使音不彰？愿闻其方。恚，慧、畏二音，恨怒也。**少师答曰：咽喉者，水谷之道也。喉咙者，气之所以上下者也。**人有二喉，一软一鞕。软者居后，是谓咽喉，乃水谷之道，通于六府者也。鞕者居前，是谓喉咙，为宗气出入之道，所以行呼吸，通于五藏者也。其在《太阴阳明论》，则单以软者为咽，鞕者为喉，故曰喉主天气，咽主地气。鞕，硬同。**会厌者，音声之户也。**会厌者，喉间之薄膜也，周围会合，上连悬雍，咽喉食息之道得以不乱者，赖其遮厌，故谓之会厌。能开能阖，声由以出，故谓之户。**口唇者，音声之扇也。**唇启则声扬，故谓之扇。**舌者，音声之机也。**舌动则音生，故谓之机。**悬雍垂者，音声之关也。**悬雍垂者，悬而下垂，俗谓之小舌，当气道之冲，为喉间要会，故谓之关。**颃颡者，分气之所泄也。**颃，颈也。颃颡，即颈中之喉颡，当咽喉之上，悬雍之后，张口可见者也。颡前有窍，息通于鼻，故为分气之所泄。颃，何朗切，又去声。颡，思朗切。**横骨者，神**

气所使，主发舌者也。横骨，即喉上之软骨也。下连心肺，故为神气所使。上连舌本，故主举发舌机。**故人之鼻洞涕出不收者，颃颡不开，分气失也。**鼻洞者，涕液流泄于鼻也。颃颡之窍不开则清气不行，清气不行则浊液聚而下出，由于分气之失职也。**是故厌小而疾薄，则发气疾，其开阖利，其出气易；其厌大而厚，则开阖难，其气出迟，故重言也。**疾，速也。重言，言语蹇涩之谓。**人卒然无音者，寒气客于厌，则厌不能发，发不能下，至其开阖不致，故无音。**不致，不能也。寒气客于会厌，则气道不利，既不能发扬而高，又不能低抑而下，开阖俱有不便，故卒然失音。**黄帝曰：刺之奈何？岐伯曰：足之少阴，上系于舌，络于横骨，终于会厌，两写其血脉，浊气乃辟。**两写者，两足俱刺也。足少阴之血脉，当是所注之腧穴，即太谿也。然人有虚劳失音者，观此节之义，则亦无非属乎肾经，但其所致有渐，与此卒然者不同，其治当分补写耳。辟，开也。**会厌之脉，上络任脉，取之天突，其厌乃发也。**天突为阴维任脉之会，取之能治暴瘖。

四十六、刺心痛并虫瘕蛟蛔

厥心痛与背相控，善瘛，如从后触其心，伛偻者，肾心痛也，先取京骨、昆仑，发针不已，取然谷。《灵枢·厥病篇》。五藏逆气，上干于心而为痛者，谓之厥心痛。下仿此。控，引也。善瘛，拘急如风也。伛偻，背曲不伸也。足少阴之经，由股内后廉贯脊属肾，其直者，从肾上贯肝膈入肺中。凡疼痛如从脊后触其心而伛偻者，以肾邪干心，是为肾心痛也。肾与膀胱为表里，故当先取足太阳之京骨、昆仑。如痛不已，仍当取肾经之然谷。控，苦贡切。伛，雍主切。偻，吕、娄二音。**厥心痛，腹胀胸满，心尤痛甚，胃心痛也，取之大都、太白。**足阳明之经，由缺盆下膈属胃络脾，其支者下循腹里。凡腹胀胸满而为痛者，以胃邪干心，是为胃心痛也。胃与脾为表里，故当取足太阴之大都、太白二穴。**厥心痛,痛如以锥针刺其心,心痛甚者,脾心痛也,取之然谷、太溪。**脾之支脉,注于心中。若脾不能运而逆气攻心,其痛必甚,有如锥刺者,是为脾心痛也。但然谷、大溪,皆足少阴之穴,取此治脾,其义何居? 盖湿因寒滞,则相挟乘心,须泄肾邪,当刺此也。**厥心痛,色苍苍如死状,终日不得太息,肝心痛也,取之行间、太冲。**苍苍,肝色也。如死状,肝气逆也。终日不得太息,肝系急,气道约而不利也。是皆肝邪上逆,所谓肝心痛也。行间、太冲,皆足厥阴经穴,故当取以治之。**厥心痛,卧若徒居,心痛间动作痛益甚,色不变,肺心痛也,取之鱼际、太渊。**徒,空也。卧若徒居,无倚傍也。间或动作则益甚者,气逆不舒,畏于动也。色不变,不在血也。是皆病在气分,故曰肺心痛也。鱼际、太渊,皆手太阴经穴,故宜取之。**真心痛,手足清至节,心痛甚,旦发夕死,夕发旦死。**真心痛者,邪气直犯心主也。毒深阴甚,故手足之清至节,其死之速如此。愚按:本篇所言五藏之滞,皆为心痛,刺治分经,理甚明悉,至若舍针用药,尤宜察此详义。盖肾心痛者,多由阴邪上冲,故善瘈如从后触其心。胃心痛者,多由停滞,故胸腹胀满。脾心痛者,多由寒逆中焦,故其病甚。肝心痛者,多由木火之郁,病在血分,故色苍苍如死状。肺心痛者,多由上焦不清,病在气分,故动作则病益甚。若知其在气则顺之,在血则行之,郁则开之,滞则逐之,火多实,则或散或清之,寒多虚,则或温或补之,必真心痛者乃不可治,否则但得其本,则必随手而应,其易如探囊也。清音倩,寒冷也。**心痛不可刺者,中有盛聚,不可取于腧。**中有盛聚,谓有形之症,或积或血,停聚于中,病在藏而不在经,故不可取于腧穴,当从内以调治之也。**肠中有虫瘕及蛟蛔,皆不可取以小针,心肠痛憹作痛,肿聚,往来上下行,痛有休止,腹热喜渴,涎出者,是蛟蛔也。**此言虫瘕在肠胃中,亦为心腹痛也。瘕,结聚也。蛟,即蛔属。蛔,蚘也。不可取以小针,谓其力小不能制也。虫瘕之证,其痛则懊憹难忍,或肚腹肿起而结聚于内,或往来上下而行无定处,或虫动则痛,静则不痛而有时休止,或腹热喜渴而口涎出者,是皆蛟蛔之为患也。瘕,加、驾二音。蛔音回。憹,乃包切。**以手聚按而坚持之,无令得移,以大针刺之,久持之,虫不动,乃出针也。**此即治虫瘕蛟蛔之法。大针,第九针也。久持之而虫不动,中其虫矣,故可出针也。**恖腹憹痛,形中上者。**恖,满也。此重言证之如此,其形自中自上而渐升者,即当以虫治之也。恖,并同,音烹。

心痛引腰脊,欲呕,取足少阴。《灵枢·杂病篇》。心痛而后引腰脊,前则欲呕者,此肾邪上逆也,故当取足少阴经以刺之。**心痛腹胀,啬啬然大便不利,取足太阴。**啬啬,涩滞貌。此病在脾,故当取足太阴经以刺之。啬音色。**心痛引背不得息,刺足少阴;不已,取手少阳。**足少阴之脉贯脊,故痛引于背。手少阳之脉布膻中,故不得息。宜刺此二经也。**心痛引小腹满,上下无常处,便溲难,刺足厥阴。**足厥阴之脉抵小腹结于阴器,凡心痛而下引小腹者,当刺之也。**心痛但短气不足以息,刺手太阴。**肺主气,故短气者当刺手太阴。**心痛当九节刺之,按已刺,按之立已;不已,上下求之,得之立已。**此总言刺心痛之法也。九节,即督脉之筋缩穴。宜先按之,按已而刺,刺后复按之,其痛当立已。如不已,则上而手经,下而足经,求得其故而刺之,则立已矣。

类经二十二卷

针刺类

四十七、刺胸背腹病

背与心相控而痛,所治天突与十椎及上纪。《素问·气穴论》。天突,任脉穴。十椎,督脉之中枢也。此穴诸书不载,惟《气府论》督脉气所发条下,王氏注曰:中枢在第十椎节下间。与此相合,可无疑也。上纪如下文。**上纪者,胃脘也。下纪者,关元也。**胃脘,即中脘,胃之募也,为手太阳少阳足阳明所生,任脉之会;关元,小肠募也,为足三阴任脉之会,故曰上纪下纪。**背胸邪系阴阳左右如此,其病前后痛涩,胸胁痛而不得息,不得卧,上气短气偏痛,脉满起,斜出尻脉,络胸胁,支心贯鬲,上肩加天突,斜下肩交十椎下。**此详言上文背与心相控而痛者,悉由任督二脉之为病也。盖任在前,督在后,背为阳,腹为阴,故为前后痛涩等病。其在下者斜出尻脉,在上者络胸胁,支心贯鬲,上肩加天突,左右斜下肩,交十椎下,所以当刺天突、中枢、胃脘、关元等穴。

病在少腹有积,刺皮䯏以下,至少腹而止,《素问·长刺节论》。䯏字,遍考韵篇皆无。全元起本作髓字,于义亦未为得。新校正云当作皮骺,䯏字误也,其说近理,释义云:骺,骨端也。此言皮骺以下者,盖谓足厥阴之章门、期门二穴,皆在横皮肋骨之端也。及下至小腹而止者,如足阳明之天枢、归来,足太阴之府舍、冲门,足少阴之气穴、四满,皆主奔脉积聚等病。䯏音括。**刺侠脊两傍四椎间,**此足太阳之厥阴俞，手心主脉气所及也。按《脉要精微论》曰：心为牡藏，小肠为之使，故曰少腹当有形也。然则厥阴俞能主少腹之疾无疑。**刺两髂髎、季胁肋间，导腹中气，热下已。**腰骨曰髂。两髂髎者，谓腰骨两旁之居髎也。季胁肋间，京门也。皆足少阳经穴。导，引也。导引腹中热气，下入少腹，则病已矣。髂音格，又丘亚切。

病在少腹，腹痛不得大小便，病名曰疝，得之寒，刺少腹、两股间，刺腰髁骨间，刺而多之，尽炅病已。小腹间痛而二便不行者为疝病，乃寒气之所致。当刺少腹者，去肝肾之寒也。刺两股间者，去阳明、太阴之邪也。刺腰髁间者，凡腰中在后在侧之成片大骨，皆曰髁骨。在后者，足太阳之所行。在侧者，足少阳之所行。凡此诸经皆非寒疝，但察邪之所在者，多取其穴而刺之，俟其少腹尽热，则病已矣。髁，苦瓦切。炅，居永切，热也。

气满胸中喘息，取足太阴大指之端，去爪甲如薤叶，《灵枢·热病篇》。足大指之端，隐白穴也。薤音械，似韭而无实。**寒则留之，热则疾之，气下乃止。**内寒者气至迟，故宜久留其针。内热者气至速，故宜疾去其针。总候其气下不喘，乃可止针也。

心疝暴痛，取足太阴、厥阴，尽刺去其血络。心疝者，如《脉要精微论》曰：诊得心脉而急，病名心疝，少腹当有形也。取足太阴、厥阴尽刺去其血络者，以二经皆聚于少腹，去其络血，即所以散其邪也。

中热而喘，取足少阴、腘中血络。《灵枢·杂病篇》。中热而喘，热在中上二焦也。取足少阴者，壮水以制火也。腘中血络，即足太阳委中穴，取之可以写火。

小腹满大，上走胃至心，淅淅身时寒热，小便不利，取足厥阴。淅淅，寒肃貌。肝经之脉抵小腹挟胃，其支者从肝别贯膈，故为病如此，当取足厥阴经以刺之。淅音昔。

腹满，大便不利，腹大亦上走胸嗌，喘息喝喝然，取足少阴。肾开窍于二阴,其经脉从肾上贯肝膈入肺中,循喉咙,故其为病如此,当取足少阴经以刺之。喝喝,喘急貌。嗌音益。

腹满,食不化,腹响响然,不能大便,取足太阴。脾失其职,则食不能化,腹满而鸣,气滞于中,大便不调,当取足太阴经以刺之。

气逆上,刺膺中陷者与下胸动脉。膺中陷者,足阳明之屋翳也。下胸动脉,手太阴之中府也。盖在中曰胸,胸之旁即谓之下耳。

腹痛刺脐左右动脉,已刺按之,立已;不已刺气街,已刺按之,立已。脐之左右动脉,如足少阴之肓俞,足阳明之天枢,皆主腹痛。气街,即足阳明之气冲也。

肠中不便,取三里,盛写之,虚补之。《灵枢·四时气篇》。小肠不便者不能化物,大肠不便者不能传道,大肠小肠皆属于胃,故当取足阳明之三里穴,邪气盛则写之,正气虚则补之。

腹中常鸣,气上冲胸,喘不能久立,邪在大肠,刺肓之原、巨虚上廉、三里。《九针十二原篇》曰:肓之原出于脖胦。即任脉之下气海也。巨虚上廉、三里,皆足阳明经穴。按《本输篇》曰:大肠属上廉。此以邪在大肠,故当刺巨虚上廉;若下文之邪在小肠者,则当取巨虚下廉也。

小腹控睾,引腰脊,上冲心,邪在小肠者,连睾系,属于脊,贯肝肺,络心系。气盛则厥逆,上冲肠胃,熏肝,散于肓,结于脐。控,引也。睾,阴丸也。小肠连于小腹,若其邪盛,则厥逆自下上冲心肺,熏于肝胃,引于腰脊,下及肓脐睾系之间也。肓义详《疾病类》六十七。睾音高。**故取之肓原以散之,刺太阴以予之,取厥阴以下之,取巨虚下廉以去之,按其所过之经以调之。**取肓原以散之,散脐腹之结也。刺太阴以予之,补肺经之虚也。取厥阴以下之,写肝经之实也。取巨虚下廉以去之,求小肠之所属也。按其所过之经,谓察其邪之所在以调之也。

善呕,呕有苦,长太息,心中憺憺,恐人将捕之,邪在胆,逆在胃,胆液泄则口苦,胃气逆则呕苦,故曰呕胆。憺憺,心虚貌。邪在胆,逆在胃,木乘土也。胆液泄则苦,胃气逆则呕,故呕苦者谓之呕胆。**取三里以下胃气逆,则刺少阳血络以闭胆逆,却调其虚实以去其邪。**三里,足阳明经穴,故可下胃气之逆。又刺足少阳血络以平其木,则胆液不泄,故曰以闭胆逆。然必调其虚实,或补或写,皆可以去其邪也。

饮食不下,膈塞不通,邪在胃脘,在上脘则刺抑而下之,在下脘则散而去之。上脘下脘,俱任脉穴,即胃脘也。刺抑而下之,谓刺上脘以写其至高之食气。散而去之,谓温下脘以散其停积之寒滞也。针药皆然。

小腹痛肿,不得小便,邪在三焦约,取之太阳大络,视其络脉与厥阴小络结而血者;肿上及胃脘,取三里。邪在三焦约者,三焦下输出于委阳,并足太阳之正,入络膀胱,约下焦也。太阳大络,飞阳穴也。又必视其别络及厥阴小络结而血者,尽取去之,以足厥阴之经亦抵小腹也。若小腹肿痛上及胃脘者,又当取足阳明之三里穴。

飧泄,补三阴之上,补阴陵泉,皆久留之,热行乃止。三阴之上,谓三阴交穴,脾肝肾之会也。阴陵泉,足太阴脾经穴,补而久留之,则阳气至而热行,热行则泄止矣。

胀取三阳,飧泄取三阴。《灵枢·九针十二原篇》。胀,腹胀也。飧泄,完谷不化也。病胀者当取足之三阳,即胃、胆、膀胱三经也。飧泄者当取足之三阴,即脾、肝、肾三经也。飧音孙。

腹暴满,按之不下,取太阳经络者,胃之募也。《素问·通评虚实论》。太阳经络,谓手太阳经之络,即任脉之中脘,胃之募也。中脘为手太阳、少阳、足阳明脉所生,故云太阳经络者。募音暮。**少阴俞,去脊椎三寸傍五,用员利针。**少阴俞,即肾俞也。肾为胃关,故亦当取之。系足太阳经穴,去脊两旁各一寸五分,共为三寸,两傍各五痏也。刺当用第六之员利针。

霍乱,刺俞傍五,邪在中焦则既吐且泻,藏气反复,神志缭乱,故曰霍乱。俞傍,即上文少阴俞之傍,志室穴也。亦各刺五痏。**足阳明及上傍三。**足阳明,言胃俞也。再及其上之傍,乃脾俞之外,则意舍也。当各刺三痏。

四十八、上膈下膈虫痈之刺 灵枢上膈篇全 附:膈证治按

黄帝曰:气为上膈者,食饮入而还出,余已知之矣。虫为下膈,下膈者,食晬时乃出,余未得其意,愿卒闻之。此言膈证有上下之分,而复有因气因虫之异也。因于气则病在上,故食饮一入,即时还出;因于虫则病在下,故食入晬时而复出。晬时,周时也。愚按:上膈下膈,即膈食证也。此在本经,自有正条,奈何后世俱以脉之关格,认为膈证,既不知有上下之辨,亦不知有虫气之分,其谬甚矣。晬音醉。**岐伯曰:喜怒不适,食饮不节,寒温不时,则寒汁流于肠中,流于肠中则虫寒,虫寒则积聚,守于下管,则肠胃充郭,卫气不营,邪气居之。**凡伤胃气,则阳虚而寒汁流于肠中,虫寒不行,则聚于下管而肠胃充满也。卫气,脾气也。脾气不能营运,故邪得聚而居之。管,脘同。郭,廓同。**人食则虫上食,虫上食则下管虚,下管虚则邪气胜之,积聚以留,留则痈成,痈成则下管约。**虫寒闻食,则喜而上求之,上则邪气居之而乘虚留聚,以致痈于下脘,要约不行,故食入晬时复出也。痈,壅同。如《论疾诊尺篇》曰目窠微痈者,义亦犹此。**其痈在管内者,即而痛深;其痈在外者,则痈外而痛浮,痈上皮热。**管之内外,即言下脘也。邪伏于中,故热见于皮肉之上。**黄帝曰:刺之奈何?岐伯曰:微按其痈,视气所行,察其气所必由以刺之也。先浅刺其傍,稍内益深,还而刺之,毋过三行。**先浅刺其傍气所及之处,稍纳其针而渐深之,以泄其流行之邪,然后还刺其所病之正穴,

以拔其积聚之本,但宜至再至三而止,不可过也。**察其沉浮,以为深浅,已刺必熨,令热入中,日使热内,邪气益衰,大痛乃溃。**邪沉者深刺之,邪浮者浅刺之,刺后必熨以火而日使之热,则气温于内而邪自溃散也。溃音会。**伍以参禁,以除其内,恬憺无为,乃能行气。**三相参为参,五相伍为伍。凡食息起居,必参伍宜否,守其禁以除内之再伤。又必恬憺无为,以养其气,则正气乃行,而邪气庶乎可散。盖膈证最为难愈,故当切戒如此。恬音甜。憺音淡。**后以咸苦化,谷乃下矣。**咸从水化,可以润下软坚,苦从火化,可以温胃,故皆能下谷也。苦味详按,见《运气类》十七,少阴司天条下。愚按:上文云气为上膈者,食饮入而还出。夫气有虚实,实而气壅,则食无所容,虚而气寒,则食不得化,皆令食入即出也。至若虫为下膈者,虫上食则下脘虚,其寒汁流于肠中,而后致痛滞不行,则亦因阳气之虚于下,故食入周时复出也。然余尝治一中年之妇患此证者,因怒因劳,皆能举发,发时必在黄昏,既痛且吐,先吐清涎,乃及午食,午食尽,乃及蚤食,循次而尽,方得稍息,日日如是,百药不效。乃相延视,则脉弦而大。余曰:此下膈证也。夫弦为中虚,大为阴不足。盖其命门气衰,则食至下焦,不能传化,故直至日夕阳衰之时,则逆而还出耳。乃用八味参杞之属,大补阴中之阳,随手而应。自后随触随发,用辄随效,乃嘱其加意慎重,调至年余始愈。可见下膈一证,有食入周日复出而不止晬时者,有不因虫痛而下焦不通者矣。此篇特言虫痛者,盖亦下膈之一证耳,学者当因是而推广之。

四十九、刺腰痛

足太阳脉令人腰痛,引项脊尻背如重状,《素问·刺腰痛篇》全。足太阳之脉,下项循肩髆内,挟脊抵腰中,故令人腰痛引项脊尻背如重状也。尻,开高切,臀也。**刺其郄中、太阳正经出血,春无见血。**

郄中，委中也，一名血郄。太阳正经，昆仑也。太阳合肾水，水王于冬而衰于春，故刺太阳经者春无见血。郄，隙同。

少阳令人腰痛，如以针刺其皮中，循循然不可以俛仰，不可以顾，少阳之气应风木，阳分受之，故如以针刺其皮中。循循然，迟滞貌，谓其举动不便也。足少阳之脉起于目锐眦，上抵头角，下耳后，循颈下胸中，循胁里下行身足之侧，故身不可以俛仰，头不可以回顾。俛，俯同。**刺少阳成骨之端出血，成骨在膝外廉之骨独起者，夏无见血。**膝外侧之高骨独起者，乃胻骨之上端，所以成立其身，故曰成骨。其端则阳关穴也。少阳合肝木，木王于春而衰于夏，故刺少阳经者，夏无见血。

阳明令人腰痛不可以顾，顾如有见者，善悲，足阳明之筋，上循胁属脊；足阳明之脉，循颐后下廉出大迎，其支别者下人迎，循喉咙入缺盆，下循腹里至气街中而合，以下髀关，故令人腰痛不可以顾。顾如有见者，见鬼怪之谓也。善悲者，神不足则悲。阳明气衰而阴邪侮之，故证见如此。**刺阳明于胻前三痏，上下和之出血，秋无见血。**胻前三痏，即三里也。上下和之，兼上下巨虚而言也。秋时胃土退气，故刺阳明者秋无见血。胻音杭，又形敬切。痏音委。

足少阴令人腰痛，痛引脊内廉，足少阴之脉，贯脊内属肾也。按：此前少足太阴腰痛一证，必古文之脱简也。**刺少阴于内踝上二痏，春无见血，出血太多，不可复也。**内踝上二痏，足少阴之复溜也。春时木旺水衰，故刺足少阴者，春无见血。若出血太多，则肾气不可复也。

厥阴之脉令人腰痛，腰中如张弓弩弦，王氏曰：足厥阴之支者，与太阴少阳之脉，同结于腰踝下中髎下髎之间，故令人腰痛。肝主筋，肝病则筋急，故令腰中如张弓弩弦。**刺厥阴之脉，在腨踵鱼腹之外，循之累累然乃刺之，**腨，腿肚也。踵，足跟也。鱼腹，腨之形如鱼腹也。腨踵之间，鱼腹之外，循之累累然者，即足厥阴之络，蠡沟穴也。腨音篆。**其病令人善言默默然,不慧,刺之三痏。**善言默默然者,善于言语默默也,即不能发声之谓。肝病从风,人多昏冒,故不爽慧。三痏,三刺其处也。

解脉令人腰痛,痛而引肩,目䀮䀮然,时遗溲,刺解脉,在膝筋肉分间郄外廉之横脉出血,血变而止。解脉,足太阳经之散行脉也。其脉循肩髆,故痛而引肩。其起在目内眥,故目䀮䀮然。其属膀胱,故令遗溲。当刺解脉之在膝后者,即腘中横文两筋间,弩肉高起之处,则郄中之分,此足太阳之血郄也。若郄之外廉,有血络横见,盛满而紫黑者,刺之当见黑血。必候其血色变赤,乃止其针,此亦足太阳经之腰痛也。䀮,音荒。郄,隙同。

解脉令人腰痛如引带,常如折腰状,善恐,刺解脉,在郄中结络如黍米,刺之血射以黑,见赤血而已。复言解脉者,谓太阳支脉,从腰中下挟脊,贯臀入腘中者也,故其痛如引带,如折腰也。太阳之脉络肾,肾志恐,故善恐。郄中,即委中穴也。上文言郄外廉之横脉,此言郄中结络,治稍不同耳。已,止针也。

同阴之脉令人腰痛,痛如小锤居其中,怫然肿,足少阳之别,络于厥阴,并经下络足跗,故曰同阴之脉。如小锤居其中,痛而重也。怫然,怒意,言肿突如怒也。锤音槌。怫音佛。刺同阴之脉,在外踝上绝骨之端,为三痏。即足少阳阳辅穴也。

阳维之脉令人腰痛,痛上怫然肿,阳维,奇经之一也,阳脉相维交会之脉,故曰阳维。刺阳维之脉,脉与太阳合腨下间,去地一尺所。阳维脉气所发,别于金门而上行,故与足太阳合于腨下间,去地一尺所,即承山穴也。

衡络之脉令人腰痛,不可以俛仰,仰则恐仆,得之举重伤腰,衡络绝,恶血归之,衡,横也。足太阳之外络,自腰中横出髀外后廉,而下合于腘中,故曰衡络。若举重伤腰,则横络阻绝而恶血归之,乃为

腰痛。**刺之在郄阳,筋之间,上郄数寸,衡居,为二痏,出血。**郄阳,
即足太阳之委阳穴,在血郄上外廉两筋间,故云上郄数寸。衡居,并
居也,即殷门穴。二穴皆当出血。

**会阴之脉令人腰痛,痛上漯漯然汗出,汗干令人欲饮,饮已欲
走,**会阴,任脉穴也,在大便前,小便后,任、冲、督三脉所会,故曰会
阴。任由此行腹,督由此行背,故令人腰痛,邪在阴分,故漯漯然汗
出。汗干而液亡,故令人欲饮。饮多则阴气下溢,故欲走也。漯音
磊。**刺直阳之脉上三痏,在跷上郄下,五寸横居,视其盛者出血。**直
阳,谓足太阳正经之脉,侠脊贯臀,下至腘中,循腨过外踝之后,径直
而行者,故曰直阳。跷为阳跷,即申脉也。郄,即委中也。此脉上之
穴,在跷之上,郄之下,相去约五寸而横居其中,则承筋穴也。或左
或右,视其血络之盛者,刺出其血。

飞阳之脉令人腰痛,痛上怫怫然,甚则悲以恐,飞阳,足太阳之络
穴,别走少阴者也,故为腰痛。痛上怫怫然,言痛状如嗔愤也。足太阳
之脉络肾,其别者当心入散,故甚则悲以恐,悲生于心,恐生于肾也。
刺飞阳之脉,在内踝上五寸,少阴之前,与阴维之会。在内踝上五寸、
少阴之前者,即阴维之会,筑宾穴也。亦同治飞阳之腰痛者。

昌阳之脉,令人腰痛,痛引膺,目䀮䀮然,甚则反折,舌卷不能言,
昌阳,即足少阴之复溜也。少阴属肾,故为腰痛。肾脉注胸中,故痛
引于膺。肾之精为瞳子,故目䀮䀮然。少阴合于太阳,故反折。肾脉
循喉咙,故舌卷不能言。**刺内筋为二痏,在内踝上,大筋前,太阴后,
上踝二寸所。**内筋,筋之内也也,即复溜穴,在足太阴经之后,内踝
上二寸所,此阴跷之郄也。

**散脉令人腰痛而热,热甚生烦,腰下如有横木居其中,甚则遗
溲,**散脉,足太阴之别也,散行而上,故以名焉。其脉循股入腹,结于
腰髁下骨空中,故病则腰下如有横木居其中,甚乃遗溲也。**刺散脉**

在膝前，骨肉分间，络外廉，束脉为三痏。膝前，膝内侧之前也，骨肉分间，谓膝内辅骨下廉，腨肉之两间也。络外廉者，太阴之络，色青而见者也。辅骨之下，后有大筋结束膝髌之骨，令其连属，取此系束之脉，三刺以去其病，故曰束脉为三痏，是即地机穴也。按：此节云膝前骨肉分间络外廉束脉，似指阳明经为散脉，而王氏释为太阴，若乎有疑。但本篇独缺太阴刺法，而下文有云上热刺足太阴者，若与此相照应，及考之地机穴，主治腰痛，故今从王氏之注。

肉里之脉令人腰痛，不可以欬，欬则筋急，肉里，谓分肉之里，足少阳脉之所行，阳辅穴也，又名分。少阳者筋其应，欬则相引而痛，故不可以欬则筋缩急也。**刺肉里之脉为二痏，在太阳之外，少阳绝骨之后。**太阳经之外，少阳绝骨穴之后，即阳辅穴也。

腰痛侠脊而痛至头几几然，目䀮䀮，欲僵仆，刺足太阳郄中出血。几几，凭伏貌。䀮䀮，目乱不明也。此皆太阳证，故当刺郄中出血，即委中穴也。

腰痛上寒，刺足太阳、阳明；上热，刺足厥阴；上寒上热，皆以上体言也。寒刺阳经，去阳分之阴邪；热刺厥阴，去阴中之风热也。**不可以俛仰，刺足少阳；**少阳脉行身之两侧，故俛仰不利者当刺之。**中热而喘，刺足少阴，刺郄中出血。**少阴主水，水病无以制火，故中热。少阴之脉贯肝膈入肺中，故喘。当刺足之少阴，涌泉、大钟悉主之。郄中义如前。

腰痛上寒，不可顾，刺足阳明；上热，刺足太阴。足阳明之脉挟喉咙，上络头项，足太阴合于阳明，上行结于咽，故皆不可左右顾。王氏曰：上寒，阴市主之。不可顾，三里主之。上热，地机主之。**中热而喘，刺足少阴。**重出。**大便难，刺足少阴。**肾开窍于二阴也。王氏曰：涌泉主之。**少腹满，刺足厥阴。**厥阴之脉抵少腹也。王氏曰：太冲主之。**如折不可以俛仰，不可举，刺足太阳。**足太阳之脉循腰背，故为此诸证。王氏曰：如折，束骨主之。不可以俛仰，京骨、昆仑悉主之。不可举，申脉、仆参悉主之。**引脊内廉，刺足少阴。**脊之内廉，肾脉之所行也，故当刺足少阴。王氏曰：复溜主之。

腰痛引少腹控䏚，不可以仰，刺腰尻交者，两髁胂上，以月生死为痏数，发针立已，此邪客太阴之络为腰痛也。控，引也。䏚，季胁下之空软处也。腰尻交者，按王氏云：即下髎穴，此足太阴、厥阴、少阳三脉，左右交结于中也。两髁胂，谓腰髁骨下坚肉也。盖腰髁下尻骨两傍有四骨空，左右凡八穴，为之八髎骨。此太阴腰痛者，当取第四空，即下髎也。以月死生为痏数，如《缪刺篇》曰：月生一日一痏，二日二痏，渐多之，十五日十五痏，十六日十四痏，渐少之也。按《缪刺论》曰：邪客于足太阴之络，令人腰痛引少腹控䏚，不可以仰息。即此节之义，详本类前三十。䏚，音秒。髁，苦瓦切。胂音申。**左取右，右取左。**因脉之左右交结，故宜缪刺如此也。

腰痛不可以转摇，急引阴卵，刺八髎与痛上，八髎在腰尻分间。《素问·骨空论》。八髎者，上髎、次髎、中髎、下髎，左右共八髎，俱足太阳经穴，在腰之下，尻之上，筋肉分间陷下处。髎音辽。

腰痛，痛上寒，取足太阳、阳明；痛上热，取足厥阴；不可以俛仰，取足少阳。《灵枢·杂病篇》。重出见上文。

五十、刺厥痹

刺热厥者，留针反为寒；刺寒厥者，留针反为热。《灵枢·终始篇》。厥论曰：阳气衰于下，为寒厥，阴气衰于下，则为热厥。凡刺热厥者，久留其针则热气去，故可反为寒。**刺寒厥者，久留其针则寒气去，故可反为热。刺热厥者，二阴一阳；刺寒厥者，二阳一阴。所谓二阴者，二刺阴也；一阳者，一刺阳也。**二刺阴、一刺阳者，谓补其阴经二次，写其阳经一次，则阴气盛而阳邪退，故可以治热厥。其二阳一阴者,亦犹是也,故可以治寒厥。

风逆,暴四肢肿,身漯漯,唏然时寒,饥则烦,饱则善变,取手太阴表里,足少阴、阳明之经,肉清取荥,骨清取井经也。《灵枢·癫狂篇》。风感于外,厥气内逆,是为风逆。身漯漯,皮毛寒栗也。唏然时寒,气咽抽息而噤也。饥则烦,饱则变动不宁,风邪逆于内也。手太阴表里,肺与大肠也。足少阴,肾也。足阳明,胃也。清,寒冷也。取荥取井取经,即指四经诸穴为言。漯音磊。唏音希。清音倩。**厥逆为病也,足暴清,胸若将裂,肠若将以刀切之,烦而不能食,脉大小皆涩,暖取足少阴,清取足阳明,清则补之,温则写之。**足暴清,暴冷也。胸若将裂,肠若刀切,懊憹痛楚也。烦不能食,气逆于中也。脉大小皆涩,邪逆于经也。如身体温暖,则当取足少阴以写之。身体清冷,则当取足阳明以补之。按足少阴则涌泉、然谷,足阳明则厉兑、内庭、解溪、丰隆,皆主厥逆。**厥逆,腹胀满,肠鸣,胸满不得息,取之下胸二胁欬而动手者,与背腧以手按之立快者是也。**下胸二胁,谓胸之下,左右二胁之间也。盖即足厥阴之章门、期门,令病人欬,其脉动而应手者,是其穴也。又当取之背腧,以手按之,其病立快者,乃其当刺之处,盖足太阳经肺腧、膈腧之间也。**内闭不得溲,刺足少阴、太阳与骶上以长针。**此下四节,皆言厥逆兼证也。内闭不得溲者,病在水藏,故当刺足少阴经之涌泉、筑宾,足太阳经之委阳、飞阳、仆参、金门等穴。骶上,即督脉尾骶骨之上,穴名长强。刺以长针,第八针也。溲音搜。骶音氏。**气逆,则取其太阴、阳明、厥阴,甚取少阴、阳明动者之经也。**太阴脾经,取隐白、公孙。阳明胃经,取三里、解溪。厥阴肝经,取章门、期门。甚则兼少阴、阳明而取之。动者之经,谓察其所病之经而刺之也。**少气,身漯漯也,言吸吸也,骨痠体重,懈惰不能动,补足少阴。**身漯漯,寒栗也。言吸吸,气怯也。此皆精虚不能化气,故当补足少阴肾经。**短气,息短不属,动**

作气索，**补足少阴，去血络也。**此亦气虚也，故宜补肾。但察有血络，则当去之。按：此二节皆属气虚，不补手太阴而补足少阴者，阳根于阴，气化于精也。治必求本，于此可见，用针用药，其道皆然。

厥，挟脊而痛者，至顶，头沉沉然，目䀮䀮然，腰脊强，取足太阳腘中血络。《灵枢·杂病篇》。厥在头顶腰脊者，膀胱经病也，故当取腘中血络，即足太阳之委中穴。䀮，音荒。**厥，胸满面肿，唇漯漯然，暴言难，甚则不能言，取足阳明。**唇漯漯，肿起貌，病而在面在胸及不能言者，以胃脉行于烦颊，挟口环唇，循喉咙下胸膈也，故当取足阳明经穴以治之。**厥气走喉而不能言，手足清，大便不利，取足少阴。**厥气走喉而不能言者，肾脉循喉咙系舌本也。手足清者，肾主水，阴邪盛也。大便不利者，阴气不化也。故当取足少阴经穴。**厥而腹向向然，多寒气，腹中谷谷，便溲难，取足太阴。**腹向向然，寒气滞于脾也。又谷谷然，水谷不分之声也。便溲难，脾脉聚于阴器也。故当取足太阴经穴。谷，音斛。

痿厥为四末束悗，乃疾解之，日二，不仁者十日而知，无休，病已止。同前篇。四末，四支也。束悗，挛束悗乱也。当刺四支之穴，疾速解之，每日取之必二次。甚至有不仁而痛痒无觉者，解之十日，必渐有知。此法行之无休，待其病已而后可止针。悗，美本切。

热厥，取足太阴、少阳，皆留之；寒厥，取足阳明、少阴于足，皆留之。《灵枢·寒热病篇》。热厥者，阳邪有余，阴气不足也，故当取足太阴而补之，足少阳而写之。寒厥者，阴邪有余，阳气不足也，故当取足阳明而补之，足少阴而写之。补者，补脾胃二经以实四支；写者，写水火二经以泄邪气，然必皆久留其针，则写者可去，补者乃至矣。此当与上文首节二节《终始篇》义相参为用。**舌纵涎下烦悗，取足少阴。**此下三节，皆兼寒热二厥而言也。舌纵不收及涎下烦闷者，肾阴不足，不能收摄也，故当取足少阴经而补之。**振寒洒洒，鼓**

颔不得汗出，腹胀烦悗，取手太阴。鼓颔，振寒鼓腮也。凡此诸证皆阳气不足之候，故当取手太阴肺经而补之。颔，何敢切。**刺虚者，刺其去也；刺实者，刺其来也。**刺其去，追而济之也。刺其来，迎而夺之也。《卫气行篇》亦有此二句，详《经络类》二十五。

　　厥痹者，厥气上及腹，取阴阳之络，视主病也，写阳补阴经也。同前篇。厥必起于四支，厥而兼痹，其气上及于腹者，当取足太阴之络穴公孙，足阳明之络穴丰隆，以腹与四支治在脾胃也。然必视其主病者，或阴或阳而取之。阳明多实故宜写，太阴多虚故宜补。

　　病在筋，筋挛节痛，不可以行，名曰筋痹，刺筋上为故，刺分肉间，不可中骨也，病起筋炅病已止。《素问·长刺节论》。筋上为故，病在筋上之故也。刺分肉间，刺其痛处筋肉分理之间也，刺筋者不可中骨。筋热则气至，故病已而止针。炅，居永切，热气也。**病在肌肤，肌肤尽痛，名曰肌痹，伤于寒湿，刺大分小分，多发针而深之，以热为故，无伤筋骨，伤筋骨痛发若变，诸分尽热病已止。**肌痹者，痹在肉也。大分小分，大肉小肉之间也，即《气穴论》肉之大会为谷、小会为溪之义。病在肌肉，其气散漫，故必多发针而深刺之也。无伤筋骨者恐其太深致生他变。如《终始篇》曰：病浅针深，内伤良肉，皮肤为痈。正此之谓。诸分尽热者，阳气至而阴邪退也，故可已病而止针。**病在骨，骨重不可举，骨髓酸痛，寒气至，名曰骨痹，深者刺无伤脉肉为故，其道大分小分，骨热病已止。**无伤脉肉为故，其故在勿伤脉肉也。盖骨痹之邪最深，当直取之，无于脉分肉分妄泄其真气。但针入之道，由大分小分之间耳。必使骨间气热，则止针也。

　　骨痹，举节不用而痛，汗注烦心，取三阴之经补之。《灵枢·寒热病篇》。骨痹者，病在阴分也。支节不用而痛、汗注烦心者，亦病在阴分也。真阴不足，则邪气得留于其间，故当取三阴之经，察病所在而补之也。按：《五邪篇》曰：邪在肾则病骨痛阴痹，取之涌泉、昆仑,视有血者尽取之。与此互有发明,所当参阅,详本类前二十五。

著痹不去,久寒不已,卒取三里。《灵枢·四时气篇》。《痹论》曰:湿气胜者为著痹。谓其重著难动,故云不去。若寒湿相搏,久而不已,当猝取足阳明之三里穴,温补胃气,则寒湿散而痹可愈也。

五十一、刺四支病

膺腧中膺,背腧中背,肩膊虚者取之上。《灵枢·终始篇》。胸之两旁高处曰膺。凡肩膊之虚软而痛者,病有阴经阳经之异。阴经在膺,故治阴病者,当取膺腧,而必中其膺。阳经在背,故治阳病者,当取背腧,而必中其背。病在手经,故取之上,上者手也,如手太阴之中府、云门,手厥阴之天池,皆膺腧也。手少阳之肩髎、天髎,手太阳之天宗、曲垣、肩外俞,皆背腧也。咸主肩膊虚痛等病。

手屈而不伸者,其病在筋;伸而不屈者,其病在骨。在骨守骨,在筋守筋。屈而不伸者,筋之拘挛也,故治当守筋,不可误求于骨。伸而不屈者,骨之废弛也,故治当守骨,不可误求于筋也。

蹇膝伸不屈,治其楗。《素问·骨空论》。蹇膝,膝痛而举动艰难也。伸不屈,能伸不能屈也。股骨曰楗。治其楗者,谓治其膝辅骨之上,前阴横骨之下,盖指股中足阳明髀关等穴也。此下楗、机、关、腘等义,见《经络类》十九。楗音健。**坐而膝痛,治其机。**侠臀两傍骨缝之动处曰机,即足少阳之环跳穴也。**立而暑解,治其骸关。**因立暑中而支体散解不收者,当治其骸关,谓足少阳之阳关穴也。骸音鞋。**膝痛,痛及拇指,治其腘。**拇指,小拇指也,足太阳经所出,故当治其腘,即委中穴也。拇音母。腘音国。**坐而膝痛如物隐者,治其关。**腘上为关,关者膝后之骨解也。**膝痛不可屈伸,治其背内。**背内,足太阳经之大杼穴也。**连骺若折,治阳明中俞髎。**骺,足胫骨也。膝痛不可屈伸,连骺若折者,治在阳明之中俞髎,王氏注为三里，愚谓指阳明俞穴，当是陷谷耳。胻音杭，又形敬切。髎音辽。**若别治，巨阳、少阴荥。**若再别求治法，则足太阳之荥穴通谷，足少阴之荥穴然谷，皆可以治前证。**淫泺胻痠，不能久立，治少阳之维，在外上五寸。**淫泺，滑精遗沥也。如《本神篇》曰：精伤则骨痠痿厥，精时自下。即此节之谓。维，络也。足少阳之络穴光明，在外踝上五寸。泺音禄。胻，形景切，又去声。痠，苏端切。

足髀不可举，侧而取之，在枢合中，以员利针，大针不可刺。《灵枢·厥病篇》。髀，足股也。侧，侧卧也。枢合中，髀枢中也，即足少阳经之环跳穴。宜治以员利针，第六针也，忌用大针。髀，比、婢二音。

膝中痛，取犊鼻，以员利针，发而间之，针大如氂，刺膝无疑。《灵枢·杂病篇》。犊鼻，足阳明经穴。发而间之，谓刺而又刺，非一次可已也。员利针义如前，刺膝用之无疑也。氂，釐同，又音毛。

转筋于阳治其阳，转筋于阴治其阴，皆卒刺之。《灵枢·四时气篇》。凡四支外廉皆属三阳，内廉皆属三阴。转筋者，卒病也，故不必拘于时日，但随其病而卒刺之。

转筋者，立而取之，可令遂已。痿厥者，张而刺之，可令立快也。《灵枢·本输篇》。转筋者必拘挛，立而取之，故筋可舒也。痿厥者必体废，张其四支而取之，故血气可令立快也。

五十二、久病可刺

今夫五藏之有疾也，譬犹刺也，犹污也，犹结也，犹闭也。《灵枢·九针十二原篇》。闭，闭同。**刺虽久，犹可拔也；污虽久，犹可雪也；结虽久，犹可解也；闭虽久，犹可决也。或言久疾之不可取者，非其说也。夫善用针者，取其疾也，犹拔刺也，犹雪污也，犹解结也，犹决闭也。疾虽久，犹可毕也。言不可治者，未得其术也。**此详言疾虽久而血气未败者，犹可以针治之。故善用针者，犹拔刺也，去刺于肤,贵轻捷也。犹雪污也,污染营卫,贵净涤也。犹解结也,结留关节,贵释散也。犹决闭也,闭塞道路,贵开通也。四者之用,各有精妙,要在轻摘其邪,而勿使略伤其正气耳,故特举此为谕。若能效而用之,则疾虽久,未有不愈者也。

久病者,邪气入深,刺此病者,深内而久留之,《灵枢·终始篇》。久远之疾,其气必深,针不深则隐伏之病不能及,留不久则固结之邪不得散也。**间日而复刺之,必先调其左右,去其血脉,刺道毕矣。**一刺未尽,故当间日复刺之。再刺未尽,故再间日而又刺之,必至病除而后已。然当先察其在经在络,在经者直刺其经,在络者缪刺其络,是谓调其左右,去其血脉也。义详本类前三十。

五十三、刺诸病诸痛

刺诸热者,如以手探汤;《灵枢·九针十二原篇》。此以下皆言刺治诸病之法也。如以手探汤者,用在轻扬。热属阳,阳主于外,故治宜如此。**刺寒清者,如人不欲行。**如人不欲行者,有留恋之意也。阴寒凝滞,得气不易,故宜留针若此。**阴有阳疾者,取之下陵三里,正往无殆,气下乃止,不下复始也。**阴有阳疾者,热在阴分也。下陵即三里,足阳明经穴。殆,怠同。气下,邪气退也。如不退,当复刺之。**疾高而内者,取之阴之陵泉;疾高而外者,取之阳之陵泉也。**疾高者,在上者也,当下取之。然高而内者属藏,故当取足太阴之阴陵泉。高而外者属府,故当取足少阳之阳陵泉也。

身有所阳,血出多,及中风寒,若有所堕坠,四支懈惰不收,名曰体惰。《灵枢·寒热病篇》。身有所伤,血出多而中风寒者,破伤风之属也。或因堕坠,不必血出,而四支懈惰不收者,皆名体惰也。**取其小腹脐下三结交。三结交者,阳明、太阴也,脐下三寸关元也。**关元,任脉穴,又足阳明太阴之脉皆结于此,故为三结交也。

癃,取之阴蹻及三毛上,及血络出血。《灵枢·热病篇》。小便不通曰癃,当取足少阴之照海穴,乃阴蹻之所生也。及三毛上者,足厥阴之大敦也,盖肾与膀胱为表里,肝经行于少腹,故当取此二经以治之。若其有血络者,仍当刺之出血。癃,良中切。蹻音乔。

男子如蛊,女子如怚,身体腰脊如解,不欲饮食,先取涌泉见血,视跗上盛者,尽见血也。蛊,如犯蛊毒胀闷也。怚当作胎。如蛊如胎,无是病而形相似也。身体腰膝如解,倦散不收也。涌泉,足少阴经穴。跗上,足面也,以阳明经为言,凡其盛者,皆当刺出其血也。怚,将预切。

病注下血,取曲泉。《灵枢·厥病篇》。病注下血,肝不能内也,故当取足厥阴经之曲泉穴。

疟不渴,间日而作,取足阳明;渴而日作,取手阳明。《灵枢·杂病篇》。《刺疟论》曰:疟不渴,间日而作,刺足太阳;渴而间日作,刺足少阳。详《疾病类》五十。

喜怒而不欲食,言益小,刺足太阴;怒而多言,刺足少阳。善怒而不欲食,言益小者,伤其脾也,故当刺足太阴而补之。怒而多言者,肝胆邪实也,故当刺足少阳而写之。

哕,以草刺鼻,嚏,嚏而已;无息而疾迎引之,立已;大惊之,亦可已。哕,呃逆也。治之之法,用草刺鼻则嚏,嚏则气达而哕可已,此一法也。或闭口鼻之气,使之无息,乃迎其气而引散之,勿令上逆,乃可立已,此二法也。又或以他事惊之,则亦可已,此治哕之三法也。愚按:《内经》诸篇,并无呃逆一证,观此节治哕三法,皆所以治呃逆者,是古之所谓哕者,即呃逆无疑也。如《口问篇》曰:谷入于胃,胃气上注于肺,今有故寒气与新谷气俱还入于胃,新故相乱,真邪相攻,气并相逆,复出于胃,故为哕。又曰:肺主为哕。仲景曰:阳明病不能食,攻其热必哕。所以然者,胃中虚冷故也。以其人本虚,故攻其热必哕。又曰:若胃中虚冷不能食者,饮水则哕。成无己曰:若哕则吃吃然有声者是也。此哕为呃逆,而由于阳明、太阴之虚寒,又可知也。奈何自东垣以下,谓哕属少阳,无物有声,乃气病也。丹溪曰:有声有物谓之呕吐,有声无物谓之哕。是皆以干呕为哕也。及陈无择则又以哕为欬逆。夫干呕者呕也,欬逆者嗽也,皆何涉于哕?诸说不同,皆未之深察耳。哕,于决切,又音诲。

肕络季胁引少腹而痛胀,刺譩嘻。《素问·骨空论》。季胁下软处曰肕中。譩嘻足太阳经穴。肕音秒。譩嘻音衣希。

刺诸痛者,其脉皆实。《灵枢·终始篇》。此言痛而可刺者,脉必皆实者也。然则脉虚者,其不宜刺可知矣。**故曰:从腰以上者,手太阴、阳明皆主之;从腰以下者,足太阴、阳明皆主之。**此近取之法也。腰以上者,天之气也,故当取肺与大肠二经,盖肺经自胸行手,大肠经自手上头也。腰以下者,地之气也,故当取脾胃二经,盖脾经自足入腹,胃经自头下足也。病之在阴在阳,各察其所主而刺之。**病在上者下取之,病在下者高取之,病在头者取之足,病在腰者取之膕。**此远取之法也。有病在上而脉通于下者,当取于下。病在下而脉通于上者,当取于上。故在头者取之足,在腰者取之膕。盖疏其源而流自通,故诸经皆有井荥俞原经合之辨。**病生于头者头重,生于手者臂重,生于足者足重,治病者先刺其病所从生者也。**先刺所从生,必求其本也。

病痛者阴也,同前篇。凡病痛者,多由寒邪滞逆于经,及深居筋骨之间,凝聚不散,故病痛者为阴也。**痛而以手按之不得者阴也,深刺之。**按之不得者,隐藏深处也,是为阴邪,故刺亦宜深。然则痛在浮浅者,有属阳邪可知也,但诸痛属阴者多耳。**病在上者阳也,病在下者阴也。痒者阳也,浅刺之。**阳主升,故在上者为阳。阴主降,故在下者为阴。痒者,散动于肤腠,故为阳。凡病在阳者,皆宜浅刺之,其在下者,自当深刺无疑也。**病先起阴者,先治其阴而后治其阳;病先起阳者,先治其阳而后治其阴。**此以经络部位言阴阳也。病之在阴在阳,起有先后。先者病之本,后者病之标。治必先其本,即上文所谓先刺其病所从生之义。

五十四、刺痈疽

五藏身有五部:《灵枢·寒热病篇》。五藏在内而要害系于外者,有五部,如下文。**伏兔一,**在膝上六寸起肉间,足阳明胃经之要害也。**腓二,腓者腨也,**即小腿肚也。足太阳、少阴及三焦下腧之所系者。腓音肥。腨音篆。**背三,**中行督脉,旁四行足太阳经,皆藏气所系之要害也。**五藏之腧四,**肺俞、心俞、肝俞、脾俞、肾俞,五藏之所系也。**项五。此五部有痈疽者死。**项中为督脉阳维之会,统诸阳之纲领也。凡上五部,皆要会之所,忌生痈疽,生者多死。**病始手臂者,先取手阳明、太阴而汗出;病始头首者,先取项太阳而汗出;病始足胫者,先取足阳明而汗出。**刺痈疽者法当取汗,则邪从汗散而痈自愈;然必察其始病之经,而刺有先后也。此节义当与《刺热篇》参看,详《疾病类》四十四。**臂太阴可汗出,足阳明可汗出。**臂太阴,肺经也。足阳明,胃经也。按《热病篇》曰:脉顺可汗者,取之鱼际、太渊、大都、太白,写之则热去,补之则汗出。按以上四穴,皆手足太阴经之荥、腧也。此言臂太阴者,即鱼际、太渊二穴。然则足阳明者,亦当取之荥、腧,则内庭、陷谷是也。详义见本类前四十。**故取阴而汗出甚者,止之于阳;取阳而汗出甚者,止之于阴。**补太阴而汗出甚者,阴之胜也,当补阳明可以止之。写太阴而汗出甚者,阳之胜也,当写阳明可以止之。盖以阴阳平而汗自止也。取阳而汗出甚者,其止法亦然。**凡刺之害,中而不去则精泄,不中而去则致气。精泄则病甚而恇,致气则生为痈疽也。**针已中病,即当去针;若中而不去,则精气反泄，故病必益甚而恇羸也。针未中病，自当留针；若不中而去，则病未除而气已致，故结聚而为痈疽。皆刺之害也。此节与《九针十二原篇》同，见后六十。恇音匡。

鼠瘘寒热，还刺寒府，寒府在附膝外解营。《素问·骨空论》。鼠瘘，瘰疬也。寒府在附膝外解营，谓在膝下外辅骨之骨解间也。凡寒气自下而上者，必聚于膝，是以膝膑最寒，故名寒府。营，窟也。当是足少阳经之阳关穴。盖鼠瘘在颈腋之间，病由肝胆，故当取此以治之。瘘音漏。**取膝上外者使之拜，取足心者使之跪。**拜则骨节显，故可以取膝穴。跪则深隙见，故可以取足心穴。

治腐肿者刺腐上，视痈小大深浅刺，《素问·长刺节论》。腐肿，内腐外肿。大为阳毒其患浅，小为阴毒其患深，故当察其小大而刺分深浅也。**刺大者多血，小者深之，必端内针为故止。**痈大患浅，但多泄其血则毒可去。痈小患深，必端内其针而深取之也。为故止，言以此为则，而刺痈之法尽矣。

五十五、冬月少针，非痈疽之谓素问通评虚实论

帝曰：春亟治经络，夏亟治经俞，秋亟治六府，冬则闭塞。闭塞者，用药而少针石也。亟，急也。凡用针取病者，春宜治各经之络穴；夏宜治各经之俞穴；秋气未深，宜治六府阳经之穴；冬寒阳气闭塞，脉不易行，故当用药而少施针石，此用针之大法也。亟音棘。塞，入声。**所谓少针石者，非痈疽之谓也，痈疽不得顷时回。**冬月气脉闭塞，宜少针石者，乃指他病而言，非谓痈疽亦然也。盖痈疽毒，不泄于外，必攻于内，故虽冬月，亦急宜针石写之。不得顷时回者，谓不可使顷刻内回也，内回则毒气攻藏，害不小矣。**痈不知所，按之不应手，乍来乍已，刺手太阴傍三痏与缨脉各二。**痈疽已生，未知的所，故按之不应手也。乍来乍已，痛无定处也。刺手太阴旁者，太阴

之脉,自腋下出中府,中府之旁,乃足阳明气户、库房之次。刺瘰曰痏,三痏,三刺也。婴脉,结婴两旁之脉,亦足阳明颈中水突、气舍等穴。**掖痈大热,刺足少阳五,刺而热不止,刺手心主三,刺手太阴经络者,大骨之会各三。** 刺足少阳五者,少阳近掖之穴,则渊腋、辄筋也。刺手心主三者,天池在腋下也。刺手太阴经络者,列缺也。大骨之会各三者,谓肩后骨解中,手太阳肩贞穴也。**暴痈筋緛,随分而痛,魄汗不尽,胞气不足,治在经俞。** 緛,缩也。随分而痛,随各经之分也。魄汗,阴汗也。胞气不足,水道不利也。治在经俞,随痈所在,以治各经之俞穴,如手太阴之俞,太渊之类是也。緛音软。

五十六、贵贱逆顺灵枢根结篇

黄帝曰:逆顺五体者,言人骨节之小大,肉之坚脆,皮之厚薄,血之清浊,气之滑涩,脉之长短,血之多少,经络之数,余已知之矣,此皆布衣匹夫之士也。夫王公大人,血食之君,身体柔脆,肌肉软弱,血气栗悍滑利,其刺之徐疾浅深多少,可得同之乎? 五体者,五形之人也。故其骨节皮肉,血气经脉,禀有不齐,刺治亦异,所以有逆顺之变。至于贵贱之间,尤有不同,故欲辨其详也。脆音翠。栗音飘,急也。悍音旱。**岐伯答曰:膏粱菽藿之味,何可同也?** 膏,脂肥也。粱,粟类,谷之良者也。菽,豆也。藿,豆叶也。贵者之用膏粱,贱者之用菽藿,食味有厚薄,禀质所以不同也。**气滑即出疾,气涩则出迟,气悍则针小而入浅,气涩则针大而入深,深则欲留,浅则欲疾。** 气滑者易行,故出宜疾。气涩者难致,故出宜迟。气悍者来必勇利,故针宜小而入宜浅。气涩者至必艰迟,故针宜大而入宜深。所以宜深者则欲留,宜浅者则欲疾也。**以此观之,刺布衣者深以留之,刺大人者微以徐之,此皆因气慓悍滑利也。** 布衣气涩,故宜深宜留。大人气滑,故宜微宜徐。盖贵人之气,慓悍滑利,有异于布衣之士耳。

黄帝曰:形气之逆顺奈何? 岐伯曰:**形气不足,病气有余,是邪胜也,急写之。**貌虽不足,而神气病气皆有余,此外似虚而内则实,邪气胜也,当急写之。**形气有余,病气不足,急补之。**形虽壮伟,而病气神气则不足,此外似实而内则虚,正气衰也,当急补之。**形气不足,病气不足,此阴阳气俱不足也,不可刺之,刺之则重不足,重不足则阴阳俱竭,血气皆尽,五藏空虚,筋骨髓枯,老者绝灭,壮者不复矣。**阳主外,阴主内,若形气病气俱不足,此表里阴阳俱虚也,最不可刺。若再刺之,是重虚其虚,而血气尽,筋髓枯。老者益竭,故致绝灭。壮者必衰,故不能复其元矣。**形气有余,病气有余,此谓阴阳俱有余也,急写其邪,调其虚实。**形气病气俱有余,邪之实也,故当急写,既当急写,其实无疑,何以又云调其虚实? 盖未刺之前,防其假实,既刺之后,防其骤虚,故宜调之也。**故曰有余者写之,不足者补之,此之谓也。**凡用针者,虚则实之,满则泄之,故曰虚实之要,九针最妙,补写之时,以针为之。又曰虚则实之者,气口虚而当补之也。满则泄之者,气口盛而当写之也。此用针之大法,似乎诸虚可补矣。何上文云形气不足,病气不足,此阴阳气俱不足也,不可刺之?《宝命全形论》曰:人有虚实,五虚勿近,五实勿远。《五阅五使篇》曰:血气有余,肌肉坚致,故可苦以针。《奇病论》曰:所谓无损不足者,身羸瘦无用镵石也。《本神篇》曰:是故用针者,察观病人之态,以知精神魂魄之存亡得失之意,五者以伤,针不可以治之也。《小针解》曰:取五脉者死,言病在中,气不足,但用针尽大写其诸阴之脉也。《脉度篇》曰:盛者写之,虚者饮药以补之。《邪气藏府病形篇》曰:诸小者阴阳形气俱不足,勿取以针而调以甘药也。诸如此者,又皆言虚不宜针也。及详考本经诸篇,凡所言应刺之疾,必皆邪留经络,或气逆藏府,大抵皆治实证,此针之利于写,不利于补也明矣;然则诸言不足者补之,又何为其然也? 盖人身血气之往来,经络之流贯,或补阴可以配阳，或固此可以攻彼，不过欲和其阴阳，调其血气，使无偏胜，欲得其平，是即所谓补写也。设有不明本末，未解补虚之意，而凡营卫之亏损，形容之羸瘦，一切精虚气竭等证，概欲用针调补，反伤真元，未有不立败者也。故曰针有写而无补，于此诸篇之论可知矣。凡用针者，不可不明此针家大义。**故曰刺不知逆顺，真邪相搏。**补写反施，乃为之逆，不知逆顺，则真气与邪气相搏，病必甚也。**满而补之，则阴阳四溢，肠胃充郭，肝肺内䐜，阴阳相错。**益其有余，故病如此。**虚而写之，则经脉空虚，血气竭枯，肠胃僻辟，皮肤薄著，毛腠夭膲，予之死期。**损其不足，故病如此。僻，畏怯也。辟，邪僻不正也。薄著，瘦而涩也。夭，短折也。予，与同。僻，丑涉切。辟，僻同。膲，焦同。**故曰用针之要，在于知调阴与阳。调阴与阳，精气乃光，合形与气，使神内藏。故曰上工平气，中工乱脉，下工绝气危生。故曰下工不可不慎也。**上工知阴阳虚实，故能平不平之气。中工无的确之见，故每多淆乱经脉。下工以假作真，以非作是，故绝人之气危人之生也。**必审五藏变化之病，五脉之应，经络之实虚，皮之柔粗，而后取之也。**五脉，五藏之脉应也。

五十七、刺有大约，须明逆顺 灵枢逆篇全

黄帝问于伯高曰：余闻气有逆顺，脉有盛衰，刺有大约，可得闻乎？伯高曰：气之逆顺者，所以应天地阴阳、四时五行也。人与天地相参，与日月相应，其阴阳升降盛衰之气，当其位而和者为顺，不当其位而乖者为逆。**脉之盛衰者，所以候血气之虚实有余不足也。**脉之盛衰者，以有力无力言，故可以候血气之虚实。**刺之大约者，必明知病之可刺，与其未可刺，与其已不可刺也。**三刺义具如下文。又若明知病之可刺者，以其实邪在经也，如《脉度篇》所谓盛者写之，虚者饮药以补之是也。与其未可刺者，谓有所避忌也，如《终始篇》所

谓新内新劳、已饱已饿、大惊大恐者勿刺，及《八正神明论》所谓天忌，《五禁篇》所谓五禁之类皆是也。与其已不可刺者，言败坏无及也，如《本神篇》所谓五者已伤，针不可以治之也。凡此三者，皆本节切近之义。**黄帝曰：候之奈何？伯高曰：兵法曰：无迎逢逢之气，无击堂堂之阵。**逢逢之气盛，堂堂之阵整，无迎无击，避其锐也。逢音蓬。**刺法曰：无刺熇熇之热，无刺漉漉之汗，无刺浑浑之脉，无刺病与脉相逆者。**熇熇，热之甚也。漉漉，汗之多也。浑浑，虚实未辨也。病与脉相逆，形证阴阳不合也。是皆未可刺者也。熇，郝、嚣二音，音鹿。**黄帝曰：候其可刺奈何？伯高曰：上工刺其未生者也，其次刺其未盛者也，其次刺其已衰者也。**未生者，治其几也。未盛者，治其萌也。已衰者，知其有隙可乘也。是皆可刺者也。**下工刺其方袭者也，与其形之盛者也，与其病之与脉相逆者也。**刺其方袭者，不避来锐也。与其形之盛者，见其外不知其内也。病之与脉相逆者，逆有微甚，微逆者防有所伤，未可刺也；甚逆者，阴阳相离，形气相失，已不可刺也。医不达此而强刺之，未有不偾事者矣，故曰下工。**故曰方其盛也，勿敢毁伤。刺其已衰，事必大昌。**盛邪当写，何惧毁伤？正恐邪之所凑，其气必虚，攻邪未去，正气先夺耳，故曰方其盛也，勿敢毁伤。病既已衰，可无刺矣。不知邪气似平，病本方固，乘势拔之，易为力也，故曰刺其已衰，事必大昌。**故曰上工治未病，不治已病，此之谓也。**此与《四气调神论》同，见《摄生类》七。

五十八、五禁、五夺、五过、五逆、九宜灵枢五禁篇全

黄帝问于岐伯曰：余闻刺有五禁，何谓五禁？岐伯曰：禁其不可刺也。黄帝曰：余闻刺有五夺。岐伯曰：无写其不可夺者也。黄帝曰：余闻刺有五过。岐伯曰：补写无过其度。黄帝曰：余闻刺有五逆。岐伯曰：病与脉相逆，命曰五逆。黄帝曰：余闻刺有九宜。岐伯

曰：明知九针之论，是谓九宜。补之过度，资其邪气，写之过度，竭其正气，是五过。九宜义见本类前第四，余如下文。黄帝曰：何谓五禁？愿闻其不可刺之时。岐伯曰：甲乙日自乘，无刺头，无发蒙于耳内。丙丁日自乘，无振埃于肩喉廉泉。戊己日自乘四季，无刺腹去爪写水。庚辛日自乘，无刺关节于股膝。壬癸日自乘，无刺足胫。是谓五禁。天干之合人身者，甲乙应头，丙丁应肩喉，戊己及四季应腹与四支，庚辛应关节股膝，壬癸应足胫。日自乘者，言其日之所直也，皆不可刺，是谓五禁。发蒙、振埃义见本类前三十二。黄帝曰：何谓五夺？岐伯曰：形肉已夺，是一夺也；大夺血之后，是二夺也；大汗出之后，是三夺也；大泄之后，是四夺也；新产及大血之后，是五夺也。此皆不可写。此五夺者，皆元气之大虚也，若再写之，必置于殆，不惟用针，用药亦然。黄帝曰：可谓五逆？岐伯曰：热病脉静，汗已出，脉盛躁，是一逆也；病泄，脉洪大，是二逆也；著痹不移，腘肉破，身热，脉偏绝，是三逆也；淫而夺形身热，色夭然白，及后下血衃，血衃笃重，是谓四逆也；寒热夺形，脉坚搏，是谓五逆也。热病脉静，阳证得阴脉也。汗已出，脉躁盛，真阴败竭也。病泄脉宜静，而反洪大者，孤阳邪胜也。著痹破腘身热而脉偏绝者，元有所脱也。淫而夺形身热下血衃者，精血去而亡阴发热也。寒热夺形而脉坚搏者，脾阴大伤而真藏见也。凡此五逆者，皆阴虚之病。故《本神篇》曰：阴虚则无气，无气则死矣。是皆不可刺者也。腘，渠允切。衃，普杯切。

五十九、针分三气，失宜为害

夫气之在脉也，邪气在上，浊气在中，清气在下。故针陷脉则邪气出，针中脉则浊气出，针大深则邪气反沉，病益。《灵枢·九针十二原篇》。邪气在上者，贼风邪气也。浊气在中者，水谷之气也。清气在下者，寒湿之气也。陷脉诸义，具如下文；但缺取清气在下之义，或有所失。**故曰皮肉筋脉各有所处，病各有所宜，各以任其所宜。**经络疾病各有所处，九针各不同形，故其任用亦各有所宜也。**无实无虚，损不足而益有余，是谓甚病，病益甚。**无实者，无实实也。无虚者，无虚虚也。反而为之，不惟不治病，适所以增病。**取五脉者死，取三脉者恇，夺阴者死，夺阳者狂，针害毕矣。**五脉三脉，义如下文。恇音匡，衰残也。

小针解曰：夫气之在脉也，邪气在上者，言邪气之中人也高，故邪气在上也。此释上文之义也。伤于风者，上先受之，故凡八风寒邪之中人，其气必高而在上。**浊气在中者，言水谷皆入于胃，其精气上注于肺，浊溜于肠胃，言寒温不适，饮食不节，而病生于肠胃，故命曰浊气在中也。**水谷入胃，其清者化气，上归于肺，是为精气。若寒温失宜，饮食过度，不能运化，则必留滞肠胃之间而为病，此浊气在中也。**清气在下者，言清湿地气之中人也，必从足始，故曰清气在下也。**伤于湿者，下先受之，故凡清湿地气之中人，必在下而从足始。**针陷脉则邪气出者，取之上。**诸经孔穴，多在陷者之中，如《刺禁论》所谓刺缺盆中内陷之类是也。故凡欲去寒邪，须刺各经陷脉，则经气行而邪气出，乃所以取阳邪之在上者。**针中脉则浊气出者，取之阳明合也。**阳明合穴，足三里也。刺之可以清肠胃，故能取浊气之在中者。**针大深则邪气反沉者，言浅浮之病，不欲深刺也，深则邪气从之入，故曰反沉也。**反沉，病益深也。**皮肉筋脉各有所处者，言经络各有所主也。**皮肉筋脉，各有浅深，各有所主，以应四时之气也。**取五脉者死，言病在中，气不足，但用针尽大写其诸阴之脉也。**五脉者，五藏五输也。病在中，气不足，而复尽写其诸阴之脉，故必死。**取三阳之脉者，唯言尽写三阳之气，令病人恇然不复也。**手足各有三阳，六府脉也，六府有六输。若不知虚实而尽写之，令人恇然羸败，形气不可复也。**夺阴者死，言取尺之五里，五往者也。**夺阴者死，夺藏气也。

尺之五里,尺泽后之五里也。手阳明经穴,禁刺者也。详见后六十一。**夺阳者狂,正言也。**正言,即如上文取三阳之谓。

六十、用针先诊,反治为害

凡将用针,必先诊脉,视气之剧易,乃可以治也。《灵枢·九针十二原篇》。病之虚实,不易识也,必察于脉,乃可知之。故凡将用针,必先诊脉,察知重轻,方可施治,否则未有不误而杀人者矣。**五藏之气已绝于内,而用针者反实其外,是谓重竭,重竭必死,其死也静。**藏气已绝于内,阴虚也。反实其外,误益阳也。益阳则愈损其阴,是重竭也。阴竭必死,死则静。**治之者辄反其气,取腋与膺。**腋与膺皆藏脉所出,气绝于内而复取之,则致气于外而阴愈竭矣。**五藏之气已绝于外,而用针者反实其内,是谓逆厥,逆厥则必死,其死也躁。**藏气已绝于外,阳虚也。反实其内,误补阴也。助阴则阳气愈竭,故致四逆而厥。逆厥必死,死必躁也。**治之者反取四末。**四末为诸阳之本,气绝于外而取其本,则阴气至而阳愈陷矣。**刺之害中而不去则精泄,害中而去则致气,精泄则病益甚而恇,致气则生为痈疡。**言中而不去,去针太迟也。不中而去,去针太蚤也。均足为害。此节与《寒热病篇》文同,但彼云不中而去则致气者是,此云害中者误也。详见前五十四。

小针解曰:所谓五藏之气已绝于内者,脉口气内绝不至,此释上文之义也。脉口浮虚,按之则无,是谓内绝不至,藏气之虚也。**反取其外之病处与阳经之合,有留针以致阳气,阳气至则内重竭,重竭则死矣,其死也无气以动,故静。**外者阳之分,阴气既虚,复留针于外以致阳气,则阴愈虚而气竭于内,无气以动,故其死也静。**所谓五藏之气已绝于外者,脉口气外绝不至,**脉口沉微,轻取则无,是谓外绝不至,阳之虚也。**反取其四末之输,有留针以致其阴气,阴气至则阳**

气反入,入则逆,逆则死矣,其死也阴气有余,故躁。阳气既虚,复留针四末以致阴气,则阳气愈竭,必病逆厥而死。阳并于阴,则阴气有余,故其死也躁。

六十一、勿迎五里,能杀生人

黄帝曰:余以小针为细物也,夫子乃言上合之于天,下合之于地,中合之于人,余以为过针之意矣,愿闻其故。《灵枢·玉版篇》。过针之意,谓其言之若过也。**岐伯曰:何物大于天乎?夫大于针者,惟五兵者焉。五兵者,死之备也,非生之具。且夫人者,天地之镇也,其不可不参乎?夫治民者,亦唯针焉。夫针之与五兵,其孰小乎?**五兵即五刃,刀剑矛戟矢也。五兵虽大,但备杀戮之用,置之死者也。小针虽小,能疗万民之病,保其生者也。夫天地之间,唯人最重,故为天地之镇,而治人之生,则又唯针最先。盖针之为用,从阳则上合乎天,从阴则下合乎地,从中则变化其间而动合乎人,此针道之所以合乎三才,功非小补,较之五兵,其孰大孰小为可知矣。

黄帝曰:夫子之言针甚骏,以配天地,上数天文,下度地纪,内别五藏,外次六府,经脉二十八会,尽有周纪,能杀生人不能起死者,子能反之乎?同前篇。骏,大也。二十八会者,手足十二经左右共二十四脉,加以任督两跷,共二十八也。**岐伯曰:能杀生人,不能起死者也。黄帝曰:余闻之则为不仁,然愿闻其道,弗行于人。岐伯曰:是明道也,其必然也,其如刀剑之可以杀人,如饮酒使人醉也,虽勿诊,犹可知也。**言不善用针者,徒能杀生人,不能起死者,正如以刀剑加人则死,以酒饮人则醉,此理之必然,自不待诊而可知者也。**黄帝曰:愿卒闻之。岐伯曰:人之所受气者谷也,谷之所注者胃也,胃者水谷气血之海也,海之所行云气者天下也,胃之所出气血者经隧也。经隧者,五藏六府之大络也,迎而夺之而已矣。人受气于谷,谷**

气自外而入,所以养胃气也。胃气由中而发,所以行谷气也。二者相依,所归则一。故水谷入胃,化气化血以行于经隧之中,是经隧为五藏六府之大络也,若迎而夺之,则血气尽而胃气竭矣。隧音遂。

黄帝曰:上下有数乎? 岐伯曰:迎之五里,中道而止,五至而已,五往而藏之气尽矣,故五五二十五而竭其输矣,此所谓夺其天气者也,上下,问手足经也。五里,手阳明经穴,此节指手之五里,即经隧之要害,若迎而夺之,则藏气败绝,必致中道而止。且一藏之气,大约五至而已。针凡五往以迎之,则一藏之气已尽;若夺至二十五至,则五藏之输气皆竭,乃杀生人,此所谓夺其天真之气也。《气穴论》曰:大禁二十五,在天府下五寸。即此之谓。**非能绝其命而倾其寿者也。**不知刺禁,所以杀人,针非绝人之命,倾人之寿者也。**黄帝曰:愿卒闻之。岐伯曰:窥门而刺之者,死于家中;入门而刺之者,死于堂上。**门,即《生气通天》等论所谓气门之门也。窥门而刺,言犹浅也,浅者害迟,故死于家中。入门而刺,言其深也,深则害速,故死于堂上。**黄帝曰:善乎方,明哉道,请著之玉版,以为重宝,传之后世,以为刺禁,令民勿敢犯也。**玉版义详《脉色类》十。

　　阴尺动脉在五里,五输之禁也。《灵枢·本输篇》。阴尺动脉,言阴气之所在也。小针解曰:夺阴者死,言取尺之五里。其义即此。五里五输之禁,详如上文。

六十二、得气失气在十二禁

　　凡刺之法,必察其形气,形肉未脱,少气而脉又躁,躁厥者,必为缪刺之,散气可收,聚气可布。病少气而形肉未脱,其脉躁急,其病躁而厥逆者,气虚于内,邪实于经也,当缪刺之,左病取右,右病取左。所刺在络,其用轻浅,则精气之散者可收,邪气之聚者可散也。**深居静处,占神往来,闭户塞牖,魂魄不散,专意一神,精气之分,毋**

闻人声，以收其精，**必一其神，令志在针**。言刺此者，须必清必静，聚精会神，详察秋毫，令志在针，庶于虚实疑似之间，方保无误也。**浅而留之，微而浮之，以移其神，气至乃休**。用针之道，所重在气。上文言少气者，气之虚也。以气虚邪实之病而欲用针，故宜浅而留之，贵从缓也。微而浮之，惧伤内也。但欲从容以移其神耳。候其真气已至，乃止针也。

男内女外，坚拒勿出，谨守勿内，是谓得气。既刺之后，尤当戒慎，男子忌内，女子忌外。忌外者，坚拒勿出。忌内者，谨守勿内。则其邪气必去，正气必复，是谓得气。**凡刺之禁：新内勿刺，新刺勿内。已醉勿刺，已刺勿醉。新怒勿刺，已刺勿怒。新劳勿刺，已刺勿劳。已饱勿刺，已刺勿饱。已饥勿刺，已刺勿饥。已渴勿刺，已刺勿渴。大惊大恐，必定其气，乃刺之。乘车来者，卧而休之，如食顷乃刺之。出行来者，坐而休之，如行十里顷乃刺之**。以上连男内女外共为十二禁。**凡此十二禁者，其脉乱气散，逆其营卫，经气不次，因而刺之，则阳病入于阴，阴病出为阳，则邪气复生。粗工勿察，是谓伐身，形体淫泆，乃消脑髓，津液不化，脱其五味，是谓失气也**。淫泆，荡散也。不知所禁，妄为刺之，则阴阳错乱，真气消亡，是谓失气也。泆音逸。

六十三、刺禁

黄帝问曰：愿闻刺要。《素问·刺要论全》。**岐伯对曰：病有浮沉，刺有浅深，各至其理，无过其道**。应浅不浅，应深不深，皆过其道也。**过之则内伤，不及则生外壅，壅则邪从之**。过于深则伤气于内，失于浅则致气于外，故为壅肿而邪反从之。**浅深不得，反为大贼，内动五藏，后生大病**。贼，害也。动，伤动也。后生大病，详如下文。**故曰病有在毫毛腠理者，有在皮肤者，有在肌肉者，有在脉者，有在**

筋者,有在骨者,有在髓者。此详言内外之浅深,以见用针者当各有所取也。**是故刺毫毛腠理无伤皮,皮伤则内动肺,肺动则秋病温疟,泝泝然寒栗。**刺毫毛腠理者,最浅者也。皮则稍深矣,皮为肺之合,皮伤则内动于肺。肺应秋,故秋病温疟,泝泝然寒栗也。泝音素。**刺皮无伤肉,肉伤则内动脾,脾动则七十二日四季之月,病腹胀烦不嗜食。**皮在外,肉在内。肉为脾之合,肉伤则内动于脾。脾土寄王于四季之末各一十八日,共为七十二日,脾气既伤,不能运化,故于辰戌丑未之月,当病胀烦不嗜食也。**刺肉无伤脉,脉伤则内动心,心动则夏病心痛。**脉在肉中,为心之合,脉伤则内动于心。心王于夏,外气伤,故夏为心痛。**刺脉无伤筋,筋伤则内动肝,肝动则春病热而筋弛。**脉非筋也,筋合肝而至于春,筋伤则肝气动,故于春阳发生之时,当病热证热则筋缓,故为弛纵。**刺筋无伤骨,骨伤则内动肾,肾动则冬病胀腰痛。**筋在外,骨在内。骨合肾而王于冬,骨伤则内动于肾,故至冬时为病胀,为腰痛,以化元受伤,而腰为肾之府也。**刺骨无伤髓,髓伤则销铄胻酸,体解㑊然不去矣。**髓为骨之充,精之属,最深者也。精髓受伤,故为干枯销铄胻酸等病。解㑊者,懈怠困弱之名,阴之虚也。阴虚则气虚,气虚则不能举动,是谓不去也。按:海论所言髓海不足者,病多类此,详《经络类》三十二。铄,式灼切。胻音杭。㑊,音迹。

黄帝问曰:愿闻刺浅深之分。《素问·刺齐论》全。岐伯对曰:**刺骨者无伤筋,刺筋者无伤肉,刺肉者无伤脉,刺脉者无伤皮;刺皮者无伤肉,刺肉者无伤筋,刺筋者无伤骨。**前四句言宜深者勿浅,后三言宜浅者勿深也。义如下文。**帝曰:余未知其所谓,愿闻其解。岐伯曰:刺骨无伤筋者,针至筋而去,不及骨也。**病在骨者,直当刺骨,勿伤其筋。若针至筋分,索气而去,不及于骨,则病不在肝,攻非其过,是伤筋也。**刺筋无伤肉者,至肉而去,不及筋也。**病在筋者,直当刺筋,若针至肉分而去,去及于筋,则病不在脾,是伤肉也。**刺肉无伤脉者,至脉而去,不及肉也。**病在肉者,直宜刺肉,若刺至脉分而去,不及于肉,则病不在心,是伤脉也。**刺脉无伤皮者,至皮而去,不及脉也。**病在脉者,直当刺脉,若针至皮分而去,不及于脉,则病不在肺,是伤皮也。以上四节,言当深不深之为害也。**所谓刺皮无伤肉者,病在皮中,针入皮中,无伤肉也。**刺皮过深而中肉者,伤其脾气。**刺肉无伤筋者,过肉中筋也。**刺肉过深而中筋者,伐其肝气。**刺筋无伤骨者,过筋中骨也。此谓之反也。**刺筋过深而中骨者,伤其肾气。此上三节,言不当深而深者之害,是皆所谓反也。

六十四、刺害素问刺禁论全

黄帝问曰:愿闻禁数。岐伯对曰:藏有要害,不可不察。要害,言各有所要,亦各有所害,当详察也。**肝生于左,**肝木王于东方而主发生,故其气生于左。**肺藏于右,**肺金王于西方而主收敛,故其气藏于右。**心部于表,**心火主阳在上,故其气部于表。**肾治于里,**肾水主阴在下,故其气治于里。**脾为之使,**脾土王于四季,主运行水谷以溉五藏,故为之使。**胃为之市,**胃纳水谷,无物不容,故为之市。**鬲肓之上,中有父母,**鬲,鬲膜也。肓,心之下,鬲之上也。鬲肓之上,心肺所居。心为阳中之阳,肺为阳中之阴,心主血,肺主气,营卫于身,故称父母。**七节之傍,中有小心,**人之脊骨共二十一节,自上而下当十四节之间,自下而上是为第七节。其两傍者,乃肾俞穴。其中,则命门外俞也。人生以阳气为本,阳在上者谓之君火,君火在心,阳在下者谓之相火,相火在命门,皆真阳之所在也,故曰七节之傍,中有小心。**从之有福,逆之有咎。**从谓顺其气,逆谓丧其真也。上文八者,皆人生神气之所在,顺之则福延,逆之则咎至,乃所谓藏之要害也。**刺中心,一日死,其动为噫。**此下言刺害也。心为五藏六府之主,故中之者不出一日,其死最速。动,变动也。心在气为噫,噫见则心气绝矣。噫音伊。**刺中肝,五日死,其动为语**。语,谓无故妄言也。肝在气为语,语见则肝绝矣。**刺中肾,六日死,其动为嚏**。《诊要经终论》曰:中肾七日死。《四时刺逆从论》曰:其动为嚏为欠,见则肾气绝矣。**刺中肺,三日死,其动为欬**。肺在气为欬,欬见则肺气绝矣。《诊要经终论》曰:中肺者五日死。**刺中脾,十日死,其动为吞**。脾在气为吞,吞见则脾绝矣。《诊要经终论》曰:中脾者五日死。愚按:上文刺伤五藏,死期各有远近者,以阴阳要害之有缓急也。盖死生之道,惟阳为主,故伤于阳者为急,伤于阴者稍迟。心肺居于鬲上,二阳藏也。心为阳中之阳,肺为阳中之阴,故心为最急而一日,肺次之而三日。肝脾肾居于鬲下,三阴藏也。肝为阴中之阳,肾为阴中之阴,脾为阴中之至阴,故肝稍急而五日,肾次之而六日,脾又次之而十日。此缓急之义也。按《诊要经终论》王氏以五行之数为注,脾言生数,肺言生数之余,肾言成数之余,心则不及言数,此其说若乎近理。然或此或彼,或言或不言,难以尽合,恐不能无勉强耳。《四时刺逆从论》之文,与本篇同,见前十九。**刺中胆,一日半死,其动为呕**。胆属少阳,乃生气所在,为六府之一。然藏而不写,又类乎藏,凡十一藏者,皆取决于胆,是谓中正之官,奇恒之府,伤之者其危极速,故本篇不及六府,独言胆也。呕出于胃,而胆证忌之,木邪犯土,见则死矣。**刺跗上,中大脉,血出不止死**。跗上,足面也。大脉,足阳明冲阳穴,胃经之原也。胃为五藏六府水谷气血之海,若刺之过伤,以致血出不止,则海竭气亡,必致死也。**刺面,中溜脉,不幸为盲**。溜,流也。凡血脉之通于目者,皆为溜脉。按《大惑论》曰:五藏六府之精气,皆上注于目而为之精。《论疾诊尺篇》曰:赤脉从上下者,太阳病;从下上者,阳明病;从外走内者,少阳病。此皆溜脉之义。刺面者不知溜脉而误中之,伤其精气,故令人盲。**刺头,中脑**

户，入脑立死。脑户，督脉穴，在枕骨上，通于脑中。脑为髓海，乃元阳精气之所聚，针入脑则真气泄，故立死。**刺舌下，中脉太过，血出不止为瘖。**舌下脉者，任脉之廉泉穴，足少阴之标也。中脉太过，血出不止则伤肾，肾虚则无气，故令人瘖。按《忧恚无言篇》曰：足之少阴，上系于舌，络于横骨，终于会厌。《脉解篇》曰：内夺而厥，则为瘖俳，此肾虚也。然则瘖本于肾，无所疑矣。**刺足下布络，中脉，血不出为肿。**足下布络，足跗下浮浅散见之络也。邪在布络而刺中其脉，过于深矣。若血不出，气必随针而壅，故为肿也。**刺郄中大脉，令人仆，脱色。**郄，足太阳委中穴也。刺委中而中其大脉，伤阴气于阳经，故令人仆倒且脱色也。郄，隙同。仆音付。**刺气街，中脉，血不出为肿鼠仆。**气街即气冲，足阳明经穴。仆当作鼷。刺气街者，不中穴而旁中其脉，若血不出，当为肿于鼠鼷也。**刺脊间，中髓，为伛。**伛，伛偻也。刺脊太深误中髓者，伤腰背骨中之精气，故令人踡曲不能伸也。伛，雍主切。**刺乳上，中乳房，为肿，根蚀。**乳之上下，皆足阳明脉也。乳房乃胸中气血交凑之室，故刺乳上之穴而误中乳房，则气结不散，留而为肿，肿则必溃，且并乳根皆蚀而难于愈也。蚀，食同。**刺缺盆，中内陷，气泄，令人喘、欬逆。**缺盆，在肩前横骨上陷者中，为五藏六府之道。凡刺缺盆过深，中其内陷之脉，致伤藏气者，令人为喘为欬逆，盖五藏皆能动喘及为欬逆也。**刺手鱼腹，内陷，为肿。**鱼腹，手太阴经之脉。刺之太深内陷，必反致邪而为肿也。**无刺大醉，令人气乱。**大醉，乱人气血，因而刺之，是益其乱。**无刺大怒，令人气逆。**怒本逆气，乘怒刺之，其逆益甚。**无刺大劳人，**大劳者气乏，刺之则气愈耗。**无刺新饱人，**新饱者谷气盛满，经气未定，刺之恐其易泄。**无刺大饥人，**饥人气虚，刺则愈伤其气。**无刺大渴人，**渴者液少，刺则愈亡其阴。**无刺大惊人。**惊者气怯，刺则气愈散矣。**刺阴股，中大脉，血出不止死。**阴股大脉，足太阴箕门、血海之间。血出不止则脾气脱,故至于死。**刺客主人,内陷中脉,为内漏,为聋。**客主人,足少阳经穴。刺之太深,则内陷中脉,脓生耳底,是为内漏。伤其经气,故致聋也。**刺膝髌,出液,为跛。**髌,膝盖骨也。膝者筋之府,刺膝髌之下而出其液,则液泄筋枯,故令人跛。髌,频、牝二音。跛,补火切。**刺臂太阴脉,出血多,立死。**臂太阴,肺脉也。肺主气以行营卫,血出多而营卫绝,气散则死也。**刺足少阴脉,重虚出血,为舌难以言。**足少阴,肾脉也。少阴之脉循喉咙系舌本,肾既虚而复刺出血,是重虚也,故命舌难以言。**刺膺中,陷中肺,为喘逆仰息。**肺近膺中而误中之,则肺气上泄,故为喘为逆,仰首而息也。**刺肘中,内陷,气归之,为不屈伸。**肘中者,手太阴之尺泽、厥阴之曲泽皆是也。深刺内陷,必损其气,气泄于此,则气归之,故为不能屈伸。**刺阴股下三寸,内陷,令人遗溺。**阴股之脉,足三阴也,皆上聚于阴器。惟少阴之在股间者,有经无穴,其在气冲下三寸者,足厥阴之五里也,主治肠中热满不得溺,若刺深内陷,令人遗溺不禁,当是此穴。然厥阴之阴包,阳明之箕门,皆治遗溺;若刺之太深,则溺反不止矣。**刺掖下胁间,内陷,令人欬。**腋下胁间,肺所居也。若刺深内陷,中其肺藏,故令人欬。**刺少腹,中膀胱溺出,令人少腹满。**刺中膀胱则胞气泄,故溺出于外而为小腹满。**刺腨肠,内陷,为肿。**腨肠,足肚也。肉厚气深,不易行散,故刺而内陷则为肿。**刺匡上,陷骨中脉,为漏为盲。**匡,眼匡也。目者宗脉之所聚,刺匡上而深陷骨间,中其目系之脉,则流泪不止而为漏,视无所见而为盲也。**刺关节中,液出,不得屈伸。**腰脊者,身之大关节也。手肘足膝者,四支之关节也。诸筋者皆属于节,液出则筋枯,故为不得屈伸。

类经二十三卷

运气类

一、六六九九以正天度而岁气立素问六节藏象论

黄帝问曰：余闻天以六六之节，以成一岁，人以九九制会，计人亦有三百六十五节，以为天地久矣，不知其所谓也。天有上下四方，是为六合，地有正隅中外，是为九宫，此乾坤合一之大数也，凡寰中物理，莫不由之。故节以六六而成岁，人因九九以制会。且人有三百六十五节，正以合天之度数，复有九岁以应地之九野，此其所以为天地人也。六六九九，义如下文。**岐伯对曰：昭乎哉问也！请遂言之。夫六六之节、九九制会者，所以正天之度、气之数也。**六六之节，谓如天地合数则花甲生焉，花甲一周凡六十日，而所包天干各六，是一周之六六也。一岁之数三百六十日，而所包甲子凡六周，三阴三阳凡六气，是一岁之六六也。九九制会者，天有四方，方各九十度有奇而制其会。岁有四季，季各九十日有奇而制其会。以至地有九野，人有九藏，皆应此数。故黄钟之数生于九，而律度量衡、准绳规矩之道，无不由之。夫有气则有度，有度则有数，天度由此而正，气数由此而定，而裁制其会通之妙者则在乎人，其为功也亦大矣，故首节曰人以九九制会也。又一九义详《脉色类》五。**天度者，所以制日月之行也。气数者，所以纪化生之用也。**制，节也，正也。纪，记也。太虚廖廓，本不可测，所可测者，赖列宿周旋，附于天体，有宿度则天道昭然，而七政之迟疾有节，是所以制日月之行也。气数无形，

本不易察,所可察者,在阴阳往来,见于节序,有节序则时令相承,而万物之消长有期,乃所以纪化生之用也。**天为阳,地为阴;日为阳,月为阴。**天包地外,地居天中,天动地静,乾健坤顺,故天为阳,地为阴。火之精为日,水之精为月,故日为阳,月为阴。**行有分纪,**凡天地日月之运行,各有所纪。天象正圆,周旋不息。天体倚北,北高南下,南北二极居其两端,乃其枢轴不动之处也。天有黄赤二道。赤道者,当两极之中,横络天腰,中半之界也。赤道之北为内郭,北极居之;赤道之南为外郭,南极居之。日月循天运行,各有其道,日行之道是为黄道。黄道之行,春分后行赤道之北,秋分后行赤道之南。月行之道有九,与日不同。九道者,黑道二,出黄道北;赤道二,出黄道南;白道二,出黄道西;青道二,出黄道东。故立春春分,月东从青道;立秋秋分,月西从白道;立冬冬至,月北从黑道;立夏夏至,月南从赤道。此亦云赤道者,以五方五色言,又非天腹赤道之谓也。凡此青黑白赤道各二,并黄道而为九。盖黄为土之正色,位居中央,亦曰中道。班固《天文志》曰:日之所由,谓之黄道是也。凡节序之分,以日为主,日则随天而行。邵子曰:夏则日随斗而北,冬则日随斗而南。《太玄》曰:一北而万物生,一南而万物死。刘昭曰:日行北陆谓冬,西陆谓春,南陆谓夏,东陆谓秋。夫以南北为夏冬者是也,以西陆为春、东陆为秋者何也?盖天地之道,子午为经,卯酉为纬。一岁之气,始于冬至,一阳在子,为天日之会。由是斗建随天左旋以行于东方,日月挨宫右退以会于西宿。故仲冬斗建在子,则日月会于星纪,斗宿丑宫也。季冬斗建在丑,则日月会于玄枵,女宿子宫也。此所以日行北陆谓冬也。又由是则斗建自东北顺而南,日月自西北逆而南,故孟春斗建在寅,则日月会于娵訾,室宿亥宫也。仲春斗建在卯,则日月会于降娄,奎宿戌宫也。季春斗建在辰,则日月会于大梁,胃宿酉宫也。是皆以西纬东,此所以日行西陆谓春也。又由是则斗建自东南顺而西，日月自西南逆而东，故孟夏斗建在巳，则日月会于实沉，毕宿申宫也。仲夏斗建在午，则日月会于鹑首，井宿未宫也。季夏斗建在未，则日月会于鹑火，柳宿午宫也。此所以日行南陆谓夏也。又由是则斗建自西南顺而北，日月自东南逆而北，故孟秋斗建在申，则日月会于鹑尾，翼宿巳宫也。仲秋斗建在酉，则日月会于寿星，角宿辰宫也。季秋斗建在戌，则日月会于大火，房宿卯宫也。是皆以东纬西，此所以日行东陆谓秋也。以至孟冬斗建在亥，则日月会于析木，尾宿寅宫，而复交乎冬至。故春不在东而在西，秋不在西而在东也。由此观之，则天运本顺而左旋，日月似逆而右转，故星家以七政为右行。殊不知日月五星皆循天左行，其所以似右者，乃日不及天，月不及日，并五星之退度耳。故天之与日，正会于子半之中，是为一岁之首，即冬至节也。自子半之后，则天渐余而东，日渐缩而西，而时序节令从兹变更矣。五星之行，亦各有度。如木曰岁星，其行一年一宫，十二年一周天。火曰荧惑，其行六十一日有零过一宫，七百四十日一周天。土曰镇星，其行二十八月过一宫，二十八年一周天。金曰太白，其行一月一宫，一岁一周天。水曰辰星，常随太阳而行，然或前或后，不出三十度之外，亦一月一宫，一岁一周天。凡此五星，皆所以佐日月而循序如纬者也。此行有分纪之谓。**周有道理。**按《浑天说》曰：天地之体，状如鸟卵，天包地外，犹壳裹黄，其形体混然，周旋无已，故曰混天。然则周天之度，何从考正？乃于日行之数，有以见之。日之行度，不及于天，故以每日所短之数，纪为一度，凡行三百六十五日又四分日之一，竟天一周，复会于旧宿之处，故纪天为三百六十五度又四分度之一，而周天二十八宿均此数焉。其行则自东而升，自西而降。安定胡氏曰：人一呼一吸为一息，一息之间，大约天行八十里。凡人昼夜呼吸，总计一万三千五百息，以八十里之数因之，共得一百八万里。考之《洛书甄曜

度》及《春秋考异邮》，皆云周天一百七万一千里，其大概亦不相远，
此周天围圆之数也。以三百六十五度四分度之一分之，则每度得二
千九百三十二里，又千四百六十一分里之三百四十八。以围三径一
言之，则周天上下四旁，直径三十五万七千里。地面去天，又减此之
半，而三光出入乎其中，此周有道理之谓。**日行一度，月行十三度而
有奇焉，故大小月三百六十五日而成岁，**日行一度、月行十三度者，
言日月之退度也。日月循天运行，俱自东而西，天行速，日行迟，月
行又迟。天体至圆，绕地左旋，常一日一周而过日一度。日行迟，亦
一日绕地一周，而比天少行一度。凡积三百六十五日又二十五刻，
仍至旧处而与天会，是为一岁，此日行之数也，故曰日行一度。月行
又迟，亦一日绕地一周，而比天少十三度又十九分度之七，积二十七
日半有奇而与天会，是为一月，此月行之数也，故曰月行十三度而有
奇焉。然于正度之外，阳气尚盈，阴气常缩，是为盈缩。气有盈缩，
故月有大小。盈者气盈，天之数也。缩者朔虚，日月之数也。凡月
有三十日，岁有十二月，是一岁之数，当以三百六十日为常。然天之
气盈，每于过日一度之外，仍盈十三分七厘八丝三忽有奇，积三百六
十日，共得四千九百三十五分，以日法九百四十分为一日除之，合盈
五日又二百三十五分，其合于刻数，则为二十五刻零。此一岁三百
六十日之外，天行过日之数也。月之朔虚，一日常不及日十二度十
九分度之七，积二十九日又九百四十分日之四百九十九，其合于刻
数，则为五十三刻零，而与日会。是每月常虚四百四十一分，积十二
个月，共得五千二百九十二分，以日法九百四十分为一日除之，则每
岁合虚五日又五百九十二分，其合于刻数，则为六十三刻零，故一岁
日数，止实得三百五十四日又三十七刻。以成数为言，则一岁约少
六日，是当六大六小矣，此一岁月不及日之数也。故朱子曰：气言则
三百六十五日，朔言则三百五十四日，举气盈朔虚之中数言，则三百

六十日。《尧典》举成数言,故曰三百六十六日也。此大小月三百六十五日而成岁之谓。**积气余而盈闰矣。**积气余者,岁气余分之积而成闰也。一岁之日,以三百六十为常数,而月少于日,故每年止三百五十四日又三十七刻,而十二晦朔尽矣。是周岁月不及日者,凡五日又六十三刻为朔虚。日又少于天,故周天之数,共三百六十五度四分度之一,是周岁天多于日者,凡五日又二十五刻为气盈。合气盈朔虚,共得十日零八十八刻,此一岁气余之数而闰生焉。故以三岁而计,则得三十二日又六十四刻,是一闰而有余;以五岁而计,则得五十四日又四十刻,是再闰而不足。故以十九年而计,则得二百六日又七十二刻,以月法二十九日零五十三刻除之,正得七个月不差时刻。此所以十九年而七闰,则气朔分齐,是谓一章。大约三十二个月有奇置一闰,虽不尽同,亦不相远。故三年不置闰,则春之一月入于夏,子之一月入于丑。积之之久,至于三失闰则春季皆为夏,十二失闰则子年皆为丑,寒暑反易,岁时变乱,农桑庶务,全失其时矣。故以余日置闰于其间,然后岁气不差,四时得成,而众功皆立也。**立端于始,**端,首也。始,初也。天地有气运,气运有元首,元首立而始终正矣。天有其端,北极是也。气有其端,子半是也。节有其端,冬至是也。故立天之端而宿度见,立气之端而辰次见,立节之端而时候见。如周正建子为天统,商正建丑为地统,夏正建寅为人统,皆所以立岁首而授民以时也,即立端于始之义。**表正于中,**表,识记也。正者,正其子午。中者,中其四方。盖天道玄远,窥测不易,虽立端以察其始,尚不足以探其微,故又立表以正其中也。如周公营洛置五表,颖川阳城置中表,其度景处,古迹犹存。中表南千里置一表,北千里置一表,东西亦然,此正日景以求地中也。考之《周礼》曰:大司空之职,立土圭之法,测土深,正日景,以求地中。日南则景短多暑,日北则景长多寒,日东则景夕多风,日西则景朝多阴。

此在郑康成固有注疏,但亦未甚明悉。朱子曰:今人都不识土圭,康成亦误。圭尺是量表景底尺,长一尺五寸,以玉为之是也。按古制土圭之长,尺有五寸,而测景之表,其长八尺。立表以测景,用圭以量景,而天地之中,气候之序,于斯乎正矣。详求其法,盖以天体浑圆,半复地上,半在地下,其上下二端,谓之二极,北极出地三十六度,南极入地三十六度,两极相去一百八十二度半有奇。两极之中,横络天腰者,是为赤道,其去两极,各九十一度有奇。日行之道,是为黄道,由赤道内外周行各半。其入于赤道之内,最近者,日行于参九度之间,在赤道之北二十四度,其去北极六十七度少强,是为夏至日行之道,去极最近,其景最短,故立八尺之表,而景惟一尺五寸,此以地在日中之南,时当阳极,故曰日南则景短多暑也。斯时也,黄道在参宿度中,出寅末,入戌初。凡昼行地上者二百一十九度强,故昼长;夜行地下一百四十六度强,故夜短也。其出于赤道之外,最远者,日行于箕四度之间,在赤道之南二十四度,其去北极一百一十五度有奇,是为冬至日行之道,去极最远,其景最长,故以八尺之表,而景长一丈三尺,此以地在日中之北,时当阴极,故曰日北则景长多寒也。斯时也,黄道在箕宿度中,出辰初,入申末。凡昼行地上者一百四十六度强,故昼短;夜行地下二百一十九度强,故夜长也。其黄道交行于赤道之间者,是为日行之中道。春分日黄赤二道交于西北壁三度,秋分日交于东南翼十七度,各去极九十一度有奇,此度在南北远近之中,故景居二至长短之半而寒热匀也。斯时也,黄道出卯中,入酉中,日行地上地下各一百八十二度有奇而昼夜平也。所谓日东则景夕多风者,言地在日中之东,则日甫中而景已如夕,是地偏于左而东方木气多风也。所谓日西则景朝多阴者,言地在日中之西,则日已中而景犹如朝,是地偏于右而西方金气多阴也。所谓日至之景,尺有五寸,谓之地中者,言言夏至为一岁之中,日在中天,其景最短,故景惟一尺五寸与土圭之长正相合处,此便是地之中,亦所以见岁之中也。故嵩高正当天之中。极南五十五度,当嵩高之上。又其南十二度,为夏至之日道。又其南二十四度,为春秋分之日道,即赤道也。又其南二十四度,为冬至之日道,南下去地,三十一度而已。是夏至日去北极六十七度,春秋分日去北极九十一度,冬至日去北极一百一十五度,乃其大数。此天地之所合也,四时之所交也,风雨之所会也,阴阳之所和也。故邵子曰:天地之本,其起于中乎? 天之中何在? 曰:在辰极。地之中何在? 曰:在嵩山。惟天以辰极为中,故可以起历数而推节候;惟地以嵩山为中,故可以定方隅而均道里。子午其天地之中乎? 冬至阳生子,夜半时加子,所以乾始于坎而终于离,此南北二极独为天枢而不动也。夏至阴生午,天中日在午,所以坤始于离而终于坎,此冬夏二至,一在南,一在北,而不可移也。惟天地之中,一定不易,是以圣人者出,处玑衡以观大运,据会要以察方来,皆自此而得之,是所谓表正于中也。**推余于终,而天度毕矣。**推余于终,即上文气余盈闰之义。盖欲求天道者,不立其端则纲领不得,不正其中则前后不明,不推其余则气候不正,凡此三者缺一不可,知乎此则天度之道毕矣。推音吹。**帝曰:余已闻天度矣,愿闻气数何以合之?** **岐伯曰:天以六六为节,地以九九制会。**六六九九义见前。**天有十日,**十者成数之极,天地之至数也。天有十日,如一月之数凡三十,一岁之数凡三百六十,皆以十为制也。故大挠察其象,作十干以纪之曰:甲乙丙丁戊己庚辛壬癸。**日六竟而周甲,甲六复而终岁,三百六十日法也。**竟,尽也。十干六竟,则六十日也,是为花甲一周。甲复六周,则六六三百六十也,是为一岁日法之常数,而气盈朔虚不与焉,故云日法也。**夫自古通天者,生之本,本于阴阳,其气九州九窍,皆通乎天气。**凡自古有生之物,皆出天元之气,虽形假地生,而命惟天赋,故《宝命全形论》曰:人生于地,悬命于天,此通天之谓也。然通天之本,本于阴阳,故《四气调神论》曰:阴阳四时者,万物之终始也,死生之本也。至若在地而有九州,在人而有九窍,又孰非通于天气而本于阴阳者乎?**故其生五,其气三,**自阴阳以化五行,而万物之生莫不由之,故曰其生五。然五行皆本于阴阳,而阴阳之气各有其三,是谓三阴三阳,故曰其气三。夫生五气三者,即运五气六之义,不言六而言三者,合阴阳而言也。一曰:五运之气,各有太过不及平气之化,故《五常政大论》有三气之纪者即此。其义亦通。按:王氏以三为三元,谓天气地气运气也。然观下文云:三而成天,三而成地,三而成人。是天气地气运气者亦由三而成,则三元之义又若居其次矣。此上二节与《生气通天论》同,见《疾病类》五。**三而成天,三而成地,三而成人,**天者天之气,司天是也。地者地之气,在泉是也。上下之间,气交之中,人之居也。天地人之气皆有三阴三阳,故曰三而成天,三而成地,三而成人。此下三节,与《三部九候论》同,但彼以上中下三部为言,与此稍异,详《脉色类》五。**三而三之,合则为九,九分为九野,九野为九藏,**三而三之,合则为九,正以见阴阳之变。故地之九野,人之九藏,皆相应者如此。九野,九州之野。九藏,义如下文。**故形藏四,神藏五,合为九藏以应之也。**形藏四者:一头角,二耳目,三口齿,四胸中也。出《三部九候论》。神藏五者:肝藏魂,心藏神,肺藏魄,脾藏意,肾藏志也。出《宣明五气篇》及《九针论》。**帝曰:余已闻六六九九之会也。夫子言积气盈闰,愿闻何谓气?请夫子发蒙解惑焉。**蒙者,蒙昧于目。惑者,惑于心也。**岐伯曰:此上帝所秘,先师传之也。**上帝,上古圣帝也。先师,岐伯之师,僦贷季也。僦,将秀切。**帝曰:请遂闻之。岐伯曰:五日谓之候,**天地之气,五行而已。日行天之五度,则五日也。日有十二时,五日则六十时,是甲子一周,五行毕而气候易矣,故五日谓之候,而一岁三百六十日,共成七十二候也。**三候谓之气,**气,节也。

岁有二十四节,亦曰二十四气。一气统十五日二时五刻有奇,故三候谓之气。**六气谓之时,**岁有四时,亦曰四季。时各九十一日有奇,积六气而成也,故谓之时。按:此乃一季之六节,亦曰六气,非一岁三阴三阳之六气各得六十者之谓,盖彼为大六气,此为小六气也。**四时谓之岁,**而各从其主治焉。积四九而成三百六十日,故四时谓之岁。岁易时更,故各有所主之气,以为时之治令焉。**五运相袭,而皆治之,终朞之日,周而复始,时立气布,如环无端,候亦同法。**五运,即五行也。袭,承也。治,主也。此承上文而言岁时气候皆五运相承,各治其时,以终朞岁之日。故时立则气布,如春气主木,夏气主火,长夏气主土,秋气主金,冬气主水,周而复始,如环无端也。不惟周岁之气为然,即五日为候,而气亦迭更,故云候亦同法。**故曰:不知年之所加,气之盛衰,虚实之所起,不可以为工矣。**年之所加,如《天元纪》《气交变》《五运行》《五常政》《六微旨》《六元正纪》《至真要》等论所载五运六气之类是也。天运有盛衰,则人气有虚实,医不知此,焉得为工?工者精良之称,故本经屡及此字,诚重之也,非后世工技之工之谓。此数句又出《官针篇》,详《针刺类》六。

二、气淫气迫,求其治也 素问六节藏象论

帝曰:五运之始,如环无端,其太过不及何如?岐伯曰:五气更立,各有所盛,盛虚之变,此其常也。太过不及,即盛虚之变,但五运更立,则变有不同耳。**帝曰:平气何如?岐伯曰:无过者也。**过,过失之谓,凡太过不及皆为过也。**帝曰:太过不及奈何?岐伯曰:在经有也。**经,即本经《气交变》《五常政》等论,见后第十及十三章。**帝曰:何谓所胜?岐伯曰:春胜长夏,长夏胜冬,冬胜夏,夏胜秋,秋胜春,所谓得五行时之胜,各以气命其藏。**所胜,五气互有所胜也。春应木,木胜土。长夏应土,土胜水。冬应水,水胜火。夏应火,火胜

金。秋应金,金胜木。故曰五行时之胜。所谓长夏者,六月也,土生于火,长在夏中,万物盛长,故云长夏。不惟四时之胜如此,人之五藏亦然,如肝应木而胜脾,脾应土而胜肾,肾应水而胜心,心应火而胜肺,肺应金而胜肝,故曰以气命其藏。命者天之所畀也。春胜长夏五句,与《金匮真言论》同,详《疾病类》二十七。**帝曰:何以知其胜? 岐伯曰:求其至也,皆归始春。** 至,气至也,如春则暖气至,夏则热气至者是也,即《天元纪》等论所谓至数之义也。始春者,谓立春之日,如《六元正纪大论》曰:常以正月朔日平旦视之,睹其位而知其所在矣。盖春为四时之首,元旦为岁度之首,故可以候一岁盛衰之气。一曰:在春前十五日,当大寒节为初气之始亦是。**未至而至,此谓太过,则薄所不胜而乘所胜也,命曰气淫。** 未至而至,谓时未至而气先至,此太过也。太过则薄所不胜而乘所胜者,凡五行之气,克我者为所不胜,我克者为所胜,假如木气有余,金不能制而木反侮金,薄所不胜也。木盛而土受其克,乘所胜也。故命曰气淫。淫者,恃己之强而肆为淫虐也。余太过之气皆同。按:此下旧有不分邪僻内生工不能禁十字,乃下文之辞,误重于此,今删去之。至而不至,此谓不及,则所胜妄行,而所生受病,所不胜薄之也,命曰气迫。所谓求其至者,气至之时也。至而不至,谓时已至而气不至,此不及也。不及则所胜者妄行,所生者受病,所不胜者薄之。所生者,生我者也。如木不及则土无畏,所胜妄行也。土妄行则水受克,所生受病也。金因木衰而侮之,所不胜薄之也。故命曰气迫。迫者,因此不及而受彼侵迫也,余不及之气皆同。按:《五运行大论》曰:主岁何如? 曰:气有余,则制己所胜而侮所不胜;其不及,则己所不胜侮而乘之,己所胜轻而侮之。与此二节义同。上二节先至后至之义,又详本类后十八。**谨候其时,气可与期,失时反候,五治不分,邪僻内生,工不能禁也。** 候其时者,候四时六气之所主也。知其时,则气之至与不至,可得其期矣。若不知之而失其时,反其候,则五运之治,盛衰不分,其有邪僻内生,病及于人者,虽称为工,莫能禁之,由其不知时气也。如《阴阳应象大论》曰:故治不法天之纪,不用地之理,则灾害至矣。正此之谓。**帝曰:有不袭乎?** 言五行之气,亦有行无常候,不相承袭者否?**岐伯曰:苍天之气,不得无常也。气之不袭,是谓非常,非常则变矣。** 苍天者,天象之总称也。不得无常,言天地之正化也。气之不袭,是谓非常,言天地之邪化也。邪则为变,变则为病矣。**帝曰:非常而变奈何?岐伯曰:变至则病,所胜则微,所不胜则甚,因而重感于邪则死矣。** 所胜则微,如木受土邪、土受水邪之类,我克者为微邪也。所不胜则甚,如土受木邪、火受水邪之类,克我者为贼邪也。贼邪既甚而复重感之,则不免于死矣。时气藏气皆然。**故非其时则微,当其时则甚也。** 邪不得令,非其时也,故为病微。邪气得令,当其时也,故为病甚。所胜所不胜皆同。

三、天元纪素问天元纪大论全

黄帝问曰:天有五行,御五位,以生寒暑燥湿风;人有五藏,化五气,以生喜怒思忧恐。 御,临御也。位,方位也。化,生化也。天有五行以临五位,故东方生风,木也;南方生暑,火也;中央生湿,土也;西方生燥,金也;北方生寒,水也。人有五藏以化五气,故心化火,其志喜;肝化木,其志怒;脾化土,其志思;肺化金,其志忧;肾化水,其志恐,而天人相应也。《阴阳应象大论》思作悲,见《阴阳类》一,又详见《疾病类》二十六。**论言五运相袭而皆治之,终朞之日,周而复始,余已知之矣,愿闻其与三阴三阳之候奈何合之?** 论,即前六节《藏象论》也。终朞之日,周而复始,谓朞年一周而复始也。三阴三阳,六气也。言气有五运,复有六气,五六不侔,其将何以合之?**鬼臾区稽首再拜对曰:昭乎哉问也!夫五运阴阳者,天地之道也,万物之纲**

纪,变化之父母,生杀之本始,神明之府也,可不通乎?此数句与《阴阳应象大论》同,但此多五运二字,详注见《阴阳类》一。**故物生谓之化**,万物之生,皆阴阳之气化也。**物极谓之变**,盛极必衰,衰极复盛,故物极者必变。《六微旨大论》曰:物之生从乎化,物之极由乎变,变化之相薄,成败之所由也。《五常政大论》曰:气始而生化,气散而有形,气布而蕃育,气终而象变。**阴阳不测谓之神**,莫之为而为者谓之不测,故曰神此以天道言也。**神用无方谓之圣**。神之为用,变化不测,故曰无方。无方者,大而化之之称。《南华·天运篇》曰:无方之传,应物而不穷者也。故谓之圣。此以人道言也。**夫变化之为用也**,用,功用也。天地阴阳之道,有体有用。阴阳者,变化之体;变化者,阴阳之用。此下乃承上文而发明神用之道也。**在天为玄**,玄,深远也。天道无穷,故在天为玄。**在人为道**,道,众妙之称。惟人能用之,故在人为道。**在地为化**,化,化生也。物之生息出乎地,故在地为化。**化生五味**,由化以生物,有物则有味,故化生五味,出乎地也。**道生智**,有道则有为,有为则有智,故道生智,存乎人也。**玄生神**。玄远则不测,不测则神存,故玄生神,本乎天也。**神在天为风,在地为木**;此以下皆言神化之为用也。神以气言,故在天之无形者为风,则在地之成形者为木,风与木同气,东方之化也。余仿此。**在天为热,在地为火**;热与火同气,南方之化也。**在天为湿,在地为土**;湿与土同气,中央之化也。**在天为燥,在地为金**;燥与金同气,西方之化也。**在天为寒,在地为水**。寒与水同气,北方之化也。自在天为玄至此,与《五运行大论》同,见《藏象类》六。**故在天为气,在地成形**,气即上文之风热湿燥寒,形即上文之木火土金水。此举五行之大者言,以见万物之生,亦莫不质具于地而气行乎天也。**形气相感而化生万物矣**。形,阴也。气,阳也。形气相感,阴阳合也,合则化生万物矣。故《宝命全形论》曰:天地合气,命之曰人。正此义也。**然天**

地者,万物之上下也。天复之,故在上。地载之,故在下。若以司天在泉言,则亦为上下也。**左右者,阴阳之道路也。**左为阳主升,故阳道南行。右为阴主降,故阴道北行。是为阴阳之道路。如司天在泉之左右四问,亦其义也。**水火者,阴阳之征兆也。**征,证也。兆,见也。阴阳之征,见于水火;水火之用,见于寒暑。所以阴阳之往复,寒暑彰其兆,即此谓也。上数句,与《阴阳应象大论》稍同,见《阴阳类》一。**金木者,生成之终始也。**金主秋,其气收敛而成万物;木主春,其气发扬而生万物,故为生成之终始。按:上文水火金木,乃五行之四,各有其用,独不言土何也?盖土德居中,凡此四者,一无土之不可,故兼四气之用而寄王于四季,是以不可列言也。**气有多少,形有盛衰,上下相召而损益彰矣。**在天之气有多少,故阴阳有三等之分。在地之形有盛衰,故五行有太少之异。上下相召,即形气相感之谓。盖天气下降,气流于地,地气上升,气腾于天,升降相因,则气运太过不及胜复微甚之变而损益彰矣。本类诸篇所言者,皆发明损益之义,当详察也。**帝曰:愿闻五运之主时也何如?**主四时之令也。**鬼臾区曰:五气运行,各终朞日,非独主时也。**各终朞日,谓五运各主朞年以终其日,如甲己之岁,土运统之之类是也,非独主四时而已。**帝曰:请闻其所谓也。鬼臾区曰:臣积考太始天元册文曰:太虚廖廓,肇基化元。**太始天元册文,盖太古之文,所以纪天元者也。太虚,即周子所谓无极,张子所谓由太虚有天之名也。廖廓,空而无际之谓。肇,始也。基,立也。化元,造化之本原也。廓,苦郭切。肇音赵。**万物资始,五运终天,**资始者,万物借化元而始生。终天者,五行终天运而无已也。**布气真灵,总统坤元,**布者,布天元之气,无所不至也。气有真气,化几是也。物有灵明,良知是也。虽万物形气裹乎天地,然地亦天中之物,故《易》曰:大哉乾元,万物资始,乃统天。至哉坤元,万物资生,乃顺承天。又曰:成象之谓乾,效法之为坤。然则坤之元,不外乎乾之元也,故曰总统坤元。**九星悬朗,七曜周旋,**九星者:天蓬一,天芮二,天冲三,天辅四,天禽五,天心六,天任七,天柱八,天英九也。见补遗本病论,及详九宫星野图,今奇门阴阳家皆用之。七曜,日月五星也,《舜典》谓之七政。七者如纬,运行于天,有迟有速,有顺有逆,故曰周旋。**曰阴曰阳,曰柔曰刚,**阴阳者,天道也。柔刚者,地道也。《易·系》曰:立天之道,曰阴与阳;立地之道,曰柔与刚。邵子曰:天之大,阴阳尽之;地之大,刚柔尽之。故天道资始,阴阳而已;地道资生,刚柔而已。然刚即阳之道,柔即阴之道,故又曰动静有常,刚柔断矣。此又以阴阳刚柔,合天地而总言之也。**幽显既位,寒暑弛张,**阳主昼,阴主夜,一日之幽显也。自晦而朔,自弦而望,一月之幽显也。春夏主阳而生长,秋冬主阴而收藏,一岁之幽显也。幽显既定其位,寒暑从而弛张矣。弛张,往来也。**生生化化,品物咸章。**《易》曰:云行雨施,品物流形。又曰:天地絪缊,万物化醇。此所以生生不息,化化无穷,而品物咸章矣。章,昭著也。**臣斯十世,此之谓也。**言传习之久,凡十世于兹者,此道之谓也。已上诸义,当与《阴阳类》诸章参看。

　　帝曰:善。何谓气有多少,形有盛衰?鬼臾区曰:阴阳之气,各有多少,故曰三阴三阳也。形有盛衰,谓五行之治,各有太过不及也。此以下皆明形气之盛衰也。阴阳之气各有多少,故厥阴为一阴,少阴为二阴,太阴为三阴,少阳为一阳,阳明为二阳,太阳为三阳也。形有盛衰,如木有太少角,火有太少徵,土有太少宫,金有太少商,水有太少羽,此五行之治,各有太过不及也。**故其始也,有余而往,不足随之,不足而往,有余从之,**此气运迭为消长也。始,先也。随,后也。以六十年之常而言,如甲往则乙来,甲为太宫,乙为少商,此有余而往,不足随之也。乙往则丙来,乙为少商,丙为太羽,此不足而往,有余从之也。岁候皆然。以盈虚之胜负言,如火炎者水必润,水盛者火必灭,阴衰者阳凑之,阳衰者阴凑之,皆先往后随之义也。盖气运之消长,有盛必有衰,有胜必有复,往来相因,强弱相加,而变由作矣。**知迎知随,气可与期。**迎者,迎其至也。随者,随其去也。如时令有盛衰,则候至有迟速,至与不至,必先知之,是知迎也。气运有胜复,胜微者复微,胜甚者复甚,其微其甚,必先知之,是知随也。知迎知随,则岁气可期,而天和可自保矣。**应天为天符,承岁为岁直,三合为治。**符,合也。承,下奉上也。直,会也。应天为天符,如丁巳丁亥,木气合也;戊寅戊申戊子戊午,火气合也;己丑己未,土气合也;乙卯乙酉,金气合也;丙辰丙戌,水气合也。此十二年者,中运与司天同气,故曰天符。承岁为岁直,如丁卯之岁,木承木也;戊午之岁,火承火也;乙酉之岁,金承金也;丙子之岁,水承水也;甲辰甲戌己丑己未之岁,土承土也。此以年支与岁,同气相承,故曰岁直,即岁会也。然不分阳年阴年,但取四正之年为四直承岁,如子午卯酉是也。惟土无定位,寄王于四季之末,各一十八日有奇,则通论承岁,如辰戌丑未是也,共计八年。三合为治,言天气运气年辰也。凡天符岁会之类,皆不外此三者。若上中下三气俱合,乃为太一天符,如乙酉岁金气三合,戊午岁火气三合,己丑己未岁土气三合者是也,共四年。右详注,见《图翼》二卷天符岁会图说。

　　帝曰:上下相召奈何? 此以下皆明上下相召也。**鬼臾区曰:寒暑燥湿风火,天之阴阳也,三阴三阳上奉之。**寒暑燥湿风火,六气化于天者也,故为天之阴阳。三阴三阳上奉之,谓厥阴奉风气,少阴奉火气,太阴奉湿气,此三阴也。少阳奉暑气,阳明奉燥气,太阳奉寒气,此三阳。**木火土金水火,地之阴阳也,生长化收藏下应之。**木火土金水火,五行成于地者也,故为地之阴阳。生长化收藏下应之,谓木应生,火应长,土应化,金应收,水应藏也。按:上文神在天为风等十句,其在天者止言风热湿燥寒,在地者止言木火土金水,而此二节乃言寒暑燥湿风火,木火土金水火。盖以在天之热,分为暑火而为六,在地之火,分为君相而为六,此因五行以化六气,而所以有三阴三阳之分也。二火义如下文。**天以阳生阴长,地以阳杀阴藏。**天为阳,阳主升,升则向生,故天以阳生阴长,阳中有阴也。地为阴,阴主降,降则向死,故地以阳杀阴藏,阴中有阳也。以藏气纪之,其征可见。如上半年为阳,阳升于上,天气治之,故春生夏长;下半年为阴,阴降于下,地气治之,故秋收冬藏也。此节详义,又见《阴阳类》一。**天有阴阳,地亦有阴阳,故阳中有阴,阴中有阳。**天本阳也,然阳中有阴;地本阴也,然阴中有阳。此阴阳互藏之道,如坎中有奇、离中有偶、水之内明、火之内暗皆是也。惟阳中有阴,故天气得以下降。阴中有阳,故地气得以上升。此即上下相召之本。地亦有阴阳下,原有木火土金水火地之阴阳也生长化收藏,共十六字,衍文也,今去之。**所以欲知天地之阴阳者,应天之气,动而不息,故五岁而右迁;应地之气,静而守位,故六朞而环会。**应天之气,五行之应天干也。动而不息,以天加地而六甲周旋也。五岁而右迁,天干之应也,即下文甲己之岁,土运统之之类是也。盖甲乙丙丁戊,竟五运之一周,己庚辛壬癸,又五运之一周,甲右迁而己来,己在迁而甲来,故五岁而右迁。应地之气,六气之应地支也。静而守位,以地承天而地支不动也。六朞而环会,地支之周也,即下文子午之岁,上见少阴之类是也。盖子丑寅卯辰巳,终六气之一备,午未申酉戌亥,又六气之一备,终而复始,故六朞而环会。**动静相召,上下相临,阴阳相错,而变由生也。**动以应天,静以应地,故曰动静,曰上下,无非言天地之合气,皆所以结上文相召之义。**帝曰:上下周纪,其有数乎?鬼臾区曰:天以六为节,地以五为制。**天数五而五阴五阳,故为十干。地数六而六阴六阳,故为十二支。然天干之五,必得地支之六以为节;地支之六,必得天干之五以为制,而后六甲成,岁气备。又如子午之上为君火,丑未之上为湿土,寅申之上为相火,卯酉之上为燥金,辰戌之上为寒水,巳亥之上为风木,是六气之在天,而以地支之六为节也。甲己为土运,乙庚为金运,丙辛为水运,丁壬为木运,戊癸为火运,是五行之在地,而以天干之五为制也。此以地支而应天之六气,以天干而合地之五行,正其上下相召,以合五六之数也。**周天气者,六朞为一备;终地纪者,五岁为一周。**天之六气,各治一岁,故六朞为一备。地之五行,亦各治一岁,故五岁为一周。一曰:当以周天气者六为句,终地纪者五为句,亦通。谓一岁六气,各主一步,步各六十日,六六三百六十日,是周天气者六也,故朞为一备。一岁五行,各主一运,运七十二日,五七三百五十,二五一十,亦三百六十日,是终地纪者五也,故岁为一周。此以一岁之五六为言,以合下文一纪一周之数,尤见亲切。**君火以明,相火以位。**此明天之六气惟火有二之义也。君者上也,相者下也。阳在上者,即君火也;阳在下者,即相火也。上者应离,阳在外也,故君火以明。下者应坎,阳在内也,故相火以位。火一也,而上下幽显,其象不同,此其所以有辨也。愚按:王氏注此曰:君火在相火之右,但立名于君位不立岁气。又曰:以名奉天,故曰君火以名。守位禀命,故曰相火以位。详此说,是将明字改为名字,则殊为不然。此盖因《至真要大论》言少阴不司气化,故引其意而云君火不立岁气。殊不知彼言不司气化者,言君火不主五运之化,非言六气也。如子午之岁,上见少阴,则六气分主天地,各有所司,何谓不立岁气?且君为大主,又岂寄空名于上者乎?以致后学宗之,皆谓君火以名,竟将明字灭去,大失先圣至要之旨。夫天人之用,神明而已,惟神则明,惟明乃神。天得之而明照万方,人得之而明见万里,皆此明字之用,诚天地万物不可须臾离者。故《气交变大论》曰:天地之动静,神明为之纪。《生气通天论》曰:阳气者若天与日,失其所则折寿而不彰,故天运当以日光明。此皆君火以明之义也。又如《周易·说卦传》曰:离也者,明也,万物皆相见,南方之卦也。圣人南面而听天下,向明而治,盖取诸此也。由此言之,则天时人事,无不赖此明字为之主宰,而后人泯去之,其失为何如哉? 不得不正。又按:君火以明,相火以位,虽注义如前;然以凡火观之,则其气质上下,亦自有君相明位之辨。盖明者光也,火之气也。位者形也,火之质也。如一寸之灯,光被满室,此气之为然也。盈炉之炭,有热无焰,此质之为然也。夫焰之与炭皆火也,然焰明而质暗,焰虚而质实,焰动而质静,焰上而质下,以此证之,则其气之与质,固自有上下之分,亦岂非君相之辨乎? 是以君火居上,为日之明,以昭天道,故于人也属心,而神明出焉。相火居下,为原泉之温,以生养万物,故于人也属肾,而元阳蓄焉。所以六气之序,君火在前,相火在后,前者肇物之生,后者成物之实。而三百六十日中,前后二火所主者,止四五六七月,共一百二十日,以成一岁化育之功,此君相二火之为用也。或曰:六气中五行各一,惟火言二何也? 曰:天地之道,阴阳而已。阳主生,阴主杀,使阳气不充,则生意终于不广,故阳道实,阴道虚,阳气刚,阴气柔,此天地阴阳当然之道。且六气之分,属阴者三,湿燥寒是也;属阳者二,风热而已。使火无君相之化,则阴胜于阳而杀甚于生矣,此二火之所以必不可无也。若因惟火有二,便谓阳常有余而专意抑之,则伐天之和,伐生之本,莫此为甚。此等大义,学者最宜详察。《至真要大论》云:少阴不司气化。义详本类二十四。《生气通天论》云:天运当以日光明。义详《疾病类》五。俱当参阅。**五六相合,而七百二十气为一纪,凡三十岁;**天以六暮为备,地以五岁为周,周余一气,终而复会。如五个六,三十岁也;六个五,亦三十岁也。故五六相合,而七百二十气为一纪,凡三十岁也。然此以大数言之耳,若详求之,则三十年之数,正与一岁之度相合。盖一岁之数,凡三百六十日,六分分之为六气,各得六十日也；五分分之为五运，各得七十二日也；七十二分分之为七十二候，各得五日也。三十年之数，凡三百六十月，六分分之，各得六十月；五分分之，各得七十二月；七百二十分分之，各得十五日，是为一气，又曰一节。此五六之大会，而元会运世之数皆自此起，故谓之一纪，又谓之一世。**千四百四十气，凡六十岁而为一周，不及太过，斯皆见矣。**以三十年而倍之，则得此数，是为六十年花甲一周也。其间运五气六，上下相临之数，尽具于此。故凡太过不及、逆顺胜复之气，皆于此而可见矣。

帝曰：夫子之言，上终天气，下毕地纪，可谓悉矣。余愿闻而藏之，上以治民，下以治身，使百姓昭著，上下和亲，德泽下流，子孙无忧，传之后世，无有终时，可得闻乎？此以下皆明五六之义也。观帝言上以治民，则圣帝重民之意为可知矣。**鬼臾区曰：至数之机，迫迮以微，其来可见，其往可追。敬之者昌，慢之者亡，无道行私，必得天殃。**至数之机，即五六相合之类也。迫迮以微，谓天地之气数，其精微切近，无物不然也。其来可见，其往可追，谓因气可以察至，因至可以求数也。然至数之微，为安危所系，故敬之者昌，慢之者亡。敬者，如《摄生类》诸章所载，凡合同于道者皆是也。设或无道行私，而逆天妄为，天殃必及之矣，可不慎哉！迮音窄，近也。**谨奉天道，请言真要。**至真之要道也。**帝曰：善言始者，必会于终，善言近者，必知其远，**必精明于道者，庶能言始以会终，言近以知远。**是则至数极而道不惑，所谓明矣。愿夫子推而次之，令有条理，简而不匮，久而不绝，易用难忘，为之纲纪，至数之要，愿尽闻之。**至数之义，本经所见不一，详《会通奇恒类》。简，要也。匮，乏也。**鬼臾区曰：昭乎哉问！明乎哉道！如鼓之应桴，响之应声也。**桴，鼓椎也。发者为声，应者为响。桴音孚。**臣闻之，甲己之岁，土运统之；乙庚之岁，金运统之；丙辛之岁，水运统之；**丁壬之岁，木运统之；戊癸之岁，火运统之。此即五行之应天干也,是为五运。详义见下章及《图翼》五运图解。**帝曰:其于三阴三阳,合之奈何? 鬼臾区曰:子午之岁,上见少阴;丑未之岁,上见太阴;寅申之岁,上见少阳;卯酉之岁,上见阳明;辰戌之岁,上见太阳;巳亥之岁,上见厥阴。**此即三阴三阳之应地支也,是为六气。上者言司天,如子午之岁,上见少阴司天是也。十二年皆然。**少阴所谓标也,厥阴所谓终也。**标,首也。终,尽也。六十年阴阳之序,始于子午,故少阴谓标,尽于巳亥,故厥阴谓终。**厥阴之上,风气主之;少阴之上,热气主之;太阴之上,湿气主之;少阳之上,相火主之;阳明之上,燥气主之;太阳之上,寒气主之。所谓本也,是谓六元。**三阴三阳者,由六气之化为之主,而风化厥阴,热化少阴,湿化太阴,火化少阳,燥化阳明,寒化太阳,故六气谓本,三阴三阳谓标也。然此六者,皆天元一气之所化,一分为六,故曰六元。本篇曰天元纪者,义本诸此。**帝曰:光乎哉道! 明乎哉论! 请著之玉版,藏之金匮,署曰天元纪。**著之玉版,垂永久也。藏之金匮,示珍重也。署,表识也。

四、五运六气,上下之应素问五运行大论

黄帝坐明堂,始正天纲,临观八极,考建五常,明堂,王者朝会之堂也。正天纲者,天之大纲在于斗,正斗纲之建,以占天也。八极,八方之舆极也。观八极之理,以志地也。考,察也。建,立也。五常,五行气运之常也。考建五常,以测阴阳之变化也。**请天师而问之曰:论言天地之动静,神明为之纪,阴阳之升降,寒暑彰其兆。**论,《气交变大论》也。但彼以升降二字作往复,见后第十。**余闻五运之数于夫子,夫子之所言,正五气之各主岁耳,首甲定运,余因论之。鬼臾区曰:土主甲己,金主乙庚,水主丙辛,木主丁壬,火主戊癸。**此五运也。首甲定运,谓六十年以甲子始,而定其运也。**子午之上,少**

阴主之；丑未之上，太阴主之；寅申之上，少阳主之；卯酉之上，阳明主之；辰戌之上，太阳主之；巳亥之上，厥阴主之。**不合阴阳，其故何也？** 此三阴三阳之所主也，主者司天也。不合阴阳，如五行之甲乙，东方木也；而甲化土运，乙化金运。六气之亥子，北方水也；而亥年之上，风水主之，子年之上，君火主之。又如君火司气，火本阳也，而反属少阴；寒水司气，水本阴也，而反属太阳之类，似皆不合于阴阳者也。**岐伯曰：是明道也，此天地之阴阳也。** 言鬼臾区之言，是明显之道也。其所云运五气六不合阴阳者，正所以明天地之阴阳也。**夫数之可数者，人中之阴阳也，然所合，数之可得者也。夫阴阳者，数之可十，推之可百，数之可千，推之可万。天地阴阳者，不以数推，以象之谓也。** 人中之阴阳，言其浅近可数，而人所易知者也。然阴阳之道，或本阳而标阴，或内阳而外阴，或此阳而彼阴，或先阳而后阴，故小之而十百，大之而千万，无非阴阳之变化，此天地之阴阳无穷，诚有不可以限数推言者，故当因象求之，则无不有理存焉。数之可十以下四句，又见《经络类》二十九及三十四。**帝曰：愿闻其所始也。岐伯曰：昭乎哉问也！臣览太始天元册文，丹天之气，经于牛女戊分；黅天之气，经于心尾己分；苍天之气，经于危室柳鬼；素天之气，经于亢氐昴毕；玄天之气，经于张翼娄胃。** 此所以辨五运也。始，谓天运初分之始。太始天元册文，太古占天文也。丹，赤色，火气也。黅，黄色，土气也。苍，青色，木气也。素，白色，金气也。玄，黑色，水气也。此天地初分之时，赤气经于牛女戊分，牛女癸之次，戊当干之次，故火主戊癸也。黄气经于心尾己分，心尾甲之次，己当巽之次，故土主甲己也。青气经于危室柳鬼，危室壬之次，柳鬼丁之次，故木主丁壬也。白色经于亢氐昴毕，亢氐乙之次，昴毕庚之次，故金主乙庚也。黑气经于张翼娄胃，张翼丙之次，娄胃辛之次，故水主丙辛也。此五运之所以化也。又详义见《图翼》二卷，五天五运图解。

黅音今。**所谓戊己分者,奎壁角轸,则天地之门户也。**奎壁临乾,戊分也。角轸临巽,己分也。戊在西北,己在东南,《遁甲经》曰:六戊为天门,六己为地户。故曰天地之门户。详义见《图翼》一卷,奎壁角轸天地之门户说。**夫候之所始,道之所生,不可不通也。**此五天五运,即气候之所始,天道之所生也。

　　帝曰:善。论言天地者,万物之上下,左右者,阴阳之道路,未知其所谓也。此所以辨六气也。论,即《天元纪大论》,见前章,及《阴阳应象大论》,见《阴阳类》第一。**岐伯曰:所谓上下者,岁上下,见阴阳之所在也。**上,司天也。下,在泉也。岁之上下,即三阴三阳迭见之所在也。**左右者,诸上见厥阴,左少阴,右太阳;见少阴,左太阴,右厥阴;见太阴,左少阳,右少阴;见少阳,左阳明,右太阴;见阳明,左太阳,右少阳;见太阳,左厥阴,右阳明。所谓面北而命其位,言其见也。**司天在泉,俱有左右。诸上见者,即言司天。故厥阴司天,则左见少阴,右见太阳,是为司天之左右间也。余义仿此。司天在上,故位南面北而命其左右之见。左,西也。右,东也。**帝曰:何谓下?岐伯曰:厥阴在上则少阳在下,左阳明,右太阴;少阴在上则阳明在下,左太阳,右少阳;太阴在上则太阳在下,左厥阴,右阳明;少阳在上则厥阴在下,左少阴,右太阳;阳明在上则少阴在下,左太阴,右厥阴;太阳在上则太阴在下,左少阳,右少阴。所谓面南而命其位,言其见也。**下者,即言在泉。故位北面南而命其左右之见,是为在泉之左右间也。左,东也。右,西也。司天在泉,上下异而左右殊也。按:右二节,阴阳六气,迭为迁转。如巳亥年厥阴司天,明年子午,则左间少阴来司天矣。又如初气厥阴用事,则二气少阴来相代矣。六气循环无已,此所以上下左右、阴阳逆顺有异,而见气候之变迁也。有司天在泉左右间气图解,在《图翼》二卷。

　　上下相遘,寒暑相临,气相得则和,不相得则病。此明上下之相遘也。遘，交也。临，遇也。司天在上，五运在中，在泉在下，三气之交，是上下相遘而寒暑相临也。所遇之气彼此相生者，为相得而安。彼此相克者，为不相得而病矣。详义见《图翼》五运六气诸解中。遘音姤。**帝曰：气相得而病者何也？岐伯曰：以下临上，不当位也。**气同类者，本为相得，而亦不免于病者，以下临上也。如《六微旨大论》曰：君位臣则顺，臣位君则逆。此指君相二火而言也。详见后第七。

帝曰：动静何如？此言迁转之动静也。**岐伯曰：上者右行，下者左行，左右周天，余而复会也。**上者右行，言天气右旋，自东而西以降于地。下者左行，言地气左转，自西而东以升于天。故司天在上，必历巳午未申而西降；在泉在下，必历亥子丑寅而东升也。余而复会，即前篇五六相合，积气余而复会其始之义。**帝曰：余闻鬼臾区曰：应地者静。今夫子乃言下者左行，不知其所谓也，愿闻何以生之乎？**应地者静，见前《天元纪篇》。**岐伯曰：天地动静，五行迁复，虽鬼臾区其上候而已，犹不能遍明。**上候而已，天运之候也。不能遍明，犹未详言左右也。**夫变化之用，天垂象，地成形，七曜纬虚，五行丽地，地者所以载生成之形类也，虚者所以列应天之精气也，形精之动，犹根本之与枝叶也，仰观其象，虽远可知也。**天地之体虽殊，变化之用则一，所以在天则垂象，在地则成形。故七曜纬于虚，即五行应天之精气也。五行丽于地，即七曜生成之形类也。是以形精之动，亦犹根本之与枝叶耳。故凡物之在地者，必悬象于天，第仰观其象，则无有不应。故上之右行、下之左行者，周流不息，而变化乃无穷也。

帝曰：地之为下否乎？此欲详明上下之义也。**岐伯曰：地为人之下，太虚之中者也。**人在地之上，天在人之上。以人之所见言，则上为天，下为地。以天地之全体言，则天包地之外，地居天之中，故曰太虚之中者也。由此观之，则地非天之下矣。然则司天者，主地之上。在泉者,主地之下。五行之丽地者,是为五运,而运行于上下之中者也。此特举地为辨者,盖以明上中下之大象耳。**帝曰:冯乎?**冯,凭同。言地在太虚之中而不坠者,果亦有所依凭否也?**岐伯曰:大气举之也。**大气者,太虚之元气也。乾坤万物,无不赖之以立。故地在太虚之中,亦惟元气任持之耳。**燥以干之,暑以蒸之,风以动之,湿以润之,寒以坚之,火以温之。**此即大气之所化,是为六气而运用于天地之间者也。曰燥,曰暑,曰风,曰湿,曰寒,曰火,六者各一其性,而功用亦异。**故风寒在下,燥热在上,湿气在中,火游行其间,寒暑六入,故令虚而化生也。**寒居北,风居东,自北而东,故曰风寒在下,下者左行也。热居南,燥居西,自南而西,故曰燥热在上,上者右行也。地者土也,土之化湿,故曰湿气在中也。惟火有二,君火居湿之上,相火居湿之下,故曰火游行其间也。凡寒暑再更而气入者六,非虚无以寓气,非气无以化生,故曰令虚而化生也。**故燥胜则地干,暑胜则地热,风胜则地动,湿胜则地泥,寒胜则地裂,火胜则地固矣。**凡此天者,皆言地气本乎天也。自上文地之为下至此,正所以发明此义。《天元纪大论》曰:太虚廖廓,肇基化元,万物资始,五运终天,布气真灵,总统坤元。亦此之谓。此下接寒暑燥湿风火,在人合之奈何,其于万物,何以生化一章,列《藏象类》第六。

五、南政北政,阴阳交,尺寸反

帝曰:天地之气,何以候之?《素问·五运行大论》。此欲因脉候以察天地之气也。**岐伯曰:天地之气,胜复之作,不形于诊也。脉法曰:天地之变,无以脉诊。此之谓也。**天地之气,有常有变。其常气之形于诊者,如春弦夏洪秋毛冬石,及厥阴之至其脉弦,少阴之至其脉钩,太阴之至其脉沉,少阳之至大而浮,阳明之至短而涩,太阳之至大而长者,皆是也。若其胜复之气,卒然初至,安得遽变其脉而形于诊乎？故天地之变，有不可以脉诊，而当先以形证求之者。如《气交变大论》曰应常不应卒，亦此之谓。**帝曰：间气何如？** 间气，谓司天在泉左右之间气，而脉亦当有应之也。夫此间气者，谓之为常则气有变迁，谓之为变则岁有定位。盖帝因上文云天地之变，无以脉诊，故复举此常中之变，以求夫脉之应也。**岐伯曰：随气所在，期于左右。** 气在左则左应，气在右则右应。左右者左右寸尺也。详如下文。**帝曰：期之奈何？岐伯曰：从其气则和，违其气则病，** 气至脉亦至，从其气也，故曰和。气至脉不至，气未至而脉至，违其气也，故为病。《至真要大论》曰：至而和则平，至而甚则病，至而反则病，至而不至者病，未至而至者病，阴阳易者危。**不当其位者病，** 应左而右，应右而左，应上而下，应下而上也。**迭移其位者病，** 迭，更也。应见不见而移易于他位也。**失守其位者危，** 克贼之脉见，而本位失守也。**尺寸反者死，阴阳交者死。** 此二句之义，一以尺寸言，一以左右言，皆以少阴为之主也。如阴当在尺，则阳当在寸，阴当在寸，则阳当在尺，左右亦然。若阴之所在，脉宜不应而反应，阳之所在，脉宜应而反不应，其在尺寸则谓之反，其在左右则谓之交，皆当死也。尺寸反者，惟子午卯酉四年有之。阴阳交者，惟寅申巳亥辰戌丑未八年有之。若尺寸独然，或左右独然，是为气不应，非反非交也。**先立其年，以知其气，左右应见，然后乃可以言死生之逆顺。** 先立其年之南北政，及司天在泉左右间应见之气，则知少阴君主之所在，脉当不应，而逆顺乃可见矣。此章详义，具南北政图说中，在《图翼》二卷。

帝曰：夫子言察阴阳所在而调之，论言人迎与寸口相应，若引绳小大齐等，命曰平。 《素问·至真要大论》。论言，《灵枢·禁服篇》也。此引本论之察阴阳者，以人迎寸口为言。盖人迎在头，寸口在手，阴阳相应，则大小齐等，是为平也。**阴之所在，寸口何如？** 阴，少阴也。少阴所在，脉当不应于寸口，有不可不察也。**岐伯曰：视岁南**

北,**可知之矣。**甲己二岁为南政,乙庚丙辛丁壬戊癸八年为北政。南政居南而定其上下左右,故于人之脉则南应于寸,北应于尺。北政居北而定其上下左右,故北应于寸而南应于尺。一曰:五运以土为尊,故惟甲己土运为南政,其他皆北政也。有推原南北政图说,在《图翼》二卷。**帝曰:愿卒闻之。岐伯曰:北政之岁,少阴在泉则寸口不应,**不应者,脉来沉细而伏,不应于指也。北政之岁,其气居北以定上下,则尺主司天,寸主在泉。故少阴在泉居北之中,则两手寸口不应,乙丁辛癸卯酉年是也。**厥阴在泉则右不应,**右,右寸也。北政厥阴在泉,则少阴在右寸,故不应,丙戊庚壬寅申年是也。**太阴在泉则左不应。**左,左寸也。北政太阴在泉,则少阴在左寸,故不应,丙戊庚壬辰戌年是也。**南政之岁,少阴司天则寸口不应,**南政之岁,其气居南以定上下,则寸主司天,尺主在泉,故少阴司天居南之中,则两手寸口不应,甲子甲午年是也。**厥阴司天则右不应,**右,右寸也。南政厥阴司天,则少阴在右寸,故不应,己巳己亥年是也。**太阴司天则左不应。**左,左寸也。南政太阴司天,则少阴在左寸,故不应,己丑己未年是也。**诸不应者,反其诊则见矣。**凡南政之应在寸者,则北政应在尺;北政之应在寸者,则南政应在尺。以南北相反而诊之,则或寸或尺之不应者,皆可见矣。**帝曰:尺候何如?**上文所言皆两寸之不应,故此复问两尺之候也。**岐伯曰:北政之岁,三阴在下,则寸不应;三阴在上,则尺不应。**北政之岁,反于南政,故在下者主寸,在上者主尺。上下,即司天在泉也。**南政之岁,三阴在天,则寸不应;三阴在泉,则尺不应。**南政之岁,反于北政,故在天主寸,在泉主尺也。**左右同。**凡左右寸尺之不应者,皆与前同,惟少阴之所在则其位也。愚按:阴之所在,其脉不应,诸家之注,皆谓六气以少阴为君,君象无为,不主时气,故少阴所至,其脉不应也。此说殊为不然。夫少阴既为六气之一,又安有不主气之理?惟《天元纪大论》中君火以明,相火以位之下,王氏注曰君火在相火之右,但立名于君位,不立岁气一言,此在王氏固已误注,而诸家引以释此,盖亦不得已而为之强解耳,义岂然欤?夫三阴三阴者,天地之气也。如《太阴阳明论》曰:阳者,天气也,主外;阴者,地气也,主内。故阳道实,阴道虚。此阴阳虚实,自然之道也。第以日月证之,则日为阳,其气常盈;月为阴,其光常缺。是以潮汐之盛衰,亦随月而有消长,此阴道当然之义,为可知矣。人之经脉,即天地之潮汐也。故三阳所在,其脉无不应者,气之盈也;三阴所在,其脉有不应者,以阳气有不及,气之虚也。然三阴之列,又惟少阴独居乎中,此又阴中之阴也。所以少阴所在为不应,盖亦应天地之虚耳,岂君不主事之谓乎?明者以为然否?本类前第三章君火以明条下有按,所当互考。**故曰知其要者,一言而终,不知其要,流散无穷,此之谓也。**要,即阴阳之所在也。知则不惑,不知则致疑,所以流散无穷而莫测其要也。凡此脉之见,尤于时气为病者最多,虽其中有未必全合者,然遇有不应之脉,便当因此以推察其候。知其要者数句,与《六元正纪大论》同,但彼言六元之纪,此言阴阳之要也。见后十七。

六、天地六六之节,标本之应,亢则害,承乃制素问六微旨大论

　　黄帝问曰:呜呼远哉! 天之道也,如迎浮云,若视深渊,视深渊尚可测,迎浮云莫知其极。此甚言天道之难穷也。疏五过论亦有此数句,详《论治类》十八,但彼言医道,此言天道也。**夫子数言谨奉天道,余闻而藏之,心私异之,不知其所谓也。愿夫子溢志尽言其事,令终不灭,久而不绝,天之道可得闻乎? 岐伯稽首再拜对曰:明乎哉问! 天之道也。**此因天之序,盛衰之时也。因天道之序更,所以成盛衰之时变也。**帝曰:愿闻天道六六之节盛衰何也?**六六之义,已见前第一章,此复求其盛衰之详。**岐伯曰:上下有位,左右有纪。**此

言六位之序,以明客气之盛衰也。**故少阳之右,阳明治之;阳明之右,太阳治之;太阳之右,厥阴治之;厥阴之右,少阴治之;少阴之右,太阴治之;太阴之右,少阳治之。此所谓气之标,盖南面而待之也。**此即天道六六之节也。三阴三阳以六气为本,六气以三阴三阳为标。然此右字,皆自南面而观以待之,所以少阳之右为阳明也。有天地六气图解,在《图翼》二卷。**故曰因天之序,盛衰之时,移光定位,正立而待之,此之谓也。**光,日光也。位,位次也。凡此六气之次,即因天之序也。天既有序,则气之王者为盛,气之退者为衰。然此盛衰之时,由于日光之移,日光移而后位次定。圣人之察之者,但南面正立而待之,则其时更气易,皆于日光而见之矣。故《生气通天论》曰:天运当以日光明。正此移光定位之义。此数句与《八正神明论》同,详《针刺类》十三。

少阳之上,火气治之,中见厥阴;此以下言三阴三阳,各有表里,其气相通,故各有互根之中气也。少阳之本火,故火气在上。与厥阴为表里,故中见厥阴,是以相火而兼风木之化也。此有上中下本标中气图解,在《图翼》四卷。**阳明之上,燥气治之,中见太阴;**阳明之本燥,故燥气在上。与太阴为表里,故中见太阴,是以燥金而兼湿土之化也。**太阳之上,寒气治之,中见少阴;**太阳之本寒,故寒气在上。与少阴为表里,故中见少阴,是以寒水而兼君火之化也。**厥阴之上,风气治之,出见少阳;**厥阴之本风,故风气在上。与少阳为表里,故中见少阳,是以风木而兼相火之化也。**少阴之上,热气治之,中见太阳;**少阴之本热,故热气在上。与太阳为表里,故中见太阳,是以君火而兼寒水之化也。**太阴之上,湿气治之,中见阳明。**太阴之本湿,故湿气在上。与阳明为表里,故中见阳明,是以湿土而兼燥金之化也。**所谓本也。本之下,中之见也;见之下,气之标也。**所谓本也一句,与前天元纪章所云者同义。盖上之六气,为三阴三阳之本；下之三阴三阳，为六气之标，而兼见于标本之间者，是阴阳表里之相合，而互为中见之气也。其于人之应之者亦然。故足太阳、少阴二经为一合，而膀胱与肾之脉互相络也；足少阳、厥阴为二合，而胆与肝脉互相络也；足阳明、太阴为三合，而胃与脾脉互相络也；手太阳、少阴为四合，而小肠与心脉互相络也；手少阳、厥阴为五合，而三焦与心包络之脉互相络也；手阳明、太阴为六合，而大肠与肺脉互相络也。此即一表一里而阳中有阴，阴中有阳之义。**本标不同，气应异象。**本标不同者，若以三阴三阳言之，如太阳本寒而标阳，少阴本热而标阴也。以中见之气言之，如少阳所至为火生，而中为风；阳明所至为燥生，而中为湿；太阳所至为寒生，而中为热；厥阴所至为风生，而中为火；少阴所至为热生，而中为寒；太阴所至为湿生，而中为燥也。故岁气有寒热之非常者，诊法有脉从而病反者，病有生于本、生于标、生于中气者，治有取本而得，取标而得，取中气而得者，此皆标本之不同而气应之异象，即下文所谓物生其应，脉气其应者是也。故如瓜甜蒂苦、葱白叶青、参补芦写、麻黄发汗、根节止汗之类，皆本标不同之象，此一段义深意圆，当与《标本类》诸章参悟。

帝曰：其有至而至，有至而不至，有至而太过何也？此下正以明气候之盛衰也。六气治岁各有其时，气至有迟蚤，而盛衰见矣。**岐伯曰：至而至者和；至而不至，来气不及也；未至而至，来气有余也。**时至气亦至，和平之应也，此为平岁。若时至而气不至，来气不及也。时未至而气先至，来气有余也。**帝曰：至而不至，未至而至何如？岐伯曰：应则顺，否则逆，逆则变生，变生则病。**当期为应，愆期为否，应则顺而生化之气正，否则逆而胜复之变生，天地变生则万物亦病矣。**帝曰：善。请言其应。岐伯曰：物生其应也，气脉其应也。**物生其应，如《五常政大论》之五谷、五果、五虫、五畜之类是也。气脉其应，如《至真要大论》之南北政，及厥阴之至其脉弦之类是也。

至不至之义,又见《六元正纪大论》,详后十八。

帝曰:善。愿闻地理之应六节气位何如?此下言地理之应六节,即主气之静而守位者也,故曰六位,亦曰六步,乃六气所主之位也。岐伯曰:显明之右,君火之位也;显明者,日出之所,卯正之中,天地平分之处也。显明之右,谓自斗建卯中,以至巳中,步居东南,为天之右间,主二之气,乃春分后六十日有奇,君火治令之位也。若客气以相火加于此,是谓以下临上,臣位君则逆矣。此下有交六气节令图解及地理之应六节图,在《图翼》二卷。君火之右,退行一步,相火治之;退行一步,谓退于君火之右一步也。此自斗建巳中以至未中,步居正南,位直司天,主三之气,乃小满后六十日有奇,相火之治令也。复行一步,土气治之;复行一步,谓于相火之右,又行一步也。此自未中以至酉中,步居西南,为天之左间,主四之气,乃大暑后六十日有奇,湿土治令之位也。复行一步,金气治之;此于土气之右,又行一步,自酉中以至亥中,步居西北,为地之右间,主五之气,乃秋分后六十日有奇,燥金治令之位也。复行一步,水气治之;此于金气之右,又行一步,自亥中以至丑中,步居正北,位当在泉,主终之气,乃小雪后六十日有奇,寒水之治令也。复行一步,木气治之;此于水气之右,又行一步,自丑中以至卯中,步居东北,为地之左间,主初之气,乃大寒后六十日有奇,风木治令之位也。复行一步,君火治之。此自木气之末,复行于显明之右,君火之位,是为主气六步之一周。

相火之下,水气承之;水位之下,土气承之;土位之下,风气承之;风位之下,金气承之;金位之下,火气承之;君火之下,阴精承之。此言六位之下,各有所承。承者,前之退而后之进也。承之为义有二:一曰常,一曰变。常者如六气各专一令,一极则一生,循环相承,无所间断。故于六位盛极之下,各有相制之气,随之以生,由生而化,由微而著,更相承袭,时序乃成。所谓阳盛之极,则阴生承之;阴盛之极,则阳生承之。亦犹阴阳家五行胎生之义,此岁气不易之令,故谓之常。常者,四时之序也。变者,如《六元正纪大论》所谓:少阳所至为火生,终为蒸溽。水承相火之象也。水发而雹雪,土气承水之象也。土发而飘骤,风木承土之象也。木发而毁折,金气承木之象也。金发而清明,火气承金之象也。火发而曛昧,阴精承君火之象也。此则因亢而制,因胜而复,承制不常,故谓之变。变者,非时之邪也。然曰常曰变,虽若相殊,总之防其太过,而成乎造化之用,理则一耳。**帝曰:何也? 岐伯曰:亢则害,承乃制。**亢者,盛之极也。制者,因其极而抑之也。盖阴阳五行之道,亢极则乖,而强弱相残矣。故凡有偏盛,则必有偏衰,使强无所制,则强者愈强,弱者愈弱,而乖乱日甚。所以亢而过甚,则害乎所胜,而承其下者,必从而制之。此天地自然之妙,真有莫之使然而不得不然者。天下无常胜之理,亦无常屈之理。《易》之乾《象》曰:亢之为言也,知进而不知退,知存而不知亡,知得而不知丧。复之《象》曰:复其见天地之心乎!即此亢承之义。**制生则化,外列盛衰;**制生则化,当作制则生化,传写之误也。夫盛极有制则无亢害,无亢害则生化出乎自然,当盛者盛,当衰者衰,循序当位,是为外列盛衰。外列者言发育之多也。**害则败乱,生化大病。**亢而无制,则为害矣。害则败乱失常,不生化正气而为邪气,故为大病也。按:王安道曰:予读《内经》,至亢则害,承乃制,喟然叹曰:至矣哉,其造化之枢纽乎! 王太仆发之于前,刘河间阐之于后,圣人之蕴,殆靡遗矣。然学者尚不能释然,得不犹有未悉之旨欤? 请推而陈之。夫自显明之右至君火治之十五句,言六节所治之位也。自相火之下至阴精承之十二句,言地理之应岁气也。亢则害、承乃制二句,言抑其过也。制则生化至生化大病四句,言有制之常与无制之变也。承,犹随也。然不言随而言承者,以下言之,则有上奉之象，故曰承。虽谓之承，而有防之之义存焉。亢者，过极也。害者，害物也。制者，克胜之也。然所承者，其不亢则随之而已，故虽承而不见；既亢则克胜以平之，承斯见矣。然而迎之不知其所来，迹之不知其所止，固若有不可必者。然可必者，常存乎杳冥恍惚之中，而莫之或欺也。河间曰：已亢过极，则反似胜己之化。似也者，其可以形质求哉？故后篇云厥阴所至为风生，终为肃，少阴所至为热生，终为寒之类。其为风生、为热生者，亢也。其为肃、为寒者，制也。又水发而雹雪，土发而飘骤之类，其水发、土发者，亢也。其雹雪、飘骤者，制也。若然者，盖造化之常，不能以无亢，亦不能以无制焉耳。又虞天民曰：制者，制其气之太过也。害者，害承者之元气也。所谓元气者，总而言之，谓之一元，如天一生水，水生木，木生火，火生土，土生金，金复生水，循环无端，生生不息也。分而言之，谓之六元，如水为木之化元，木为火之化元，火为土之化元，土为金之化元，金为水之化元，亦运化而无穷也。假如火不亢，则所承之水，随之而已。一有亢极，则其水起以平之，盖恐害吾金元之气，子来救母之意也。六气皆然。此五行胜复之理，不期然而然者矣。由此观之，则天地万物，固无往而非五行，而亢害承制，又安往而不然哉？故求之于人，则五藏更相平也，五志更相胜也，五气更相移也，五病更相变也。故火极则寒生，寒极则湿生，湿极则风生，风极则燥生，燥极则热生，皆其化也。第承制之在天地者，出乎气化之自然，而在人为亦有之，则在挽回运用之得失耳。使能知其微，得其道，则把握在我，何害之有？设承制之盛衰不明，似是之真假不辨，则败乱可立而待也，惟知者乃能慎之。

类经二十四卷

运气类

七、天符岁会

帝曰:盛衰何如?《素问·六微旨大论》。此连前章,乃承上文而详求盛衰之也。**岐伯曰:非其位则邪,当其位则正;邪则变甚,正则微。**气不相和者为非位,气相得者为当位,故有邪正微甚之分。上二句,又出《五运行大论》,见《藏象类》六。**帝曰:何谓当位? 岐伯曰:木运临卯,**此下言岁会也。以木运而临卯位,丁卯岁也。**火运临午,**以火运临午位,戊午岁也。**土运临四季,**土运临四季,甲辰、甲戌、己丑、己未岁也。**金运临酉,**金运临酉,乙酉岁也。**水运临子,**水运临子,丙子岁也。**所谓岁会,气之平也。**此岁运与年支同气,故曰岁会,其气平也。共八年。**帝曰:非位何如? 岐伯曰:岁不与会也。**岁运不与地支会,则气有不平者矣。

帝曰:土运之岁,上见太阴;此下言天符也。上谓司天,土运上见太阴,己丑、己未岁也。**火运之岁,上见少阳、少阴;**火运上见少阳,戊寅、戊申岁也。上见少阴,戊子、戊午岁也。**金运之岁,上见阳明;**金运上见阳明,乙卯、乙酉岁也。**木运之岁,上见厥阴;**木运上见厥阴,丁巳、丁亥岁也。**水运之岁,上见太阳奈何?** 水运上见太阳,丙辰、丙戌岁也。奈何,谓此十二年,以岁运与司天同气者,又何以然也。**岐伯曰:天之与会也,故天元册曰天符。**天与运会也。

天符岁会何如? 此帝问太一天符也。**岐伯曰:太一天符之会**

也。既为天符，又为岁会，是为太一天符之会，如上之己丑、己未、戊午、乙酉，四岁是也。太一者，至尊无二之称。

帝曰：**其贵贱何如？** 岐伯曰：**天符为执法，岁位为行令，太一天符为贵人。** 执法者位于上，犹执政也。行令者位乎下，犹诸司也。贵人者，统乎上下，犹君主也。**帝曰：邪之中也奈何？** 言以非常之邪，不时相加而中伤者也。**岐伯曰：中执法者，其病速而危；** 中执法者，犯司天之气也。天者生之本，故其病速而危。**中行令者，其病徐而持；** 中行令者，犯地支之气也。害稍次之，故其病徐而持。持者，邪正相持而吉凶相半也。**中贵人者，其病暴而死。** 中贵人者，天地之气皆犯矣，故暴而死。按此三者，地以天为主，故中天符者甚于岁会。而太一天符者，乃三气合一，其盛可知，故不犯则已，犯则无能解也，人而受之，不能免矣。**帝曰：位之易也何如？** 岐伯曰：**君位臣则顺，臣位君则逆。逆则其病近，其害速；顺则其病远，其害微。所谓二火也。** 君者，君火也。臣者，相火也。君位臣者，如以少阴之客，而加于少阳之主，是君在上而臣在下，故为顺，顺则病期远而害亦微。臣位君者，如以少阳之客，而加于少阴之主，是臣在上而君在下，故为逆，逆则病期近而害亦速。此以二火为言也。盖五行各一，而其胜复逆顺之相加，各有所辨；惟此二火者，虽曰同气，然亦有君相上下之分，故特举而辨之。有天符岁会图说，在《图翼》二卷。

帝曰：**五运行同天化者，命曰天符，余知之矣。愿闻同地化者，何谓也？**《素问·六元正纪大论》。五运行同天化，如上文以中运而同司天之化，故曰天符。此问同地化者，言中运之同在泉也。**岐伯曰：太过而同天化者三，不及而同天化者亦三，太过而同地化者三，不及而同地化者亦三，此凡二十四岁也。** 同司天之化者，其太过不及各有三；同在泉之化者，其太过不及亦各有三也。太过谓阳年，甲丙戊庚壬也。不及谓阴年，乙丁己辛癸也。二十四岁，义如下文。

帝曰:愿闻其所谓也。岐伯曰:**甲辰、甲戌太宫下加太阴,壬寅、壬申太角下加厥阴,庚子、庚午太商下加阳明,如是者三。**下加者,以上加下也,谓以中运而加于在泉也。太宫加太阴,皆土也。太角加厥阴,皆木也。太商加阳明,皆金也。此上文所谓太过而同地化者三。三者,太阴、厥阴、阳明也。共六年,是为同天符。**癸巳、癸亥少徵下加少阳,辛丑、辛未少羽下加太阳,癸卯、癸酉少徵下加少阴,如是者三。**少徵加少阳,皆火也。少羽加太阳,皆水也。少徵加少阴,皆火也。此上文所谓不及而同地化者亦三。三者,少阳、太阳、少阴也。共六年,是为同岁会。

戊子、戊午太徵上临少阴,戊寅、戊申太徵上临少阳,丙辰、丙戌太羽上临太阳,如是者三。上临者,以下临上也,谓以中运而临于司天也。太徵临少阴、少阳,皆火也。太羽临太阳,皆水也。此上文所谓太过而同天化三。三者,少阴、少阳、太阳也。**丁巳、丁亥少角上临厥阴,乙卯、乙酉少商上临阳明,己丑己未少宫上临太阴,如是者三。**少角上临厥阴,皆木也。少商上临阳明,皆金也。少宫上临太阴,皆土也。此上文所谓不及而同天化者亦三。三者,厥阴、阳明、太阴也。此上二节,太过六年,不及六年,共十二年,皆重言天符也。而其中戊午、乙酉、己丑、己未,又为太乙天符。但戊午有余,而乙酉、己丑、己未为不及也。**除此二十四岁,则不加不临也。**谓六十年中,除此二十四岁之外,则无同气之加临矣。二十四岁详义,亦见《图翼》二卷天符岁会图说。**帝曰:加者何谓?岐伯曰:太过而加同天符,不及而加同岁会也。**此复明上文下加之义也。太过六年下加在泉者,谓之同天符。不及六年下加在泉者,谓之同岁会。**帝曰:临者何谓?岐伯曰:太过不及,皆曰天符,而变行有多少,病形有微甚,生死有蚤晏耳。**此复明上文上临之义也。无论太过不及,上临司天者,皆谓之天符,共十二年。其变行有多少,因其气之盛衰也,故病形死生,亦各有所不同耳。按:此二论曰岁会,曰天符,曰太一天符,曰同天符,同岁会,其目凡五,皆上下符会,无所克侮,均为气之相得,故于天时民病,多见平和。然其气纯而一,亦恐亢则为害,故曰变行有多少,病形有微甚,生死有蚤晏耳。观上文二十四年之间,惟于岁会八年,曰所谓岁会,气之平也,则其他之不平可知。故曰制则生化,然则无制者乃为害矣。所以有至而不至,未至而至之变,皆其气之偏耳。不可因其为和,便以为常而不之察也。

八、六步四周,三合会同,子甲相合,命曰岁立素问六微旨大论

帝曰:愿闻其步何如? 此连前章,而详求其六步之数。六步,即六气之位数也。**岐伯曰:所谓步者,六十度而有奇。** 一日一度,度即日也。周岁共三百六十五日二十五刻,以六步分之,则每步得六十日又八十七刻半,故曰有奇也。**故二十四步,积盈百刻而成日也。** 二十四步,合四岁之步也。积者,积二十四个八十七刻半,共得二千一百刻,是为二十一日。以四岁全数合之,正得一千四百六十一日。此共以二十四步之余,积盈百刻,合成四岁之全日,而三合会同之气数,于斯见矣。详如下文。**帝曰:六气应五行之变何如? 岐伯曰:位有终始,气有初中,上下不同,求之亦异也。** 此复求上文天道六六之节,地理之应六节气位,及《天元纪大论》所谓上下相召、五六相合之至数也。位,地位也。气,天气也。位有上下左右之终始,气有前后升降之初中,以天之气而加于地之位,则上下相错,互有差移,故曰上下不同,求之亦异也。初中详义见后章。**帝曰:求之奈何? 岐伯曰:天气始于甲,地气始于子,子甲相合,命曰岁立,谨候其时,气可与期。** 天气有十干而始于甲,地气有十二支而始于子,子甲相合,即甲子也。干支合而六十年之岁气立,岁气立则有时可候,有气可期矣。**帝曰:愿闻其岁六气始终蚤晏何如? 岐伯曰:明乎哉问也!** 甲

子之岁,初之气,天数始于水下一刻,终于八十七刻半;甲子岁,六十年之首也。初之气,六气之首,地之左间也。始于水下一刻,漏水百刻之首,寅初刻也。终于八十七刻半,谓每步之数,各得六十日又八十七刻半也。故甲子岁初之气,始于首日寅时初初刻,终于六十日后子时初四刻,至子之正初刻,则属春分节而交于二之气矣。凡后之申子辰年皆同。水下义,又见《经络类》二十五。有甲子等岁六气终始日刻图解,在《图翼》二卷。**二之气,始于八十七刻六分,终于七十五刻;**此继初气而始于八十七刻六分,直子之正初刻也。又加二气之六十日余八十七刻半,则此当终于七十五刻,直戌之正四刻也。后义放此。**三之气,始于七十六刻,终于六十二刻半;**始于七十六刻,亥初初刻也。终于六十二刻半,酉初四刻也。**四之气,始于六十二刻六分,终于五十刻;**始于六十二刻六分,酉正初刻也。终于五十刻,未正四刻也。**五之气,始于五十一刻,终于三十七刻半;**始于五十一刻,申初初刻也。终于三十七刻半,午初四刻也。**六之气,始于三十七刻六分,终于二十五刻。**始于三十七刻六分,午正初刻也。终于二十五刻,辰正四刻也。此二十五刻者,即岁余法四分日之一也。**所谓初六,天之数也。**初六者,子年为首之六气也。此以天之气数,而加于地之步位,故曰天之数也。后仿此。

乙丑岁,初之气,天数始于二十六刻,终于一十二刻半;始于二十六刻,巳初初刻也。终于一十二刻半,卯初四刻也。凡后之巳酉丑年皆同。**二之气,始于一十二刻六分,终于水下百刻;**始于一十二刻六分,卯正初刻也。终于水下百刻,丑正四刻也。**三之气,始于一刻,终于八十七刻半;**始于一刻,寅初初刻也。终于八十七刻半,子初四刻也。**四之气,始于八十七刻六分,终于七十五刻;**始于八十七刻六分,子正初刻也。终于七十五刻,戌正四刻也。**五之气,始于七十六刻,终于六十二刻半;**始于七十六刻,亥初初刻也。终于六十二刻半,酉初四刻也。**六之气,始于六十二刻六分,终于五十刻。**始于酉正初刻,终于未正四刻。此五十刻者,四分日之二也。**所谓六二,天之数也。**丑次于子,故曰六二。天之数,义见前。

丙寅岁,**初之气,天数始于五十一刻,终于三十七刻半;**始于申初初刻,终于午初四刻。凡后寅午戌年皆同。**二之气,始于三十七刻六分,终于二十五刻;**始于午正初刻,终于辰正四刻。**三之气,始于二十六刻,终于一十二刻半;**始于巳初初刻,终于卯初四刻。**四之气,始于一十二刻六分,终于水下百刻。**始于卯正初刻,终于丑正四刻。**五之气,始于一刻,终于八十七刻半;**始于寅初初刻,终于子初四刻。**六之气,始于八十七刻六分,终于七十五刻。**始于子正初刻,终于戌正四刻。此七十五刻者,四分日之三也。**所谓六三,天之数也。**寅次于丑,故曰六三。

丁卯岁,**初之气,天数始于七十六刻,终于六十二刻半;**始于亥初初刻,终于酉初四刻。凡后之亥卯未年皆同。**二之气,始于六十二刻六分,终于五十刻;**始于酉正初刻,终于未正四刻。**三之气,始于五十一刻,终于三十七刻半;**始于申初初刻,终于午初四刻。**四之气,始于三十七刻六分,终于二十五刻;**始于午正初刻,终于辰正四刻。**五之气,始于二十六刻,终于一十二刻半;**始于巳初初刻,终于卯初四刻。**六之气,始于一十二刻六分,终于水下百刻。**始于卯正初刻,终于丑正四刻。此水下百刻者,即上文所谓二十四步,积盈百刻而成日也。**所谓六四,天之数也。**卯次于寅,故曰六四。此一纪之全数也。

次戊辰岁,初之气,复始于一刻,常如是无已,周而复始。以上丁卯年六之气终于水下百刻,是子丑寅卯四年气数至此已尽,所谓一纪。故戊辰年,则气复始于一刻,而辰巳午未四年又为一纪。辰巳午未之后,则申酉戌亥四年又为一纪。此所以常如是无已,周而复始也。

帝曰:愿闻其岁候何如? 岐伯曰:悉乎哉问也! 日行一周,天气始于一刻;岁候者,通岁之大候。此承上文而复总其气数之始也。一周者,一周于天,谓甲子一年为岁之首也。日行再周,天气始于二十六刻;乙丑岁也。日行三周,天气始于五十一刻;丙寅岁也。日行四周,天气始于七十六刻;丁卯岁也。日行五周,天气复始于一刻,戊辰岁也。所谓一纪也。如前四年是也,一纪尽而复始于一刻矣。纪者,如《天元纪大论》所谓终地纪者,即此纪字之义。是故寅午戌岁气会同,卯未亥岁气会同,辰申子岁气会同,巳酉丑岁气会同,终而复始。六十年气数周流,皆如前之四年,故四年之后,气复如初。所以寅午戌为会同,卯未亥为会同,辰申子为会同,巳酉丑为会同。今阴阳家但知此为三合类局,而不知由于气数之会同如此。有六十年岁气三合会同图,在《图翼》二卷。

九、上下升降,气有初中,神机气立,生化为用素问六微旨大论

帝曰:愿闻其用也。此连前章,而详求其上下升降之用也。岐伯曰:言天者求之本,言地者求之位,言人者求之气交。本者,天之六气,风寒暑湿火燥是也。位者,地之六步,木火土金水火是也。言天者求之本,谓求六气之盛衰,而上可知也。言地者求之位,谓求六步之终始,而下可知也。人在天地之中,故求之于气交,则安危亦可知矣。帝曰:何谓气交? 岐伯曰:上下之位,气交之中,人之居也。上者谓天,天气下降。下者谓地,地气上升。一升一降,则气交于中也,而人居之,而生化变易,则无非气交之使然。故曰:天枢之上,天气主之;天枢之下,地气主之;气交之分,人气从之,万物由之。此之谓也。枢,枢机也。居阴阳升降之中,是为天枢,故天枢之义,当以中字为解。中之上,天气主之。中之下,地气主之。气交之分,即中

之位也。而形气之相感，上下之相临，皆中宫应之而为之市。故人气从之，万物由之，变化于兹乎见矣。愚按：王太仆曰：天枢，当齐之两傍也，所谓身半矣。伸臂指天，则天枢正当身之半。三分折之，则上分应天，下分应地，中分应气交。此单以人身之天枢穴为言，盖因《至真要大论》曰：身半以上，天之分也，天气主之。身半以下，地之分也，地气主之。半，所谓天枢也。故王氏之注如此。然在彼篇，本以人身为言，而此节云人气从之，万物由之二句，又岂止以人身为言哉？是其言虽同，而所指有不同也。夫所谓枢者，开阖之机也。开则从阳而主上，阖则从阴而主下，枢则司升降而主乎中者也。故其在人，则天枢穴居身之中，是固然矣。其在于天地，则卯酉居上下之中，为阴阳之开阖，为辰宿之出入，非所谓天枢乎！盖子午为左右之轴，卯酉为上下之枢，无所疑也。第以卯酉一线之平，而谓为气交，殊不足以尽之。夫枢者，言分界也。交者，言参合也。此则有取于王氏三折之说，然必以卦象求之，庶得其义。凡卦有六爻，☰☰上卦象天，下卦象地，中象天枢之界。此以两分言之，则中惟一线之谓也。若以三分言之，则二三四爻成一卦，此自内卦而一爻升，地交于天也；五四三爻成一卦，此自外卦而一爻降，天交于地也。然则上二爻主乎天，下二爻主乎地，皆不易者也。惟中二爻，则可以天，亦可以地，斯真气交之象。《易·系》曰：六爻之动，三极之道也。其斯之谓。由此观之，则司天在泉之义亦然。如《至真要大论》曰：初气终三气，天气主之；四气尽终气，地气主之。此即上下卦之义，然则三气四气，则一岁之气交也。故自四月中以至八月中，总计四个月，一百二十日之间，而岁之旱潦丰俭，物之生长成收，皆系乎此，故曰气交之分，人气从之，万物由之也。如后篇《六元正纪大论》，诸云持于气交者，其义即此。**帝曰：何谓初中？**前章言气有初中，此复求其详也。**岐伯曰：初凡三十度而有奇，中气同法。**度，即日也。一步之数,凡六十日八十七刻半,而两分之,则前半步始于初,是为初气,凡三十度而有奇。奇,谓四十三刻又四分刻之三也。后半步始于中,是为中气,其数如初,故曰同法。**帝曰:初中何也?岐伯曰:所以分天地也。帝曰:愿卒闻之。岐伯曰:初者地气也,中者天气也。**初中者,所以分阴阳也。凡一气之度必有前后,有前后则前阳而后阴。阳主进,自下而上,故初者地气也。阴主退,自上而下,故中者天气也。愚按:初中者,初言其始,气自始而渐盛也。中言其盛,气自盛而渐衰也。但本篇所谓初中者,以一步之气为言,故曰初凡三十度而有奇,中气同法。然阴阳之气,无往不在,故初中之数,亦无往不然。如以一岁言之,则冬至气始于北,夏至气中于南,北者盛之始,南者衰之始,此岁气之初中也。以昼夜言之,夜则阳生于坎,昼则日中于离,坎者升之始,离者降之始,此日度之初中也。不惟是也,即一月一节、一时一刻,靡不皆然。所以月有朔而有望,气有节而有中,时有子而有午,刻有初而有正,皆所以分初中也。故明初中者则知阴阳,明阴阳则知上下,明上下则知升降,明升降则知孰为天气,孰为地气,孰为气交,而天地人盈虚消长死生之数,不外乎是矣。此当与伏羲六十四卦圆图参会其义,有妙存焉。见《附翼》一卷医易义中。**帝曰:其升降何如?岐伯曰:气之升降,天地之更用也。**天无地之升,则不能降,地无天之降,则不能升,故天地更相为用。**帝曰:愿闻其用何如?岐伯曰:升已而降,降者谓天;降已而升,升者谓地。**升出于地,升无所升,则升已而降,此地以天为用也,故降者谓天。降出于天,降无所降,则降已而升,此天以地为用也,故升者谓地。**天气下降,气流于地;地气上升,气腾于天。故高下相召,升降相因,而变作矣。**召,犹招也。上者必降,下者必升,此天运循环之道也。阳必召阴,阴必召阳,此阴阳配合之理也。故高下相召则有升降,有升降则强弱相因而变作矣。《六元正纪大论》曰:天气不足,地气随之,地气不足,天气从之,运居其中而常先也。恶所不胜,归所同和,随运归从而生其病也。故上胜则天气降而下,下胜则地气迁而上,胜多少而差其分,微者小差,甚者大差,甚则位易气交,易则大变生而病作矣。**帝曰:善。寒湿相遘,燥热相临,风火相值,其有间乎?**间,异也。惟其有间,故或邪或正而变由生也。**岐伯曰:气有胜复,胜复之作,有德有化,有用有变,变则邪气居之。**六气皆有胜复,而胜复之作,正则为循环当位之胜复,故有德有化有用。邪则为亢害承制之胜复,故有灾有变。**帝曰:何谓邪乎?**凡六气之不当位者,皆互相为邪也。**岐伯曰:夫物之生,从于化,物之极,由乎变,变化之相薄,成败之所由也。**物之生,从于化,由化而生也。物之极,由乎变,由极而变也。《天元纪大论》曰:物生谓之化,物极谓之变。《五常政大论》曰:气始而生化,气终而象变。诸家之释此者,有曰阴阳运行则为化,春生秋落则为变。有曰万物生息则为化,寒暑相易则为变。有曰离形而易谓之化,因形而易谓之变。有曰自无而有、自有而无则为化,自少而壮、自壮而老则为变。是皆变化之谓。故变化之薄于物者,生由化而成,其气进也,败由变而致,其气退也,故曰变化之相薄,成败之所由也。薄,侵迫也。**故气有往复,用有迟速,四者之有,而化而变,风之来也。**气有往复,进退也。用有迟速,盛衰也。凡此四者之有,而为化为变矣。但从乎化,则为正风之来,从乎变,则为邪风之来,而人之受之者,安危系之矣。**帝曰:迟速往复,风所由生,而化而变,故因盛衰之变耳。成败倚伏游乎中何也?**倚伏者,祸福之萌也。夫物盛则衰,乐极则哀,是福之极而祸之倚也。未济而济,否极而泰,是祸之极而福所伏也。故当其成也,败实倚之,当其败也,成实伏之,此成败倚伏游行于变化之中者也。本节特以为言者,盖示人以处变处常之道耳。《易》曰:知进退存亡而不失其正者,其惟圣人乎?**岐伯曰:成败倚伏生乎动,动而不已,则变作矣。**

动静者,阴阳之用也。所谓动者,即形气相感也,即上下相召也,即往复迟速也,即升降出入也,由是而成败倚伏,无非由动而生也。故《易》曰:吉凶悔吝者,生乎动者也。然而天下之动,其变无穷,但动而正则吉,不正则凶,动而不已,则灾变由之而作矣。**帝曰:有期乎?** **岐伯曰:不生不化,静之期也。**阳动阴静,相为对待,一消一长,各有其期。上文言成败倚伏生乎动,即动之期也。动极必变,而至于不生不化,即静之期也。然则天地以春夏为动,秋冬为静;人以生为动,死为静也。**帝曰:不生化乎?**帝疑天地之道,岂真有不生化者乎? **岐伯曰:出入废则神机化灭,升降息则气立孤危。**此言天地非不生化,但物之动静,各有所由耳。凡物之动者,血气之属也,皆生气根于身之中,以神为生死之主,故曰神机。然神之存亡,由于饮食呼吸之出入,出入废则神机化灭而动者息矣。物之植者,草木金石之属也,皆生气根于形之外,以气为荣枯之主,故曰气立。然气之盛衰,由于阴阳之升降,升降息则气立孤危而植者败矣。此其物之修短,固各有数;但禀赋者出乎天,自作者由乎我,孰非所谓静之期,亦各有其因耳。《五常政大论》曰:根于中者,命曰神机,神去则机息;根于外者,命曰气立,气止则化绝。详见后十五。**故非出入则无以生长壮老已,非升降则无以生长化收藏。**生长壮老已,动物之始终也,故必赖呼吸之出入。生长化收藏,植物之盛衰也,故必赖阴阳之升降。**是以升降出入,无器不有。**器即形也,凡万物之成形者,皆神机气立之器也。是以升降出入,无器不有。《易》曰:形乃谓之器。义即此也。王氏曰:包藏生气者,皆谓生化之器,触物然矣。夫窍横者,皆有出入去来之气;窍竖者,皆有阴阳升降之气。何以明之?如壁窗户牖,两面伺之,皆承来气,是出入气也。如阳升则井寒,阴升则水暖,以物投井及叶坠空中,翩翩不疾,皆升气所碍也。虚管溉满,捻其上窍,水固不泄,为无升气而不能降也。空瓶小口,顿溉不入,为气不出而不能入也。由是观之,升无所不降,降无所不升,无出则不入,无入则不出。夫群品之出入升降不失常守,而云非化者,未之有也。有识无识,有情无情,去出入升降而得存者,亦未之有也。故曰出入升降,无器不有。**故器者生化之宇,器散则分之,生化息矣**。宇者,天地四方曰宇。夫形所以存神,亦所以寓气。凡物之成形者皆曰器,而生化出乎其中,故谓之生化之宇。若形器散敝,则出入升降无所依凭,各相离分而生化息矣,此天地万物合一之道。观邵子观易吟曰:一物其来有一身,一身还有一乾坤。能知万物备于我,肯把三才别立根。天向一中分造化,人于心上起经纶。天人焉有二般义,道不虚行只在人。盖其义也。**故无不出入,无不升降,万物之多,皆不能外此四者**。**化有小大,期有近远**,物之小者如秋毫之微,大者如天地之广,此化之小大也。夭者如蜉蝣之朝暮,寿者如彭聃之百千,此期之近远也。化之小者其期近,化之大者其期远。万物之气数固有不齐,而同归于化与期,其致则一耳。**四者之有,而贵常守**,四者,出入升降也。常守,守其所固有也。出入者守其出入,升降者守其升降,固有弗失,多寿无疑也。今之人,外劳其形,内摇其精,固有且不保而妄言入道,匪独欺人而且自欺,惑亦甚矣。**反常则灾害至矣**。不当出而出,不当入而入,不当升而升,不当降而降,动失其宜,皆反常也。反而无害,未之有也。**故曰无形无患,此之谓也**。形,即上文之所谓器也。夫物有是形,则有是患,外苦六气所侵,劳伤所累,内惧情欲所系,得失所牵,故君子有终身之忧,皆此形之为患耳。然天地虽大,能役有形而不能役无形,阴阳虽妙,能化有气而不能化无气,使无其形,何患之有? 故曰无形无患。然而形者,迹也,动也。动而无迹,则无形矣,无形则无患矣。此承上文而言成败倚伏生乎动,动而不已,则变作矣,是因有形之故也。四者之有,而贵常守。常守者,守天然于无迹无为,是即无形之义也。若谓必无此身,方是无形,则必期寂灭而后可,圣人之道,岂其然哉? 如老子曰:吾所以有大患者,为吾有身,及吾无身,吾有何患? 其义即此。观其所谓吾者,所重在吾,吾岂虚无之诮乎? 盖示人以有若无,实若虚耳。故曰圣人处无为之事,行不言之教,万物作焉而不辞,生而不有,为而不恃,功而不居,夫惟不居,是以不去。又曰:为学日益,为道日损,损而又损,以至于无为,无为而无不为矣。皆无形无患之道也。如孔子之毋意、毋必、毋固、毋我,又孰非其道乎? 故关尹子曰:人无以无知无为者为无我,虽有知有为,不害其为无我。正此之谓也。**帝曰:善。有不生不化乎?** 不生不化,即不生不死也。言人有逃阴阳,免生化,而无始无终,同太虚于自然者乎? 观老子曰:出生入死,生之徒十有三,死之徒十有三,民之生,动之死地亦十有三。夫何故? 以其生生之厚。苏子由释之曰:生死之道,以十言之,三者各居其三矣,岂非生死之道九,而不生不死之道,一而已矣。不生不死,即《易》所谓寂然不动者也。老子言其九,不言其一,使人自得之,以寄无思无为之妙也。有生则有死,故生之徒,即死之徒也。人之所赖于生者厚,则死之道常十九。圣人常在不生不死中,生地且无,焉有死地哉? 即此不生不化之谓。又昔人云:爱生者可杀也,爱洁者可污也,爱荣者可辱也,爱完者可破也。本无生,孰杀之? 本无洁,孰污之? 本无荣,孰辱之? 本无完,孰破之? 知乎此者,可以出入造化,游戏死生。此二家说,俱得不生不死之妙,故并录之。**岐伯曰:悉乎哉问也! 与道合同,惟真人也。帝曰:善。** 真人者体合于道,道无穷则身亦无穷,故能出入生死,寿敝天地,无有终时也。

十、五运太过不及，下应民病，上应五星，德化政令，灾变异候

素问气交变大论 附：运气说

黄帝问曰：五运更治，上应天暮，阴阳往复，寒暑迎随，真邪相薄，内外分离，六经波荡，五气倾移，太过不及，专胜兼并，愿言其始，而有常名，可得闻乎？ 暮，周岁也。五运更治，上应天暮，即应天之气，动而不息也。阴阳往复，寒暑迎随，即应地之气，静而守位也。真邪相薄，邪正相干也。内外分离，表里不相保也。六经波荡，五气倾移，皆其变也。因太过，故运有专胜。因不及，故气有兼并。常名者，纪运气之名义也。**岐伯稽首再拜对曰：昭乎哉问也！是明道也。此上帝所贵，先师传之，臣虽不敏，往闻其旨。** 岐伯之师，僦贷季也。**帝曰：余闻得其人不教，是谓失道；传非其人，慢泄天宝。余诚菲德，未足以受至道；然而众子哀其不终，愿夫子保于无穷，流于无极，余司其事，则而行之奈何？** 道者，天地万物之所由，故曰至道。惟圣人知之，故能合于道。今人守之，故可不失道。然古今相传，惟圣人乃知圣人，而道统之传自有其真，故传道非难而得人为难。得而不教，则失其人，非人而教，则失其道，均可惜也。此帝虽借己为言，而实深慨夫绍统者之难耳。**岐伯曰：请遂言之也。上经曰：夫道者，上知天文，下知地理，中知人事，可以长久。此之谓也。** 知此三者，则大无不通，细无不得，合同于道，永保天年，故可以长久。昔人云：能明《内经》之理而不寿者，未之有也。即此之谓。此一节出《著至教论》，详《疾病类》八。**帝曰：何谓也？岐伯曰：本气位也。位天者，天文也。位地者，地理也。通于人气之变化者，人事也。** 三才气位，各有所本。位天者为天文，如阴阳五星、风雨寒暑之类是也。位地者为地理，如方宜水土、草木昆虫之类是也。通于人气之变化者为人事，如表里血气、安危病治之类是也。**故太过者先天，不及者后天，**

所谓治化而人应之也。运太过者,气先天时而至。运不及者,气后天时而至。天之治化运于上,则人之安危应于下。

帝曰:五运之化,太过何如?此下言五运之太过也。岁运有余为太过,如甲丙戊庚壬,五阳年是也。若过而有制,则为平岁,不在太过之例。**岐伯曰:岁木太过,风气流行,脾土受邪。**六壬岁也。木之化风,木胜则克土,故脾藏受邪。**民病飧泄食减,体重烦冤,肠鸣腹支满。**水谷不化,故飧泄。脾虚不运,故食减。脾主肌肉,其气衰,故体重。脾脉从胃别上膈注心中,故烦冤。冤,抑郁不舒也。《口问篇》曰:中气不足,肠为之苦鸣。《藏气法时论》曰:脾虚则腹满肠鸣,飧泄食不化。**上应岁星。**木星也。木气胜,则岁星明而专其令。**甚则忽忽善怒,眩冒巅疾。**木胜则肝强,故善怒。厥阴随督脉而会于巅,故眩冒巅疾。**化气不政,生气独治,云物飞动,草木不宁,甚而摇落。**化气,土气也。生气,木气也。木盛则土衰,故化气不能布政于万物,而木之生气独治也。风不务德,则太虚之中云物飞动,草木不宁。木胜不已,金则承之,故甚至草木摇落者,金之气也。**反胁痛而吐甚,冲阳绝者死不治。**肝脉布于胁肋,木强则肝逆,故胁痛也。吐甚者,木邪伤胃也。冲阳者,胃脉也。木亢则胃绝,故死不治。**上应太白星。**金星也。木胜而金制之,故太白星光芒以应其气。是岁木之为灾,先临宿属,金气之复,后及东方。人之应之,则先伤于脾,后伤于肝。《书》曰满招损,《六微旨大论》曰承乃制,此之类也。新校正曰:详此太过五化,言星之例有三:木土二运,先言岁镇,后言胜已之星;火金二运,先言荧惑太白,次言胜已之星,后又言荧惑太白;水运先言辰星,次言镇星,后又言荧惑辰星,兼见已胜之星也。

岁火太过,炎暑流行,金肺受邪。六戊岁也。火之化暑,火胜则克金,故肺藏受邪。**民病疟,少气欬喘,血溢血泄注下,嗌燥耳聋,中**

热肩背热。火邪伤阴,寒热交争,故为疟。壮火食气,故少气。火乘肺金,故欬喘。火逼血而妄行,故上溢于口鼻,下泄于二便。火性急速,故水泻注下。嗌燥耳聋中热肩背热,皆火炎上焦也。《藏气法时论》曰:肺病者,喘欬逆气肩背痛,虚则少气不能报息,耳聋嗌干。上应荧惑星。火星也。火气胜,则荧惑星明而当其令。甚则胸中痛,胁支满胁痛,膺背肩胛间痛,两臂内痛,此皆心经及手心主所行之处,火盛为邪,故有是病。《藏气法时论》曰:心病者,胸中痛,胁支满,胁下痛,膺背肩甲间痛,两臂内痛。身热骨痛而为浸淫。火盛故身热,水亏故骨痛,热流周身故为浸淫。《玉机真藏论》曰:心脉太过,令人身热而肤痛,为浸淫。收气不行,长气独明,雨水霜寒。收气,金气也。长气,火气也。火盛则金衰,故收气不行而长气独明也。火不务德,水则承之,故雨水霜寒也。《五常政大论》作雨水霜雹。上应辰星。水星也。火亢而水制之,故辰星光芒以应其气。是岁火之为灾,先临宿属,水气之复,并及南方;人之应之,则先伤于肺,后伤于心。上临少阴少阳,火燔炳,水泉涸,物焦槁。凡此戊年,皆太过之火,而又遇子午,则上临少阴君火也。遇寅申,则上临少阳相火也。皆为天符,其热尤甚,故火当燔炳,水泉当涸,物当焦枯也。燔音烦。炳,如瑞切。病反谵妄狂越,欬喘息鸣,下甚血溢泄不已,太渊绝者死不治。上应荧惑星。火盛天符之岁,其在民病,则上为谵妄狂越欬喘息鸣,下为血溢血泄不已。太渊,肺脉也。火亢则肺绝,故死不治。其盛其衰,则皆应于荧惑也。

岁土太过,雨湿流行,肾水受邪。六甲年也。土之化湿,土胜则克水,故肾藏受邪。民病腹痛,清厥意不乐,体重烦冤。清厥,四支厥冷也。此以土邪伤肾,故为是病。《藏气法时论》曰:肾病者身重。肾虚者大腹小腹痛,清厥意不乐。上应镇星。土星也。土气胜,则镇星明耀主其令。甚则肌肉萎,足痿不收,行善瘛,脚下痛,饮发中

满食减,四支不举。萎,痿同。瘈,抽掣也。甚则土邪有余,脾经自病,脾主肌肉,外应四支,其脉起于足大指而上行,故为病如此。《藏气法时论》曰:脾病者,善肌肉痿,行善瘈,脚下痛。又《玉机真藏论》曰:脾太过则令人四支不举。瘈,翅、寄、系三音。**变生得位,**详太过五运。独此言变生得位者,盖土无定位,凡在四季中土邪为变,即其得位之时也。**藏气伏,化气独治之,泉涌河衍,涸泽生鱼,风雨大至,土崩溃,鳞见于陆。**藏气,水气也。化气,土气也。衍,溢也。土胜则水衰,故藏气伏而化气独治也。土不务德,湿令大行,故泉涌河衍,涸泽生鱼。湿甚不已,风木承之,故为风雨大至。土崩溃,鳞见于陆者,木气之复也。**病腹满溏泄肠鸣,反下甚而太溪绝者,死不治。**此皆土湿自伤,脾不能制,故为是证。《藏气法时论》曰:脾虚则腹满肠鸣,飧泄食不化。太溪,肾脉也。土亢则肾绝,故死不治。**上应岁星。**木星也。土胜而木承之,故岁星光芒应其气。是岁土盛为灾,先临宿属,木气之复,后及中宫。人之应之,则先伤于肾,后伤于脾。

　　岁金太过,燥气流行,肝木受邪。六庚年也。金之化燥,金胜则克木,故肝藏受邪。**民病两胁下少腹痛,目赤痛眦疡,耳无所闻。**两胁少腹耳目,皆肝胆经气所及,金胜则木藏受伤,故为是病。**肃杀而甚,则体重烦冤,胸痛引背,两胁满且痛引少腹。**金气太过则肃杀甚,故伤及肝经而为此病。《藏气法时论》曰:肝病者,两胁下痛引少腹。肝虚则目䀮䀮无所见,耳无所闻。又《玉机真藏论》曰:肝脉不及,则令人胸痛引背,下则两胁胠满。**上应太白星。**金星也。金气胜,则太白星明而当其令。**甚则喘欬逆气,肩背痛,尻阴股膝髀腨胻足皆病。**甚则金邪有余,肺经自病,故喘欬气逆,肩背痛。金病不能生水,以致肾阴亦病,故尻阴股膝以下皆病也。《藏气法时论》曰:肺病者,喘欬逆气肩背痛,尻阴股膝髀腨胻足皆痛。髀,病米切,又音

比。膪音篆。胻音杭。**上应荧惑星。**火星也。金胜则火复,故荧惑
光芒而应其气。是岁金气太过,宿属为灾,火气承之,西方并及,而
人之应之,则先伤于肝,后伤于肺。**收气峻,生气下,草木敛,苍干凋**
陨。收气,金气也。生气,木气也。陨,坠落也。金胜木衰,则收气
峻速,生气下而不伸,故草木多敛而苍干凋陨也。陨音允。**病反暴**
痛,胠胁不可反侧,欬逆甚而血溢,太冲绝者死不治。上应太白星。
病反暴痛胠胁不可反侧,金伤于肝也。欬逆甚而血溢,火复于肺也。
太冲,肝脉也。金亢则肝绝,故死不治。其胜其复,皆太白星应之。
胠,区、去二音。

　　岁水太过,寒气流行,邪害心火。六丙岁也。水之化寒,水胜则
克火,故心藏受邪。**民病身热烦心躁悸,阴厥上下中寒,谵妄心痛,**
寒气蚤至。悸,心惊跳也。此皆心藏受邪,故为是病,而寒当蚤至。
悸音匮。**上应辰星。**水星也。水气胜,则辰星明而主其令。**甚则腹**
大胫肿,喘欬,寝汗出憎风。甚则水邪有余,肾藏自病。《藏气法时
论》曰:肾病者,腹大胫肿,喘欬身重,寝汗出憎风。按:此下当云藏
气行,长气失政,今独亡者,阙文也。憎音曾。**大雨至,埃雾朦郁。**
水盛不已,土则复之,故见斯候,土之气也。朦音蒙。**上应镇星。**土
星也。水胜则土复,故镇星光芒而应其气。是岁水气太过,宿属应
灾,土气承之,并及于北,而人之应之,则先伤于心,后伤于肾。**上临**
太阳,雨冰雪霜不时降,湿气变物。此以水运而遇太阳司天,乃丙
辰、丙戌岁也,是为天符,其寒尤甚,故雨冰霜雪不时降,湿气变物
也。**病反腹满肠鸣,溏泄食不化,渴而妄冒,神门绝者死不治。上应**
荧惑、辰星。水盛天符之岁,阳气大衰,反克脾土,故为腹满等病。
《藏气法时论》曰:脾虚则腹满肠鸣,飧泄食不化。若水邪侮火,心失
其职,则为渴而妄冒。神门,心脉也。水亢则心绝,故死不治。上应
荧惑、辰星,胜者明而衰者暗也。按:太过五运,独水火言上临者,盖

特举阴阳之大纲也。且又惟水运言荧惑、辰星者,谓水盛火衰,则辰星明朗,荧惑减耀,五运皆然,举此二端,余可从而推矣。

帝曰:善。其不及何如?此以下言五运不及之化,如乙丁己辛癸,五阴年是也。若不及有助,则为平岁,不在不及之例。**岐伯曰:悉乎哉问也!岁木不及,燥乃大行,**六丁岁也。木不及而金乘之,故燥气大行。**生气失应,草木晚荣,**失应者,不能应时,所以晚荣。**肃杀而甚,则刚木辟著,柔萎苍干,上应太白星。**肃杀而甚,金气胜也。故刚木辟著,谓碎裂如劈著也。柔木萎而苍干,谓色青黑而凋枯也。其上应于星,则太白光芒而主其气。萎音威,又上、去二音。**民病中清胠胁痛,少腹痛,肠鸣溏泄,凉雨时至,上应太白星,**中清胠胁少腹痛者,金气乘木,肝之病也。肠鸣溏泄者,木不生火,脾之寒也。金气清肃,故凉雨时至,亦皆应于太白星之明也。新校正曰:按不及五化民病证中,上应之星,皆言运星失色,畏星加临,宿属为灾。此独言畏星,不言运星者,经文阙也,当云上应太白星、岁星。**其谷苍。**谷之苍者属木,麻之类也。金胜而火不复,则苍谷不成。**上临阳明,生气失政,草木再荣,化气乃急,上应太白、镇星,其主苍蚤。**上临阳明,丁卯、丁酉岁也。金气亢甚,故生气失政。草木再荣者,以木气既衰,得火土王时,土无所制,化气乃急,故夏秋再荣也。其上应于星,则金土明耀。其下主于物,则苍者蚤凋。新校正云:按不及五化,独纪木上临阳明,土上临厥阴,水上临太阴,不纪木上临厥阴,土上临太阴,金上定阳明者,经之旨各纪其甚者也。故于太过运中,只言火临火,水临水;此不及运中,只言水临金,土临木,水临土;不言厥阴临木,太阴临土,阳明临金也。**复则炎暑流火,湿性燥,柔脆草木焦槁,下体再生,华实齐化,病寒热疮疡,痱胗痈痤,上应荧惑、太白,其谷白坚。**复者,子为其母而报复也。木衰金亢,火则复之,故为炎暑流火而湿性之物皆燥,柔脆草木皆枝叶焦枯,下体复生。其生既迟,则旋花旋实,是谓齐化。火气反甚,故其为病如此。其应于星,则荧惑光芒,太白减曜,而宿属为灾。其应于谷,则白坚属金,秀而不实也。按:太过不及之年皆有胜复,后第十三章载者尤详,所当互考。脆音翠。痱音肺。胗,疹同。痤,才何切。**白露蚤降,收杀气行,寒雨害物,虫食甘黄,脾土受邪,赤气后化,心气晚治,上胜肺金,白气乃屈,其谷不成,欬而鼽,上应荧惑、太白星。**阳明上临,金气清肃,故为白露蚤降,收杀气行,寒雨害物。然金胜者火必衰,火衰者土必弱,故虫食味甘色黄之物,以甘黄皆属土,而阴气蚀之,故虫生焉。观晒能除蛀,则虫为阴物可知。故其在人,又当脾土受邪也。若金胜不已而火复之,则赤气之物后时而化,而人之心火晚盛,上克肺金,凡白色属金之物,其气乃屈也。金谷,稻也。鼽,鼻塞也。其上应于星,则当荧惑明,太白暗,而灾有所属也。王氏曰:金行伐木,假途于土,子居母内,虫之象也,故甘物黄物,虫蠹食之。鼽音求。

　　岁火不及,寒乃大行,长政不用,物荣而下,凝惨而甚,则阳气不化,乃折荣美,上应辰星。六癸岁也。火不及而水乘之,故寒乃大行。长政不用,则物不能茂盛于上,而但荣于下。凝惨阳衰,则荣美乃折。其上应天象,辰星当明。**民病胸中痛,胁支满,两胁痛,膺背肩胛间及两臂内痛,郁冒朦昧,心痛暴瘖,胸腹大,胁下与腰背相引而痛。**冒,若有所蔽也。一曰目无所见也。火不足则阴邪盛而心气伤,故为此诸病,皆手心主及心经所行之处。二经虽不行背,然心在膈上,为背之阳藏,故痛连腰背也。《藏气法时论》曰:心虚则胸腹大,胁下与腰相引而痛。**甚则屈不能伸,髋髀如别,上应荧惑、辰星,其谷丹。**甚至阴寒凝滞,阳气不行,故为是病。髋髀,臀股之间也。如别,若有所别而不为用也。水行乘火,则荧惑无光,辰星增曜,宿属为灾,丹色之谷,应其气而不成也。**复则埃郁,大雨且至,黑气乃辱,病骛溏腹满,食饮不下,寒中肠鸣,泄注腹痛,暴挛痿痹,足不任**

身，**上应镇星、辰星，玄谷不成。**火衰水亢，土则复之，土之化湿，反侵水藏，故为腹满食不下，肠鸣泄注，痿痹足不任身等疾。黑气，水气也。辱，屈也。鹜，鸭也。言如鸭粪清稀，寒湿所致也。土复于水，故镇星明润，辰星减光，玄色之谷不成也。鹜，木、务二音。

岁土不及，风乃大行，化气不令，草木茂荣，飘扬而甚，秀而不实，上应岁星。六己岁也。土不及而木乘之，故风气行，化气失令。木专其政，则草木茂荣。然发生在木而成实在土，土气不充，故虽秀不实。木气上应，则岁星当明也。**民病飧泄霍乱，体重腹痛，筋骨繇复，肌肉瞤酸，善怒，藏气举事，蛰虫蚤附，咸病寒中，上应岁星、镇星，其谷黅。**繇复，摇动反复也。《根结篇》曰：所谓骨繇者，摇故也。即此繇字。瞤，跳动也。酸，酸疼也。凡此飧泄等病，皆脾弱肝强所致。土气不及，则寒水无畏，故藏气举事。蛰虫蚤附，应藏气也。咸病寒中，火土衰也。上应岁星、镇星者，岁星明而镇星暗也。谷之黄者属土，不能成实矣。瞤，如云切。黅音今，黄也。**复则收政严峻，名木苍凋，胸胁暴痛，下引少腹，善太息，虫食甘黄，气客于脾，黅谷乃减，民食少失味，苍谷乃损，上应太白、岁星。**土衰木亢，金乃复之，故收气峻而名木凋也。其为胸胁暴痛、下引少腹者，肝胆病也。虫食甘黄，气客于脾，黅谷乃减者，火土衰也。土衰者脾必弱，故民食少，滋味失。金胜者木必衰，故苍谷损。其上应于星，当太白增明而岁星失色也。**上临厥阴，流水不冰，蛰虫来见，藏气不用，白乃不复，上应岁星，民乃康。**己巳己亥岁也。上临厥阴则少阳相火在泉，故流水不冰，蛰虫来见。火司于地，故水之藏气不能用，金之白气不得复，岁星得专其令，民亦康而无病。

岁金不及，炎火乃行，生气乃用，长气专胜，庶物以茂，燥烁以行，上应荧惑星。六乙岁也。金不及而火乘之，故炎火乃行。金不胜木，故生气用而庶物茂。火气独王，故长气胜而燥烁行。其应于星,则荧惑光芒也。烁,式灼切。**民病肩背瞀重,鼽嚏,血便注下,收气乃后,上应太白星,其谷坚芒。**瞀,闷也。鼽,鼻塞流涕也。金受火邪,故为此诸病。收气后,太白无光,坚芒之谷不成,皆金气不足之应。瞀,茂、务、莫三音。嚏音帝。**复则寒雨暴至,乃零冰雹霜雪杀物,阴厥且格,阳反上行,头脑户痛,延及脑顶发热,上应辰星,丹谷不成,民病口疮,甚则心痛。**金衰火亢,水来复之,故寒雨暴至,继以冰雹霜雪,灾伤万物,寒之变也。厥,逆也。格,拒也。寒胜于下,则阴厥格阳而反上行,是谓无根之火,故为头顶口心等病。其应于天者,辰星当明。应于地者,丹色之谷不成也。按:此水复火衰,当云上应荧惑、辰星。此不言荧惑者,阙文也。雹音薄。

岁水不及,湿乃大行,长气反用,其化乃速,暑雨数至,上应镇星。六辛岁也,水不及而土乘之,故湿乃大行。水衰则火土同化,故长气反用,其化乃速,上应镇星光明也。**民病腹满,身重濡泄,寒疡流水,腰股痛发,腘腨股膝不便,烦冤足痿清厥,脚下痛,甚则胕肿,藏气不政,肾气不衡,上应辰星,其谷秬。**土湿太过,伤及肾阴,故为此诸病。寒疡流水,阴蚀阴疽之类也。烦冤,烦闷抑郁也。清厥,寒厥也。胕肿,浮肿也。藏气,水气也。衡,平也。不政不衡,水气衰也,上应辰星不明,下应秬谷不成。秬,黑黍也。**上临太阴,则大寒数举,蛰虫蚤藏,地积坚冰,阳光不治,民病寒疾于下,甚则腹满浮肿,上应镇星,其主黔谷。**辛丑、辛未岁也。太阴湿土司天,则太阳寒水在泉,故大寒举而阳光不治也。甚则腹满浮肿,湿土胜而肾气伤也。其上应者,当镇星增曜。下应者,当黔谷有成。**复则大风暴发,草偃木零,生长不鲜,面色时变,筋骨并辟,肉𥆧瘛,目视𥇀𥇀,物疏璺,肌肉胗发,气并鬲中,痛于心腹,黄气乃损,其谷不登,上应岁星。**水衰土亢,木后复之,故大风暴发,草仆木落,而生长失时,皆不鲜明也。面色时变,肝气动也。并,拘挛也。辟,偏跛也。𥆧瘛,动掣也。睆睆，目不明也。璺，物因风而破裂也。肝气在外则肌肉风疹，肝气在中则痛于心腹，皆木胜之所致，故黄气损而属土之谷不登。其上应于天，则惟岁星当明也。愚按：五运之有太过不及，而胜复所以生也。太过者其气胜，胜而无制，则伤害甚矣。不及者其气衰，衰而无复，则败乱极矣。此胜复循环之道，出乎天地之自然，而亦不得不然者也。故其在天则有五星运气之应，在地则有万物盛衰之应，在人则有藏府疾病之应。如木强胜土，则岁星明而镇星暗，土母受侮，子必复之，故金行伐木，以救困土，则太白增光，岁星反晦也。凡气见于上，则灾应于下，宿属受伤，逆犯尤甚，五运互为胜复，其气皆然。至其为病，如木胜肝强，必伤脾土，肝胜不已，燥必复之，而肝亦病矣。燥胜不已，火必复之，而肺亦病矣。此五藏互为盛衰，其气亦皆然也。夫天运之有太过不及者，即人身之有虚实也。惟其有虚而后强者胜之，有胜而后承者复之；无衰则无胜矣，无胜则无复矣。无胜无复，其气和平，焉得有病？恃强肆暴，元气泄尽，焉得无虚？故曰有胜则复，无胜则否，胜微则复微，胜甚则复甚。可见胜复之微甚，由变化之盛衰，本无其常也。如本经《六元正纪》等论所载天时地化人事等义，至详至备，盖以明其理之常者如此也。即如《周易》之六十四卦、三百八十四爻，乃开明易道之微妙，而教人因易以求理，因象以知变。故孔子曰：书不尽言，言不尽意。此其大义，正与本经相同。夫天道玄微，本不易测，及其至也，虽圣人亦有所不知焉。故凡读《易》者，当知易道有此变，不当曰变止于此也。读运气者，当知天道有是理，不当曰理必如是也。然变化虽难必，而易尽其几矣；天道虽难测，而运气尽其妙矣。自余有知以来，常以五六之义，逐气推测，则彼此盈虚，十应七八；即有少不相符者，正属井蛙之见，而见有未至耳，岂天道果不足凭耶？今有昧者，初不知常变之道，盛衰之理，孰者为方，孰者为月，孰者为相胜反胜主客承制之位，故每凿执经文，以害经意，徒欲以有限之年辰，概无穷之天道，隐微幽显，诚非易见，管测求全，陋亦甚矣。此外复有不明气化如马宗素之流者，假仲景之名，而为伤寒钤法等书，用气运之更迁，拟主病之方治，拘滞不通，诚然谬矣。然又有一等偏执己见不信运气者，每谓运气之学，何益于医？且云疾病相加，岂可依运气以施治乎？非切要也。余喻之曰：若所云者，似真运气之不必求，而运气之道岂易言哉？凡岁气之流行，即安危之关系。或疫气遍行，而一方皆病风温；或清寒伤藏，则一时皆犯泻痢；或痘疹盛行，而多凶多吉，期各不同；或疔毒遍生，而是阴是阳，每从其类；或气急欬嗽，一乡并与；或筋骨疼痛，人皆道苦；或时下多有中风，或前此盛行痰火。诸如此者，以众人而患同病，谓非运气之使然欤？观东垣于元时太和二年，制普济消毒饮以救时行疫疠，所活甚众，非此而何？第运气之显而明者，时或盛行，犹为易见；至其精微，则人多阴受，而识者为谁？夫人殊禀赋，令易寒暄，利害不侔，气交使然。故凡以太阳之人，而遇流衍之气；以太阴之人，而逢赫曦之纪。强者有制，弱者遇扶，气得其平，何病之有？或以强阳遇火，则炎烈生矣；阴寒遇水，则冰霜及矣。天有天符，岁有岁会，人得无人和乎？能先觉预防者，上智也；能因几办理者，明医也；既不能知而且云乌有者，下愚也。然则运气之要与不要，固不必辨，独慨夫知运气者之难其人耳。由此言之，则凿执者本非智士，而不谕者又岂良材，二者病则一般。彼达人之见，自所不然，故善察运气者，必当顺天以察运，因变以求气。如杜预之言历，曰：治历者，当顺天以求合，非为合以验天。知乎此，则可以言历矣。而运气之道亦然。既得其义，则胜复盛衰，理可窥也。随其几而应其用，其有不合于道者，未之有也。戴人曰：病如不是当年气，看与何年运气同。便向某年求活法，方知都在至真中。此言虽未尽善，其亦庶几乎得运气之意矣。暄，如云切。瘲音炽。晄，音荒。豐音问。

帝曰：善。愿闻其时也。此下言不及之岁，其政化胜复各有时也。本篇凡太过之年不言胜复，故不及之。**岐伯曰：悉哉问也！木不及，春有鸣条律畅之化，则秋有雾露清凉之政，春有惨凄残贼之胜，则夏有炎暑燔烁之复，其眚东，其藏肝，其病内舍胠胁，外在关节。**和则为化为政，运之常也。不和则为胜为复，气之变也。如岁木不及，金当克之。使金不来胜，而木气无伤，则春有鸣条律畅之化，至秋之时，则金亦无复，而有雾露清凉之政，此气之和也。若春见金气而有惨凄残贼之胜，则木生火，火来克金，而夏有炎暑燔烁之复矣，此气之变也。然此之胜复皆因于木，故灾眚当见于东方。在人之藏，应于肝，肝之部分，内在胠胁，外在关节，故其为病如此。下节之义，大约俱同。燔音烦。烁，式灼切。眚音省。**火不及，夏有炳明光显之化，则冬有严肃霜寒之政，夏有惨凄凝冽之胜，则不时有埃昏大雨之复，其眚南，其藏心，其病内舍膺胁，外在经络。**火不及者，水当乘之。若水不侮火而夏有此化，则水亦无复而冬有此政。若水不务德而夏有此胜，则火生土，土来克水，而不时有此复矣。其眚南，其藏心皆火之应。**土不及，四维有埃云润泽之化，则春有鸣条鼓拆之政，四维发振拉飘腾之变，则秋有肃杀霖霪之复，其眚四维，其藏脾，其病内舍心腹，外在肌肉四支。**四维，辰戌丑未方月也。岁土不及，木当胜之。若木不侮土而四季有此化，则木亦无复而春有此政。若木胜土而四季有此变，则土生金，金来克木，而秋有此复矣。其眚四维，其藏脾，皆土之应。拉音腊。霪音淫。**金不及，夏有光显郁蒸之令，则冬有严凝整肃之应，夏有炎烁燔燎之变，则秋有冰雹霜雪之复，其眚西，其藏肺，其病内舍膺胁肩背，外在皮毛。**岁金不及，火当胜之。若火得其正而夏有此令，则水亦无复而冬有此应。若火气侮金而夏有此变，则金之子水，水来克火，而秋有此复矣。其眚西，其藏肺，皆金之应。按：此下二节，不先言金水之本化，而先言火土之制化,与上三节不同者,不过文体之变耳,文虽变而义则无异也。**水不及,四维有湍润埃云之化,则不时有和风生发之应,四维发埃昏骤注之变,则不时有飘荡振拉之复,其眚北,其藏肾,其病内舍腰脊骨髓,外在溪谷踹膝。**岁水不及,土当胜之。若土不为虐而四季有此正化,则木亦无复而不时有此正应。若土肆其胜而有四维之变,则水之子木,木来克土,而不时有此复矣。其眚北,其藏肾,皆水之应。湍,通官切。踹,腨同。**夫五运之政犹权衡也,高者抑之,下者举之,化者应之,变者复之,此生长化成收藏之理,气之常也,失常则天地四塞矣。**夫天地阴阳之道,亦犹权衡之平,而不能少有损益也。故高而亢者,必有所抑,因太过也。卑而下者,必有所举,因不及也。正而为化,则有以应之,不相悖也。邪而为变,则有以复之,承乃制也。此所以生长化成收藏,皆不失其物理之常,失常则高下不相保,而天地闭塞矣。如《玉版论要》曰:回则不转,乃失其机。即此之谓。**故曰:天地之动静,神明为之纪;阴阳之往复,寒暑彰其兆。此之谓也。**应天之气,动而不息;应地之气,静而守位。神明为之纪,则九星悬朗,七曜周旋也。阴阳寒暑,即动静神明之用也。此承上文而总言盛衰胜复,即天地之动静;生长化成收藏,即阴阳之往复。动静不可见,有神有明,则有纪可察矣。阴阳不可测,有寒有暑,则有兆可知矣。天地之道,此之谓也。

　　帝曰:夫子之言五气之变,四时之应,可谓悉矣。夫气之动乱,触遇而作,发无常会,卒然灾合,何以期之?此下言气动之乱,皆随遇而变,故其德化政令灾变之候,各有所不同也。**岐伯曰:夫气之动变,固不常在,而德化政令灾变,不同其候也。帝曰:何谓也?岐伯曰:东方生风,风生木,其德敷和,其化生荣,其政舒启,其令风,其变振发,其灾散落。**敷,布也。和,柔和也。荣,滋荣也。舒,展也。启,开也。振,奋动也。发,飞扬也。散落,飘零散落也。《五运行大论》曰：其德为和，其化为荣，其政为散，其令宣发，其变摧拉，其眚为陨。义当参阅。**南方生热，热生火，其德彰显，其化蕃茂，其政明曜，其令热，其变销烁，其灾燔焫。**彰，昭著也。蕃，盛也。燔焫，焚灼也，销烁缓而燔焫甚也。《五运行大论》曰：其德为显，其化为茂，其政为明，其令郁蒸，其变炎烁，其眚燔焫。蕃、燔，俱音烦。焫，如瑞切。**中央生湿，湿生土，其德溽蒸，其化丰备，其政安静，其令湿，其变骤注，其灾霖溃。**溽蒸，湿热也。丰备，充盈也。骤注，急雨也。霖，久雨也。溃，崩决也。《五运行大论》曰：其德为濡，其化为盈，其政为谧，其令云雨，其变动注，其眚淫溃。溽音辱。溃音会。**西方生燥，燥生金，其德清洁，其化紧敛，其政劲切，其令燥，其变肃杀，其灾苍陨。**紧敛，收缩也。劲切，锐急也。肃杀，气寒肃而杀令行也。苍陨，草木苍枯而凋落也。《五运行大论》曰：其德为清，其化为敛，其政为劲，其令雾露，其变肃杀，其眚苍落。陨音允。**北方生寒，寒生水，其德凄沧，其化清谧，其政凝肃，其令寒，其变溧冽，其灾冰雪霜雹。**凄沧，寒气也。谧，静也。凝肃，坚敛也。溧冽，寒甚也。冰霜雪雹，阴气所凝，或太阳用事，或以水复火，则非时而见。《五运行大论》曰：其德为寒，其化为肃，其政为静，其变凝冽，其眚冰雹。沧音仓。音密。**是以察其动也，有德有化，有政有令，有变有灾，而物由之，而人应之也。**德化政令，和气也。为灾为变，乖气也。施化出乎天地，而人物应之，得其和则为生为成，遇其乖则为灾为害。

十一、五星之应素问气交变大论

帝曰：夫子之言岁候，不及其太过，而上应五星。今夫德化政令，灾眚变易，非常而有也，卒然而动，其亦为之变乎？此承前章而详求五星之应，谓凡德化政令，灾眚变易，其有卒然而动者，星亦应之否也。**岐伯曰：承天而行之，故无妄动，无不应也。卒然而动者，**

气之交变也，其不应焉。故曰应常不应卒，此之谓也。承天而行，谓岁候承乎天运，故气无妄动，而五星之见，则动无不应也。但其卒然而动者，非关天运，随遇为变，则五星未必应焉，以应常不应卒也。常，谓盛衰之常，其来有自，故必无不应。卒者，一时之会，非有大变，则亦有不应者矣。**帝曰：其应奈何？岐伯曰：各从其气化也。**各从其气化者，岁星之化其应风，荧惑之化其应火，镇星之化其应湿，太白之化其应燥，辰星之化其应寒也。**帝曰：其行之徐疾逆顺何如？岐伯曰：以道留久，逆守而小，是谓省下。**道，五星所行之道也。留久，稽留延久也。逆守，逆行不进而守其度也。小，无芒而光不露也。省下，谓察其分野君民之有德有过者也。**以道而去，去而速来，曲而过之，是谓省遗过也。**谓既去而复速来，委曲逡巡而过其度也。省遗过，谓省察有未尽，而复省其所遗过失也。**久留而环，或离或附，是谓议灾与其德也。**环，回环旋绕也。或离或附，欲去不去也。议灾与德，若有所议而为灾为德也。**应近则小，应远则大。**应，谓灾德之应。所应者近而微，其星则小。所应者远而甚，其星则大。**芒而大倍常之一，其化甚；大常之二，其眚即也。**芒，光芒也。甚，气化之盛也。即，灾眚即至也。**小常之一，其化减；小常之二，是谓临视，省下之过与其德也。德者福之，过者伐之。**减，气化之衰也。若小于常之二倍，则不及甚矣，其灾眚亦所必至。临视，犹言观察也。省下之过与其德，谓省察其宿属分野之下，有德者锡之以福，有过者伐之以灾也。**是以象之见也，高而远则小，下而近则大，故大则喜怒迩，小则祸福远。**凡高而远者，其象则小。下而近者，其象必大。大则近而喜怒之应亦近，小则远而祸福之应亦远。观五星有迟留伏逆之变，则其或高或下又可知矣。按：上文云：应近则小，应远则大。此云：大则喜怒迩，小则祸福远。似乎相反。但上文之近远，近言其微，远言其甚，故应微而近则象小，应甚而远则象大。此言迩远者，迩言其急,远言其缓,故象大则喜怒之应近而急,象小则祸福之应远而缓。盖上文以体象言,此以远近辨,二者词若不同,而理则无二也。**岁运太过,则运星北越**;运星,主岁之星也。北越,越出应行之度而近于北也。盖北为紫微太一所居之位,运星不守其度,而北越近之,其恃强骄肆之气可见。**运气相得,则各行以道。**无强弱胜负之气,故各守其当行之道。**故岁运太过,畏星失色而兼其母**;畏星,即所制之星。如木运太过,则镇为畏星也。失色而兼其母者,木失色而兼玄,火失色而兼苍,土失色而兼赤,金失色而兼黄,水失色而兼白也。其所以然者,如木气有余则土星失色而兼赤,赤为木之子,而又为土之母,子母气必相应,故兼见也,此正其循环相承之妙。**不及,则色兼其所不胜。**木不及则兼白,火不及则兼玄,土不及则兼苍,金不及则兼赤,水不及则兼黄,兼其所相制也。**肖者瞿瞿,莫知其妙,闵闵之当,孰者为良?**肖,取法也。瞿瞿,却顾貌。闵闵,多忧也。夫天道难穷,谭非容易,虽欲取法者瞿瞿多顾,然皆莫得知其妙,故于闵闵之才,能当忧世之任者,果孰为良哉?盖甚言难其人也。《灵兰秘典论》曰:消者瞿瞿,孰知其要? 文义与此稍异,详《藏象类》一。**妄行无征,示畏侯王。**知天道者,既难其人,故每有妄行之徒,用无征之说,以示畏侯王,言而不应,反惑其敬畏修德之心。若此辈者,不惟无补于事,而适足为误事之罪人也。**帝曰:其灾应何如? 岐伯曰:亦各从其化也。故时至有盛衰,凌犯有逆顺,留守有多少,形见有善恶,宿属有胜负,征应有吉凶矣。**时至,岁时之更至也。五星之运,当其时则盛,非其时则衰。退而东行凌犯者,星迟于天,故为顺,灾轻。进而西行凌犯者,星速于天,故为逆,灾重。留守日多则灾深,留守日少则灾浅。形见有喜润之色为善,形见有怒燥忧丧之色为恶。宿属,谓二十八宿及十二辰位,各有五行所属之异。凡五星所临,太过逢王,不及逢衰,其灾更甚。太过有制,不及得助,其灾必轻。即胜负也。五星之为德为化者吉，为灾为变者凶，皆征应也。王氏曰：火犯留守逆临，则有诬谮讼狱之忧，金犯则有刑杀气郁之忧，木犯则有震惊风鼓之忧，土犯则有中满下利胕肿之忧，水犯则有寒气冲蓄之忧，故曰征应有吉凶也。**帝曰：其善恶何谓也？岐伯曰：有喜有怒，有忧有丧，有泽有燥，此象之常也，必谨察之。**王氏曰：五星之见也，从夜深见之。人见之喜，星之喜也。见之畏，星之怒也。光色微曜，乍明乍暗，星之忧也。光色迥然，不彰不莹，不与众同，星之丧也。光色圆明，不盈不缩，怡然莹然，星之喜也。光色勃然临人，芒彩满溢，其象懔然，星之怒也。泽，明润也。燥，干枯也。班固曰：五行精气，其成形在地，则结为木火土金水。其成象在天，则木合岁星居东，火合荧惑居南，金合太白居西，水合辰星居北，土合镇星居中央。分旺四时，则春木、夏火、秋金、冬水各旺七十二日，土旺四季辰戌丑未之月各十八日，合之为三百六十日。其为色也，则木青、火赤、金白、水黑、土黄。其为分野，各有归度。旺相休废，其色不同，旺则光芒，相则内实，休则光芒无角，不动摇，废则光少色。白圜者丧，赤圜者兵，青圜者夏水，黑圜者疾多死，黄圜吉。白角者哭泣之声，赤角者犯我城，黑角者水行穷兵。太史公曰：五星同色，天下偃兵，百姓安宁，五谷蕃昌，春风秋雨，冬寒夏暑，日不食朔，月不食望，是为有道之国，必有圣人在乎其位也。莹，荣、用二音。**帝曰：六者高下异乎？岐伯曰：象见高下，其应一也，故人亦应之。**有此象则有此应，高下虽异，气应则一也。

十二、德北政令，不能相过素问气交变大论

帝曰：其德化政令之动静损益皆何如？岐伯曰：夫德化政令灾变，不能相加也。加，增重也，亦相陵也。夫天地动静，阴阳往复，政令灾眚，报施不爽，故不能相加也。**胜复盛衰，不能相多也。**胜微则

复微,胜甚则复甚,故不能相多也。**往来小大,不能相过也。**胜复小大,气数皆同,故不能相过也。**用之升降,不能相无也。**五行之用,先者退而后者进,迭为升降,升降失则气化息矣,故不能相无也。**各从其动而复之耳。**五运之政,犹权衡也,故动有盛衰,则复有微甚,各随其动而应之。《六微旨大论》曰:成败倚伏生乎动,动而不已,则变作矣。《易》曰:吉凶悔吝者,生乎动者也。皆此之谓。然则天地和平之道,有必不可损益于其间者,于此章之义可见矣。**帝曰:其病生何如?**言灾变眚伤之应于病也。**岐伯曰:德化者气之祥,政令者气之章,变易者复之纪,灾眚者伤之始。**祥,瑞应也。章,昭著也。纪者,变易之候。始者,灾伤所由。**气相胜者和,不相胜者病,重感于邪则甚也。**相胜,相当也。谓人气与岁气相当,则为比和而无病;不相当,则邪正相干而病生矣。重感于邪,如有余逢王,不足被伤,则盛者愈盛,虚者愈虚,其病必甚。**帝曰:善。所谓精光之论,大圣之业,宣明大道,通于无穷,究于无极也。余闻之,善言天者,必应于人;善言古者,必验于今;善言气者,必彰于物;善言应者,同天地之化;善言化言变者,通神明之理。非夫子孰能言至道欤!乃择良兆而藏之灵室,每旦读之,命曰气交变,非斋戒不敢发,慎传也。**圣人知周万物,故能通于无穷,究于无极,因天以应人,因古以知今,因气应变化以通神明之理。帝所以极言赞美,用示珍藏者,重之其也。

类经二十五卷

运气类

十三、五运三气之纪，物生之应素问五常政大论

黄帝问曰：太虚寥廓，五运回薄，衰盛不同，损益相从，愿闻平气何如而名？何如而纪也？ 寥廓，玄远也。回，循环也。薄，迫切也。此章详明五运盛衰之有不同，而悉其平气、不及、太过，三者之纪也。**岐伯对曰：昭乎哉问也！木曰敷和，** 木得其平，则敷布和气以生万物。**火曰升明，** 阳之性升，其德明显。**土曰备化，** 土含万物，无所不备。土生万物，无所不化。**金曰审平，** 金主杀伐，和则清宁，故曰审平，无妄刑也。**水曰静顺。** 水体清静，性柔而顺。

帝曰：其不及奈何？岐伯曰：木曰委和， 阳和委屈，发生少也。**火曰伏明，** 阳德不彰，光明伏也。**土曰卑监，** 气陷不达，政屈不化也。**金曰从革，** 金性本刚，其不及则从火化而变革也。**水曰涸流。** 水气不及，则源流干涸也。

帝曰：太过何谓？岐伯曰：木曰发生， 木气有余，发生盛也。**火曰赫曦，** 阳光炎盛也。赫音黑。曦音希。**土曰敦阜，** 敦，厚也。阜，高也。土本高厚，此言其尤盛也。**金曰坚成，** 金性坚刚，用能成物，其气有余，则坚成尤甚也。**水曰流衍。** 衍，满而溢也。

帝曰：三气之纪，愿闻其候。岐伯曰：悉乎哉问也！敷和之纪，木德周行，阳舒阴布，五化宣平。 此下详言平运之纪也。木之平运，是曰敷和。木德周行，则阳气舒而阴气布，故凡生长化收藏之五化，

无不由此而宣行其和平之气也。按：此论与《金匮真言论》《阴阳应象大论》《五运行大论》义通，所当参阅。俱见《藏象类》四、五、六等章。新校正云：按王注太过不及，各纪年辰；惟平运不纪者，盖平运之岁，不可以定纪也。或者欲补注云丁巳、丁亥、丁卯、壬寅、壬申岁者，是未达也。下仿此。**其气端**，正而直也。**其性随**，柔和随物也。**其用曲直**，曲直成材也。**其化生荣**，生气荣茂也。**其类草木**，凡长短坚脆，皆木类也。**其政发散**，木主春，其气上升，故政主发散。**其候温和**，春之候也。**其令风**，木之化也。**其藏肝**，肝属木也。**肝其畏清**，清者，金气也。**其主目**，肝之窍也。**其谷麻**，麻之色苍也。《金匮真言论》曰：其谷麦。无麻。**其果李**，味酸也。**其实核**，诸核皆属木，其质强也。**其应春**，木王之时也。**其虫毛**，毛直如木，气类同也。**其畜犬**，味酸也。《金匮真言论》曰：其畜鸡。无犬。**其色苍**，青翠色也。**其养筋**，肝主筋也。**其病里急支满**，厥阴肝气为病也。**其味酸**，酸为木化也。**其音角**，角音属木，其声在清浊之间。**其物中坚**，象土中有木也。**其数八**。木之生数三，成数八也。

升明之纪，正阳而治，德施周普，五化均衡。火之平运，是曰升明。火主南方，故曰正阳。阳气无所不至，故曰周普。五化义见前。均，等也。衡，平也。**其气高**，阳主升也。**其性速**，火性急也。**其用燔灼**，烧灸也。**其化蕃茂**，长气盛也。**其类火**，诸火皆其类也。**其政明曜**，阳之光也。**其候炎暑**，火之候也。**其令热**，火之化也。**其藏心**，心属火也。**心其畏寒**，寒为水气也。**其主舌**，心之宫也。**其谷麦**，色赤也。《金匮真言论》火谷曰黍，木谷曰麦。又《藏气法时论》亦言麦苦。**其果杏**，味苦也。**其实络**，实中之系，脉络之类也。**其应夏**，火王之时也。**其虫羽**，羽翔而升，属乎火也。**其畜马**，快健躁疾，得火性也。《金匮真言论》：金畜曰马，火畜曰羊。**其色赤**，赤色属火也。**其养血**，心主血也。**其病瞤瘛**，火性动也。瞤，如云切。**其味**

苦,苦为火化也。**其音徵**,徵音属火,其声次清。**其物脉**,脉之所至,即阳气所及也。**其数七。**火之生数二,成数七。

备化之纪,气协天休,德流四政,五化齐修。土之平运,是曰备化。气协天休,顺承天化而济其美也。德流四政,土德分助四方,以赞成金木水火之政也。故生长化收藏,咸得其政而五者齐修矣。**其气平**,土之气象,平而厚也。**其性顺**,顺万物之性,而各成其化也。**其用高下**,或高或下,皆其用也。**其化丰满**,万物成实,必赖乎土,故土曰充气。**其类土**,诸土皆其类也。**其政安静**,土厚而安静,其政亦然。**其候溽蒸**,溽,湿也。蒸,热也。长夏之候也。**其令湿**,土之化也。**其藏脾**,脾属土也。**脾其畏风**,风者木气也。**其主口**,脾之窍也。其谷稷,小米之粳者曰稷,黅谷也。其果枣,味甘也。**其实肉**,土主肌肉也。**其应长夏**,长夏者,六月也。土生于火,长在夏中,既长而王,故云长夏。**其虫倮**,倮,赤体也。《礼记·月令》亦曰:其虫倮。注曰:人为倮虫之长。倮,郎朵切。**其畜牛**,其性和缓,其功稼穑,得土气也。**其色黄**,黄属土也。**其养肉**,脾土所主也。**其病否**,脾之病也。**其味甘**,甘为土化也。**其音宫**,宫音属土,其声下而浊。**其物肤**,即肌肉也。**其数五。**土之生数五,成数十。

审平之纪,收而不争,杀而无犯,五化宣明。金之平运,是曰审平。金气平则收而不争,杀而无犯。犯,谓残害于物也。金气清肃,故五化得之,皆以宣明。**其气洁**,洁白莹明,金之气也。**其性刚**,刚劲锋利,金之性也。**其用散落**,散落万物,金之用也。**其化坚敛**,收敛坚强,金之化也。**其类金**,诸金皆其类也。**其政劲肃**,急速而严,金之政也。**其候清切**,秋之候也。**其令燥**,金之化也。**其藏肺**,肺属金也。**肺其畏热**,热为火气也。**其主鼻**,肺之窍也。**其谷稻**,色白也。**其果桃**,味辛也。**其实壳**,凡物之皮壳皆坚,金刚居外也。**其应秋**,金之王也。**其虫介**,甲坚而固,得金气也。**其畜鸡**,性好斗,故属金。《金匮真言论》木畜曰鸡，金畜曰马。**其色白**，白色属金。**其养皮毛**，肺金所主也。**其病欬**，肺金病也。**其味辛**，辛为金化也。**其音商**，商音属金，其声次浊。**其物外坚**，壳之类也。**其数九**。金之生数四，成数九。

静顺之纪，藏而勿害，治而善下，五化咸整。水之平运，是曰静顺。水气平则藏而勿害，治而善下矣。江海之所以为百谷王者，以其德全善下也。五化得水而后齐，故曰咸整。**其气明**，水为天一之气，故外暗而内明。**其性下**，流湿就卑，水之性也。**其用沃衍**，沃，灌溉也。衍，溢满也。沃音屋。**其化凝坚**，藏气布化，则万物凝坚也。**其类水**，诸水皆其类也。**其政流演**，演，长流貌。井泉不竭，川流不息，皆流演之义。演，衍同。**其候凝肃**，冬之候也。**其令寒**，水之化也。**其藏肾**，肾属水也。**肾其畏湿**，湿为土气也。**其主二阴**，肾之窍也。**其谷豆**，菽也。谷色纯黑，惟豆有之。**其果栗**，味咸也。**其实濡**，实中津液也。**其应冬**，水之王也。**其虫鳞**，生于水也。**其畜彘**，豕也。其色多黑，其性善下。彘音治。**其色黑**，黑色属水也。**其养骨髓**，其气深，肾水所主也。**其病厥**，阴气之逆也。**其味咸**，咸为水化也。**其音羽**，羽音属水，其声高而清。**其物濡**，濡，湿润也。濡音如。**其数六**。水之生数一，成数六。**故生而勿杀，长而勿罚，化而勿制，收而勿害，藏而勿抑，是谓平气**。此总结上文平气之五化也。故木之生气治令，则收气不能纵其杀。火之长气治令，则藏气不能纵其罚。土之化气治令，则生气不能纵其制。金之收气治令，则长气不能纵其害。水之藏气治令，则化气不能纵其抑。此皆以天气平，地气正，五化之气不相胜克，故皆曰平气。

委和之纪，是谓胜生，此下详言不及之纪也。木气不及，是谓委和。凡丁壬皆属木运，而丁木阴柔，乃为不及。故于六丁之岁，生气不政，收气胜之，是曰胜生。**生气不政，化气乃扬**，木气衰，土气无制也。**长气自平，收令乃蚤**，火无所生，故长气自平，木衰金胜，故收气乃蚤。**凉雨时降,风云并兴,**凉为金化,风为木化,云雨皆为湿化,此以木不及,故兼土金之化也。**草木晚荣,苍干凋落,**木不及,故草木晚荣。金胜之,故苍干凋落。**物秀而实,肤肉内充。**生气虽晚,化气速成故也。**其气敛,其用聚,**木兼金也,收气胜也。**其动緛戾拘缓,**緛,缩短也。戾,斜曲也。拘,拘急也。缓,不收也。皆厥阴不及之病。緛音软。戾音利。**其发惊骇,**风木气衰,肝胆俱病也。**其藏肝,**木之应也。**其果枣李,**枣,土果也。李当作桃,金果也。盖木不及,则土金二果盛。下不及五运皆同。**其实核壳,**核应木,壳应金,木衰金盛也。**其谷稷稻,**土之稷,金之稻,木不及则二谷当成也。**其味酸辛,**酸者衰,辛者胜,木兼金化也。**其色白苍,**白,金色。苍,木色。白盛于苍也。**其畜犬鸡,**犬,木畜。鸡,金畜。有盛衰也。**其虫毛介,**毛,木虫。介,金虫。盛衰同上。**其主雾露凄沧,**金之胜也。**其声角商,**木从金也。**其病摇动注恐,**摇动者,筋之病。注恐者,肝胆之病。**从金化也。**此结上文木不及者,从金之化也。**少角与判商同,**此总言六丁年也。角为木音,木不及故曰少角。金乘之,故半与商金同其化。判,半也。新校正云:按火土金水之文,皆以判作少,则此当云少角与少商同。然不云少商者,盖少角之运共有六年,而丁巳、丁亥,上角与正角同;丁卯、丁酉,上商与正商同;丁未、丁丑,上宫与正宫同。是六年者,各有所同,与火土金水之少运不同,故不云同少商,只大约而言,以见半从商化也。**上角与正角同,**此丁巳、丁亥年也。上见厥阴司天,是为上角。岁运不及而得司天之助,则得其敷和之平,故与正角同也。**上商与正商同。**此丁卯、丁酉年也。木运不及,则半兼金化,若遇阳明司天,金又有助,是以木运之纪,而得审平之化,故上商与正商同也。**其病支废,痈肿疮疡,**木被金刑,经筋受病,风淫末疾,故为支废。支废,则溪谷关节多有壅滞,而痈肿疮疡所由生也。**其甘虫,**味甘者易生虫,金胜木而土无制也,此即

《气交变大论》虫食甘黄之义。**邪伤肝也。**木气不及，则邪伤在肝。**上宫与正宫同。**此丁丑、丁未年也。上宫者，太阴司天也。岁木不及，则土得自专，又见湿土司天之助，是以木运之纪，而行备化之政，故上宫与正宫同也。**萧飋肃杀，则炎赫沸腾，**此总言木运之胜复也。萧飋肃杀，金胜木也。炎赫沸腾，火复金也。飋音瑟。**眚于三，**胜复皆因于木，故灾眚在三，东方震宫也。**所谓复也，**此承上文言子为其母而报复也。余仿此。**其主飞蠹蛆雉，**飞而蠹者，阴中之阳虫也。蛆者蝇之子，蛆入灰中，蜕化为蝇，其性喜煖畏寒，火运之年尤多也。雉，火禽也。凡此皆火复之气所化。**乃为雷霆。**雷之迅者曰霆。木郁极而火达之，其气则为雷霆，故《易》曰震为雷。

伏明之纪，是谓胜长，伏明之纪，火不及也。凡戊癸皆属火运，而癸以阴柔，乃为不及。故于六癸之岁，长气不宣，藏气胜之，是谓胜长。**长气不宣，藏气反布，**火之长气，不能宣化。水之藏气，反布于时。**收气自政，化令乃衡，**金无所畏，故收气自行其政。土无所生，故化令惟衡平耳。**寒清数举，暑令乃薄，**阴盛阳衰也。**承化物生，生而不长，**物承土化而生者，以土无火生，虽生不长也。此即上文化令乃衡之义。**成实而稚，遇化已老，**长气不宣，故物之成实者惟稚而短，及遇土化之令，而气已老矣。**阳气屈伏，蛰虫蚤藏，**阳不施于物也。**其气郁，**阳主升，不升则郁矣。**其用暴，**火性急，郁而不伸，出必暴矣。**其动彰伏变易，**彰者火之德，火不足则彰伏不常，而多变易矣。**其发痛，**寒胜之也。**其藏心，**火气通于心也。**其果栗桃，**栗，水果。桃，金果。火不及，故二果成也。**其实络濡，**络应火，濡应水也。**其谷豆稻，**豆，水谷。稻，金谷。二谷成也。**其味苦咸，**苦衰咸胜也。**其色玄丹，**玄盛丹衰也。**其畜马彘，**马，火畜当衰。彘，水畜当王也。**其虫羽鳞，**羽属火，鳞属水，有盛也。**其主冰雪霜寒，**水反胜也。**其声徵羽，**火音从水。**其病昏惑悲忘，**火不足而心神溃也。

从水化也。此结上文火不及者,从水化也。**少徵与少羽同,**此总言六癸年也。徵为火音,火不及,故云少徵。水胜之,故与少羽同其化。**上商与正商同,**癸卯、癸酉年也。上见阳明司天,是为上商。岁火不及则金无所畏,又得燥金司天之助,是以火运之纪,而行审平之气,故曰上商与正商同也。按:少徵六年,癸丑、癸未上宫也,癸巳、癸亥上角也。此止言上商而不及宫角者,以火与土木无所克伐,而同归少羽之化矣。**邪伤心也。**火气不及,故寒邪伤于心。**凝惨栗冽,则暴雨霖霆,**凝惨栗冽,水胜火也。暴雨霖淫,土复水也。**眚于九,**胜复皆因于火,故灾眚于九,南方离宫也。**其主骤注,雷霆震惊,**骤注,土复之变也。雷霆震惊,火郁之达也。土火相协,故为是变。**沈黔淫雨。**沈黔,阴云蔽日也。淫,久雨也。此皆湿复之变。黔音阴。

　　卑监之纪,是谓减化,卑监之纪,土气不及也。凡甲己皆属土运,而己以阴柔,乃为不及。故于六己之年,化气不令,是谓减化。**化气不令,生政独彰,**土气不足,木专其政也。**长气整,雨乃愆,收气平,**火土无犯,故长气整。土德衰,故雨愆期,金无所生,故收气平也。**风寒并兴,**土衰而木肆其暴,水无所畏,故风寒并兴。**草木荣美,秀而不实,成而粃也。**生政独彰,故草木荣美。化气不令,故虽秀而不实。粃音比,糠粃也。**其气散,**土从风化,飘扬而散也。**其用静定,**土政本静,其气衰,则化不及物,而过于静定矣。**其动疡涌分溃痈肿,**土藏病则为涌呕。肉理病则为疮疡溃烂痈肿。**其发濡滞,**土不制水也。**其藏脾,**土气通于脾也。**其果李栗,**李,木果。栗,水果。土不及而二果成也。**其实濡核,**濡应水,核应木也。**其谷豆麻,**豆,水谷。麻,木谷。二谷成也。**其味酸甘,**酸胜甘衰也。**其色苍黄,**苍多黄少也。**其畜牛犬,**牛为土畜当衰。犬为木畜当盛。**其虫倮毛,**倮属土,毛属木,有盛衰也。**其主飘怒振发,**木之胜也。**其声宫角,**土从水也。**其病留满否塞,**土不足而脾不运也。**从木化也。**

总结上文。**少宫与少角同**，此总言六己年也。宫为土音，土之不及，故云少宫。土不足则木乘之，故与少角同其化。**上宫与正宫同**，上宫者，太阴湿土司天也。岁土不及，而有司天之助，是以少宫之纪，而得备化之气，故与正宫同，己丑、己未年是也。**上角与正角同**。上角者，厥阴风木司天也。岁土不及，则半兼木化，若遇厥阴司天，木又有助，是以土运之纪，而行敷和之化，故上角与正角同，己巳、己亥年是也。按：此不言己卯、己酉上商者，以土金无犯，故不纪之。**其病飧泄**，土衰风胜也。**邪伤脾也**。土气不及，故邪伤在脾。**振拉飘扬，则苍干散落**，振拉飘扬，木胜土也。苍干散落，金复木也。**其眚四维**，胜复皆因于土，故灾眚见于四维。四维者，土位中宫而寄王于四隅，辰戌丑未之位是也。**其主败折虎狼**，败折者金之变，虎狼多刑伤，皆金复之气所化。**清气乃用，生政乃辱**。金复之用，木胜之屈也。

从革之纪，是谓折收，从革之纪，金不及也。凡乙庚皆属金运，而乙以阴柔，乃为不及。故于六乙之年，收气减折，是为折收。**收气乃后，生气乃扬**，金之收气后时，则木之生气布扬而盛也。**长化合德，火政乃宣，庶类以蕃**。金衰则火乘之，火王则土得所助，故长化合德，火政宣行而庶类蕃盛也。**其气扬**，**其用躁切**，火之气用，升扬而躁急也。**其动铿禁瞀厥**，铿然有声，欬也。禁，声不出也。瞀，闷也。厥，气上逆也。金不足者肺应之，肺主气，故为是病。铿音坑。瞀，茂、莫、务三音。**其发欬喘**，肺病也。**其藏肺**，金气通于肺也。**其果李杏**，李，木果。杏，火果。金不及，故二果成也。**其实壳络**，壳属金，络属火，有盛衰也。**其壳麻麦**，麻，木谷。麦，火谷。二谷成也。**其味苦辛**，苦盛辛衰也。**其色白丹**，丹多白少也。**其畜鸡羊**，鸡为金畜当衰，羊为火畜当盛。《金匮真言论》火畜曰羊。**其虫介羽**，介，金虫。羽火虫。有盛衰也。**其主明曜炎烁**，火气之胜也。**其声商徵**，金从火也。**其病嚏欬鼽衄**，火有余而病及肺也。**从火化也**。结上文金气不及之化。**少商与少**

徵同,此总言六乙年也。商为金音,金不及,故云少商。金不及则火乘之,故与少徵同其化。**上商与正商同**,上商者,阳明燥金司天也。岁金不及而有司天之助,是以少商之纪,而得审平之气,故与正商同,乙卯、乙酉年是也。**上角与正角同**,岁金不及而上见厥阴司天,木无所畏,则木齐金化,故与正角之气同,乙巳、乙亥年是也。按:此不言乙丑、乙未上宫者,土金无犯也,故不及之。**邪伤肺也**。金不及,故邪伤于肺。**炎光赫烈,则冰雪霜雹**,炎光赫烈,火胜金也。冰雪霜雹,水复火也。**眚于七**,胜复皆因于金,故灾眚在七,西方兑宫也。**其主鳞伏彘鼠**,水复之化也。**藏气蚤至,乃生大寒**。皆水之复也。

　　涸流之纪,是谓反阳,涸流之纪,水不及也。凡丙辛皆属水运,而辛以阴柔,乃为不及。故于六辛阴水之年,阳反用事,是谓反阳。**藏令不举,化气乃昌**,水衰,故藏气不令。土胜,故化气乃昌。**长气宣布,蛰虫不藏**,火无所畏,故长气宣布,蛰虫不藏也。按:此不言收气者,金水无犯,故不及之。**土润水泉减**,土胜水也。**草木条茂,荣秀满盛**。长化之气,丰而厚也。**其气滞**,从乎土也。**其用渗泄**,水不畜也。**其动坚止**,土邪留滞,则坚止为症也。**其发燥槁**,阴气虚也。**其藏肾**,水气通于肾也。**其果枣杏**,枣,土果。杏,火果。水不及,则二果当成。**其实濡肉**,濡应水者衰,肉应土者盛也。**其谷黍稷**,黍,火谷。稷,土谷。二谷当成也。按:《金匮真言论》火谷曰黍,而本论作麦,似乎二字有误。**其味甘咸**,甘胜咸衰也。**其色黅玄**,黄多黑少也。黅音今。**其畜彘牛**,彘水畜当衰。牛,土畜当王。**其虫鳞倮**,鳞,水虫。倮,土虫。盛衰亦然。**其主埃郁昏翳**,土气之胜也。**其声羽宫**,水从土也。**其病痿厥坚下**,阳明实而少阴虚也。**从土化也**。结上文水不及之化也。**少羽与少宫同**,此总言六辛年也。羽为水音,水之不及,故云少羽。水不及而土乘之,故与少宫同其化。**上宫与正宫同**,上宫,太阴司天也。水衰土胜之年,若司天遇土,又得其助,是以少羽之纪,而行备化之气,故上宫与正宫同,辛丑、辛未年是也。**按**:此不言辛巳、辛亥上角者,水木无犯也;辛卯、辛酉上商者,金水无犯也。故皆不及之。**其病癃閟,**肾气不化也。閟,闭同。**邪伤肾也。**水不及,故邪伤在肾。**埃昏骤雨,则振拉摧拔,**埃昏骤雨,土胜水也。振拉摧拔,水复土也。**眚于一,**胜复皆因于水,故灾眚在一,北方坎宫也。**其主毛显狐狢,变化不藏,**木复之气行也。狢,何各切,又音陌。**故乘危而行,不速而至,暴虐无德,灾反及之,微者复微,甚者复甚,气之常也。**此总结上文不及五运。凡相胜者,乘此孤危,恃彼强盛,不召而至,暴虐无德,至于子来报复,灾反及之。如木被金伤,则火来救母,起而相报,金为火制,乃反受灾。五行迭用,胜复皆然。所以胜之微者报亦微,胜之甚者报亦甚。故《气交变大论》曰:五运之政,犹权衡也。又曰:胜复盛衰,不能相多也。往来小大,不能相过也。正此之义。

发生之纪,是谓启敕,此下详言太过之纪也。木之太过,是谓发生,阳刚之木,六壬是也。启,开也。敕,布也。布散阳和,发生万物之象也。《四气调神论》曰:春三月,此谓发陈。与此义同。敕,古陈字。**土疏泄,苍气达,**木气动,生气达,故土体疏泄而通也。苍气,木气也。**阳和布化,阴气乃随,**木火相生,则阳和布化。阳气日进,则阴气日退。乃随,犹言乃后也。**生气淳化,万物以荣。**木气有余,故能淳化以荣万物。**其化生,其气美,**生,发生。美,芳美也。**其政散,**布散和气,风之象也。**其令条舒,**条舒,顺气化而修长畅达也。**其动掉眩巅疾,**掉,颤摇也。眩,旋转也。巅,顶巅也。风木太过,故其为病如此。掉,提料切。**其德鸣靡启拆,**鸣,风木声也。靡,散也,奢美也。启拆,即发陈之义,其德应春也。《六元正纪大论》云:其化鸣紊启拆。**其变振拉摧拔,**振谓振怒。拉谓败折。摧谓仆落。拔谓出本。**其谷麻稻,**麻,木谷。稻,金谷。齐其化也。**其畜鸡犬,**鸡,金畜。犬,木畜。犬齐鸡也。**其果李桃,**李,木果。桃,金果。李齐桃也。**其色青黄白**,木能克土而齐金,故三色见象也。**其味酸甘辛**,三味亦木土金也。**其象春**,风温,春化同也。**其经足厥阴、少阳**,足厥阴肝,足少阳胆,木之应也。**其藏肝脾**,肝胜脾也。**其虫毛介**,毛齐介育也。**其物中坚外坚**,木金并化也。**其病怒**。木强也。**太角与上商同**。按六壬之年无卯酉,是太角本无上商也。故新校正云:太过五运,独太角言与上商同,余四运并不言者,疑此文为衍。或非衍则误耳。**上徵则其气逆,其病吐利**。上徵者,司天见少阴君火、少阳相火,乃壬子、壬午、壬寅、壬申四年是也。木气有余而上行生火,子居母上,是为气逆,故其为病如此。《五运行大论》曰:气相得而病者,以下临上,不当位者是也。按:此不言壬辰、壬戌上羽者,水木相临为顺,故不及之。**不务其德,则收气复,秋气劲切,甚则肃杀,清气大至,草木凋零,邪乃伤肝**。若木恃太过,不务其德而侮土,则金必复之,故乘秋令而为灾如此。至其为病,则邪反伤肝矣。

　　赫曦之纪,是谓蕃茂,火之太过,是谓赫曦。六戊之岁,皆阳刚之火也。阳盛则万物俱盛,故曰蕃茂。**阴气内化,阳气外荣**,阴降于下,阳升于上也。**炎暑施化,物得以昌**。阳气为发生之本也。**其化长,其气高**,阳主进,故化长。火主升,故气高。**其政动**,阳主动也。**其令鸣显**,火之声壮,火之光明也。**其动炎灼妄扰**,大盛之害也。**其德暄暑郁蒸**,热化所行,其德应夏也。**其变炎烈沸腾**,火气太过。热极之变也。**其谷麦豆**,麦,火谷。豆,水谷。麦齐豆也。**其畜羊彘**,羊,火畜。彘,水畜。其育齐也。**其果杏栗**,杏,火果。栗,水果。其实同也。**其色赤白玄**,火金水三色,盛衰见也。**其味苦辛咸**,亦火金水三味也。**其象夏**,热熏昏火,夏化同也。**其经手少阴、太阳,手厥阴、少阳**,手少阴心,手太阳小肠,手厥阴心包络,手少阳三焦,皆火之应也。**其藏心肺**,心胜肺也。**其虫羽鳞**,羽属火,鳞属水,羽齐鳞化也。**其物脉濡**,脉为火,濡为水,其化亦然。**其病笑疟,疮疡血流**,

狂妄目赤。皆火盛也。**上羽与正徵同，其收齐。**上羽者，太阳寒水司天，戊辰、戊戌年是也。火运太过，得水制之，则与升明正徵同其化。火既务德，则金不受伤，而收令齐备也。**其病痉，**痉者，口噤如痫，肢体拘强也，水火相激而然。痉证有二：无汗恶寒曰刚痉，有汗不恶寒曰柔痉，皆足太阳病。痉音翅。**上徵而收气后也，**上徵者，二火司天也。谓戊子、戊午，上见少阴君火，戊寅、戊申，上见少阳相火，火盛则金衰，故收气后也。**暴烈其政，藏气乃复，时见凝惨，甚则雨水霜雹切寒，邪伤心也。**若火不务德，暴烈其政，则金气受伤，水必复之，故其为灾如此，而寒邪反伤心也。

　敦阜之纪，是谓广化，土之太过，是谓敦阜，六甲之岁，皆阳刚之土也。土之化气，广被于物，故曰广化。**厚德清静，顺长以盈，**土德至厚，土性至静，顺火之长气，而化政以盈，土生于火也。**至阴内实，物化充成，**至厚至静，故曰至阴。万物之化，无不赖土，故物化充成。**烟埃朦郁，见于厚土，**土本厚矣，而尤厚者，则在山川。烟埃朦郁，土之气也，故见于此。**大雨时行，湿气乃用，燥政乃辟。**土之化湿，湿气行则燥气辟。避同。**其化圆，其气丰，**圆，周遍也。丰，盈充也。**其政静，**其德厚重，故其政安静。**其令周备，**土王四时而充万物，故曰周备。**其动濡积并蓄，**湿则多濡，静则积蓄。蓄，昌六切，聚也。**其德柔润重淖，**淖，泥湿也，又和也。淖，乃到切。**其变震惊飘骤崩溃，**震惊飘骤，雷霆暴风也。崩溃，洪水冲决也。此以土极而兼木复之化。**其谷稷麻，**稷，土谷。麻，木谷。土齐木化也。**其畜牛犬，**牛，土畜。犬，木畜。其育齐也。**其果枣李，**枣，土果。李，木果。**其色黔玄苍，**土水木三色，土胜水而齐木也。**其味甘咸酸，**义同上。**其象长夏，**凡云雨昏暝埃，皆长夏化同。**其经足太阴、阳明，**足太阴脾经，是阳明胃经，土之应也。**其藏脾肾，**脾胜肾。**其虫倮毛，**土气有余，倮毛齐化。**其物肌核，**亦土木之化也。**其病腹满四支不举，**土邪有余则濡积壅滞，故其为病如此。按：甲上六年，甲子、甲午、甲寅、甲申，上徵也，甲辰、甲戌，上羽也。此俱不言者，以不能犯于土也，故皆不及之。**大风迅至，邪伤脾也。**土极木复，其变若此，故其为病，邪反伤脾。

坚成之纪，是谓收引，金之太过，是谓坚成，六庚之岁，阳金也。金胜则收气大行，故曰收引。引者，阴盛阳衰，万物相引而退避也。**天气洁，地气明，**金气清也。**阳气随，阴治化，**随，后也。**燥行其政，物以司成，**燥行其政，气化乃坚，故司万物之成也。**收气繁布，化洽不终。**金之收气盛而蚤布，则土之化气不得终其令也。洽，和也，泽也。**其化成，**收成也。**其气削，**消削也。**其政肃，**严肃也。**其令锐切，**刚劲也。**其动暴折疡疰，**暴折者，金气有余。疡疰者，皮肤之疾。**其德雾露萧飂，**清肃之化也。**其变肃杀凋零，**杀令行也。**其谷稻黍，**稻，金谷。黍，火谷。金齐火化也。**其畜鸡马，**金火二畜，孕育齐也。**其果桃杏，**金齐火实也。**其色白青丹，**金有余则克木齐火，故见于三色也。**其味辛酸苦，**亦金木火三味也。**其象秋，**凡燥清烟露，皆秋化同也。**其经手太阴、阳明，**手太阴肺经，手阳明大肠经，皆金之应也。**其藏肺肝，**肺胜肝。**其虫介羽，**介齐羽化也。**其物壳络，**亦金火齐化也。**其病喘喝胸凭仰息。**肺金邪实也。**上徵与正商同，其生齐，**上徵者，少阴少阳二火司天，谓庚子、庚午、庚寅、庚申四年也。金气太过，得火制之，则同审平之化，故与正商同。金气和平，木不受伤，故生气得齐其化也。**其病欬。**火乘肺金，故其病为欬。按：此不言庚辰、庚戌上羽者，以金水无犯也。**政暴变，则名木不荣，柔脆焦首，长气斯救，大火流，炎烁且至，蔓将槁，邪伤肺也。**金不务德而暴害乎木，火必报复而金反受伤，故其为病则邪害于肺。

流衍之纪，是谓封藏，水之太过，是谓流衍，阳水之岁，六丙是也。水盛则阴气大行，天地闭而万物藏，故曰封藏。**寒司物化，天地严凝，**阴气盛也。**藏政以布，长令不扬。**水胜火也。**其化凛，其气**

坚,凛冽坚凝,寒之胜也。**其政谧**,谧,安静也,音密。**其令流注**,水之性也。**其动漂泄沃涌**,漂,浮于上也。泄,写于下也。沃,灌也。涌,溢也。**其德凝惨寒氛**,寒之化也。寒氛,雨雪貌。氛音分。**其变冰雪霜雹**,非时而有故曰变。**其谷豆稷**,豆,水谷。稷,土谷。水有余则齐土化也。**其畜彘牛**,彘,水畜。牛,土畜。彘齐牛育也。**其果栗枣**,栗齐枣实也。**其色黑丹黅**,水胜火而齐土,三色之见有盛衰也。**其味咸苦甘**,亦水火土三味也。**其象冬**,凡寒气霜雪冰,皆冬化同也。**其经足少阴、太阳**,足少阴肾经,足太阳膀胱经,皆水之应也。**其藏肾心**,肾胜心。**其虫鳞倮**,水余故鳞齐倮育。**其物濡满**,濡,水化也。满,当作肉,土化也。**其病胀**,水气盛也。**上羽而长气不化也**。上羽者,太阳寒水司天,丙辰、丙戌岁也。水气有余,又得其助,则火之长气不能布其化矣。按:此不言丙子、丙午、丙寅、申上徵者,运所胜也。**政过则化气大举,而埃昏气交,大雨时降,邪伤肾也**。水政太过,火受其害,土之化气,起而复之,故为埃昏大雨,而湿邪伤于肾也。**故曰不恒其德,则所胜来复,政恒其理,则所胜同化,此之谓也**。恒,常也。此结上文太过五运也。不恒其德则所胜来复,谓暴虐无德,侮彼不胜,则所胜者必起而报之也。政恒其理则所胜同化,谓安其常,处其顺,则所胜者亦同我之气而与之俱化矣,如木与金同化,火与水齐育之类是也。

十四、天气地气,制有所从 素问五常政大论

帝曰:其岁有不病,而藏气不应不用者何也? 岐伯曰:天气制之,气有所从也。岁有不病不应不用者,谓岁运当病而有不病及藏气当应当用而有不应不用者也。天气制之,气有所从者,谓司天制之则从乎天气,故有不应乎岁者矣。制,禁制也。**帝曰:愿卒闻之**。

岐伯曰:少阳司天,火气下临,肺气上从,白起金用,草木眚,火

见燔焫，革金且耗，大暑以行，欬嚏鼽衄，鼻窒疮疡，寒热胕肿。少阳相火司天，寅申岁也。火气下临，金之所畏，故肺气上从。从者，应而动也。金动则白色起而金为火用，故草木受眚。然火见燔焫必革易金性且至于耗，金曰从革，即此之谓。若其为病则欬嚏鼽衄，鼻塞疮疡，皆火盛伤肺而然。金寒火热，金火相搏，则为寒热。肺主皮毛，邪热凑之，故为胕肿。皆天气之所生也。燔音烦。焫，如瑞切。嚏音帝。鼽音求。衄，女六切。窒音质。风行于地，尘沙飞扬，心痛胃脘痛，厥逆鬲不通，其主暴速。凡少阳司天，则厥阴在泉，故风行于地，尘沙飞扬也。风淫所胜，病在厥阴，厥阴之脉，挟胃属肝贯鬲，故其为病如此。然至疾者莫如风，故又主于暴速。皆地气之所生也。

阳明司天，燥气下临，肝气上从，苍起木用而立，土乃眚，凄沧数至，木伐草萎，胁痛目赤，掉振鼓栗，筋痿不能久立。阳明燥金司天，卯酉岁也。燥气下临，木之所畏，故肝气应而上从。木应则苍色起，而木为金用，故土必受伤。然金盛则凄沧数至，故木伐草萎而病肝。肝经行于胁，故胁痛。肝窍在目，故目赤。肝主风，故掉振鼓栗。肝主筋，故筋痿不能久立。皆天气之所生也。暴热至，土乃暑，阳气郁发，小便变，寒热如疟，甚则心痛，火行于槁，流水不冰，蛰虫乃见。凡阳明司天，则少阴君火在泉，热行于地，故其应候如此。火在阴分，则寒热交争，故令如疟。火郁不伸，故心痛。火就燥，故行于槁。槁，干枯也。皆地气之所生者。

太阳司天，寒气下临，心气上从，而火且明，丹起金乃眚，寒清时举，胜则水冰，火气高明，心热烦，嗌干善渴，鼽嚏，喜悲数欠，热气妄行，寒乃复，霜不时降，善忘，甚则心痛。太阳寒水司天，辰戌岁也。寒气下临，火之所畏，故心气应而上从。火应则明而丹色起，故金乃眚。然水胜则为寒，故其候若此。火应则动热，故其病若此。皆天气之所生也。土乃润，水丰衍，寒客至，沉阴化，湿气变物，水饮内蓄，中满不食，皮㾏肉苛，筋脉不利，甚则胕肿身后痈。凡太阳司天，则太阴在泉，湿行于地，故其为候为病如此。㾏，痹而重也。肉苛，不仁不用也，证详《疾病类》四十五。身后痈者，以肉苛胕肿不能移，则久著枕席而身后臀背为痈疮也。皆脾土之证，地气之所生也。

厥阴司天，风气下临，脾气上从，而土且隆，黄起水乃眚，土用革，体重肌肉萎，食减口爽，风行太虚，云物摇动，目转耳鸣。厥阴风木司天，已亥岁也。风气下临，土之所畏，故脾气应而上从。土应则气隆而黄色起，故水乃眚。然土为木制，故土用受革，脾经为病，而风云动摇。皆天气之所生也。火纵其暴，地乃暑，大热消烁，赤沃下，蛰虫数见，流水不冰，其发机速。凡厥阴司天，则少阳在泉，相火下行，故其气候如此。赤沃下者，霖雨多热，受赤气也。其发机速，相火之发，暴而速也。皆此地气之所生者。

少阴司天，热气下临，肺气上从，白起金用，草木眚，喘呕寒热，嚏鼽衄鼻窒，大暑流行，甚则疮疡燔灼，金烁石流。少阴君火司天，子午岁也。火气下临，金之所畏，故其气候疾病，与前少阳司天大同，皆天气之所生也。地乃燥，凄沧数至，胁痛善太息，肃杀行，草木变。凡少阴司天，则阳明燥金在泉，燥行于地，故其气候如此。肝木受伤，故胁痛。肺金太过，故善太息。皆地气之所生也。

太阴司天，湿气下临，肾气上从，黑起水变，埃冒云雨，胸中不利，阴萎气大衰而不起不用，当其时反腰脽痛，动转不便也，厥逆。太阴湿土司天，丑未岁也。湿土下临，水之所畏，故肾气应而上从。水应则黑起为变，心火受制，故胸中不利。然土胜者水必伤，故为阴痿以下等疾。当其时者，当土王之时也。凡此诸病，俱属肾经，皆天气之所生也。地乃藏阴，大寒且至，蛰虫蚤附，心下否痛，地裂冰坚，少腹痛，时害于食，乘金则止水增，味乃咸，行水减也。凡太阴司天，则太阳在泉，寒行于地，故为地乃藏阴等候，心下否痛等疾，皆寒水侮火也。乘金者,如岁逢六乙,乘金运也;时遇燥金,乘金气也。水得金生,寒凝尤甚,故止蓄之水增,味乃咸,流行之水减,以阴胜阳,以静胜动,皆地气之所生也。愚按:运气之化,凡一胜则一负,一盛则一衰,此理之常也。观本篇司天六气,如少阳少阴火气下临,则肺气上从白起金用等义,皆被克之气,反起而用者何也?盖五运各有所制,制气相加,则受制者不得不应,应则反从其化而为用,其理其征,本属显然,而实人所不知也。故如热甚者燥必随之,此金之从火也;燥甚者风必随之,此木之从金也;风甚者尘霾随之,此土之从木也;湿蒸甚者霖注随之,此水之随土也;阴凝甚者雷电随之,此火之从水也。故《易》曰:云从龙,风从虎。夫龙得东方木气,故云从之,云者土气也。虎得西方金气,故风从之,风者木气也。即此篇之义。以观五运之变化,藏象之虚实,其有不可以偏执论者类可知矣。

帝曰:气始而生化,气散而有形,气布而蕃育,气终而象变,其致一也。然而五味所资,生化有薄厚,成熟有少多,终始不同,其故何也? 此以下详明在泉六化,五味五谷之有异也。始者肇其生几,散者散于万物,布者布其茂盛,终者收于成功。此言万物之始终散布,本同一气,及其生化成熟,乃各有厚薄少多之异也。**岐伯曰:地气制之也,非天不生而地不长也。** 地气者,即在泉也。制之者,由其所成也。在泉六化,各有盛衰,物生于地,气必应之,故气薄则薄,非天之不生,气少则少,非地之不长也。王氏曰:天地虽无情于生化,而生化之气自有异同尔。何者?以地体之中有六入故也。气有同异,故有生有化,有不生有不化,有少生少化,有广生广化矣。故天地之间,无必生必化,必不生必不化,必少生少化,必广生广化也,各随其气,分所好所恶,所异所同也。**帝曰:愿闻其道。岐伯曰:寒热燥湿,不同其化也。** 气有六而言其四,举大概之要耳。

故少阳在泉,寒毒不生,其味辛,其治苦酸,其谷苍丹。 少阳相火在泉，巳亥岁也。所谓母者，凡五行暴烈之气，各有所化，故火在地中，则寒毒之物不生，火气制金，则味辛之物应之。少阳之上，厥阴主之，下火上木，故其治苦酸，其谷苍丹。苦丹属火，地气所化；酸苍属木，天气所生也。按：在泉六化之治，惟少阳、厥阴不言间味者，以木火相生，气无所间也。其他生化皆有上下克伐，故间味不能无矣。

阳明在泉，湿毒不生，其味酸，其气湿，其治辛苦甘，其谷丹素。阳明燥金在泉，子午岁也。燥在地中，故湿毒之物不生。金克木，故味酸者应之。燥胜湿，故气湿者应之。阳明之上，少阴主之，下金上火，故其治辛苦，其谷丹素。辛素属金，地气所化；苦丹属火，天气所生。然治兼甘者，火金之间味也。甘属土，为火之子，为金之母，故能调和于二者之间。

太阳在泉，热毒不生，其味苦，其治淡咸，其谷黅秬。太阳寒水在泉，丑未岁也。寒在地中，故热毒之物不生。水克火，故味苦者应之。太阳之上，太阴主之，上土下水，故其治淡咸，其谷黅秬。淡，即甘之薄味也。秬，黑黍也。淡黅属土，天之所生；咸秬属水，地之所化也。太阳间味，义详下文太阴在泉。按：王氏曰：太阴土气，上主于天，气远而高，故甘之化薄而为淡也，所以淡亦甘之类也。观下文太阴在泉，其治甘咸，则王氏之言益信。

厥阴在泉，清毒不生，其味甘，其治酸苦，其谷苍赤，厥阴风木在泉，寅申岁也。风行地中，与清殊性，故清毒之物不生。木克土，故味甘者应之。厥阴之上，少阳主之，上火下木，故其治酸苦，其谷苍赤。苦赤属火，天之所生；酸苍属木，地之所生也。**其气专，其味正。**厥阴在泉，则少阳司天，上阳下阴，木火相合，故其气化专一，味亦纯正。其他岁气则上下各有胜制，气不专一，故皆兼夫间味也。

少阴在泉，寒毒不生，其味辛，其治辛苦甘，其谷白丹。少阴君火在泉，卯酉岁也。热在地中，故寒毒之物不生。火克金，故味辛者应之。少阴之上，阳明主之，上金下火，故其治辛苦，其谷白丹。辛白属金，天之所化；苦丹属火，地之所生也。甘字义见前阳明在泉下。

太阴在泉，燥毒不生，其味咸，其气热，其治甘咸，其谷黅秬。太阴湿土在泉，辰戌岁也。湿在地中，故燥毒之物不生。土克水，故味咸者应之。湿不远寒，故气热之物不成。太阴之上，太阳主之，下湿上寒，故其治甘咸，其谷黅秬。咸秬属水，天气所生；甘黅属土，地气所主也。**化淳则咸守，气专则辛化而俱治。**六气惟太阴属土，太阴司地，土得位也，故其化淳。淳，厚也。五味惟咸属水，其性善泄，淳土制之，庶得其守矣。土居土位，故曰气专。土盛生金，故与辛化而俱治。俱治者，谓辛与甘咸兼用为治也。盖辛属金，为土之子，为水之母，能调和于水土之间，此即太阴在泉，其治甘咸之间味也。然太阴、太阳相为上下，皆当用之；但太阴在泉辛化厚，太阳在泉辛化薄耳。

故曰补上下者从之，治上下者逆之，以所在寒热盛衰而调之。此下皆言治法也。补者补其不足，治者治其有余。上谓司天，下谓在泉。从之谓同其气，如以辛补肺，以甘补脾之类是也。逆之谓反其气，如以苦治肺，以酸治脾之类是也。当各以病之所在，随其寒热盛衰之宜而调之也。**故曰上取下取，内取外取，以求其过，能毒者以厚药，不胜毒者以薄药，此之谓也。**上取下取，察其病之在上在下也。内取外取，察其病之在表在里也。于此四者而求其过之所在，然后因其强弱，以施厚薄之治。若其人胃厚色黑，骨大肉肥，此能毒者也，宜治以厚药。若其胃薄色浮，骨小肉瘦，此不能毒者也，宜治以薄药。能，耐同。**气反者，病在上，取之下；病在下，取之上；病在中，傍取之。**气反者，本在此而标在彼也。其病既反，其治亦宜反。故病在上，取之下，谓如阳病者治其阴，上壅者疏其下也。病在下，取之上，谓如阴病者治其阳，下滞者宣其上也。病在中，傍取之，谓病生于内而经连乎外，则或刺或灸，或熨或按，而随其所在也。**治热**

以寒,温而行之;治寒以热,凉而行之;治温以清,冷而行之;治清以温,热而行之。此即《至真要大论》寒因热用、热因寒用之义。凡药与病逆者,恐不相投,故从其气以行之,假借之道也。**故消之削之,吐之下之,补之写之,久新同法。**消以去滞,削以攻坚,上实者宜吐,下实者宜下,补因正之不足,写因邪之有余,但此中用有缓急,治有先后,而病之久新同其法也。

十五、岁有胎孕不育,根有神机气立素问五常政大论

帝曰:岁有胎孕不育,治之不全,何气使然? 治,谓治岁之气。**岐伯曰:六气五类,有相胜制也。同者盛之,异者衰之,此天地之道,生化之常也。** 五类者,五行所化,各有其类。如毛虫三百六十,麟为之长;羽虫三百六十,凤为之长;倮虫三百六十,人为之长;介虫三百六十,龟为之长;鳞虫三百六十,龙为之长。凡诸有形动物,其大小高下五色之异,各有其类,通谓之虫也。然毛虫属木,羽虫属火,倮虫属土,介虫属金,鳞虫属水,六气五类,各有相生相制,同者同其气故盛,异者异其气故衰。**故厥阴司天,毛虫静,羽虫育,介虫不成;**已亥年也,厥阴风水司天,则少阳相火在泉。毛虫同天之气,故安静无损。羽虫同地之气,故多育。火制金之化,故介虫不成。**在泉,毛虫育,倮虫耗,羽虫不育。** 寅申岁也,厥阴风木在泉。毛虫同其气,故育。木克土,故倮虫耗。木郁于下,火失其生,故羽虫虽生而不育。按:此六气五类,胜制不育,岁有司天在泉之分,故其气应各有时,而五类之生育亦各有时,以生育之期,而合气应之候,再以五色五性参其盛衰,无不应者。观《六元正纪大论》曰:岁半之前,天气主之;岁半之后,地气主之;上下交互,气交主之。则司天之气,当自大寒节为始,以主上半年。在泉之气,当自大暑节为始,以主下半年。上下交互之气,则间于二者之间,而主乎中也。义详本类前九。**少阴司**

天,羽虫静,介虫育,毛虫不成;子午岁也,少阴君火司天。羽虫同天之气,故安静。介虫同地之气,故育。金气在地则木衰,故毛虫胎孕不成。**在泉,羽虫育,介虫耗不育。**少阴在泉,卯酉岁也。羽虫同其气,故育。介虫受其制,故耗而不育。**太阴司天,倮虫静,鳞虫育,羽虫不成**;太阴湿土司天,丑未岁也。倮虫同天之气,故安静无损。鳞虫同地之气,故育。在泉水盛则火衰,故羽虫胎孕不成。**在泉,倮虫育,鳞虫不成。**太阴在泉,辰戌岁也。倮虫同其气,故。鳞虫受其制,故不成。详此少一耗虫。**少阳司天,羽虫静,毛虫育,倮虫不成**;少阳相火司天,寅申岁也。羽虫同天之气,故静。毛虫同地之气,故育。在泉木盛则土衰,故倮虫不成。**在泉,羽虫育,介虫耗,毛虫不育。**少阳在泉,巳亥岁也。羽虫同其气,故育。介虫受其制,故耗。火在泉,则木为退气,故毛虫亦不育。**阳明司天,介虫静,羽虫育,介虫不成**;阳明燥金司天,卯酉岁也。介虫同天之气,故静。羽虫同地之气,故育。复言介虫不成者,虽同乎天气,而实制乎地气也。**在泉,介虫育,毛虫耗,羽虫不成。**阳明在泉,子午岁也。介虫同其气,故育。毛虫受其制,故耗。金火之气不相和,故羽虫不成。**太阳司天,鳞虫静,倮虫育**;太阳寒水司天,辰戌岁也。鳞虫同天之化,故静。倮虫同地之化,故育。**在泉,鳞虫耗,倮虫不育。**太阳在泉,丑未岁也。鳞虫同其气,故育。羽虫受其制,故耗。水土之气不相和,故倮虫不育。按:此当云鳞虫育、羽虫耗,今于鳞虫下缺育羽虫三字,必脱简也。**诸乘所不成之运,则甚也。**上文言六气,此兼五运也。以气乘运,其不成尤甚。故木乘木运,则倮虫不成;火乘火运,则介虫不成;土乘土运,则鳞虫不成;金乘金运,则毛虫不成;水乘水运,则羽虫不成。故上文言不成不育者,谓其衰少耳,非全无也。此言甚者,则十全其二三耳。**故气主有所制,岁立有所生**,气主者,六气主乎天地也。岁立者,子甲相合,岁气立乎中运也。制者,盛衰相制也。生者，化生所由也。《六微旨大论》曰：天枢之上，天气主之；天枢之下，地气主之；气交之分，人气从之，万物由之。即气主所制，岁立所生之义。**地气制己胜，天气制胜己**，地气制己胜，谓以己之胜，制彼之不胜，如以我之木，制彼之土也。天气制胜己，谓司天之气，能制夫胜己者也。如丁丑、丁未，木运不及，而上见太阴，则土齐木化，故上宫与正宫同。癸卯、癸酉，火运不及，而上见阳明，则金齐火化，故上商与正商同。乙巳、乙亥，金运不及，而上见厥阴，则木齐金化，故上角与正角同者是也。盖以司天在上，理无可胜，故反能制胜己者。胜己者犹可制，则己胜者不言可知矣。**天制色，地制形**，色化于气，其象虚，虚本乎天也。形成为质，其体实，实出乎地也。故司天之气制五色，在泉之气制五形。**五类衰盛，各随其气之所宜也。故有胎孕不育，治之不全，此气之常也**。气之所宜，谓色青形毛者宜于木之类也。有所宜则有所不宜，故胎孕有不育，治化有不全，皆岁气之常也。**所谓中根也**，凡动物之有血气心知者，其生气之本，皆藏于五内，以神气为主，故曰中根。**根于外者亦五**，凡植物之无知者，其生成之本，悉由外气所化，以皮谷为命，故根于外。**故生化之别，有五气、五味、五色、五类互宜也**。无论动植之物，凡在生化中者，皆有五行之别。如臊焦香腥腐，五气也。酸苦甘辛咸，五味也。青赤黄白黑，五色也。物各有类，不能外乎五者。物之类殊，故各有互宜之用。**帝曰：何谓也？岐伯曰：根于中者，命曰神机，神去则机息；根于外者，命曰气立，气止则化绝**。物之根于中者，以神为之主，而其知觉运动，即神机之所发也，故神去则机亦随而息矣。物之根于外者，必假外气以成立，而其生长收藏，即气化之所立也，故气止则化亦随而绝矣。所以动物之神去即死，植物之皮剥即死，此其生化之根，动植之有异也。《六微旨大论》曰：出入废则神机化灭，升降息则气立孤危。故非出入，则无以生长壮老已；非升降，则无以生长化收藏。即根于中外之谓。**故各有制,各有胜,各有生,各有成。根中根外,皆如是也。故曰不知年之所加,气之同异,不足以言生化,此之谓也。**《六节藏象论》曰:不知年之所加,气之盛衰,虚实之所起,不可以为工矣。与此大同,详前第一。

十六、天不足西北,地不满东南,阴阳高下,寿夭治法

素问五常政大论

帝曰:天不足西北,左寒而右凉,地不满东南,右热而左温,其故何也? 天不足西北,故西北为天门。地不满东南,故东南为地户。《五常政大论》曰:所谓戊己分者,奎壁角轸,则天地之门户也。义与此通。此节以背乾面巽而言,乾居西北,则左为北,右为西,故左寒右凉;巽居东南,则右为南,左为东,故右热左温,而四季之气应之也。**岐伯曰:阴阳之气,高下之理,大小之异也。** 此下皆言地理之异也。高下,谓中原地形,西北方高,东南方下也。大小,谓山河疆域,各有大小也。故阴阳之气有不齐,而寒热温凉,亦各随其地而异矣。**东南方阳也,阳者其精降于下,故右热而左温;西北方阴也,阴者其精奉于上,故左寒而右凉。** 阳气自上而降下,东南方下,故东方温而南方热,阳始于东而盛于南也。阴气自下而奉上,西北方高,故西方凉而北方寒,阴始于西而盛于北也。**是以地有高下,气有温凉,高者气寒,下者气热。**《六元正纪大论》曰:至高之地,冬气常在,至下之地,春气常在。正此谓也。**故适寒凉者胀,之温热者疮,下之则胀已,汗之则疮已,此凑理开闭之常,大小之异耳。** 之,亦适也。适寒凉之地,则腠理闭密,气多不达,故作内胀。之温热之地,则腠理多开,阳邪易入,故为疮疡。胀在里,故下之则已。疮在表,故汗之则已。此其为胀为疮,虽为腠理开闭之常,然寒热甚者病则甚,微者病则微,乃有大小之异耳。王氏曰:西北、东南,言其大也。夫以气候

验之,中原地形,所居者悉以居高则寒,处下则热。尝试观之,高山多雪,平川多雨,高山多寒,平川多热,则高下寒热可征见矣。中华之地,凡有高下之大者,东西、南北各三分也。其一者,自汉蜀江,南至海也;二者,自汉江,北至平遥县也;三者,自平遥北山,北至蕃界北海也。故南分大热,中分寒热兼半,北分大寒。南北分外,寒热尤极。大热之分其寒微,大寒之分其热微。然而登陟极高山顶,则南面北面;寒热悬殊,荣枯倍异也。又东西高下之别亦三矣,其一者,自汧源县,西至沙洲;二者,自开封县,西至汧源县;三者,自开封县,东至沧海也。故东分大温,中分温凉兼半,西分大凉。大温之分,其寒五分之二;大凉之分,其热五分之二。温凉分外,温凉尤极,变为大暄大寒也。约其大凡如此。然九分之地,寒极于西北,热极于东南。九分之地,其中有高下不同,地高处则燥,下处则湿,此一方之中小异也。若大而言之,是则高下之有二也。何者?中原地形,西高北高,东下南下。今百川满凑,东之沧海,则东南西北,高下可知。一为地形高下,故寒热不同;二则阴阳之气有少有多,故表温凉之异尔。今以气候验之,乃春气西行,秋气东行,冬气南行,夏气北行。以中分校之,自开封至汧源,气候正与历候同。以东行校之,自开封至沧海,每一百里,秋气至晚一日,春气发蚤一日。西行校之,自汧源县西至蕃界碛石,其以南向及西北、东南者,每四十里,春气发晚一日,秋气至蚤一日;北向及东北、西南者,每一十五里,春气发晚一日,秋气至蚤一日。南行校之,川形有北向及东北西南者,每一十五里,阳气行晚一日,阴气行蚤一日;南向及东南西北川,每一十五里,热气至蚤一日,寒气至晚一日;广平之地,则每五十里,阳气发蚤一日,寒气至晚一日。北行校之,川形有南向及东南、西北者,每二十五里,阳气行晚一日,阴气行蚤一日;北向及东北、西南川,每一十五里,寒气至蚤一日,热气至晚一日;广平之地,则每二十里,热气行晚一日,寒气至蚤一日。大率如此。然高处峻处,冬气常在,平处下处,夏气常在,观其雪零草茂,则可知矣。然地土固有弓形川、蛇形川、月形川,地势不同,生杀荣枯,地同而天异。凡此之类,有离向、丙向、巽向、乙向、震向处,则春气蚤至,秋气晚至,蚤晚校十五日;有丁向、坤向、庚向、兑向、辛向、乾向、坎向、艮向处,则秋气蚤至,春气晚至,蚤晚亦校二十日。是所谓带山之地也。审观向背,气候可知。寒凉之地,腠理开少而闭多,闭多则阳气不散,故适寒凉腹必胀也。湿热之地,腠理开多而闭少,开多则阳气发散,故往温热皮必疮也。下文则中气不余,故胀已。汗之则阳气外泄,故疮已。按:王氏此论,以中国之地分为九宫,而九宫之中复分其东西南北之向,则阴阳寒热各有其辨,不可不察也。详汉蜀江,即长江也。自江至南海,离宫也。自江至平遥县,中宫也,今属山西汾州界。自平遥北至蕃界北海,坎宫也。此以南北三分为言也。汧源县,即汧阳县,今属陕西凤翔府。自汧源西至沙洲,兑宫也。自开封西至汧源,中宫也。自开封东至沧海,震宫也。此以东西三分为言也。五正之宫得其详,则四隅之气可察矣。**帝曰:其于寿夭何如?** 土地之气既不同,则人之寿夭亦有异也。**岐伯曰:阴精所奉其人寿,阳精所降其人夭。** 阴精所奉之地,阳气坚固,故人多寿,谓崇高之处也。阳精所降之地,阳气易泄,故人多夭,谓污下之处也。**帝曰:善。其病者,治之奈何?岐伯曰:西北之气,散而寒之,东南之气,收而温之,所谓同病异治也。** 西北气寒,气固于外,则热郁于内,故宜散其外寒,清其内热。东南气热,气泄于外,则寒生于中,故宜收其外泄,温其中寒。此其为病则同,而治则有异也。**故曰:气寒气凉,治以寒凉,行水渍之。气温气热,治以温热,强其内守。必同其气,可使平也,假者反之。** 西北气寒气凉,人多食热而内火盛,故宜治以寒凉,及行水渍之法,谓用汤液浸渍以散其外寒也。东南气温气热,人多食凉而内寒生,故宜治以温热，又必强其内守，欲令阳气不泄，而固其中也。天气地气有阴阳升降，病治亦有阴阳升降，用合气宜，是同其气而病可平矣。然西北未必无假热，东南未必无假寒，假者当反治，则西北有当热，东南有当寒者矣。然余备历南北，还是热方多热病，寒方多寒病，又不可不知也。真假详义，有按在《论治类》四。**帝曰：善。一州之气，生化寿夭不同，其故何也？岐伯曰：高下之理，地势使然也。崇高则阴气治之，污下则阳气治之，阳盛者先天，阴胜者后天，此地理之常，生化之道也。**一州之地，非若天下之广，其中亦有生化寿夭之不同者，以地势有高下耳。高者阴气升而治之，阴性迟，故物之荣枯皆后天而至。后天者，其荣迟，其枯亦迟，故多寿也。下者阳气降而治之，阳性速，故物之成败皆先天而至。先天者，其成速，其败亦速，故多夭也。观孙真人曰：婴儿三岁以上，十岁以下，观其性气高下，即可知其寿夭。大略儿小时敏悟过人者多夭，则项橐、颜回之流是也。小儿骨法成就，威仪回转迟舒，稍费人精神雕琢者寿。其预知人意，回旋敏速者亦夭，则杨修、孔融之流是也。由此言之，寿夭大略可知。亦由梅花蚤发，不睹岁寒，甘菊晚荣，终于年事，是知晚成者，寿之征也。此即先天后天之义。**帝曰：其有寿夭乎？岐伯曰：高者其气寿，下者其气夭，地之小大异也。小者小异，大者大异。**地有高下，则气有阴阳，寿夭之所由也。然大而天下，则千万里之遥，有所异也；小而一州，则数十里之近，亦有所异也。故小有小之异，大有大之异。**故治病者，必明天道地理，阴阳更胜，气之先后，人之寿夭，生化之期，乃可以知人之形气矣。**不明天道，则不知运气之变。不明地理，则不知方土之宜。不明阴阳更胜，则本末俱失。不明气之先后，则缓急倒施。不明寿夭生化之期，则中无确见而轻率招尤。凡此数者，缺一不可，斯足因形以察人之外，因气以知人之内，而治病之道，庶保万全矣。

类经二十六卷

运气类

十七、六十年运气病治之纪素问六元正纪大论

黄帝问曰：六化六变，胜复淫治，甘苦辛咸酸淡先后，余知之矣。夫五运之化，或从五气，五气，当作天气。或逆天气，或从天气而逆地气，或从地气而逆天气，或相得，或不相得，余未能明其事。欲通天之纪，从地之理，和其运，调其化，使上下合德，无相夺伦，天地升降，不失其宜，五运宣行，勿乖其政，调之正味，从逆奈何？五运之化，与司天在泉之气有所异同，同则为从，异则为逆，从则相得，逆则不相得也。自通天之纪至勿乖其政，谓必察上中下三气之化，而调和于逆从之间，即下文折其郁气，资其化源，抑其运气，扶其不胜，无使过暴而生其疾等义也。调之正味从逆，即下文食岁谷以全其真，及用寒远寒，用热远热等义也。岐伯稽首再拜对曰：昭乎哉问也！此天地之纲纪，变化之渊源，非圣帝孰能穷其至理欤欤？臣虽不敏，请陈其道，令终不灭，久而不易。天地万物，皆不能外乎六元之化，是六元者，即天地之纲纪，变化之渊源也。帝曰：愿夫子推而次之，从其类序，分其部主，别其宗司，昭其气数，明其正化，可得闻乎？类序者，类分六元，序其先后，如太阳之类，皆属辰戌者是也。部主者，凡天地左右，主气静，客气动，各有分部以主岁时，如六气五音次有不同者是也。宗司者，统者为宗，分者为司。气数者，五行之化，各有其气，亦各有其数也。正化者，当其位者为正，非其位者为邪

也。诸义即如下文。**岐伯曰:先立其年以明其气,金木水火土运行之数,寒暑燥湿风火临御之化,则天道可见,民气可调,阴阳卷舒,近而无惑,数之可数者,请遂言之。**先立其年,如甲子、乙丑之类是也,年辰立则岁气可明矣。卷上声,末一数字上声。**帝曰:五运气行主岁之纪,其有常数乎?岐伯曰:臣请次之。**此一节二十二字,及下文五运气行主岁之纪,原本分列两篇,且多重复,殊不易观,今并类为一,以便详阅。**帝曰:太阳之政奈何?岐伯曰:辰戌之纪也。**

壬辰　壬戌岁

上太阳水,辰戌年,太阳寒水司天。司之为言主也,主行天令,其位在上。后仿此。**中太角木运,**壬年岁运也。壬为阳木,故属太角。运之为言动也,主气交之化,其位在中。后仿此。**下太阴土。**本年湿土在泉也。在泉者主地之化,气行地中,其位在下。后仿此。**其运风,其化鸣紊启拆,**风为木化。鸣,风木声也。紊,繁盛也。启拆,萌芽发而地脉开也。此单言壬年风运之正化。后仿此。《五常政大论》曰:其德鸣靡启拆。紊音文。**其变振拉摧拔,**振,撼动也。拉,支离也。摧,败折也。拔,发根也。壬为阳木,风运太过,则金令承之,故有此变。拉音腊。**其病眩掉目瞑。**目运曰眩,头摇曰掉,目不开曰瞑。木运太过,故有此风木之病。掉,提料切。**寒化六,**六者水之成数,太过者其数成,此言太阳司天也。后仿此。详义见《图翼》一卷五行生成数图解中。按:新校正云:壬辰寒化六,壬戌寒化一。盖言对化从标成数,正化从本生数也。义似未然,有愚按在后厥阴之政。**风化八,**八者木之成数,此言中运也,壬木太过,故其数八。义详五行生成数图解中。后仿此。**雨化五,**五者土之生数,此言在泉也,土常以生,故其数五。后仿此。**正化度也。**此结上文三句,言本年上中下三气正化之度。正化,正气所化也。度即日也,日即度也,指气令用事之时候。后仿此。**其化上苦温,中酸和,下甘**

温,药食宜也。其化,言气化病治之宜也。本年寒水在上,故宜苦温。太角在中,故宜酸和。湿土在下,故宜甘温。此所谓药食之宜也。后仿此。玄珠云:上甘温,下酸平。

太角初正　**少徵　太宫　少商　太羽**终此本年主客五运之序,皆以次相生者也。每年四季主运,在春属木,必始于角而终于羽,故于角下注初字,羽下注终字,此所以纪主运也。客运则随年干之化,如壬年阳木起太角,丁年阴木起少角,戊年阳火起太徵,癸年阴火起少徵,各年不同,循序主令,所以纪客运也。然惟丁壬木运之年,主客皆起于角,故于角音之下,复注正字,谓气得四时之正也。详具《图翼》二卷主客运图及五音建运图解中。后仿此。

　　戊辰　戊戌岁

上太阳水,同前。**中太徵火运,**戊为阳火,故曰太徵。**下太阴土。**同前。**同正徵。**本年火运太过,得司天寒水制之,则火得其平,故云同正徵,所谓赫曦之纪、上羽与正徵同者此也。后仿此。**其运热,其化喧暑郁燠,**此戊年火运之正化也。《五常政大论》燠作热。**其变炎烈沸腾,**沸腾者,水气之熏蒸也。戊为火运太过,则寒水承之,故有此变。**其病热郁。**火运太过,故有是病。**寒化六,**言司天也。义同前。**热化七,**七者火之成数,戊火太过,故其数成也。后仿此。**湿化五,**义同前。**所谓正化日也。**日即度也。此结上文三句,义与前同。后仿此。**其化上苦温,中甘和,下甘温,所谓药食宜也。**本年上下之治俱同前,惟中运太徵与前不同,故宜治以甘和也。后仿此。玄珠云:上甘温,下酸平。

太徵　少宫　太商　少羽终　**少角**初初终者,纪主运也。戊为阳火,故起于太徵,纪客运也。详义见《图翼》二卷五音太少相生及主运客运图说中。后仿此。

甲辰　甲戌岁俱岁会，又同天符。

上太阳水，中太宫土运，甲为阳土，故属太宫。**下太阴土。其运阴埃，其化柔润重泽，**埃，尘也。柔润重泽，皆中运湿土之正化。《五常政大论》泽作淖。**其变震惊飘骤，**土运太过则风木承之，故有是变。**其病湿、下重。**土湿之病也。**寒化六，**司天。**湿化五，**中运与在泉同气，故只言湿化五而止。**所谓正化日也。其化上苦热，中苦温，下苦温，药食宜也。**中苦温，治湿土也。玄珠云：上甘温，下酸平。

太宫　少商　太羽终　**太角**初　**少徵**　本年土运太过，故起于太宫。然生太宫者少徵，生少徵者太角，故土运以太角为初。后仿此。

庚辰　庚戌岁

上太阳水，中太商金运，庚为阳金，故属太商。**下太阴土。其运凉，其化雾露萧飔，**此庚年金运之正化也。**其变肃杀凋零，**金运肃杀，万物凋零，火气承金，即阳杀之象。**其病燥、背瞀胸满，**金气太过，故病燥。肺金受病，故背闷瞀而胸胀满。瞀音务。**寒化一，**言司天也。一者水之生数。然本篇曰太过者其数成，似亦当云六也。**清化九，**中运。**雨化五，**在泉。**正化度也。其化上苦热，中辛温，下甘热，药食宜也。**中辛温，辛从金化，太商宜温也。玄珠云：上甘温，下酸平。

太商　少羽终　**少角**初　**太徵　少宫**

丙辰　丙戌岁俱天符。

上太阳水，中太羽水运，丙为阳水，故属太羽。**下太阴土。其运寒，其化凝惨凓冽，**此丙年水运之正化也。《五常政大论》作其德凝惨寒氛。**其变冰雪霜雹，**水太过者，土气承之，故有此变。冰雹者，土之象也。**其病大寒留于溪谷，**溪谷者，筋骨肢节之会。水运太过，寒甚气凝，故为是病。**寒化六，**司天、中运同。**雨化五，**在泉。**正**

化度也。**其化上苦热,中咸温,下甘热,药食宜也。**中咸温,咸从水化,太羽宜温也。玄珠云:上甘温,下酸平。

太羽终　太角初　少徵　太宫　少商

凡此太阳司天之政,气化运行先天。此下总结辰戌年太阳司天六气之化。凡子寅辰,午申戌,六阳年皆为太过;丑亥酉、未巳卯,六阴年皆为不及。太过之气,常先天时而至,故其生长化收藏,气化运行皆蚤;不及之气,常后天时而至,故其气化运行皆迟。如《气交变大论》曰:太过者先天,不及者后天。本篇后文曰:运太过则其至先,运不及则其至后。皆此义也。后仿此。**天气肃,地气静,寒临太虚,阳气不令,水土合德,上应辰星、镇星。**太阳寒水司天,则太阴湿土在泉,故天气肃,地气静,水土合德,而二星当先后明也。**其谷玄黅。**玄应司天,黅应在泉,本年正气所化。**其政肃,其令徐,寒政大举,泽无阳焰,则火发待时。**政肃者寒之气,令徐者阴之性也。寒盛则火郁,郁极必发,待王时而至也。**少阳中治,时雨乃涯。**少阳中治,三之主气也。以相火王时,而寒水之客胜其主,故时雨乃涯。涯,水际也,雨至之谓。**止极雨散,还于太阴,云朝北极,湿化乃布,**岁半之后,地气主之。自三气止极,雨散之后,交子四气,则在泉用事,而太阴居之,故又云朝北极,湿化布焉。**泽流万物,寒敷于上,雷动于下,**泽流万物,土之德也。雷动于下,火郁发也。**寒湿之气,持于气交。**上寒下湿,相持于气交之中也。气交详义,见前第九。**民病寒湿发,肌肉萎,足萎不收,濡写血溢。**血溢者,火郁之病。他皆寒湿使然。

初之气,地气迁,气乃大温,草乃蚤荣;本年初之气,少阳用事。上年在泉之气,至此迁易,故曰地气迁。后仿此。然上年终气,君火也。今之初气,相火也。二火之交,故气乃大温,草乃蚤荣。**民乃厉,温病乃作,身热头痛呕吐,肌腠疮疡。**客气相火,主气风木,风火相搏,故为此诸病。肌腠疮疡,斑疹之属也。

二之气,大凉反至,民乃惨,草乃遇寒,火气遂抑。燥金用事,故大凉至而火气抑。**民病气郁中满,寒乃始。**清寒滞于中,阳气不行也。

三之气,天政布,寒气行,雨乃降;三之气,即司天也。太阳寒水用事,故寒气行,雨乃降。**民病寒,反热中,痈疽注下,心热瞀闷,不治者死。**民病寒,反为热中等证,即人伤于寒而为病热之理,亦《五常政大论》所谓太阳司天、寒气下临、心气上从之义。盖寒水侮阳,则火无不应,若不治之,则阳绝而死矣。按:六气司天,皆无不治者死之说,而惟此太阳寒水言之,可见人以阳气为生之本,有不可不顾也。

四之气,风湿交争,风化为雨,乃长乃化乃成;厥阴客气用事,而加于太阴主气,故风湿交争而风化为雨。木得土化,故乃长乃化乃成也。**民病大热少气,肌肉萎足萎,注下赤白。**厥阴木气,值大暑之时,木能生火,故民病大热。以客胜主,脾土受伤,故为少气肉萎等证。萎,痿同。

五之气,阳复化,草乃长乃化乃成,民乃舒。五之气,少阴君火用事,岁半之后,地气主之。以太阴在泉而得君火之化,故万物能长能成,民亦舒而无病。

终之气,地气正,湿令行,阴凝太虚,埃昏郊野,民乃惨凄,寒风以至,反者孕乃死。太阴湿土在泉,地气正也,故湿令行,阴凝太虚,埃昏郊野。民情喜阳恶阴,故惨凄。以湿令而寒风至,风能胜湿,故曰反。反者,孕乃死。所以然者,人为倮虫,从土化也。风木非时相加,故土化者当不育也。

故岁宜苦以燥之温之,以上十年,皆寒水司天,湿土在泉,湿宜燥之,寒宜温之。味必苦者,苦从火化,治寒以热也。**必折其郁气,先资其化源,**折其郁气,写有余也。资其化源,补不足也。如上文寒水司天则火气郁,湿土在泉则水气郁,故必折去其致郁之气,则郁者舒矣。又如补遗本病篇曰：辰戌之岁，木气升之，主逢天柱，胜而不前；少阳降地，主窒地玄，胜之不入。故《刺法论》云木欲升而天柱窒抑之，当刺足厥阴之井，火欲降而地玄窒抑之，当刺足少阴之所出，足太阳之所入等义，皆所以折其郁气也。化源者，化生之源。如本年火失其养则当资木，金失其养则当资土，皆自其母气资养之，则被制者可以无伤，亦化源之谓。按新校正云：详水将胜也，先于九月迎取其化源，先写肾之源也。盖以水王十月，故先于九月迎而取之，写水所以补火也。此亦一义，但资取之辨，似于太过之气当日取，不及之气当日资。然本篇六气司天，如太阳、阳明、厥阴，俱言资其化源，少阳、太阴、少阴，俱言先取化源，其或言资或言取者，盖资中非不言取，取中非不言资，皆互文耳，但总不外乎化源者即必求其本之义。本病刺法二论六气升降等义，见后三十七、八等章。**抑其运气，扶其不胜，无使暴过而生其疾。**运言五运，气言六气。如太角岁脾不胜，太徵岁肺不胜，太宫岁肾不胜，太商岁肝不胜，太羽岁心不胜，此五运也。六气者，如上文十年，寒水司天则心火不胜，太阴在泉则肾水不胜。诸太过者抑之，不胜者扶之，则气无暴过而疾不生矣。后仿此。**食岁谷以全其真，避虚邪以安其正。**岁谷，即上文玄黅谷也。其得岁气最厚，故能全真。虚邪者，从其冲后来为虚风，伤人者也。义详后三十五。**适气同异，多少制之，同寒湿者燥热化，异寒湿者燥湿化，**适，酌所宜也。气，司天在泉之气也。同异，运与气会有异同也。多少制之，因其同异之多少而为制以治之也。如太宫太商太羽，岁运同寒湿者，则当用燥热所化之物，盖燥以治湿，热以治寒也。若太徵太角，岁运异寒湿者，则或从气之寒湿而用燥热之化，或从运之风热而用寒湿之化，当各因其同异多少以制之也。**故同者多之，异者少之。**气运同者其气甚，非多不足以制之；异者其气微，当少用以调之也。**用寒远寒，用凉远凉，用温远温，用热远热，食宜同法。**

运,避也。言用寒药者,当远岁气之寒,用凉药者,当远岁气之凉,温热者亦然。凡饮食居处之宜,皆所同法而岁气当察也。**有假者反常,反是者病,所谓时也。**假者反常,谓气有假借而反乎常也。如夏当热而反寒,冬当寒而反热,春秋亦然,反者病,以其违于时也。按后文曰:假者何如? 所谓主气不足,客气胜也。即此之谓。详见后二十三。

帝曰:善。阳明之政奈何? 岐伯曰:卯酉之纪也。

丁卯岁会。丁酉岁

上阳明金,司天。**中少角木运,**岁运丁为阴木,故属少角。**下少阴火。**在泉。**同正商。**丁年岁木不及,而司天燥金胜之,则金兼木化,反得其政,所谓委和之纪,上商与正商同也。**其运风清热。**风为中运少角之气,清为胜风之气,热为复清之气。余少运胜复皆同。后仿此。**清化热化胜复同,所谓邪气化日也。**丁年少角,木运不及,故有燥金来胜之清化,有清化,则有火子来复之热化。然皆非本年正化,故曰邪化日也。同者,谓二年相同也。凡阴年不及,故有胜复邪化,而阳年则不言胜气。后仿此。**灾三宫。**灾,伤也。三宫,东方震宫,木正之方也。木运不及,故本方受灾。阳年太过,则不言灾宫也。五方宫次,详《图翼》二卷九宫星野图说。凡言灾宫,皆以五正宫生数为例,故言三不言八。后仿此。**燥化九,**司天也。**风化三,中运不及,其数生也。热化七,**在泉也。**所谓正化日也。**结上文三句,乃本年上中下正气之所化也。**其化上苦小温,中辛和,下咸寒,所谓药食宜也。**上苦小温,苦属火,以治金也。中辛和,辛属金,以和少角也。下咸寒,以水治火也。玄珠云:上苦热。

少角初正 **太徵 少宫 太商 少羽**终

癸卯 癸酉岁俱同岁会。

上阳明金,中少徵火运,癸为阴火,故属少徵。**下少阴火。**同正商。癸年火运不及,上见燥金,则金得其政,所谓伏明之纪,上商与正商同也。**其运热寒雨。**热,少徵运也。寒,胜气也。雨,复气也。**寒化雨化胜复同,所谓邪气化日也。**义同上文。**灾九宫。**九,南方离宫也。火运不及而胜复所由,故灾及之。**燥化九,**司天。**热化二,**运与在泉同。**所谓正化日也。其化上苦小温,中咸温,下咸寒,所谓药食宜也。**中少徵火,故治虽用针而必温也。上下同前。玄珠云:上苦热。

　　少徵　太宫　少商　太羽终　**太角**初

　　己卯　己酉岁详二年,金与土运虽相得,然子临父位为逆。

　　上阳明金,中少宫土运,己为阴土,故属少宫。**下少阴火。其运雨风凉。**雨,少宫之气。**风,胜气也。凉,**复气也。**风化清化胜复同,邪气化度也。**义同前。凡上下文曰凉、曰清、曰燥,皆金气之化也。后仿此。**灾五宫。**五,中宫也。土运不及,故灾及之。**清化九,**司天。**雨化五,**中运。**热化七,**在泉。**正化度也。其化上苦小温,中甘和,下咸寒,药食宜也。**中甘和,治土运不足也。上下同前。

　　少宫　太商　少羽终　**少角**初　**太徵**

　　乙卯天符。乙酉岁岁会,太乙天符。

　　上阳明金,中少商金运,乙为阴金,故属少商。**下少阴火。同正商。**乙年金运不足,得阳明司天之助,所谓从革之纪,上商与正商同也。**其运凉热寒。**凉为少商之气,热为胜气,寒为复气。**热化寒化胜复同,邪气化度也。**义同上。**灾七宫。**七,西方兑宫也。金运不及,故灾及之。**燥化四,**司天。**清化四,**中运。**热化二,**在泉。**正化度也。其化上苦小温,中苦和,下咸寒,药食宜也。**中苦和,苦从火化,所以制金,金运不及,故治宜苦和。上下俱同前。

　　少商　太羽终　**太角**初　**少徵　太宫**

辛卯　辛酉岁

上阳明金，中少羽水运，辛为阴水，故属少羽。**下少阴火。辛卯少宫同。**辛为水运不及，土得乘之，故与少宫同也。按：五运不及之岁，凡三十年，内除丁巳丁亥、己巳己亥、乙巳乙亥同正角，丁卯丁酉、癸卯癸酉、乙卯乙酉同正商，丁丑丁未、己丑己未、辛丑辛未同正宫外，尚余不及者十二年。内癸巳癸亥癸丑癸未四年，火不及也，当云少徵与少羽同。但巳亥二年，少阳在泉，同岁会也，火气有助，故不言同少羽；丑未二年，湿土在上，土能制水，故亦不言同少羽。己卯己酉二年，土不及也，当云少宫与少角同；但卯酉燥金在上，金能制木，故不言同少角。乙丑乙未二年，金不及也，当云少商与少徵同；但丑未寒水在泉，水能制火，故不言同少徵。辛巳辛亥辛卯辛酉四年，水不及也，当云少羽与少宫同；但巳亥二年，风木司天，木能制土，故不言同少宫。凡此十二年中，除去以上十年，只有辛卯辛酉二年，为少羽同少宫也，故于此独言之。然但言少宫而不言正宫者，盖非有司天当令，则气不甚王也。本节止言辛卯，不言辛酉，或其传久之误耳。**其运寒雨风。**寒，运气。雨，胜气。风，复气。**雨化风化胜复同，**邪气化度也。义同前。**灾一宫。**一，北方水宫也。水运不及，故灾及之。**清化九，**司天。**寒化一，**中运。**热化七，**在泉。**正化度也。其化上苦小温，中苦和，下咸寒，药食宜也。**中苦和，以火温中也。上下同前。

少羽终　少角初　太徵　少宫　太商

凡此阳明司天之政，气化运行后天。此总结卯酉年阳明司天六气之化也。凡此卯酉十年，岁气不足，故气化运行后天。详义见前太阳之政。**天气急，地气明，**燥金司天，故急。君火在泉，故明。**阳专其令，炎暑大行，物燥以坚，淳风乃治，风燥横运，流于气交。**凡阳明司天之年，金气不足，火必乘之。故阳专其令，炎暑大行。木亦无畏，故淳风乃治。金木之气并行，则风燥横于岁运，流于气交之际也。**多阳少阴，云趋雨府，湿化乃敷，燥极而泽。**多阳少阴，火气胜也。云趋雨府，湿化乃敷，燥气盛极，化为雨泽，皆火土合气于气交也。雨府，谓土厚湿聚之处。**其谷白丹，**白应司天，丹应在泉，正气所化，即岁谷也。**间谷命太者，**间谷，间气所化之谷也。命，天赋也。太，气之有余也。除正化岁谷之外，则左右四间之化，皆为间谷。但太者得间气之厚，故其所化独盛，是为间谷；少者得气之薄，则无所成矣。按：太少间谷之义，其说有二：凡司天属太者，在泉必为少；司天属少者，在泉必为太。如卯酉年，阳明司天，少在上也；少阴在泉，太在下也。命其太者，则当以在泉之间气，命其谷也。左为太阴，其色黄；右为厥阴，其色苍。是苍黄二色者，为本年之间谷，此以上下言也。后凡巳亥丑未年，皆察在泉左右之气，以求间谷，其义仿此。然本篇凡不及之岁则言间谷，而太过之岁则无，似又以胜制之气为间谷也。如卯酉年，金气不及，则火胜木强，其谷丹苍也。巳亥年，木气不及，则金胜土强，其谷白黄也。丑未年土气不及，则木胜水强，其谷苍黑也。亦皆命太之义。故凡君火相火寒水司天之年，正化有余，则别无命太之间谷矣。此以岁气言也。总之，岁候不齐，凡在气之有余者便是太，则所受必盛，而五谷之成所以有厚薄之分也。惟不以本年正化所出，故皆可谓之间谷，但当因气求之则善矣。后仿此。**其耗白甲品羽。**耗，伤也。白与甲，金所化也。品羽，火虫品类也。本年卯酉，金气不及而火胜之，则白甲当耗。火胜而水复，则羽虫亦耗。或此义也。然又惟厥阴司天亦曰其耗文角品羽，余者皆无，未详其义。**金火合德，上应太白荧惑。**上金下火，故云合德，而二星当明。**其政切，其令暴，**金火之气也。**蛰虫乃见，流水不冰。**君火在泉也。**民病欬嗌塞、寒热发、暴振栗癃閟。**皆金火燥热之病。**清先而劲，毛虫乃死，**司天金气在先，木受其克，故毛虫死。**热后而**

暴,介虫乃殃。在泉火气居后,金受其制,故介虫殃。**其发暴,胜复之作,扰而大乱,清热之气,持于气交。**天气地气,金火相持,故胜复互作,阴阳扰乱也。气交者,三四气之际。

初之气,地气迁,阴始凝,气始肃,水乃冰,寒雨化;初气太阴用事,时寒气湿,故阴凝。燥金司天,故气肃。水冰者,气肃所成。寒雨者,湿土所化。**其病中热胀,面目浮肿,善眠,鼽衄嚏欠呕,小便黄赤,甚则淋。**主气风,客气湿,风为阳,湿为阴,风湿为患,脾肾受伤,故为此诸病。

二之气,阳乃布,民乃舒,物乃生荣;相火用事于春分之后,故其气应如此。**厉大至,民善暴死。**主君火,客相火,二火交炽,臣位于君,故疫厉大至,民善暴死。

三之气,天政布,凉乃行,燥热交合,燥极而泽;天政布,司天燥金用事也,故凉乃行。然主气相火当令,故燥热交合。至三气之末以交四气,则主太阴,客太阳,故燥极而泽矣。**民病寒热。**以阳盛之时,行金凉之气,故民病寒热。

四之气,寒雨降;太阳用事于湿土王时,故寒雨降也。**病暴仆振栗,谵妄少气,嗌干引饮,及为心痛痈肿疮疡疟寒之疾,骨萎血便。**四气之后,在泉君火所主,而太阳寒水临之,水火相犯,故为暴仆振栗及心痛等病,皆心肾二经也。

五之气,春令反行,草乃生荣,厥阴风木用事,而得在泉君火之温,故春令反行,草乃生荣。**民气和。**

终之气,阳气布,候反温,蛰虫来见,流水不冰;少阴君火用事,故其气候如此。**民乃康平,其病温。**其病为温,火之化也。

故食岁谷以安其气,食间谷以去其邪。岁谷,正气所化,故可安其气间谷,间气所生,故可以去邪。去邪者,有补偏救弊之义,谓实者可用以写,虚者可用以补。义见前。**岁宜以咸以苦以辛,汗之清**

之散之。咸从水化,治在泉之君火也。苦从火化,治司天之燥金也。以辛者,辛从金化,本年火盛金衰,同司天之气以求其平也。然燥金司天,则岁半之前,气过于敛,故宜汗之散之;君火在泉,则岁半之后,气过于热,故宜清之也。**安其运气,无使受邪,折其郁气,资其化源**。安者,顺其运气而安之也。本年燥金司天则木郁,君火在泉则金郁,详义见前。又如补遗本病篇曰:卯酉之年,太阳升天,主窒天内,胜之不前。太阴降地,主窒地苍,胜之不入。故《刺法论》于水欲升而天内窒抑之,当刺足少阴之合。土欲降而地苍窒抑之,当刺足厥阴之所出,足少阳之所入。王氏注曰:化源,谓六月迎而取之也。新校正云:按金王七月,故迎于六月,写金气。是皆折其郁气,资取化源之义。**以寒热轻重,少多其制**,本年上清下热,其气不同,故寒多者当多其热以温之,热多者当多其寒以清之。**同热者多天化,同清者多地化**。同者,言上文十年,运与天地各有所同也。凡运与在泉少阴同热者,则当多用司天阳明清肃之化以治之,故曰同热者多天化,如前少角少徵年,木火同归热化者是也。运与司天阳明同清者,则当多用在泉少阴温热之化以治之,故曰同清者多地化,如前少宫少商少羽年,土金水同归寒化者是也。**用凉远凉,用热远热,用寒远寒,用温远温,食宜同法,有假者反之,此其道也**。此节义见前太阳之政。假者反之,谓当反而治之也。详见本类前十六。**反之者,乱天地之经,扰阴阳之纪也**。反之者,谓不知以上治法而反其用,故足以乱天地之经纪。

帝曰:善。少阳之政奈何? 岐伯曰:寅申之纪也。

壬寅　壬申岁俱同天符。以太角之年而相火司天,子居母上,则其气逆。

上少阳相火,司天。**中太角木运**,中运。**下厥阴木**。在泉。**其运风鼓,其化鸣紊启拆**,此壬年太角之正化。《五常政大论》化作德,紊作靡。**其变振拉摧拔,**太角之变。**其病掉眩支胁惊骇。**风木相火合病也。**火化二,司天。风化八,**运与在泉同。**所谓正化日也。其化上咸寒,**治司天之火。**中酸和,**木运太过,故宜酸和。**下辛凉,**治在泉也。木火合气,故宜辛凉。**所谓药食宜也。**

　　太角初正　**少徵**　**太宫**　**少商**　**太羽**终

　　戊寅　戊申岁俱天符。新校正云:详戊申年与戊寅年小异,申为金,佐于肺,肺受火刑,其气稍实,民病得半。

　　上少阳相火,中太徵火运,下厥阴木。其运暑,其化暄嚣郁燠,暄嚣,火盛之象。此戊年太徵之正化。《五常政大论》化作德,嚣作暑。**其变炎烈沸腾,**太徵之变。**其病上热郁、血溢血泄心痛。**火之为病,内应于心。**火化二,司天与运同。风化三,在泉。正化度也。其化上咸寒,中甘和,下辛凉,药食宜也。**中甘和者,太徵之火,写以甘也。上下同前。

　　太徵　**少宫**　**太商**　**少羽**终　**少角**初

　　甲寅　甲申岁

　　上少阳相火,中太宫土运,下厥阴木。其运阴雨,其化柔润重泽,甲年太宫之正化。**其变震惊飘骤,**太宫之变。**其病体重附肿痞饮。**皆太宫湿胜之病。**火化二,司天。雨化五,中运。风化八,在泉。正化度也。其化上咸寒,中咸和,下辛凉,药食宜也。**中咸和,以软坚利湿,治土胜也。上下同前。

　　太宫　**少商**　**太羽**终　**太角**初　**少徵**

　　庚寅　庚申岁

　　上少阳相火,中太商金运,下厥阴木。同正商。本年金运太过,遇相火司天制之,则金得其平,所谓坚成之纪,上徵与正商同也。**其运凉,其化雾露清切,**此庚年太商之正化。《五常正大论》云:其德雾露萧飋。**其变肃杀凋零,**太商之变。**其病肩背胸中。**金邪在肺也。

火化七,司天。**清化九**,中运。**风化三**,在泉。**正化度也**。其化上咸寒,中辛温,下辛凉,药食宜也。中运同正商,故宜辛温。上下同前。

　　太商　少羽终　**少角**初　**太徵　少宫**

　　丙寅　丙申岁新校正云:详丙申之岁,申金生水,水化之令转盛,司天相火为病当减半。

　　上少阳相火,中太羽水运,下厥阴木。其运寒肃,其化凝惨栗列,此丙年太羽之正化。《五常政大论》云:其德凝惨寒氛。**其变冰雪霜雹**,太羽之变也。此上二条,与丙辰、丙戌年文同;但彼以寒水司天,此以相火司天,必有微甚于其间者。**其病寒浮肿**。太羽寒胜之病。**火化二**,司天。**寒化六**,中运。**风化三**,在泉。所谓正化日也。**其化上咸寒,中咸温,下辛温,所谓药食宜也**。中咸温,咸同水化,温以治寒也。下辛温,以在泉之木,兼寒运之气也。玄珠云下辛凉。

　　太羽终　**太角**初　**少徵　太宫　少商**

　　凡此少阳司天之政,气化运行先天。此总结寅申年少阳司天六气之化也。先天义见前。**天气正,地气扰**,少阳火气司天,阳得其位,故天气正。厥阴木气在泉,风动于下,故地气扰。**风乃暴举,木偃沙飞,炎火乃流**。此风木在泉,相火司天之化。**阴行阳化,雨乃时应**。太阴湿土,主二之气,与少阳并行于岁半之前,故阴行阳化,雨乃时应。**火木同德,上应荧惑、岁星**。火木同气,故二星当明。按:六气司天,惟少阳厥阴言同德,其他皆言合德。盖此以上下相生,本乎一气,故言同;彼以上下相制,各行其政,故云合也。**其谷丹苍**。丹应司天,苍应在泉。**其政严,其令扰,故风热参布,云物沸腾,太阴横流,寒乃时至,凉雨并起**。此皆木火之化,火盛则寒水来复,故寒至雨起。**民病寒中,外发疮疡,内为泄满**,火盛于外,故民病寒中。外热,故为疮疡。内寒,故为泄满。**故圣人遇之,和而不争**。圣人调摄得中,故使水火气和,而不致争也。**往复之作,民病寒热疟泄,聋瞑呕吐,上怫肿色变。**热盛寒复,则水火交争,故为诸病。怫音佛,心郁不舒也。

初之气,地气迁,风胜乃摇,寒乃去,候乃大温,草木蚤荣,寒来不杀;初气君火用事,而兼相火司天,故气候大温也。地气迁,义见前。**温病乃起,其病气怫于上,血溢目赤,欬逆头痛,血崩胁满,肤腠中疮。**君相二火合气,故其为病如此。

二之气,火反郁,白埃四起,云趋雨府,风不胜湿,雨乃零,民乃康;太阴湿土用事,故主气君火反郁,而埃起湿胜雨零也。然主客相生,故民乃康。**其病热郁于上,欬逆呕吐,疮发于中,胸嗌不利,头痛身热,昏愦脓疮。**皆湿热所化之病。愦音贵,心乱也。

三之气,天政布,炎暑至,少阳临上,雨乃涯;天政布,司天布化也。客主之气,皆属少阳,相火专令,故炎暑至,雨乃涯。涯言其际,凡雨之起止,皆得云也。**民病热中,聋瞑血溢,脓疮欬呕,鼽衄渴嚏欠,喉痹目赤,善暴死。**客主之火交炽,故为热病如此。

四之气,凉乃至,炎暑间化,白露降,民气和平;燥金之客,加于湿土之主,故凉气至而炎暑间化。间者,时作时止之谓。土金相生,故民气和平。**其病满,身重。**燥胜者肺自病,故胸中满。湿胜者脾自病,故身体重。

五之气,阳乃去,寒乃来,雨乃降,气门乃闭,寒水之客,加于燥金之主,水寒金敛,故候如此。气门,腠理空窍也,所以发泄营卫之气,故曰气门。王氏注曰:玄府也。**刚木蚤凋,民避寒邪,君子周密。**金肃水寒,当畏避也。

终之气,地气正,风乃至,万物反生,霜雾以行;厥阴在泉,风木用事,主气以寒水生之,故地得其正,而风至物生霜雾行也。霜,蒙、梦、茂三音,注:天气下,地气不应曰霜。**其病关闭不禁,心痛,阳气**

不藏而欿。时当闭藏，而风木动之，风为阳，故其为病如此。

抑其运气，赞所不胜，抑其太过，助其不及也。**必折其郁气，先取化源，**本年相火司天则金郁，风木在泉则土郁。郁气、化源，详义见前。又如《本病篇》曰：寅申之年，阳明升天，主窒天英，胜之不前。少阴降地，主窒地玄，胜之不入。故《刺法论》于金欲升而天英窒抑之，当刺手太阴之经。火欲降而地玄窒抑之，当刺足少阴之所出，足太阳之所入。王氏曰：化源，年之前十二月，迎而取之。新校正云：详王注资取化源，俱注云取，其意有四等：太阳司天取九月，阳明司天取六月，是二者先取在天之气也；少阳司天取年前十二月，太阴司天取九月，是二者乃先时取在地之气也。少阴司天取年前十二月，厥阴司天取四月，义不可解。按玄珠之说则不然，太阳阳明之月，与王注合，少阳少阴俱取三月，太阴取五月，厥阴取年前十二月。玄珠之义可解，王注之月疑有误也。**暴过不生，苛疾不起。**能行上法，其气自和，故无暴过苛疾之患。新校正云：详此不言食岁谷间谷者，盖此岁天地气正，上下通和，故不言也。**故岁宜咸宜辛宜酸，渗之泄之，渍之发之，**以上十年，相火司天，风木在泉。咸从水化，能胜火也。辛从金化，能胜木也。酸从木化，顺木火之性也。渗之泄之，所以去二便之实；渍之发之，所以去腠理之邪也。**观气寒温，以调其过，同风热者多寒化，异风热者少寒化。**虽岁气宜用之治如上文，然必当观寒温之盛衰，以调其有过者也。故此十年之中，其大运有与在泉同风化、司天同热化者，则当多用寒化之品以治之，如太角太徵岁是也。其有异于在泉司天风热之化者，则当少用寒化之品以治之，如太宫太商太羽岁是也。**用热远热，用温远温，用寒远寒，用凉远凉，食宜同法，此其道也。有假者反之，反是者病之阶也。**详义见前太阳阳明之政。**帝曰：善。太阴之政奈何？岐伯曰：丑未之纪也。**

丁丑　丁未岁

上太阴土,司天。**中少角木运,**中运。**下太阳水。**在泉。**同正宫。**本年木运不及,则土得其政,所谓委和之纪,上官与正官同也。**其运风清热。**风为中运少角之气,清为胜风之气,热为复清之气。**清化热化胜复同,邪气化度也。**详义见前阳明之政。**灾三宫。**三,东方震宫也。水运不及,故灾及之。**雨化五,**司天。**风化三,**中运。**寒化一,**在泉。**正化度也。**其化上苦温,苦温从火化,治司天之湿也。**中辛温,**辛从金化,治中运之风木也。少角不及,故宜从温。**下甘热,**甘热从土火之化,治在泉之寒水也。玄珠云:上酸平,下甘温。**药食宜也。**

少角初正　**太徵**　**少宫**　**太商**　**少羽**终

癸丑　癸未岁

上太阴土,中少徵火运,下太阳水。其运热寒雨。热为中运少徵之气,寒为胜热之气,雨为复寒之气。**寒化雨化胜复同,邪气化度也。灾九宫。**九,南方离宫也。火运不及,故灾及之。**雨化五,**司天。**火化二,**中运。**寒化一,**在泉。**正化度也。其化上苦温,中咸温,下甘热,药食宜也。**中咸温,咸从水化,所以治火。少徵不及,故宜从温。上下同前。玄珠云:上酸和,下甘温。

少徵　**太宫**　**少商**　**太羽**终　**太角**初

己丑　己未岁俱太一天符。

上太阴土,中少宫土运,下太阳水。同正宫。本年土运不及,得司天湿土之助,所谓卑监之纪,上官与正官同也。**其运雨风清。**雨为土运之气,风为胜雨之气,清为复风之气。**风化清化胜复同,邪气化度也。灾五宫。**五,中宫也。土运不及,故灾及之。**雨化五,**司天中运同。**寒化一,**在泉。**正化度也。其化上苦热,中甘和,下甘热,药食宜也。**本年土水阴盛,故上宜苦热,稍异于前。中运土气不足,故宜甘和也。玄珠云：上甘平。

少宫　太商　少羽终　**少角**初　**太徵**

乙丑　乙未岁

上太阴土，中少商金运，下太阳水。其运凉热寒。凉为中运少商之气，热为胜凉之气，寒为复热之气。**热化寒化胜复同，所谓邪气化日也。灾七宫。**七，西方兑宫也。金运不及，故灾及之。**湿化五，司天。清化四，**中运。**寒化六，在泉。所谓正化日也。其化上苦热，中酸和，下甘热，所谓药食宜也。**中酸和者，金位之主，其补以酸，治少商之不足也。上下同前。玄珠云：上酸平，下甘温。

少商　太羽终　**太角**初　**少徵　太宫**

辛丑　辛未岁俱同岁会。

上太阴土，中少羽水运，下太阳水。同正宫。辛年水运不及，而湿土司天胜之，所谓涸流之纪，上宫与正宫同也。**其运寒雨风。**寒为中运少羽之气，雨为胜寒之气，风为复雨之气。**雨化风化胜复同，所谓邪气化日也。灾一宫。**一，北方坎宫也。水运不及，故灾及之。**雨化五，司天。寒化一，**中运在泉同。**所谓正化日也。其化上苦热，中苦和，下苦热，所谓药食宜也。**中苦和，下苦热，苦从火化，治寒以热也。治上同前。玄珠云：上酸和，下甘温。

少羽终　**少角**初　**太徵　少宫　太商**

凡此太阴司天之政，气化运行后天。此总结丑未岁太阴司天六气之化也。后天义见前。**阴专其政，阳气退辟，大风时起。**太阴司天以湿，太阳在泉以寒，故阴专其政，阳气退辟。土不及则风胜之，故大风时起。辟，避同。**天气下降，地气上腾，原野昏霜，白埃四起，云奔南极，寒雨数至，物成于差夏。**湿气下降，寒气上腾，故原野昏霜，白埃四起。司天主南，而太阴居之，故云奔南极，雨湿多见于南方。差，参差也。夏尽入秋，谓之差夏。盖主气当湿土之时，客气值少阳之令，土气稍温，故物成也。霖，蒙、梦、茂三音。差，抄诗切。**民病寒湿，腹满身膜愤，胕肿痞逆，寒厥拘急。**皆寒湿所化之病。膜愤，胀满也。膜，昌真切。**湿寒合德，黄黑埃昏，流行气交，上应镇星、辰星。**湿寒，黄黑，镇星辰星，皆土水之化。**其政肃，其令寂，**寒之政肃，湿之令寂。**其谷黔玄。**黔应司天，玄应在泉。**故阴凝于上，寒积于下，寒水胜火，则为冰雹，阳光不治，杀气乃行。**上湿下寒，故政如此。杀气，阴气也。**故有余宜高，不及宜下，有余宜晚，不及宜蚤，土之利，气之化也，民气亦从之，**有余不及，言谷气也。凡岁谷间谷，色味坚脆，各有气衰气盛之别。本年寒政太过，故谷气有余者，宜高宜晚，以其能胜寒也。不及者宜下宜蚤，以其不能胜寒也。民之强弱，其气亦然。**间谷命其太也。**详义见前阳明之政。

初之气，地气迁，寒乃去，春气至，风乃来，生布万物以荣，民气条舒，风湿相薄，雨乃后；客主之气，皆厥阴风木用事，故寒去物荣。以太阴湿土司天，故风湿相薄。风胜湿，故雨乃后时而至。地气迁，义见前。**民病血溢，筋络拘强，关节不利，身重筋痿。**风病在筋，湿病在肉，故为此诸证。血溢者，风伤于肝也。

二之气，大火正，物承化，民乃和；客主之气，皆少阴君火用事，故大火气正，物承其化，民亦和也。**其病温厉大行，远近咸若，湿蒸相薄，雨乃时降。**火盛气热，故民病温厉。以太阴司天，故湿蒸相薄。时雨应期，故曰时降。

三之气，天政布，湿气降，地气腾，雨乃时降，寒乃随之；太阴司天，湿土用事，故湿气降，地气腾而为雨。三气之后，则太阳在泉，故寒乃随之。**感于寒湿，则民病重胕肿，胸腹满。**寒凝湿滞，故其为病如此。

四之气，畏火临，溽蒸化，地气腾，天气否隔，寒风晓暮，蒸热相薄，草木凝烟，湿化不流，则白露阴布，以成秋令；少阳相火用事，其气尤烈,故曰畏火。以下凡言畏火者,皆相火也。客以相火,主以湿土火土合气溽蒸上腾,故天气否隔。然太阳在泉,故寒风随发于朝暮。以湿遇火,故湿化不流,惟白露阴布,以成秋令也。**民病腠理热,血暴溢,疟,心腹满热胪胀,甚则胕肿。**湿热并行,故为是病。胪,皮也,一曰腹前曰胪。胕肿,肉浮肿也。胪,间、卢二音。胕音附。

　　五之气,惨令已行,寒露下,霜乃蚤降,草木黄落;客主之气,皆阳明燥金用事,故其政令如此。**寒气及体,君子周密,民病皮腠。**皮腠属金,气求同类也。

　　终之气,寒大举,湿大化,霜乃积,阴乃凝,水坚冰,阳光不治;在泉客主之气,皆太阳寒水用事,故其政令如此。**感于寒,则病人关节禁固,腰脽痛。**关节在骨,腰脽属肾与膀胱,皆寒求同类为病。

　　寒湿持于气交而为疾也,必折其郁气而取化源,以上十年,上湿下寒,故寒湿持于气交。然太阴司天则水郁,太阳在泉则火郁。郁气化源详义,见前太阳之政。又如补遗本病篇曰:丑未之岁,少阳升天,主窒天蓬,胜之不前。厥阴降地,主窒地晶,胜而不前。故《刺法论》于火欲升而天蓬窒抑之,君火相火同刺包络之荣。木欲降而地晶窒抑之,当刺手太阴之所出,手阳明之所入。王氏曰:化源九月,迎而取之,以补益也。是皆折郁气,取化源之义。**益其岁气,无使邪胜,**太阴司天,丑未不及之岁也,故当益其岁气。**食岁谷以全其真,食间谷以保其精。**岁谷,即上文黅玄谷也。间谷,义见前阳明之政。**故岁宜以苦燥之温之,甚者发之泄之。不发不泄,则湿气外溢,肉溃皮拆而水血交流。**以苦燥之温之,善从火化,燥以治湿,温以治寒也。发之泄之,发散可以逐寒,渗泄可以去湿也。**必赞其阳火,令御甚寒,**岁气阴寒,故当扶阳。**从气异同,少多其判也。同寒者以热化,同湿者以燥化。**以上十年,运之与气,有与在泉同寒者,当多用热化之品以治之，如少商少羽岁是也；有与司天同湿者，当多用燥化之品以治之，如少宫岁是也。其少角少徵岁，当稍从和平以处之也。**异者少之，同者多之。**虽以热以燥，各有分治，然或少或多，当因运气异同，随其宜而酌之。**用凉远凉，用寒远寒，用温远温，用热远热，食宜同法，假者反之，此其道也，反是者病也。**详义见前太阳阳明之政。**帝曰：善。少阴之政奈何？岐伯曰：子午之纪也。**

壬子　壬午岁

上少阴火，司天。**中太角木运，**中运。**下阳明金。**在泉。**其运风鼓，其化鸣紊启拆，**此壬年太角之正化。《五常政大论》云：其德鸣靡启拆。**其变振拉摧拔，**太角之变也。**其病支满。**肝木强也。**热化二，**司天。**风化八，**中运。**清化四，**在泉。**正化度也。其化上咸寒，**咸寒从水化，治司天之君火也。**中酸凉，**酸从木气，太角宜凉也。**下酸温，**酸本从木，以治阳明何也？盖燥金在泉，金病在肺，《藏气法时论》曰：肺欲收，急食酸以收之，用酸补之。《至真要大论》曰：金位之主，其补以酸。又曰：阳明之客，以酸补之。此以阳明居少阴之下，其气不足，故宜治之如此。下文同。玄珠云：下苦热。药食宜也。

太角初正　**少徵　太宫　少商　太羽**终

戊子天符。戊午岁太乙天符。

上少阴火，中太徵火运，下阳明金。其运炎暑，其化暄曜郁燠，此戊年太徵之正化。《五常政大论》曰：其德暄暑郁蒸。按：太徵运，遇太阳司天曰热，少阳司天曰暑，少阴司天曰炎暑，皆兼司天之气而言运也。**其变炎烈沸腾，**太徵之变也。**其病上热血溢。**阳火盛也。**热化七，**司天中运同。**清化九，**在泉。**正化度也。其化上咸寒，中甘寒，下酸温，药食宜也。**中甘寒，治太徵之火也。上下同前。玄珠云：下苦热。

太徵　少宫　太商　少羽终　**少角**初

甲子 甲午岁

上少阴火，中太宫土运，下阳明金。其运阴雨，其化柔润时雨，此甲年太宫之正化。《五常政大论》曰：其德柔润重淖。**其变震惊飘骤，**太宫之变也。**其病中满身重。**土湿之滞也。**热化二，**司天。按：新校正云：详对化从标成数，正化从本生数。甲子之年，热化七，燥化九，甲午之年，热化二，燥化四。其义未然，愚按在后。**雨化五，**中运。**燥化四，**在泉。所谓正化日也。**其化上咸寒，中苦热，下酸热，所谓药食宜也。**中苦热，治太宫湿胜也。下酸热，与前后四运稍异，然彼言温，此言热，亦不相远。玄珠云：下苦热。

太宫 少商 太羽终 **太角**初 **少徵**

庚子 庚午岁俱同天符。

上少阴火，中太商金运，下阳明金。同正商。本年金运太过，而君火司天制之，则金得其平，所谓坚成之纪，上徵与正商同也。**其运凉劲，其化雾露萧飚，**此庚年太商之正化。运与在泉同其气，故曰凉劲。**其变肃杀凋零，**太商之变也。**其病下清。**下清，二便清泄，及下体清冷也，金气之病。**热化七，**司天。**清化九，**中运。**燥化九，**在泉。**所谓正化日也。其化上咸寒，中辛温，下酸温，所谓药食宜也。**中辛温，辛以从金，温以治寒也。上下同前。玄珠云：下苦热。

太商 少羽终 **少角**初 **太徵 少宫**

丙子岁会。丙午岁

上少阴火，中太羽水运，下阳明金。其运寒，其化凝惨栗冽，此丙年太羽之正化。《五常正大论》曰：其德凝惨寒氛。**其变冰雪霜雹，**太羽之变也。**其病寒下。**寒下，中寒下利，腹足清冷也。**热化二，**司天。**寒化六，**中运。**清化四，**在泉。**正化度也。其化上咸寒，中咸热，下酸温，药食宜也。**中太羽，故治宜咸热。上下同前。玄珠云：下苦热。

太羽终　太角初　少徵　太宫　少商

凡此少阴司天之政，气化运行先天。此总结子午年少阴司天六气之化也。先天义见前。**地气肃，天气明，寒交暑，热加燥，**阳明燥金在泉，故地气肃。少阴君火司天，故天气明。金寒而燥，火暑而热，以下临上曰交，以上临下曰加。**云驰雨府，湿化乃行，时雨乃降。**此即阳明司天，燥极而泽之义。**金火合德，上应荧惑、太白。**上火下金，二气合德，其星当明也。**其政明，其令切，**火明金切。**其谷丹白。**丹应司天，白应在泉。**水火寒热，持于气交而为病始也，热病生于上，清病生于下，寒热凌犯而争于中，**少阴司天，阳明在泉，上火下金，故水火寒热，持于气交之中而为病如此。**民病欬喘，血溢血泄鼽嚏，目赤眦疡，寒厥入胃，心痛腰痛，腹大嗌干肿上。**火为热，金为寒，故热病见于上，寒病见于下。

初之气，地气迁，燥将去，初气太阳用事，上年己亥，少阳终之气至此已尽，当云热将去，燥字误也。地气迁义见前。**寒乃始，蛰复藏，水乃冰，霜复降，风乃至，阳气郁；**寒水之气客于春前，故其为候如此。**民反周密，关节禁固，腰脽痛，炎暑将起，中外疮疡。**此皆寒气之病。然少阴君火司天，又值二之主气，故炎暑将起，中外疮疡。脽音谁，尻臀也。

二之气，阳气布，风乃行，春气以正，万物应荣，寒气时至，民乃和；风木之客，加于君火之主，故阳布风行，春气正，万物荣也。司天君火未盛，故寒气时至。木火应时，故民气和。**其病淋，目瞑目赤，气郁于上而热。**君火为病也。

三之气，天政布，大火行，庶类蕃鲜，寒气时至；客气君火司天，加于相火之主，故大火行，庶类蕃鲜。火极水复，热极寒生，故寒气时至。**民病气厥心痛，寒热更作，欬喘目赤。**二火交炽，故病如此。

四之气，溽暑至，大雨时行，寒热互至；客主之气皆湿土用事，故为溽暑大雨等候。**民病寒热,嗌干黄瘅,鼽衄饮发。**湿热之病也。

五之气,畏火临,暑反正,阳乃化,万物乃生乃长乃荣,民乃康,畏火,相火也。时当秋收而阳气化,故万物荣,民乃康。**其病温。**时寒气热,阳邪胜也。

终之气,燥令行,余火内格,肿于上,欬喘,甚则血溢,寒气数举,则雾霿翳,燥金之客,加于寒水之主,金气收,故五气之余火内格,而为病如此。格,拒也。寒气举,雾霿翳,皆金水之化。**病生皮腠,内舍于胁,下连少腹而作寒中,地将易也。**病生皮腠,金之合也。内舍于胁,下连少腹,金乘木也。金性寒,故寒中。在泉气终,故地将易。

必抑其运气,资其岁胜,以上子午十年,运气太过,必抑有余,欲得其平;岁有所胜,必资不足,无令受伤也。**折其郁发,先取化源,无使暴过而生其病也。**本年少阴司天则金郁,阳明在泉则木郁,郁气化源义,见前太阳之政。又如《本病篇》曰:子午之岁,太阴升天,主窒天冲,胜之不前。太阳降地,主窒地阜,胜之不入。故《刺法论》于土欲升而天冲窒抑之,当刺足太阴之俞。水欲降而地阜窒抑之,当刺足太阴之所出,足阳明之所入。王氏曰:先于年前十二月迎而取之。是皆折郁气,取化源之义。**食岁谷以全真气,食间谷以避虚邪。**岁谷,即上文丹白谷也。间谷,义见前阳明之政。**岁宜咸而耎之,而调其上,**咸从水化,故能调在上之君火。**甚则以苦发之,以酸收之,而安其下,**苦发之,可以散火。酸收之,可以补金。平其上之君火,则下之燥金得安矣。**甚则以苦泄之,**热燥甚者,非苦寒泄之不可。愚按:五味之属,如《阴阳应象大论》曰火生苦,《金匮真言论》曰其味苦,其类火,是分五行之味,苦从火化也。故在本篇如太阳太阴阳明等政,云以苦燥之温之及以苦发之者,皆用苦之阳也。又《阴阳应象大论》及《至真要大论》,皆云酸苦涌泄为阴,是言气味之效,苦从阴用也。故本节云以苦泄之,《至真要大论》云湿司于地,热反胜之,治以苦冷,湿化于天,热反胜之,治以苦寒者,皆用苦之阴也。再如《宣明五气篇》及《五味篇》,俱云苦走骨。夫北方生寒,在体为骨,是骨本属阴,而苦则走之,岂非阴乎?可见苦味一也,而有从阴从阳、苦热苦寒之不同,何可不辨?今有谓苦属火而讳其寒者,有但知苦寒而忘其热者,皆不明气味变通之理耳。举此一端,则五味之性可类见矣。又如《藏气法时论》云粳米牛肉枣葵皆甘,麦羊肉杏薤皆苦之类,是于饮食常味之中,又各有辨。味变之理如此,不得其精,不足以言气味也。**适气同异而多少之,同天气者以寒清化,同地气者以温热化。**言以上十年运之与气,有与司天同热者,当以寒清所化之品治之,如太角太徵岁是也。有与在泉同寒者,当以温热所化之品治之,如太羽太宫太商岁是也。当各因其同异,而制为之多少耳。**用热远热,用凉远凉,用温远温,用寒远寒,食宜同法,有假则反,此其道也,反是者病作矣。**详义见前太阳阳明之政。**帝曰:善。厥阴之政奈何?岐伯曰:巳亥之纪也。**

丁巳 丁亥岁俱天符。

上厥阴木,司天。**中少角木运,**中运。**下少阳相火。**在泉。**同正角。**本年木运不及,得司天厥阴之助,所谓委和之纪,上角与正角同也。**其运风清热。**风为中运少角之气,清为胜风之气,热为复清之气。**清化热化胜复同,邪气化度也。**详同前。**灾三宫。**三,东方震宫也。木气不及,故灾及之。**风化三,**司天与运同。**火化七,**在泉。**正化度也。其化上辛凉,**辛凉从金化,治风木在上也。**中辛和,**木运不及,而得司天之助,故宜辛宜和。**下咸寒,**咸寒从水化,治相火在下也。**药食宜也。**

少角初正 **太徵 少宫 太商 少羽**终

癸巳 癸亥岁俱同岁会。

上厥阴木,中少徵火运,下少阳相火,其运热寒雨。热为运气,寒为胜气,雨为复气。**寒化雨化胜复同,邪气化度也。灾九宫。**九为离宫,火运不及,故灾及之。**风化八,**司天。**火化二,**运与在泉同。**正化度也。其化上辛凉,中咸和,下咸寒,药食宜也。**中运少徵,得天地之生助,故宜咸和。上下同前。

少徵　太宫　少商　太羽终　**太角**初

己巳　己亥岁

上厥阴木,中少宫土运,下少阳相火。同正角。本年土运不及,风木司天胜之,则木兼土化,所谓卑监之纪,上角与正角同也。**其运雨风清,**雨为运气,风为胜气,清为复气。**风化清化胜复同,所谓邪气化日也。灾五宫。**五,中宫也。土运不及,故灾及之。**风化三,**司天。**湿化五,**中运。**火化七,**在泉。**所谓正化日也。其化上辛凉,中甘和,下咸寒,所谓药食宜也。**中运少宫不及,故宜甘和。上下同前。

少宫　太商　少羽终　**少角**初　**太徵**

乙巳　乙亥岁

上厥阴木,中少商金运,下少阳相火。同正角。本年金运不及,而厥阴司天,木无所制,则木得其政,所谓从革之纪,上角与正角同也。**其运凉热寒,**凉为运气,热为胜气,寒为复气。**热化寒化胜复同,邪气化日也。灾七宫。**七,兑宫也。金运不及,故灾及之。**风化八,**司天。**清化四,**中运。**火化二,**在泉。**正化度也。其化上辛凉,中酸和,下咸寒,药食宜也。**中运少商不及,故宜治以酸和。上下同前。以酸治金义,见前少阴之政壬子壬午岁。

少商　太羽终　**太角**初　**少徵　太宫**

辛巳　辛亥岁

上厥阴木,中少羽水运,下少阳相火。其运寒雨风。寒为运气,雨为胜气,风为复气。**雨化风化胜复同,邪气化度也。灾一宫。**一,坎宫也。水运不及，故灾及之。**风化三**，司天。**寒化一**，中运。**火化七**，在泉。**正化度也**。**其化上辛凉，中苦和，下咸寒，药食宜也**。中苦和，苦从火化，以温少羽之寒也。上下同前。

少羽终　**少角**初　**太徵**　**少宫**　**太商**

愚按：上文六十年气化之数，有言生数者，有言成数者。新校正注云：详对化从标成数，正化从本生数。谓如甲子年司天热化七，在泉燥化九，俱从对化也。甲午年司天热化二，在泉燥化四，俱从正化也。六十年司天在泉正对，皆同此意。似乎近理，今诸家多宗之，而实有未必然者。何也？如少阴司天，子午年也，固可以子午分正对矣。然少阴司天则阳明在泉，阳明用事则气属卯酉也，又安得以子午之气，言在泉之正对耶？且凡司天有余，则在泉必不足，司天不足，则在泉必有余，气本不同。若以司天从对化之成数，而言在泉亦成数，司天从正化之生数，而言在泉亦生数，则上有余下亦有余，上不足下亦不足，是未求上下不同之义耳。故以司天言正对则可，以在泉言正对则不合矣。且《内经》诸篇并无正对之说，惟本篇后文曰：太过者其数成，不及者其数生。此但欲因生成之数，以明气化之微甚耳。故其言生者不言成，言成者不言生，皆各有深意存焉，似不可以强分也。然欲明各年生成之义者，但当以上中下三气合而观之，以察其盛衰之象，庶得本经之意。但正化对化之义亦不可不知，今并附图说于《图翼》二卷，以备明者参正。

凡此厥阴司天之政，气化运行后天。此总结巳亥年厥阴司天六气之化也。后天义见前。**诸同正岁，气化运行同天**。诸同正岁者，其气正，其生长化收藏皆与天气相合，故曰运行同天。此虽以上文丁巳丁亥、己巳己亥、乙巳乙亥六气为言，然六十年之气，亦莫不皆然。**天气扰，地气正**，风木司天，故天气扰。相火在泉，土得温养，故地气正。**风生高远，炎热从之，云趋雨府，湿化乃行**。木在上，故风生高远。火在下,故炎热从之。上气得温,故云雨作,湿化行。**风火同德,上应岁星、荧惑。**木火同气,故二星当明。**其政挠,其令速,**风政挠,火令速。**其谷苍丹,**苍应司天,丹应在泉。**间谷言太者。**详见前阳明之政。**其耗文角品羽。**前阳明之政曰:其耗白甲品羽。义未详。**风燥火热,胜复更作,蛰虫来见,流水不冰。**风甚则燥胜,燥胜则热复,故胜复更作如是。**热病行于下,风病行于上,风燥胜复形于中。**上下之气,持于气交也。

初之气,寒始肃,杀气方至,燥金用事也。**民病寒于右之下。**金位西方,金王则伤肝,故寒于右之下。

二之气,寒不去,华雪水冰,杀气施化,霜乃降,名草上焦,寒雨数至,阳复化,太阳用事,故其气候如此。然以寒水之客,加于君火之主,其气必应,故阳复化。**民病热于中。**客寒外加,火应则热于中。

三之气,天政布,风乃时举,厥阴司天用事也。**民病泣出,耳鸣掉眩。**风木之气见证也。

四之气,溽暑湿热相薄,争于左之上,以君火之客,加于太阴之主,四气为天之左间,故湿热争于左之上。**民病黄瘅而为胕肿。**此湿热之为病也。胕肿,肉浮肿也,与足跗之跗不同。瘅音丹,又上声。

五之气,燥湿更胜,沈阴乃布,寒气及体,风雨乃行。客以湿土,主以燥金,燥湿更胜,其候如此。

终之气,畏火司令,阳乃大化,蛰虫出见,流水不冰,地气大发,草乃生,人乃舒,少阳在泉,故候如此。**其病温厉。**时寒气热,故病温厉。

必折其郁气,资其化源,本年厥阴司天则土郁,少阳在泉则金郁,郁气、化源义见前。又如《本病篇》曰:巳亥之岁,君火升天,主窒天蓬，胜之不前。阳明降地，主窒地彤，胜而不入。故《刺法论》于火欲升而天蓬窒抑之，当刺包络之荥。金欲降而地彤窒抑之，当刺心包络之所出，手少阳之所入。王氏曰：化源，四月也，迎而取之。是皆折郁气，取化源之义。**赞其运气，无使邪胜。补其不足，以抑有余也。岁宜以辛调上，以咸调下，畏火之气，无妄犯之。**辛从金化，以调上之风木。咸从水化，以调下之相火。然相火虚实，尤多难辨，故曰畏火之气，无妄犯之，以明其当慎也。**用温远温，用热远热，用凉远凉，用寒远寒，食宜同法，有假反常，此之道也，反是者病。**详义见前太阳阳明之政。**此凡此定期之纪，胜复正化皆有常数，不可不察。故知其要者，一言而终，不知其要，流散无穷，此之谓也。帝曰：善。**知其要者四句，本经凡三见：《至真要大论》者，言阴阳南北政，详本类前五；《九针十二原篇》者，言井荥五腧，详《经络类》十四。此言六十年之纪也。本节原另列在后，今随前五运气行主岁之纪，故并类于此。

十八、至有先后，行有位次 素问六元正纪大论

帝曰：夫子言可谓悉矣，然何以明其应乎？此连前章而求其气应之明验也。**岐伯曰：昭乎哉问也！夫六气者，行有次，止有位，故常以正月朔日平旦视之，睹其位而知其所在矣。**次，序也。位，方也。凡主客六气各有次序，亦各有方位，故欲明其应，当于正月朔日平旦视之，以察其阴阳晦明、寒温风气之位而岁候可知。盖此为日时之首，故可以占一岁之兆。**运有余，其至先，运不及，其至后，**至先者，气先节候而至；至后者，气后节候而至也。**此天之道，气之常也。**有余至蚤，不及至迟，此天气之常也。**运非有余非不足，是谓正岁，其至当其时也。**正岁者，和平之岁，时至气亦至也。**帝曰：胜复之气，其常在也，灾眚时至，候也奈何？**言胜复之气，本常有也，而灾眚

之至，何以知之？**岐伯曰：非正化者，是谓灾也。**当其位则为正化，非其位则为邪化，邪则为灾矣。

帝曰：气至而先后者何？同前《六元正纪大论》。先言其蚤，后言其迟也。**岐伯曰：运太过则其至先，运不及则其至后，此候之常也。**此即前先天后天之义。**帝曰：当时而至者何也？岐伯曰：非太过，非不及则至当时，非是者眚也。**当时者，应期而至也，是为正岁。若应蚤而迟，应迟而蚤，皆为灾眚也。《六微旨大论》帝曰：至而不至，未至而至何如？岐伯曰：应则顺，否则逆，逆则变生，变生则病。帝曰：请言其应。岐伯曰：物生其应也，气脉其应也。详本类六。**帝曰：善。气有非时而化者何也？岐伯曰：太过者当其时，不及者归其己胜也。**非时而化，谓气不应时也。太过者气盛，故当其时。不及者气衰，故归其己胜。己胜者，己被胜也，如春反肃、夏反寒、秋反热、冬反雨之类是也。**帝曰：四时之气，至有蚤晏高下左右，其候何如？岐伯曰：行有逆顺，至有迟速，故太过者化先天，不及者化后天。**太过气速，不及气迟也。**帝曰：愿闻其行何谓也？**上文先天后天，止言其至，未及于行，故复有此问。**岐伯曰：春气西行，**春属木而王于东，居东者其行必西，故春三月风自东方来。凡四季有东风者，皆得春之气。**夏气北行，**夏属火而王于南，居南者其行必北，故夏三月风自南方来。凡四季有南风者，皆得夏之气。**秋气东行，**秋属金而王于西，居西者其行必东，故秋三月风自西方来。凡四季有西风者，皆得秋之气。**冬气南行。**冬属水而王于北，居北者其行必南，故冬三月风自北方来。凡四季有北风者，皆得冬之气。**故春气始于下，**春气发生，自下而升，故始于下。**秋气始于上，**秋气收敛，自上而降，故始于上。**夏气始于中，**夏气长成，盛在气交，故始于中。**冬气始于标；**标，万物盛长之表也。冬气伏藏，由盛而杀，故始于标。杀，少戒切。**春气始于左，**木气自东而西也。**秋气始于右，**金气自西而东也。

冬气始于后，水气自北而南也。**夏气始于前**，火气自南而北也。**此四时正化之常**。气非正化，则为虚邪贼风矣。《九宫八风篇》曰：风从其所居之乡来为实风，主生长养万物；从其冲后来为虚风，伤人者也。即上文之谓。**故至高之地**，**冬气常在**，**至下之地**，**春气常在**，高山之巅，夏有冰雪，此冬气常在也。卑下之地，冬有草生，此春气常在也。《五常政大论》曰：高者气寒，下者气热。此之谓也。**必谨察之。帝曰：善。**

十九、数有终始，气有同化 素问六元正纪大论

帝曰：天地之数，终始奈何？ 司天在泉，各有所主之数。**岐伯曰：悉乎哉问也！** 是明道也。**数之始，起于上而终于下，** 司天在前，在泉在后，司天主上，在泉主下，故起于上而终于下。**岁半之前，天气主之，岁半之后，地气主之，** 岁半之前，始于大寒，终于小暑也。岁半之后，始于大暑，终于小寒也。《至真要大论》曰：初气终三气，天气主之；四气尽终气，地气主之。**上下交互，气交主之，岁纪毕矣。** 交互者，天气地气，互合为用也。气交主之，即三气四气之际，乃天地气交之时。详义见本类前九。**故曰位明，气月可知乎，** 所谓气也。上下左右之位既明，则气之有六，月之有十二，其终始移易之数，皆可知矣，此即所谓天地之气。**帝曰：余司其事，则而行之，不合其数何也？** 不合其数，谓以上中下运气之数，推其岁候，其有不能相合者也。**岐伯曰：气用有多少，化洽有盛衰，衰盛多少，同其化也。** 洽，合也。气用有多少，化洽有盛衰，言一岁之上下左右，主客运气必有所合，若以多合多，则盛者愈盛，以少合少，则衰者愈衰，故盛衰之化，各有所从，则各同其化也。洽，爻甲切。**帝曰：愿闻同化何如？岐伯曰：风温春化同，热曛昏火夏化同，胜与复同，** 凡四时气化，有见风温者，皆木气也，故与春化同。有见热曛昏火者，皆火气也，故与夏化

同。胜与复同者，言初气终三气，胜之常也；四气尽终气，复之常也。凡此同化之气，所遇皆然，而无分乎四时也。下文燥清烟露等化亦然。**燥清烟露秋化同**，皆金气之同化也。**云雨昏暝埃长夏化同**，皆土气之同化也。**寒气霜雪冰冬化同**，皆水气之同化也。**此天地五运六气之化，更用盛衰之常也。**运气更用则化有盛衰，盛衰有常变，故难合于数也。此篇下文言同天化、同地化者，详本类前七。

二十、用寒远寒，用热远热素问六元正纪大论

帝曰：夫子言用寒远寒，用热远热，未知其然也，愿闻何谓远？岐伯曰：热无犯热，寒无犯寒，远，避忌之谓，即无犯也。凡用热者，无犯司气之热，用寒者，无犯司气之寒，是谓热无犯热，寒无犯寒。**从者和，逆者病，不可不敬畏而远之，所谓时与六位也。**时，谓四时，即主气也。位谓六步，即客气也。主客之气，皆当敬畏，不犯为从，犯则为逆矣。**帝曰：温凉何如？**谓温凉稍次于寒热，亦可犯否？**岐伯曰：司气以热，用热无犯，司气以寒，用寒无犯，司气以凉，用凉无犯，司气以温，用温无犯，**司气者，司天司地之气也。用热无犯等四句，谓寒热温凉俱当避，即有应用者，亦无过用，恐犯岁气也。**间气同其主无犯，异其主则小犯之，**间气，左右四间之客气也。主，主气也。同者，同热同寒，其气甚，故不可犯。异者主寒客热，主热客寒，其气分，其邪不一，故可因其势而小犯之。上节言司气，此节言间气，如《至真要大论》曰：主岁者纪岁，间气者纪步也。**是谓四畏，必谨察之。**四畏，寒热温凉也。**帝曰：善。其犯者何如？**言有必不得已而犯之者，将何如也。**岐伯曰：天气反时，则可依时，**天气即客气，时即主气，客不合主，是谓反时。反时者则可依时，以主气之循环有常，客气之显微无定，故姑从乎主也。**及胜其主则可犯，**胜其主者，客气大过也。如夏而寒甚，客水胜也。冬而热甚，客火胜也。春凉

秋温,其气皆然。故可以热犯热,以寒犯寒,以温犯温,以凉犯凉而从其变,乃所谓从治也。**以平为期而不可过**,过则伤正气而增病矣。**是谓邪气反胜者**。邪气反胜则非时而至,如应热反寒,应寒反热,应温反凉,应凉反温,皆邪气反胜也。反胜者,故当反其气以平之。**故曰无失天信,无逆气宜**,客主气运,至必应时,天之信也;不知时气,失天信矣。寒热温凉,用之必当,气之宜也;不知逆从,逆气宜矣。**无翼其胜,无赞其复,是谓至治**。翼其胜,赞其复,皆助邪也。知而弗犯,是谓至妙之治。

帝曰:善。论言热无犯热,寒无犯寒,余欲不远寒、不远热奈何?同前《六元正纪大论》。不远寒、不远热,谓有不可远寒、不可远热者,其治当何如也。**岐伯曰:悉乎哉问也!发表不远热,攻里不远寒**。中于表者多寒邪,故发表之治不能远热,夏月亦然。郁于里者多热邪,故攻里之治,不能远寒,冬月亦然。愚按:此二句大意,全在发攻二字。发者,逐之于外也。攻者,逐之于内也。寒邪在表,非温热之气不能散,故发表者不远热;热郁在内,非沉寒之物不能除,故攻里者不远寒,此必然之理也。然亦有用小柴、白虎、益元、冷水之类而取汗愈病者何也?此因表里俱热,故当凉解,非发之之谓也。又有用理中、四逆、回阳之类而除痛去积者何也?此因阴寒留滞,故当温中,非攻之之调也。所谓发者,开其外之固也。攻者,伐其内之实也。今之昧者,但见外感发热等病,不能察人伤于寒而传为热者,有本寒标热之义,辄用芩连等药以清其标;亦焉知邪寒在表,药寒在里,以寒得寒,气求声应,致使内外合邪,遂不可解,此发表用寒之害也。其于春秋冬三季,及土金水三气治令,阴胜阳微之时为尤甚。故凡寒邪在表未散,外虽炽热而内无热证者,正以火不在里,最忌寒凉,此而误人,是不知当发者不可远热也。又如内伤喘痛胀满等证,多有三阴亏损者,今人但见此类,不辨虚寒,便用硝黄之属,且云先去其邪,然后固本,若近乎理;亦焉知有假实真虚之病而复伐之,则病未去而元气不能支矣,此而误人,是不知当攻者方不远寒也。二者之害,余见之多矣,不得不特表出之,以为当事者之戒。**帝曰:不发不攻而犯寒犯热何如?** 言不因发表而犯热,不因攻里而犯寒,则其病当何如?犯,谓不当用而误用也。**岐伯曰:寒热内贼,其病益甚。** 以水济水,以火济火,则寒热内贼而病益甚矣。**帝曰:愿闻无病者何如? 岐伯曰:无者生之,有者甚之。** 无病而犯寒热者,则生寒生热。有病而犯寒热者,则寒热反甚。**帝曰:生者何如? 岐伯曰:不远热则热至,不远寒则寒至。寒至则坚否腹满,痛急下利之病生矣。** 寒至则阳衰不能运化,故为是病。**热至则身热吐下霍乱,痈疽疮疡,瞀郁注下,瞤瘛肿胀,呕鼽衄头痛,骨节变肉痛,血溢血泄,淋閟之病生矣。** 热至则火灼诸经,故为是病。瞀,茂、务二音。瞤,如云切。瘛音翅。**帝曰:治之奈何? 岐伯曰:时必顺之,犯者治以胜也。** 时必顺之,治当顺时也。若有所误犯,则当治之以胜,如犯热者胜以咸寒,犯寒者胜以甘热,犯凉者胜以苦温,犯温者胜以辛凉,治以所胜则可解也。

二十一、六气正纪十二变素问六元正纪大论

黄帝问曰:五运六气之应见,六化之正,六变之纪何如? 岐伯对曰:夫六气正纪,有化有变,有胜有复,有用有病,不同其候,帝欲何乎? 帝曰:愿尽闻之。岐伯曰:请遂言之。 正纪者,凡六气应化之纪,皆曰正纪,与本篇前文邪化正化之正不同。

夫气之所至也,厥阴所至为和平, 初之主气,木化也。**少阴所至为暄,** 二之主气,君火也。**太阴所至为埃溽,** 四之主气,土化也。**少阳所至为炎暑,** 三之主气,相火也。**阳明所至为清劲,** 五之主气,金化也。**太阳所至为寒氛,** 终之主气,水化也。**时化之常也。** 此四时

正化,主气之常也。按:三阴三阳之次:厥阴,一阴也;少阴,二阴也;太阴,三阴也;少阳,一阳也;阳明,二阳也;太阳,三阳也。皆因次为序,下文十二化皆然,此客气之常也。

厥阴所至为风府、为璺启,府者,言气化之所司也。微裂未破曰璺,开拆曰启,皆风化所致。璺音问。**少阴所至为大火府、为舒荣,**少阴为君,故曰大火府。物得阳气,故舒展荣美。**太阴所至为雨府、为员盈,**太阴化湿,故为雨府。物得土气而后充实,故为员盈。员,周也。**少阳所至为热府、为行出,**少阳为相,故曰热府,相火用事,其热尤甚。阳气盛极,尽达于外,物得之而形全,故曰行出。**阳明所至为司杀府、为庚苍,**金气用事,故为司杀府。庚,更也。苍,木化也。物得发生之化者,遇金气而更易也。**太阳所至为寒府、为归藏,**寒水用事,物得其气而归藏也。**司化之常也。**司,主也。六气各有所主,乃正化之常也。

厥阴所至为生、为风摇,木气升,故主升。风性动,故为摇。**少阴所至为荣、为形见,**阳气方盛,故物荣而形显。**太阴所至为化、为云雨,**土能化生万物,云雨其气也。**少阳所至为长、为蕃鲜,**阳气大盛,故物长而蕃鲜。**阳明所至为收、为雾露,**金之化也。**太阳所至为藏、为周密,**水之化也。**气化之常也。**六气各有所化,亦正化之常也。以上二化,皆兼植物为言。

厥阴所至为风生,终为肃;《六微旨大论》曰:风位之下,金气承之。故厥阴风生而终为肃清也。**少阴所至为热生,中为寒;**《六微旨大论》曰:少阴之上,热气治之,中见太阳。故少阴热生而中为寒也。又云:君火之下,阴精承之。亦为寒之义。**太阴所至为湿生,终为注雨;**土位之下,风气承之,故太阴湿生而终为注雨,即飘骤之谓。**少阳所至为火生,终为蒸溽;**相火之下,水气承之,故少阳火生而终为蒸溽也。溽音辱。**阳明所至为燥生,终为凉;**此燥凉二字,当互更用之为是。盖金位之下,火气承之,故阳明凉生而终为燥也。**太阳所至为寒生,中为温,**《六微旨大论》曰:太阳之上,寒气治之,中见少阴。故太阳寒生而中为温也。愚按:上文六化,厥阴太阴少阳阳明俱言终,而惟少阴太阳言中者何也?盖六气之道,阴阳而已;阴阳征兆,水火而已。少阴者,君火也;太阳者,寒水也。阳胜则阴复,故少阴所至为热生,中为寒,此离象之外阳内阴也。阴胜则阳复,故太阳所至为寒生,中为温,此坎象之外阴内阳也。故惟此二气言中者,言阴阳互藏之纲领也;其他言终者,言五行下承之义耳。**德化之常也。**此以六气之正化而承者随之,皆生物之本也,故为德化之常。

厥**阴所至为毛化,**毛虫之族,得木化也。**少阴所至为羽化,**羽虫之族,得火化也。王氏曰:有羽翮飞行之类。义通。翮,亥格切。**太阴所至为倮化,**倮虫之族,得土化也。**少阳所至为羽化,**王氏曰:薄明羽翼,蜂蝉之类,非翎羽之羽也。义通。**阳明所至为介化,**甲虫之族,得金化也。**太阳所至为鳞化,**鳞虫之族,得水化也。**德化之常也。**此动物赖之以生,所谓德化之常也。以上言化者凡五类。

厥**阴所至为生化,**万物始生,温化布也。**少阴所至为荣化,**物荣而秀,暄化布也。**太阴所至为濡化,**物滋而泽,湿化布也。**少阳所至为茂化,**物茂而繁,热化布也。**阳明所至为坚化,**物坚而敛,金化布也。**太阳所至为藏化,**物隐而藏,水化布也。**布政之常也。**气布则物从其化,故谓之政。

厥**阴所至为飘怒大凉,**飘怒,木亢之变也。大凉,金之承制也。**少阴所至为大暄、寒,**大暄,火亢之变也。寒,阴精之承制也。暄音喧。**太阴所至为雷霆骤注、烈风,**雷霆骤注,土亢之变也。烈风,木之承制也。**少阳所至为飘风燔燎、霜凝,**飘风燔燎,热亢之变也。霜凝,水之承制也。**阳明所至为散落、温,**散落,金亢之变也。温,火之承制也。**太阳所至为寒雪冰雹、白埃,**寒雪冰雹,水亢之变也。白埃,土之承制也。**气变之常也。**变者,变乎常也。六气亢极,则承者制之,因胜而复,皆非和平正气,故谓之变。

厥阴所至为挠动、为迎随,挠动,风之性。迎随,木之性。**少阴所至为高明焰、为曛,**高明焰,阳光也。曛,热气也。**太阴所至为沉阴、为白埃、为晦暝,**晦暝,昏黑色也。皆湿土之气。**少阳所至为光显、为彤云、为曛,**光显,虹电火光之属也。彤云,赤云也。彤音同。**阳明所至为烟埃、为霜、为劲切、为凄鸣,**皆金气肃杀之令。**太阳所至为刚固、为坚芒、为立,**皆水气寒凝之令。**令行之常也。**气行而物无敢违,故谓之令。以上曰政、曰变、曰令者凡三类。

厥阴所至为里急,风木用事则病在筋,故为里急。**少阴所至为疡胗身热,**君火用事则血脉热,故疡胗身热。**太阴所至为积饮否隔,**湿土用事则脾多湿滞,故为积饮否隔。**少阳所至为嚏呕、为疮疡,**相火炎上,故嚏呕。热伤皮腠,故为疮疡。**阳明所至为浮虚,**阳明用事而浮虚,皮毛为金之合也。**太阳所至为屈伸不利,**寒水用事则病在骨,故为屈伸不利。**病之常也。**

厥阴所至为支痛,厥阴主肝,故两胁肋支为痛。**少阴所至为惊惑、恶寒战栗、谵妄,**少阴主心,故为惊惑。热极反兼寒化,故恶寒战栗。阳亢伤阴,心神迷乱故谵妄。**太阴所至为蓄满,**太阴主脾,病在中焦,故畜满。**少阳所至为惊躁瞀昧暴病,**少阳主胆而火乘之,故为惊躁。火外阳而内阴,故瞀昧。相火急疾,故为暴病。瞀音务,闷。**阳明所至为鼽、尻阴股膝髀腨胻足病,**阳明胃经起于鼻,故为腰会于气街,总于宗筋,以下于足,故为尻阴膝足等病。**太阳所至为腰痛,**太阳膀胱之脉,挟脊抵腰中,故为腰痛。**病之常也。**

厥阴所至为緛戾,厥阴木病在筋,故令肢体緛缩,乖戾不支。緛音软。戾音利。**少阴所至为悲妄衄蔑,**火病于心而并于肺,故为悲妄。火逼血而妄行,故鼻血为衄,污血为蔑。蔑音灭。**太阴所至为**

中满霍乱吐下,土湿伤脾也。**少阳所至为喉痹耳鸣呕涌,**相火上炎也。涌,湧同。**阳明所至为胁痛、皴揭,**燥金用事则肝木受伤,故胁痛。皮肤甲错而起为皴揭,皆燥病也。皴,取钧切。**太阳所至为寝汗痉,**寒水用事,故为寝汗,《脉要精微论》曰阴气有余,为多汗身寒者是也。支体强直、筋急反戾曰痉,阴寒凝滞而阳气不行也。痉音敬。**病之常也。**

　　厥阴所至为胁痛呕泄,木自为病,故胁痛。肝乘于脾,故呕泄。**少阴所至为语笑,**少阴主心,心藏神,神有余则笑不休。**太阴所至为重胕肿,**土气湿滞,则身重肉浮而肿,谓之胕肿。**少阳所至为暴注瞤瘛暴死,**相火乘金,大肠受之,则为暴注而下,乘脾则肌肉瞤动,乘肝则肢体筋脉抽瘛。相火急暴,故为暴死。瘛音炽。**阳明所至为鼽嚏,**金气寒肃而敛,故为鼽嚏。鼽音求。嚏音帝。**太阳所至为流泄禁止,**寒气下行,能为泻利,故曰流泄。阴寒凝结,阳气不化,能使二便不通,汗窍不解,故曰禁止。**病之常也。**以上病候凡四类。

　　凡此十二变者,报德以德,报化以化,报政以政,报令以令,气高则高,气下则下,气后则后,气前则前,气中则中,气外则外,位之常也。此总结上文胜复变病之候,各因其所至之气而为之报也。故气至有德化政令之异,则所报者亦以德化政令;气至有高下前后中外之异,则所报者亦以高下前后中外。其在人之应之者,如手之三阴三阳其气高,足之三阴三阳其气下,足太阳行身之后,足阳明行身之前,足少阴太阴厥阴行身之中,足少阳行身之外,亦各有其位之常也。**故风胜则动,**此下总言六气之病应也。风善行而数变,故风胜则动。**热胜则肿,**疮疡痛肿,火之病也。**燥胜则干,**精血津液枯涸于内,皮肤肌肉皴揭于外,皆燥之病也。**寒胜则浮,**腹满身浮,阳不足而寒为病也。**湿胜则濡泄,甚则水闭胕肿,**濡泄,水利也。水闭胕肿,水道不利而肌肉肿胀,按之如泥不起也。以上六句,与《阴阳应象大论》同，详见《阴阳类》一。**随气所在以言其变耳。**气有高下前后中外之异。人之为病，其气亦然。故气胜于高则病在头项，气胜于下则病在足膝，气胜于前则病在面腹手臂，气胜于后则病在肩背腰臀，气胜于中则病在藏府筋骨，气胜于外则病在经络皮毛，而凡风胜则动、热胜则肿、燥胜则干、寒胜则浮、湿胜则濡泄胕肿之类，无不随气所在而为病变也。**帝曰：愿闻其用也。**此言施化之用也。**岐伯曰：夫六气之用，各归不胜而为化。**各归不胜，谓必从可克者而施其化也。**故太阴雨化，施于太阳；**土能胜水也。**太阳寒化，施于少阴；**水能胜火也。**少阴热化，施于阳明；**火能胜金也。**阳明燥化，施于厥阴；**金能胜木也。**厥阴风化，施于太阴，**木能胜土也。**各命其所在以征之也。**所在，即方月也。征，验也。主气之方月有常，如九宫八方各有所属，六气四时各有其序也。客气之方月无定，如子午岁少阴司天，则太阳在东北，厥阴在东南，少阴在正南，太阴在西南，少阳在西北，阳明在正北，此子午客气之方也。太阳主初气，厥阴主二气，少阴主三气，太阴主四气，少阳主五气，阳明主六气，此子午客气之月也。若其施化，则太阳寒化，当施于正南之少阴及西北之少阳，初气之征也；厥阴风化，当施于西南之太阴，二气之征也；少阴热化，当施于正北之阳明，三气之征也；太阴雨化，当施于东北之太阳，四气之征也；少阳火化，当施于正北之阳明，五气之征也；阳明燥化，当施于东南之厥阴，终气之征也，此子午年少阴司天方月施化之义也。然岁步各有盛衰，气太过，则乘彼不胜而施其邪化；气不及，则为彼所胜而受其制化；气和平，则各布其政令而无灾变之化。是以盈虚消长，又各有微妙存焉。举此一年，他可类求矣。**帝曰：自得其位何如？岐伯曰：自得其位，常化也。**自得其位，言六气所临，但施化于本位之方月，而无彼此之相犯也。如前注子午岁，太阳在东北，主初之气，于本位施其寒化，厥阴在东南，主二之气，于本位施其风化之类,皆自得其位之常化也。**帝曰:愿闻所在也。岐伯曰:命其位而方月可知也。**命,命其名也。位,即上下左右之位也。方,方隅也。月,月令也。命其位则名次立,名次立则所直之方,所主之月各有其应而常变可知矣。愚按:上文云报德以德、报化以化、报政令以政令者,言胜复之气,因变之邪正而报有不同也。云气高则高、气下则下、气后则后、气前则前、气中外则中外者,言胜复之方,随气所在而或此或彼,变无定位也。故以天下之广言之,则东南方阳也,阳者其精降于下,故右热而左温;西北方阴也,阴者其精奉于上,故左寒而右凉。以一州之地言之,则崇高者阴气治之,故高者气寒;污下者阳气治之,故下者气热。此方隅大小之气有不同也。以运气所主言之,则厥阴所至为风,少阴所至为火,太阴所至为雨,少阳所至为热,阳明所至为燥,太阳所至为寒,此六气之更胜,有衰有王不一也。以九宫所属言之,则有曰灾一宫、灾三宫、灾四宫、灾五宫、灾九宫,而四正四隅有异也。故本篇言位言方言月。夫以三者相参,则四时八方之候,其变不同者多矣。故有应于此而不应于彼者,有寒热温凉主客相反者,有南方清燥而温、北方雨湿而潦者,有中原冰雪而寒、左右温凉更互者,此以地理有高下,形势有大小,气位方月有从逆,小者小异,大者大异,而运气之变,所以有无穷之妙也。先儒有以天下旱潦不同,而非运气主岁之说者,盖未达此章之理耳。有按在前第十,当与此篇参其义。

二十二、上下盈虚素问六元正纪大论

帝曰:六位之气,盈虚何如?岐伯曰:太少异也,太者之至徐而常,少者暴而亡。六阳年谓之太,六阴年谓之少。太者气盈,故徐而常。少者气虚,故暴而亡。如前章六十年运气之纪,凡六太之年止言正化,而六少之年则有邪化。正以不及之年乃有胜气,有胜则有复,胜复之气皆非本年之正化,必乘虚而后至,故其为病反甚也。愚按:人之死生,全以正气为主。正气强,邪虽盛者必无害,正气弱,邪虽微者亦可忧,故欲察病之安危者,但察正气则吉凶可判矣。观此云太者徐而常,少者暴而亡,此正盈虚之理也。故凡气运盈者,人气亦盈,其为病则有余,有余之病反徐而微,以其正气盛也。气运虚者,人气亦虚,其为病则不足,不足之病必暴而甚,以其本气亏也。设不明邪正盈虚之道而攻补倒施,多致气脱暴亡,是不知太者之易与而少者之可畏也。**帝曰:天地之气,盈虚何如?** 岐伯曰:**天气不足,地气随之,地气不足,天气从之,运居其中而常先也。** 天气即司天,地气即在泉,运即岁运。岁运居上下之中,气交之分,故天气欲降,则运必先之而降,地气欲升,则运必先之而升也。**恶所不胜,归所同和,随运归从而生其病也。** 此亦言中运也。如以木运而遇燥金司其天地,是为不胜则恶之。遇水火司其天地,是为同和则归之。不胜者受其制,同和者助其胜,皆能为病,故曰随运归从而生其病也。**故上胜则天气降而下,下胜则地气迁而上,** 上胜者,司天之气有余也,上有余则气降而下。下胜者,在泉之气有余也,下有余则气迁而上。此即上文天气不足,地气随之,地气不足,天气随之之谓。**胜多少而差其分,** 胜多少,言气之微甚也。胜微则迁降少,胜多则迁降多,胜有多少,则气交之变有多寡之差分矣。**微者小差,甚者大差,甚则位易气交,易则大变生而病作矣。** 小差则小变,大差则大变,甚则上下之位,易于气交之际,运居其中而常先之,故易则大变生,民病作矣。**大要曰:甚纪五分,微纪七分,其差可见。此之谓也。** 甚纪五分,胜气居其半也。微纪七分,胜止十之三也。此天地盈虚之数有大差小差之分,故变病亦有微甚。

二十三、五郁之发之治素问六元正纪大论

帝曰:五运之气,亦复岁乎?复,报复也。此问五运之气,亦如六气之胜复而岁见否。**岐伯曰:郁极乃发,待时而作也。**五运被胜太甚,其郁必极,郁极者必复,其发各有时也。详如下文。**帝曰:请问其所谓也? 岐伯曰:五常之气,太过不及,其发异也。帝曰:愿卒闻之。岐伯曰:太过者暴,不及者徐,暴者为病甚,徐者为病持。**持者,进退缠绵,相持延久也。按:太过者其气暴,不及者其气徐,此理之当然也。然前章云太者之至徐而常,少者暴而亡,若与此节相反;而不知太者之暴,肆强也;少者之亡,受伤也。肆强者犹可制,受伤者不易支。故此二节互言,正以发明微甚之义耳。**帝曰:太过不及,其数何如? 岐伯曰:太过者其数成,不及者其数生,土常以生也。**太过者其数成,成者气之盛也。不及者其数生,生者气之微也。土气长生于四季,故常以生数,而不待于成也。按:此数有生成,其即气有初中之义钦! 详见《图翼》一卷五行生成数解。前章六十年运气政令之数,凡云寒化一寒化六等义即此。

帝曰:其发也何如? 岐伯曰:土郁之发,岩谷震惊,木胜制土,土之郁也。郁极则怒,怒动则发。岩谷者,土深之处。震惊者,土气之发也。**雷殷气交,**殷,盛也。气交者,升降之中,亦三气四气之间。盖火湿合气,发而为雷,故盛于火湿之令。埃昏黄黑,尘霾蔽日也。**化为白气,**湿蒸之气,岚之属也。**飘骤高深,**飘风骤注,冲决高深也。**击石飞空,洪水乃从,**岩崩石走,洪水从而出也。**川流漫衍,田牧土驹,**川流漫衍,洇没郊原也。田牧土驹,以洪水之后,惟余土石巍然,若群驹散牧于田野也。**化气乃敷,善为时雨,**土湿之化,郁而伸也。**始生始长,始化始成。**土气被郁,物化皆迟,然土郁之发,必在三气四气之时,故犹能生长化成,不失其时也。**故民病心腹胀,肠鸣而为**

数后,甚则心痛胁瞋乱,饮发注下,胕肿身重。此皆湿土为病。湿在上中二焦,故心腹胀。湿在下焦,故数后下利。心为湿乘,故心痛。肝为湿侮,故胁瞋。瞋,胀也。有声为呕,有物为吐。霍乱者,吐利并行,而心目缭乱也。饮,痰饮也。注下,大便暴泄也。湿气伤肉,则胕肿身重。皆土发湿邪之证。**云奔雨府,霞拥朝阳,山泽埃昏,其乃发也,以其四气。**雨府,太阴湿聚之处也。霞拥朝阳,见于旦也。埃昏,土气之浊也。土主四之气,在大暑六月中后凡六十日有奇,故土郁之发,以其四气。**云横天山,浮游生灭,怫之先兆。**浮游,蜉蝣也,朝生暮死,其出以阴。此言大者为云横天山,小者为浮游生灭,皆湿化也。二者之见,则土郁将发,先兆彰矣。怫,郁也。怫音佛。

金郁之发,**天洁地明,气清气切,**火胜制金,金之郁也。金气清明急切,故其发如此。**大凉乃举,草树浮烟,**大凉者,金之寒气。浮烟者,金之敛气。**燥气以行,霜雾数起,**金风至则燥气行,阴气凝则霜雾起。霜雾,厚雾也。雾,蒙、茂二音。**杀气来至,草木苍干,金乃有声。**杀气阴也。苍干,凋落也。金乃有声,金气劲而秋声发也。**故民病欬逆,心胁满引少腹,善暴痛不可反侧,嗌干面陈色恶。**欬逆嗌干,肺病而燥也。心胁满引少腹,善暴痛不可反侧,金气胜而伤肝也。陈,晦也。金气肃杀,故面色陈而恶也。**山泽焦枯,土凝霜卤,怫乃发也,其气五。**燥气行,故山泽焦枯。土面凝白,卤结为霜也。金王五之气,主秋分八月中后凡六十日有奇,故其发也,在气之五。卤音鲁。**夜零白露,林莽声凄,怫之兆也。**二者之见,皆金郁欲发之先兆。

水郁之发,**阳气乃辟,**土胜制水,水之郁也。水郁而发,寒化大行,故阳气乃辟。辟,避同。**阴气暴举,大寒乃至,川泽严凝,寒氛结为霜雪,**寒氛,寒气之如雾者。氛音分。**甚则黄黑昏翳,流行气交,乃为霜杀,水乃见祥。**黄,土色。黑,水色。水为土郁而发,故二色

并见于气交。祥,灾异也,凡吉凶之兆皆曰祥。**故民病寒客心痛,腰**
脽痛,大关节不利,屈伸不便,善厥逆痞坚腹满。此皆寒水之气为
病。火畏水故心痛。寒入肾,故腰脽痛。寒则气血滞,筋脉急,故关
节不利,屈伸不便。阴气胜,阳气不行,故厥逆痞坚腹满。**阳光不**
治,空积沈阴,白埃昏暝而乃发也,其气二火前后。二火前后,君火
二爱气,相火三之气,自春分二月中而尽于小暑六月节,凡一百二十
日,皆二火之所主。水本王于冬,其气郁,故发于火令之时,阴乘阳
也。王氏曰:阴精与水,皆上承火,故其发也,在君相二火之前后。
太虚深玄,气犹麻散,微见而隐,色黑微黄,怫之先兆也。深玄,黑色
也。麻散,如麻散乱可见,微见而隐也。大都占气之法,当于平旦候
之,其色黑而微黄,黄为土色,黑为水色,微黄兼黑,水郁将发之先
兆也。

　木郁之发,太虚埃昏,云物以扰,大风乃至,屋发折木,木有变。
金胜制木,木之郁也。木郁之发,风气大行,故有埃昏云扰、发屋折
木等候,皆木之为变也。**故民病胃脘当心而痛,上支两胁,鬲咽不**
通,食饮不下,甚则耳鸣眩转,目不识人,善暴僵仆。此皆风木肝邪
之为病。厥阴之脉,挟胃贯鬲,故胃脘当心而痛,鬲咽不通,食饮不
下也。上支两胁,肝气自逆也。肝经循喉咙,入颃颡,连目系,上会
于巅,故为耳鸣眩转、目不识人等证。风木坚强,最伤胃气,故令人
善暴僵仆。**太虚苍埃,天山一色,或为浊色,黄黑郁若,横云不起雨**
而乃发也,其气无常。苍埃浊色,黄黑郁若,皆风尘也。风胜湿,故
云虽横而不起雨。风气之至,动变不定,故其发也,亦无常期。**长川**
草偃,柔叶呈阴,松吟高山,虎啸岩岫,怫之先兆也。草偃,草尚之风
必偃也。呈阴,凡柔叶皆垂,因风翻动而见叶底也。松吟,声在树间
也。虎啸则风生,风从虎也。凡见此者,皆木郁将发之先兆。

　火郁之发,太虚肿翳,大明不彰,水胜制火,火之郁也。肿字误,

当作曛。盖火郁而发,热化大行,故太虚曛翳昏昧,大明反不彰也。**炎火行,大暑至,山泽燔燎,材木流津,广厦腾烟,土浮霜卤,止水乃减,蔓草焦黄,风行惑言,湿化乃后。**燔燎腾烟,炎热甚也。材木流津,汁溶流也。霜卤,水泉干涸而卤为霜也。止水,畜积之水也。风行惑言,热极风生,风热交炽而人言惑乱也。湿化乃后,雨不至也。厦音夏。卤音鲁。**故民病少气,疮疡痈肿,胁腹胸背面首四肢膹愤胕胀,疡痱呕逆,瘛瘲骨痛,节乃有动,注下温疟,腹中暴痛,血溢流注,精液乃少,目赤心热,甚则瞀闷懊憹,善暴死。**此皆火盛之为病也。壮火食气,故少气。火能腐物,故疮痈。阳邪有余,故为膹塞愤闷、胕腔胀满、疡痱疮毒等患。火气上冲,故呕逆。火伤筋则瘛瘲抽掣,火伤骨则骨痛难支,火伏于节则节乃有动,火在肠胃则注下,火在少阳则温疟,火实于腹则腹暴痛,火入血分则血溢流注,火烁阴分则精液乃少,火入肝则目赤,火入心则心热,火炎上焦则瞀闷,火郁膻中则懊憹,火性急速、败绝真阴则暴死。膹,昌真切。胕,间、卢二音。痱音肺。瘛音翅。瘲音纵。懊音鏖。憹,乃包切。**刻终大温,汗濡玄府,其乃发也,其气四。**刻终者,百刻之终也。日之刻数,始于寅初,终于丑未,此阴极之时也,故一日之气,惟此最凉。刻终大温而汗濡玄府,他热可知矣。玄府,汗空也。火本王于夏,其气郁,故发于未申之四气。四气者,阳极之余也。**动复则静,阳极反阴,湿令乃化乃成。**上文言湿化乃后,至此则火王生土,故动复则静,阳极反阴。土气得行,湿令复至,故万物得以化成也。**华发水凝,山川冰雪,焰阳午泽,怫之先兆也。**群华之发,君火二气之候也。午泽,南面之泽也。于华发之时而水凝冰雪,见火气之郁也。于面南之泽而焰阳气见,则火郁将发之先兆也。

有怫之应而后报也,皆观其极而乃发也,此以下,总结上文郁发之义也。凡应有先兆,报必随之。盖物极则变,故郁极乃发。**木发**

无时,水随火也。土金火之郁发,各有其时。惟风木善行数变,上文云其气无常,即木发无时也。水能胜火,上文云其气二火前后,即水随火也。**谨候其时,病可与期,失时反岁,五气不行,生化收藏,政无恒也。**知时气,则病气可与期。失时气,则五气之行尚不能知,又焉知生化收藏之常政哉!**帝曰:水发而雹雪,土发而飘骤,木发而毁折,金发而清明,火发而曛昧,何气使然?岐伯曰:气有多少,发有微甚,微者当其气,甚者兼其下,征其下气而见可知也。**此发明承制之义也。气有多少,太过不及也。发有微甚,郁微则发微,郁甚则发甚也。微者当其气,本气之见也。甚者兼其下,承气兼见也。如水位之下,土气承之;土位之下,木气承之;木位之下,金气承之;金位之下,火气承之;火位之下,水气承之是也。故水发之微者为寒,甚者为雹雪,是兼乎土,雹雪之体如土故也。土发之微者为湿,甚者为飘骤,是兼乎木,风主飘骤故也。木发之微者为风,甚者为毁折,是兼乎金,金主杀伐故也。金发之微者为燥,甚者为清明,是兼乎火,火主光明故也。火发之微者为热,甚者为曛昧,是兼乎水,水主昏昧故也。征,证也。取证于下承之气,而郁发之微甚可知矣。**帝曰:善。五气之发,不当位者何也?**不当位,谓有不应其时也。**岐伯曰:命其差。**气有盛衰,则至有先后,故曰命其差。差者,不当其位也。如《至真要大论》曰:胜复之作,动不当位,或后时而至。但彼论胜复之至不当位,此论五气之发不当位,虽所论似异,而义则一也。**帝曰:差有数乎?**言日数也。**岐伯曰:后皆三十度而有奇也。**后者,自始及终也。度,日也。三十度而有奇,一月之数也。奇,谓四十三刻七分半也。盖气有先至后至之差,不过三十度耳。即如气盈朔虚节序置闰之法,蚤至者先十五日有奇,迟至者后十五日有奇,或前或后,总不出一月有奇之数,正此义也。愚按:本篇风云雷雨之至,虽五行各有所主,然阴阳清浊之分,先贤亦有所辨,此虽非本篇之意,然格致之理有不可不知者,今并附之。如或问雷霆风云霜雪雨露于张子者,对曰:阴气凝聚,阳在内不得出,则奋击而为雷霆。阳在外不得入,则周旋不舍而为风。阳为阴累,则相持为雨而降。阴为阳得,则飘扬为云而升。又有问雨风云雷于邵子者,答曰:阳得阴为雨,阴得阳为风,刚得柔为云,柔得刚为雷。无阴不能为雨,无阳不能为雷。雨柔属阴,待阳而后兴;雷刚属阳,待阴而后发。张氏释之曰:风雨自天降,故言阴阳;云雷自地升,故言柔刚。天阳无阴不能为雨,地阴无阳不能成雷。雨阴形柔,本乎天气之阳;雷阳声刚,出乎地体之阴。阴阳互相用也。又有以八卦爻象问于蔡节斋者,答曰:坎阴为阳所得,则升为云,阳浅则为雾;坎阳为阴所累,则降为雨,阴浅则为露。阴在外、阳不得出则为雷,阴固则为地动,震也。阴在内、阳不得入则为风,阴固则为大风,巽也。阳包阴则离为霰,阳和阴则为雪,离交坎也;阴包阳则坎为雷,阴入阳则为霜,坎交离也。阴阳之精,互藏其宅,则离为日,坎为月。阴阳相戛则为电,阴阳失位则为霓。此固诸贤之说也。若以愚见观之,风者阳中之清气也,气之微者和,气之甚者烈,无阳不为风也。云者阳中之浊气也,浊之清者轻,浊之浊者重,无阴不成云也。阴之清者,从阳凝聚则为露;阴之浊者,从阳升降则为雨。阳为阴郁,激而成雷,雷即电之声,电即雷之形,故雷之将发,电必先之。其所以有先后者,形显见之速,声远闻之迟也。有有雷而无电者,或以阳气未盛,声已达而形未露也;或以阴气太重,而蔽火之光也。有有电而无雷者,或以光远可见,而声远不可闻也;或以孤阳见形,阴气未及,而无水之激也。凡欲得雷之情者,当验以水之沃火也。雾乃阴气,由阳逼而升。雾多见于蚤者,以夜则日居地下,旦则水气上达,故日将中则雾必收,又为阳逼而降。凡欲得雾之情者,当验以釜中之气也。虹为日影穿雨而成,故虹必见于雨将霁,日东则虹西,日西则虹东,而中必有残雨以间之,其形乃见。无雨则无虹,无日亦无虹,秋冬日行南陆,黄道既远,故虹藏不见矣。凡欲得虹霓之情者,当验水益映日之影也。雹是重阴凝寒所成。如岐伯曰:至高之地,冬气常在。所以高山之巅,夏无暑热,而碧空之寒,凝结有之。然地穴可以藏冰,则深山穷谷,宁无蓄此,云龙所带,于义亦通。是以汉文时雹如桃李,汉武时雹似马头,随结随下者,有如是其巨哉?然则结者带者,皆理之所有也。至若雨凝为雪,露结为霜,是又无待于辨者。天道茫茫,诚非易测,姑纪管窥,以资博雅之择云。

帝曰:善。郁之甚者,治之奈何? 此以下详明五郁之治也。天地有五运之郁,人身有五藏之应,郁则结聚不行,乃致当升不升,当降不降,当化不化,而郁病作矣。故或郁于气,或郁于血,或郁于表,或郁于里,或因郁而生病,或因病而生郁。郁而太过者,宜裁之抑之;郁而不及者,宜培之助之。大抵诸病多有兼郁,此所以治有不同也。**岐伯曰:木郁达之,** 达,畅达也。凡木郁之病,风之属也。其藏应肝胆,其经在胁肋,其主在筋爪,其伤在脾胃、在血分。然土喜调畅,故在表者当疏其经,在里者当疏其藏,但使气得通行皆谓之达。诸家以吐为达者,又安足以尽之? **火郁发之,** 发,发越也。凡火郁之病,为阳为热之属也。其藏应心主、小肠、三焦,其主在脉络,其伤在阴分。凡火所居,其有结聚敛伏者,不宜蔽遏,故当因其势而解之散之、升之扬之,如开其窗,如揭其被,皆谓之发,非独止于汗也。**土郁夺之,** 夺,直取之也。凡土郁之病,湿滞之属也。其藏应脾胃,其主在肌肉四肢,其伤在胸腹。土畏壅滞,凡滞在上者夺其上,吐之可也;滞在中者夺其中,伐之可也;滞在下者夺其下,泻之可也。凡此皆谓之夺,非独止于下也。**金郁泄之,** 泄,疏利也。凡金郁之病,为敛为闭、为燥为塞之属也。其藏应肺与大肠,其主在皮毛声息,其伤在气分。故或解其表,或破其气,或通其便,凡在表在里、在上在下皆可谓之泄也。**水郁折之，**折，调制也。凡水郁之病，为寒为水之属也。水之本在肾，水之标在肺，其伤在阳分，其反克在脾胃。水性善流，宜防泛溢。凡折之之法，如养气可以化水，治在肺也；实土可以制水，治在脾也；壮火可以胜水，治在命门也；自强可以帅水，治在肾也；分利可以泄水，治在膀胱也。凡此皆谓之折，岂独抑之而已哉！**然调其气，**然，如是也。用是五法以去其郁，郁去则气自调矣。**过者折之，以其畏也，所谓写之。**此承上文而言郁之甚者，其邪聚气实则为太过之病，过者畏写，故以写为畏。如《至真要大论》曰木位之主，其写以酸，火位之主，其写以甘，土位之主，其写以苦，金位之主，其写以辛，水位之主，其写以咸之类，是即治以所畏也。**帝曰：假者何如？岐伯曰：有假其气，则无禁也。所谓主气不足，客气胜也。**假，假借也。气有假借者，应热反寒，应寒反热也，则亦当假以治之，故可以热犯热，以寒犯寒而无禁也。温凉亦然。如《五常政大论》曰假者反之，《至真要大论》曰反者反治，即无禁之义。然气之有假者，乃主不足而客胜之。盖主气之寒热有常，而客气之阴阳多变，故有非时之相加，则亦当有变常之施治也。假者反治诸义，当考论治会通。**帝曰：至哉圣人之道，天地大化运行之节，临御之纪，阴阳之政，寒暑之令，非夫子孰能通之？请藏之灵兰之室，署曰六元正纪，非斋戒不敢示，慎传也。**此总结六元正纪，以示珍重也。

类经二十七卷

运气

二十四、六气之化，分司天地，主岁纪岁，间气纪步，少阴不司气化

素问至真要大论

黄帝问曰：五气交合，盈虚更作，余知之矣；六气分治，司天地者，其至何如？至者，言其当位也。岐伯再拜对曰：明乎哉问也！天地之大纪，人神之通应也。天地变化之纪，人神运动之机，内外虽殊，其应则一也。帝曰：愿闻上合昭昭，下合冥冥奈何？岐伯曰：此道之所生，工之所疑也。昭昭者，合天道之明显。冥冥者，合造化之隐微。道之所生，其生惟一，工不知要，则流散无穷，故多疑也。帝曰：愿闻其道也。岐伯曰：厥阴司天，其化以风；厥阴属木，其化以风。凡和气升阳，发生万物，皆风之化。少阴司天，其化以热；少阴属君火，其化以热。凡炎蒸郁燠，庶类蕃茂，皆君火之化。太阴司天，其化以湿；太阴属土，其化以湿。凡云雨滋泽，津液充实，皆土之化。少阳司天，其化以火；少阳属相火，亦曰畏火。凡炎暑赫烈，阳气盛极，皆相火之化。阳明司天，以化其燥；阳明属金，其化以燥。凡清明乾肃，万物坚刚，皆金之化。太阳司天，其化以寒，太阳属水，其化以寒。凡阴凝栗冽，万物闭藏，皆水之化。以所临藏位命其病者也。肝木位东，心火位南，脾土位中及四维，肺金位西，肾水位北，所临之气，与藏相得则和，不相得则病。帝曰：地化奈何？岐伯曰：司天同候，间气皆然。地化，在泉之化也。间气，义如下文。六步之

位,虽有上下左右之分,而气化皆相类,故与上文司天之化同其候。**帝曰:间气何谓? 岐伯曰:司左右者,是谓间气也。**六气分主六步,上谓司天,下谓在泉,余四者谓之间气。在上者,为司天左间,司天右间;在下者,为在泉左间,在泉右间。《阴阳应象大论》曰:天地者,万物之上下。左右者,阴阳之道路。有图在《图翼》二卷。**帝曰:何以异之? 岐伯曰:主岁者纪岁,间气者纪步也。**主岁者纪岁,司天主岁半之前,在泉主岁半之后也。间气者纪步,岁有六步,每步各主六十日八十七刻半也。

　帝曰:善。岁主奈何? 此详言上下左右,气化之有异也。**岐伯曰:厥阴司天为风化,**木气在天为风化,而飘怒摇动,云物飞扬,如巳亥岁厥阴司天是也。**在泉为酸化,**木气在地则味为酸化,如寅申岁厥阴在泉是也。**司气为苍化,**司气,言五运之气也。木运司气,故色化青苍,丁壬年是也。**间气为动化。**厥阴所临之位,风化行则群物鼓动,故曰动化。如丑未岁则为地之左间,主初之气;子午岁则为天之右间,主二之气;辰戌岁则为天之左间,主四之气;卯酉岁则为地之右间,主五之气也。**少阴司天为热化,**君火在天为热化,而为阳光明耀,温养万物,如子午岁少阴司天是也。**在泉为苦化,**火气在地则味为苦化,如卯酉岁少阴在泉是也。**不司气化,**君不司运也。夫五运六气之有异者,运出天干,故运惟五;气出地支,故气有六。五者,五行各一也。六者,火分君相也。故在六气则有君火相火所主之不同,而五运则火居其一耳。于六者而缺其一,则惟君火独不司五运之气化。正以君火者太阳之火也,为阳气之本,为万化之原,无气不司,故不司气化也。按新校正及诸家之注此者,皆曰君火以名,相火以位,正以明君火不主运也。其说殊谬。夫《天元纪大论》原曰君火以明,非曰以名也,奈何将明字改作名字,牵强为解,大失经旨。盖不改全不相干,义殊不通,必欲引以注此,则不得不改明为名,尤属悖乱矣。愚有详注，在本类前第三章君火以明之下，所当考正。**居气为灼化。**居，所在也。灼，光明也。不曰间气而曰居气者，君之所居，无往不尊，故不敢言间也。如寅申岁居在泉之左，主初之气；丑未岁居司天之右，主二之气；巳亥岁居司天之左，主四之气；辰戌岁居在泉之右，主五之气也。**太阴司天为湿化，**土气在天为湿化，而为埃郁曚昧，云雨润湿，如丑未岁太阴司天是也。在泉为甘化，土气在地则味为甘化，如辰戌岁，太阴在泉是也。**司气为黅化，**土运司气则色化黅黄，甲己年是也。**间气为柔化。**太阴所临之位，湿化行则庶物柔耎也。如卯酉岁则为地之左间，主初之气；寅申岁则为天之右间，主二之气；子午岁则为天之左间，主四之气；巳亥岁则为地之右间，主五之气也。**少阳司天为火化，**相火在天为火化，而为炎光赫烈，燔灼焦然，如寅申岁少阳司天是也。**在泉为苦化，**火气在地则味为苦化，如巳亥岁少阳在泉是也。**司气为丹化，**火运司气则色化丹赤，戊癸年是也。**间气为明化。**少阳所临之位，火化行则庶物明灿也。如辰戌岁则为地之左间，主初之气；卯酉岁则为天之右间，主二之气；丑未岁则为天之左间，主四之气；子午岁则为地之右间，主五之气也。**阳明司天为燥化，**金气在天为燥化，而为清凉劲切，雾露萧飐，如卯酉岁阳明司天是也。**在泉为辛化，**金气在地则味为辛化，如子午岁阳明在泉是也。**司气为素化，**金运司气则色化素白，乙庚年是也。**间气为清化。**阳明所临之位，燥化行则清凉至也。如巳亥岁则为地之左间，主初之气；辰戌岁则为天之右间，主二之气；寅申岁则为天之左间，主四之气；丑未岁则为地之右间，主五之气也。**太阳司天为寒化，**水气在天为寒化，而为严肃栗冽，阴惨坚凝，如辰戌岁太阳司天是也。**在泉为咸化，**水气在地则味为咸化，如丑未岁太阳在泉是也。**司气为玄化，**水运司气则色化玄黑，丙辛年是也。**间气为藏化。**太阳所临之位，寒化行则万物闭藏也。如子午岁则为地之左间,主初之气;巳亥岁则为天之右间,主二之气;卯酉岁则为天之左间,主四之气;寅申岁则为地之右间,主五之气也。**故治病者,必明六化分治,五味五色所生,五藏所宜,乃可以言盈虚病生之绪也。**凡治病者必求其本,六化是也;必察其形,五色是也;必分其主治,五味是也;必辨其宜否,五藏是也。明此数者,而后知孰为气之盛,孰为气之衰,乃可以言盈虚病生之端绪,而治之无失矣。

帝曰:厥阴在泉而酸化先,余知之矣,风化之行也何如? 此问厥阴在泉既为酸化,而上文之言地化者,曰司天同候,则厥阴在泉亦曰风化,然则酸之与风,其辨为何如也。**岐伯曰:风行于地,所谓本也,余气同法。** 有风化而后有酸化,是风为酸化之本。其他余气皆同此义,故有热化火化而后有苦,有湿化而后有甘,有燥化而后有辛,有寒化而后有咸。凡六气之行乎地者,即化生五味之本也。《天元纪大论》曰:所谓本也,是谓六元。与此本字义同。**本乎天者,天之气也,本乎地者,地之气也,** 六气之在天,即为天之气,六气之在地,即为地之气,上下之位不同,而气化之本则一。**天地合气,六节分而万物化生矣。** 天气下降,地气上升,会于气交,是谓合气,由是六节气分,而万物化生无穷矣。**故曰谨候气宜,无失病机,此之谓也。** 本于天地者,是为气宜。应于人身者,是为病机。

帝曰:其主病何如? 此言药物之主病者。**岐伯曰:司岁备物,则无遗主矣。** 天地之气,每岁各有所司,因司气以备药物,则主病者无遗矣。如厥阴司岁则备酸物,少阴少阳司岁则备苦物,太阴司岁则备甘物,阳明司岁则备辛物,太阳司岁则备咸物,所谓岁物也,岁物备则五味之用全矣。**帝曰:先岁物何也?岐伯曰:天地之专精也。** 岁物者,得天地精专之化,气全力厚,故备所当先也。此与《六元正纪大论》食岁谷以全其真者同义。**帝曰:司气者何如?岐伯曰:司气者主岁同,然有余不足也。** 司气,即上文五运之司气也。主岁即上文司天在泉之主岁也。运之与气,所主皆同;但五太之运为有余,五少之运为不及,而物性之禀有厚薄矣。**帝曰:非司岁物何谓也?岐伯曰:散也,**非司岁物,谓非主岁之物也。散者,谓六气之序,不司天地则司四间,故物生之应,亦当随气散见于四方,而各有所禀也。**故质同而异等也。**惟天地之气变不常,故物生之体质虽同,而性用之厚薄则异。**气味有薄厚,性用有躁静,治保有多少,力化有浅深,此之谓也。**此即质同异等之谓。盖司气者与不司气者,其有不同如此。

　　帝曰:岁主藏害何谓?岐伯曰:以所不胜命之,则其要也。此言天有岁气,人有藏气,而岁主有害于五藏者,在所不胜者也。如木气淫则脾不胜,火气淫则肺不胜,土气淫则肾不胜,金气淫则肝不胜,水气淫则心不胜,是皆藏害之要。**帝曰:治之奈何?岐伯曰:上淫于下,所胜平之;外淫于内,所胜治之。**淫,太过为害也。上淫于下,谓天以六气而下病六经也。外淫于内,谓地以五味而内伤五官也。淫邪为害,当各以所胜者平治之也。**帝曰:善。平气何如?**此问岁气和平而亦有病者,又当何如治之也。**岐伯曰:谨察阴阳所在而调之,以平为期,正者正治,反者反治。**阴阳者,脉有阴阳,证有阴阳,气味有阴阳,经络藏象有阴阳。不知阴阳所在,则以反为正,以逆为从。故宜谨察而调之,以平为期,无令过也。若阳经阳证而得阳脉,阴经阴证而得阴脉,是为正病。正者正治,谓当以寒治热,以热治寒,治之正也。若阳经阳证而得阴脉,阴经阴证而得阳脉,是为反病。反者反治,谓当以热治热,以寒治寒,治之反也。此下接言南政北政阴之所在,见本类前五。

二十五、天地淫胜病治素问至真要大论

帝曰：天地之气，内淫而病何如？ 淫，邪胜也，不务其德，是谓之淫。内淫者，自外而入，气淫于内，言在泉之变病也。**岐伯曰：岁厥阴在泉，风淫所胜，则地气不明，平野昧，草乃蚤秀；** 厥阴在泉，寅申岁也。风淫于地，则木胜土，风胜湿，尘埃飞扬，故地气不明，平野昏昧。木气有余，故草乃蚤秀。**民病洒洒振寒，善呻数欠，心痛支满，两胁里急，饮食不下，鬲咽不通，食则呕，腹胀善噫，得后与气则快然如衰，身体皆重。** 按《经脉篇》自洒洒振寒至数欠，为阳明胃病；自食则呕至身体皆重，为太阴脾病。且厥阴肝脉贯膈布胁肋，故又为心痛支满等证。皆木邪淫胜，脾胃受伤之为病。

岁少阴在泉，热淫所胜，则焰浮川泽，阴处反明，蛰虫不藏； 少阴在泉，卯酉岁也。君火淫胜于下，故焰浮川泽，阴处反明，蛰虫不藏。**民病腹中常鸣，气上冲胸，喘不能久立，寒热皮肤痛，目瞑齿痛颐肿，恶寒发热如疟，少腹中痛腹大。** 腹中常鸣者，火气奔动也。气上冲胸者，火性炎上也。喘不能久立、寒热皮肤痛者，火邪乘肺也。目瞑者，热甚阴虚，畏阳光也。齿动颐肿，热乘阳明经也。恶寒发热如疟，金水受伤，阴阳争胜也。热在下焦，故少腹中痛。热在中焦，故腹大。颐，音拙。

岁太阴在泉，草乃蚤荣，湿淫所胜，则埃昏岩谷，黄反见黑，至阴之交； 太阴在泉，辰戌岁也。土为草木之所资生，故草乃蚤荣。岩谷者，土厚之处，故埃昏岩谷。黄，土色。黑，水色。土胜湿淫，故黄反见黑。《五常政大论》曰：太阴司天，湿气下临，肾气上从，黑起水变。即土临水应之义。至阴之交，当三气四气之间，土之令也。**民病饮积心痛，耳聋浑浑焞焞，嗌肿喉痹，阴病血见，少腹痛肿，不得小便，病冲头痛，目似脱，项似拔，腰似折，髀不可以曲，腘如结，腨如别。**

饮积心痛,寒湿乘心也。自耳聋至喉痹,按《经脉篇》为三焦经病。自阴病至不得小便,以邪湿下流,为阴虚肾病。自冲头痛至腨如别,按《经脉篇》为膀胱经病。此以土邪淫胜克水,而肾合三焦膀胱,俱为水藏,故病及焉。焯,吞、屯二音。嗌音益。膕音国。腨音篆。

岁少阳在泉,火淫所胜,则焰明郊野,寒热更至;少阳在泉,巳亥岁也。相火淫胜于下,故焰明郊野。热极生寒,故寒热更至。**民病注泄赤白,少腹痛溺赤,甚则血便,少阴同候。**热伤血分则注赤,热伤气分则注白。热在下焦,故少腹痛溺赤血便。其余诸病,皆与前少阴在泉同候。

岁阳明在泉,燥淫所胜,则霿雾清暝;阳明在泉,子午岁也。金气淫胜于下,故霿暗如雾,清冷晦暝也。**民病喜呕,呕有苦,善太息,心胁痛不能反侧,甚则嗌干面尘,身无膏泽,足外反热。**按《经脉篇》,以口苦善太息,心胁痛不能转侧,甚则面微有尘,体无膏泽,足外反热,为足少阳胆经病。嗌干面尘,为厥阴肝经病。此以金邪淫胜,故肝胆受伤,而为病如此。

岁太阳在泉,寒淫所胜,则凝肃惨栗;太阳在泉,丑未岁也。水气淫胜于下,故凝肃惨栗。**民病少腹控睾,引腰脊,上冲心痛,血见,嗌痛颔肿。**寒淫于下,自伤其类,则膀胱与肾受之。膀胱居腹,故少腹痛。肾主阴丸,故控睾。太阳之脉,挟脊抵腰中,故引腰脊。肾脉络心,故上冲心痛。心主血属而寒遍之,故血见。按《经脉篇》以嗌痛颔肿为小肠经病,亦水邪侮火而然。睾音高。颔,何敢切。

帝曰:善。治之奈何? 此下言在泉淫胜之治。**岐伯曰:诸气在泉:风淫于内,治以辛凉,佐以苦甘,以甘缓之,以辛散之**;风为木气,金能胜之,故治以辛凉。过于辛,恐反伤其气,故佐以苦甘,苦胜辛,甘益气也。木性急,故以甘缓之。风邪胜,故以辛散之。《藏气法时论》曰:肝苦急,急食甘以缓之。肝欲散,急食辛以散之。此之谓也。

热淫于内,治以咸寒,佐以甘苦,以酸收之,以苦发之;热为火气,水能胜之,故宜治以咸寒。佐以甘苦,甘胜咸,所以防咸之过也;苦能泄,所以去热之实也。热盛于经而不敛者,以酸收之。热郁于内而不解者,以苦发之。**湿淫于内,治以苦热,佐以酸淡,以苦燥之,以淡泄之**;湿为土气,燥能除之,故治以苦热。酸从木化,制土者也,故佐以酸淡。以苦燥之者,苦从火化也。以淡泄之者,淡能利窍也。《藏气法时论》曰:脾苦湿,急食苦以燥之。即此之谓。**火淫于内,治以咸冷,佐以苦辛,以酸收之,以苦发之**;相火,畏火也,故宜治以咸冷。苦能泄火,辛能散火,故用以为佐。以酸收之,以苦发之,义与上文热淫治同。**燥淫于内,治以苦温,佐以甘辛,以苦下之**;燥为金气,火能胜之,治以苦温,苦从火化也。佐以甘辛,木受金伤,以甘缓之;金之正味,以辛写之也。燥结不通,则邪实于内,故当以苦下之。按下文燥淫所胜,佐以酸辛,与此甘辛稍异。又如《六元正纪大论》子午年阳明在泉,亦云下酸温,皆与此不同。考之《藏气法时论》曰:肺苦气上逆,急食苦以泄之。用酸补之,辛写之。正此之辨。**寒淫于内,治以甘热,佐以苦辛,以咸写之,以辛润之,以苦坚之**;寒为水气,土能胜水,热能胜寒,故治以甘热,甘从土化,热从火化也。佐以苦辛等义,如《藏气法时论》曰:肾苦燥,急食辛以润之。肾欲坚,急食苦以坚之,用苦补之,咸写之也。

　帝曰:善。天气之变何如?此下言司天淫胜之变病。**岐伯曰:厥阴司天,风淫所胜,则太虚埃昏,云物以扰,寒生春气,流水不冰,蛰虫不出**;巳亥岁也。风淫于上,故太虚埃昏,云物扰乱。风木主温,故寒生春气而流水不冰。然风胜则金令承之,清肃气行,故蛰虫不出也。**民病胃脘当心而痛,上支两胁,鬲咽不通,饮食不下,舌本强,食则呕,冷泄腹胀,溏泄瘕水闭,病本于脾**,胃脘当心而痛等证,病皆在脾。按《经脉篇》以舌本强,食则呕,胃脘痛,腹胀食不下,溏泄瘕水闭，为足太阴脾病。此以木邪乘土，故诸病皆本于脾也。**冲阳绝，死不治**。冲阳，足阳明胃脉也，在足跗上动脉应手。土不胜木，则脾胃气竭而冲阳绝，故死不治。

少阴司天，热淫所胜，怫热至，火行其政，大雨且至；子午岁也。热淫于上，故火行其政。君火之下，阴精承之，故大雨且至。怫音佛，郁也。民病胸中烦热，嗌干，右胠满，皮肤痛，寒热欬喘，唾血血泄，鼽衄嚏呕，溺色变，甚则疮疡胕肿，肩背臂臑及缺盆中痛，心痛肺䐜腹大满膨膨而喘欬，病本于肺，胸中烦热嗌干等证，皆君火上炎，肺金受伤也。金气主右，故右胠满。按《经脉篇》以溺色变，肩背臂臑及缺盆中痛，肺胀满膨膨而喘欬，为手太阴肺病。鼽衄、肩前臑痛，为手阳明大肠病。盖肺与大肠为表里，金被火伤，故诸病皆本于肺也。膨音彭。**尺泽绝，死不治**。尺泽，手太阴肺脉也，在肘内廉大文中，动脉应手。金不胜火，则肺气竭而尺泽绝，故死不治。

太阴司天，湿淫所胜，则沈阴旦布，雨变枯槁；丑未岁也。湿淫于上，故沈阴旦布。沈，深也。沈阴雨变，则浸渍为伤，故物多枯槁。**胕肿骨痛阴痹，阴痹者按之不得，腰脊头项痛，时眩，大便难，阴气不用，饥不欲食，欬唾则有血，心如悬，病本于肾**，胕肿骨痛等证，皆肾经病也。按《经脉篇》以腰脊头项痛，为足太阳膀胱病。以饥不欲食，欬唾则有血，心如悬，为足少阴肾病。此以肾与膀胱为表里，水为土克，故诸病皆本于肾也。《五邪篇》阴痹，与此略同，详《针刺类》二十五。**太溪绝，死不治**。太溪，足少阴肾脉也，在足内踝后跟上动脉应手。水不胜土，则肾气竭而太溪绝，故死不治。

少阳司天，火淫所胜，则温气流行，金政不平；寅申岁也。相火淫胜于上，则金受其制，故温气流行，金政不平。**民病头痛，发热恶寒而疟，热上皮肤痛，色变黄赤，传而为水，身面胕肿，腹满仰息，泄注赤白，疮疡欬唾血，烦心胸中热，甚则鼽衄，病本于肺**，相火用事，金气受邪，客热内燔，水不能制，故为此诸病，皆本于肺也。**天府绝，死不治。**天府，手太阴肺脉也，在臂臑内廉，腋下三寸动脉应手。金不胜火，则肺气竭而天府绝，故死不治。

阳明司天，燥淫所胜，则木乃晚荣，草乃晚生，筋骨内变，大凉革候，名木敛生菀于下，草焦上首，蛰虫来见；卯酉岁也。燥金淫胜于上，则木受其克，故草木生荣俱晚。其在于人，则肝血受伤，不能营养筋骨，故生内变。且金气大凉，能革发生之候，故草木之应如此。然阳明金气在上，则少阴火气在下，故蛰虫来见也。大凉革候以下四句，旧在下文感而疟之后，今改移于此。**民病左胠胁痛，寒清于中，感而疟，欬，腹中鸣，注泄鹜溏，心胁暴痛，不可反侧，嗌干面尘腰痛，丈夫㿗疝，妇人少腹痛，目昧眦疡，疮痤痈，病本于肝，**左胠胁痛等证，皆肝经病，肝木主左也。按《经脉篇》以心胁痛不能转侧，面微有尘，为足少阳胆病；腰痛不可俛仰，丈夫㿗疝，妇人少腹痛，嗌干面尘飧泄，为足厥阴肝病。此以肝与胆为表里，木被金伤，故诸病皆本于肝也。鹜，木务二音。㿗，音颓。痤，才何切。**太冲绝，死不治。**太冲，足厥阴肝脉也，在足大指本节后二寸，动脉应手。木不胜金，则肝气竭而太冲绝，故死不治。

太阳司天，寒淫所胜，则寒气反至，水且冰，运火炎烈，雨暴乃雹；辰戌岁也。寒淫于上，故寒反至，水且冰。若乘火运而火气炎烈，则水火相激，故雨暴乃雹。此下二节，旧文似有颠倒，今稍为移正之。**民病血变于中，发为痈疡，厥心痛，呕血血泄鼽衄，善悲时眩仆，胸腹满，手热肘挛掖肿，心澹澹大动，胸胁胃脘不安，面赤目黄，善噫嗌干，甚则色炲，渴而欲饮，病本于心，**寒水胜则邪乘心，故为血变于中，发为痈疡等证。按《经脉篇》以手心热，臂肘挛急，腋肿，胸胁支满，心中澹澹大动，面赤目黄，为手厥阴心包络病。盖火受寒伤，故诸病皆本于心也。澹，淡同。炲音台，焦黑色也。**神门绝，死**

不治。神门，手少阴心脉也，在手掌后锐骨之端，动脉应手。火不胜水，则心气竭而神门绝，故死不治。**所谓动气，知其藏也。**动气者，气至脉动也。察动脉之有无，则藏气之存亡可知矣。此总结六气之变病也。

帝曰：善。治之奈何？此下言司天淫胜之治。岐伯曰：司天之气：**风淫所胜，平以辛凉，佐以甘苦，以甘缓之，以酸写之；**风淫于上，平以辛凉，佐以苦甘，以甘缓之，俱与上文在泉治同。以酸写之者，木之正味，其写以酸也。义见后。**热淫所胜，平以咸寒，佐以苦甘，以酸收之；**此与上文在泉治同，但缺以苦发之一句，而下文火淫所胜复言之，则义与此节同也。**湿淫所胜，平以苦热，佐以酸辛，以苦燥之，以淡泄之；**诸与上文在泉治同，惟佐以酸辛，与彼酸淡少异，盖辛胜酸，所以防酸之过也，故当用以为佐。**湿上甚而热，治以苦温，佐以甘辛，以汗为故而止；**湿上甚而热者，湿郁于上而成热也，治以苦温，欲其燥也。佐以甘辛，欲其散也。以燥以散，则湿热之在上者，以汗之故而止矣。**火淫所胜，平以咸冷，佐以甘苦，以酸收之，以苦发之，以酸复之，热淫同；**此与在泉热淫治同。盖水能胜火，故平以咸冷。苦能写火之实，甘能缓火之急，故佐以苦甘。火盛而散越者，以酸收之。火郁而伏留者，以苦发之。然以发去火，未免伤气，故又当以酸复之，而火热二气同治也。**燥淫所胜，平以苦湿，佐以酸辛，以苦下之；**此与上文燥淫于内治同，但彼云佐以甘辛，此云酸辛为异，详注见前燥淫条下，苦湿误也，当作苦温。**寒淫所胜，平以辛热，佐以苦甘，以咸写之。**辛热足以散寒，苦甘可以胜水。以咸写之，水之正味，其写以咸也。此与在泉治同，而文有颠倒，详见前寒淫于内条下。

二十六、邪气反胜之治素问至真要大论

帝曰：邪气反胜，治之奈何？反胜者，以天地气有不足，则间气乘虚为邪而反胜之也。**岐伯曰：风司于地，清反胜之，治以酸温，佐以苦甘，以辛平之。**凡寅申岁厥阴风木在泉而或气有不及，则金之清气反胜之，故当治以酸温，酸求木之同气，温以制清也。佐以苦甘，苦以温金，甘以缓肝之急也。以辛平之，木之正味，其补以辛；金之正味，其写以辛也。**热司于地，寒反胜之，治以甘热，佐以苦辛，以咸平之。**凡卯酉岁少阴君火在泉而或气有不及，则水之寒气反胜之，故当治以甘热，甘能胜水，热能制寒也。佐以苦辛，寒得苦而温，得辛而散也。以咸平之，火之正味，其补以咸，水之正味，其写以咸也。**湿司于地，热反胜之，治以苦冷，佐以咸甘，以苦平之。**凡辰戌岁太阴湿土在泉而或气有不及，则火之热气反胜之，故当治以苦冷，抑火邪也。佐以咸甘，咸寒制热，甘湿补土也。以苦平之，即苦冷之义。**火司于地，寒反胜之，治以甘热，佐以苦辛，以咸平之。**凡巳亥岁少阳相火在泉而气有不及，与上文热司于地者同其治。**燥司于地，热反胜之，治以平寒，佐以苦甘，以酸平之，以和为利。**凡子午岁阳明燥金在泉而气有不及，则热反胜之，治以平寒，以金司于地，气本肃杀，若用大寒，必助其惨，故但宜平寒，抑其热耳。佐以苦甘，所以写火也。以酸平之，金之正味，其补以酸也。以和为利，戒过用也，即平寒之意。**寒司于地，热反胜之，治以咸冷，佐以甘辛，以苦平之。**凡丑未岁太阳寒水在泉而气有不及，则热反胜之，故治以咸冷，抑火邪也。佐以甘辛，甘写火而辛能散也。以苦平之，水之正味，其补以苦也。王氏曰：此六气方治，与前淫胜法殊贯。其云治者，写客邪之胜气也。云佐者，皆所利所宜也。云平者，补已弱之正气也。

帝曰：其司天邪胜何如？言司天反胜也。**岐伯曰：风化于天，清**

反胜之,治以酸温,佐以甘苦。已亥岁也。治与上文风同于地大同。
热化于天,寒反胜之,治以甘温,佐以苦酸辛。子午岁也。治与上文
热司于地稍同,但少一咸味,多一酸味,盖火为水胜则心苦缓,故宜
食酸以收之。**湿化于天,热反胜之,治以苦寒,佐以苦酸。**丑未岁
也。苦寒所以祛热,苦酸所以敛热。按:此与上文湿司于地,皆当言
风反胜之,而俱言热者,盖风火本属同气,均能胜湿故也。然佐以苦
酸,则木之正味,其写以酸,此虽治热,而亦兼乎风矣。**火化于天,寒
反胜之,治以甘热,佐以苦辛。**寅申岁也。治与上文热司于地大同。
燥化于天,热反胜之,治以辛寒,佐以苦甘。卯酉岁也。辛寒所以散
热,苦甘所以写火。**寒化于天,热反胜之,治以咸冷,佐以苦辛。**辰
戌岁也。治与上文寒司于地大同。

二十七、六气相胜病治素问至真要大论

帝曰:六气相胜奈何? 相胜者,六气互有强弱,而乘虚相胜也。
岐伯曰:**厥阴之胜,耳鸣头眩,愦愦欲吐,胃鬲如寒,大风数举,倮虫
不滋,胠胁气并,化而为热,小便黄赤,胃脘当心而痛,上支两胁,肠
鸣飧泄,少腹痛,注下赤白,甚则呕吐,鬲咽不通。**厥阴之胜,风邪盛
也。耳鸣头眩,肝脉会于顶巅而风主动也。愦愦欲吐,胃鬲如寒,以
木邪伤胃,胃虚生于寒也。倮虫不滋,土气衰也。胠胁气并,肝邪聚
也。化热而小便黄赤,邪侵小肠也。其在上则胃脘当心而痛,上支
两胁,为呕吐,为鬲咽不通,在下则飧泄少腹痛,注下赤白,皆肝经脉
气所及,而木邪乘于肠胃也。愦音贵,心乱也。胠音区。**少阴之胜,
心下热善饥,齐下反痛,气游三焦,炎暑至,木乃津,草乃萎,呕逆躁
烦,腹满痛溏泄,传为赤沃。**少阴之胜,君火盛也。少阴之脉起心
中,出属心系,故心下热而善饥。少阴之脉络小肠,而热乘之,故齐
下反痛。心火盛则热及心包络,包络之脉历络三焦,故气游三焦。

其在天则炎暑至,在物则木乃津,草乃萎。火在上焦则呕逆躁烦,在中焦则腹满痛,在下焦则溏泄传为赤沃。赤沃者,利血尿赤也。齐,脐同。**太阴之胜,火气内郁,疮疡于中,流散于外,病在胠胁,甚则心痛,热格,头痛喉痹项强,独胜则湿气内郁,寒迫下焦,痛留顶,互引眉间,胃满,雨数至,燥当作湿。化乃见,少腹满,腰脽重强,内不便,善注泄,足下温,头重足胫胕肿,饮发于中,胕肿于上。太阴之胜,湿邪盛也。**寒湿外盛,则心火内郁,故疮疡先发于中,而后流散于外。心脉起心中,出腋下,故病在胠胁,甚则心痛。热格于上,则为头痛喉痹项强。若无热而湿独胜,则湿气内郁,寒迫下焦,故痛留巅顶,互引眉间。胃属土,不能制湿则为胀满。其在天则雨数至,在物则湿化见。湿下流则少腹满,腰脽重强。内湿不便则清浊不分,故善注泄。湿郁于下则热生,故足温。湿滞于上,故头重。脾胃不能胜湿,则足胫胕肿,故饮发于中,浮肿于上也。**少阳之胜,热客于胃,烦心心痛,目赤欲呕,呕酸善饥,耳痛溺赤,善惊谵妄,暴热消烁,草萎水涸,介虫乃屈,少腹痛,下沃赤白。少阳之胜,相火盛也。**热客于胃而上行,则为烦心心痛,目赤欲呕,呕酸善饥耳痛等病,下行则为溺赤。火盛则伤阴,故善惊谵妄,暴热消烁。热极则害物,故草萎水涸。介虫属金,故遇火而屈。热陷下焦,故少腹为痛。下沃赤白者,热在血分则赤,气分则白,大便曰利,小便曰浊也。**阳明之胜,清发于中,左胠胁痛溏泄,内为嗌塞,外发㿗疝,大凉肃杀,华英改容,毛虫乃殃,胸中不便,嗌塞而欬。阳明之胜,金邪盛也。**金气寒肃,故清发于中。木受其制,故左胠胁痛。清气在下则为溏泄,在上则为嗌塞,在少腹则为㿗疝,在天则大凉肃杀,在物则华英改容。毛虫,木虫也,故受其殃。胸中,肺所居也,燥胜则肺气敛而失其治节,故有不便而嗌塞为欬也。**太阳之胜,凝栗且至,非时水冰,羽乃后化,痔疟发,寒厥入胃则内生心痛,阴中乃疡,隐曲不利,互引阴股,筋肉拘**

苦,血脉凝泣,络满色变,或为血泄,皮肤否肿,腹满食减,热反上行,头项囟顶脑户中痛,目如脱,寒入下焦,传为濡泻。太阳之胜,水邪盛也,故为凝栗水冰。羽虫属火,故后化。太阳经夹脊贯臀,故痔发。寒胜则邪正分争,故为疟。寒气入胃,厥逆于中,上侵君火,故内生心痛。太阳之脉络肾属膀胱,故为阴疡,为隐曲不利而互引阴股。筋肉得寒则为急为痹,故筋急肉苦。血脉得寒则营卫凝涩,经脉不行,故络满色变。血滞于经则妄行,故或为血泄。表寒不行,故皮肤否肿。里寒为滞,故腹满食减。阴寒在下,则戴阳于上,故热反上行。头项囟顶脑户目内眦,皆太阳经也,寒气居之,故为痛如脱。寒入下焦,则命门阳衰,故传为大便濡泻。囟音信。**帝曰:治之奈何? 治六气相胜。岐伯曰:厥阴之胜,治以甘清,佐以苦辛,以酸写之。**木胜土败,治以甘清,甘益土,清平木也。佐以苦辛,散风邪也。以酸写之,木之正味,其写以酸。**少阴之胜,治以辛寒,佐以苦咸,以甘写之。**热胜则乘金,治以辛寒,散火也。佐以苦咸,泄热也。以甘写之,火之正味,其写以甘。**太阴之胜,治以咸热,佐以辛甘,以苦写之。**土胜则湿淫,治以咸热,咸能润下,热能燥湿也。湿胜则土寒,佐以辛甘,辛能温土,甘能补土也。以苦写之,土之正味,其写以苦也。**少阳之胜,治以辛寒,佐以甘咸,以甘写之。**此与上少阴治同,但佐有少异,盖甘能写火也。**阳明之胜,治以酸温,佐以辛甘,以苦泄之。**燥金之胜,病在肺肝,治以酸温,润燥暖肺也。佐以辛甘,写肺补肝也。以苦泄之,苦从火化,能泄燥邪之实也。**太阳之胜,治以甘热,佐以辛酸,以咸写之。**水胜则火衰,治以甘热,甘益土以制水,热扶阳以逐寒也。佐以辛酸,辛散寒邪之实,酸收心气之伤也。以咸写之,水之正味,其写以咸也。

二十八、六气之复病治素问至真要大论

帝曰：六气之复何如？复者，报复之义。六气盛衰不常，有所胜，则有所复也。愚按：王氏曰：凡先有胜，后必复。新校正引玄珠正化对化之义云：正司化令之实，对司化令之虚，对化胜而有复，正化胜而不复。反以王注为未然。或又曰：甲丙戊庚壬阳年太过，有胜无复；乙丁己辛癸阴年不及，有胜必有复。皆未达之言也。夫胜复之道，随气盛衰而见，非有正对之分。考之本经诸篇，原无此言。其于不及有复太过无复之说，盖以《气交变大论》，凡太过之运皆不言复，惟不及之年则有之。《六元正纪大论》所载六十年运气之纪，亦惟不之岁言复，而太过之年则无。似乎阳年太过，有胜无复也。然《五常政大论》云：发生之纪，不务其德，则收气复。赫曦之纪，暴烈其政，藏气乃复。敦阜之纪，大风迅至，邪伤脾也。坚成之纪，政暴变，长气斯救。流衍之纪，政过则化气大举。是皆以太过之岁为言。由此观之，则阳年未尝无复也。惟是阴年气弱，彼来胜我，故子必起而报之，故谓之复。阳年气强，无胜我者，但以我胜彼，故承乃从而制之。然曰承曰复，本一理也。但相继而制者谓之承，因胜而报者谓之复，胜复相仍，本无罅隙，故经曰有胜则复，无胜则否。胜至则复，无常数也。又曰微者复微，甚者复甚。然则气之微甚，尚不可以假借，又何有阴阳正对复与不复之理哉？故本论无分太过不及之年，皆有淫胜反胜相胜之气，可见阳年未必全盛而反胜者有之，阴年未必全衰而淫胜者亦有之，天地变化，消长无穷，但当随厥气几而察以方月之义，庶得其妙。若必欲因辞害意，则失之远矣。**岐伯曰：悉乎哉问也！厥阴之复，少腹坚满，里急暴痛，偃木飞沙，倮虫不荣，厥心痛汗发，呕吐，饮食不入，入而复出，筋骨掉眩清厥，甚则入脾，食痹而吐，**厥阴风木之复，内应肝气。少腹坚满，肝邪实也。里急暴

痛,肝主筋膜,其气急也。偃木飞沙,风之甚也。倮虫不荣,木制土也。厥心痛汗发,肝邪乘胃,上凌于心而阳气泄也。饮食不入,入而复出,脾受肝伤也。掉为颤掉,眩为眩运,风淫所致也。风之甚者,必兼承制之化,故手足清冷而厥也。食痹者,食入不化,入则闷痛呕汁,必吐出乃已也。**冲阳绝,死不治。**冲阳,胃脉也,胃绝则脾亦绝矣。按:前章天地淫胜,止言司天六脉绝者不治,而在泉未言;此章于六气之复者复言之,正以明在泉之化,盖四气尽终气,地气主之,复之常也。**少阴之复,燠热内作,烦躁鼽嚏,少腹绞痛,火见燔炳嗌燥,分注时止,气动于左,上行于右,欬皮肤痛暴瘖,心痛郁冒不知人,乃洒淅恶寒,振栗谵妄,寒已而热,渴而欲饮,少气骨萎,隔肠不便,外为浮肿哕噫,赤气后化,流水不冰,热气大行,介虫不福,病痱胕疮疡,痈疽痤痔,甚则入肺,欬而鼻渊,**少阴君火之复,燠热内作,烦躁鼽嚏,火盛于中而炎于上也。少腹绞痛,火在阴也。火见燔炳嗌燥,身表焦热而火在喉也。分注时止,谓大肠或泄,膀胱或癃,火居二便也。气动于左,阳升在东也。上行于右,火必乘金也。欬而皮肤痛暴瘖,肺主声音,外合皮毛而受火之伤也。心痛郁冒不知人,心邪自实而神明乱也。洒淅恶寒,振栗谵妄,寒已而热,水火相争,热极生寒也。渴而欲饮,亡津液也。少气骨萎,壮火食气,热极伤精也。隔肠不便,热结不通也。外为浮肿,为哕噫,热胜则肿,火逆冲上也。赤气后化,阳明先胜,少阴后复也。流水不冰,热气大行,介虫不福,火盛制金也。痱胕疮疡,痈疽痤痔,火克肺金而皮毛受病也。火甚必伤肺,故欬而鼻渊所由作矣。鼽音求。嚏音帝。炳,如瑞切。哕,于决切。痱音肺。痤,才何切。**天府绝,死不治。**天府,肺经穴也。**太阴之复,湿变乃举,体重中满,食饮不化,阴气上厥,胸中不便,饮发于中,欬喘有声,大雨时行,鳞见于陆,头顶痛重而掉瘛尤甚,呕而密默,唾吐清液,甚则入肾,窍写无度,**太阴湿土之复,体重中满,饮食不化,自伤同气也。阴气上厥,胸中不便,湿从寒化也。饮发于中,喘欬有声,湿侵脾肺也。大雨时行,鳞见于陆,湿令行也。头顶痛重而掉瘛尤甚,湿在三阳,筋脉濡弱也。呕而密默,唾吐清液,寒湿内动也。甚则土邪传肾,窍写无度,以肾开窍于二便,而门户不要也。**太溪绝,死不治。**太溪,肾经穴也。**少阳之复,大热将至,枯燥燔爇,介虫乃耗,惊瘛欬衄,心热烦躁,便数憎风,厥气上行,面如浮埃,目乃瞤瘛,火气内发,上为口糜呕逆,血溢血泄,发而为疟,恶寒鼓栗,寒极反热,嗌络焦槁,渴引水浆,色变黄赤,少气脉萎,化而为水,传为胕肿,甚则入肺,欬而血泄,**少阳相火之复,故大热至而枯燥燔爇。介虫属金,所以耗也。其病则惊瘛欬衄,心热烦躁,火乘心肺也。便数憎风,表里皆热也。厥气上行,面如浮埃,目乃瞤瘛,火气内发,上为口糜呕逆,血溢血泄,皆火炎于上,故形色变而逼血妄行也。发而为疟,恶寒鼓栗,寒极反热,以风火相薄而阴阳相并也。嗌络焦槁,渴引水浆,津液涸也。色变黄赤,热在脾则黄,在心则赤也。少气脉萎,气血伤也。化而为水,传为胕肿,以气蒸热化,水道不通,而浮肿如泥也。火盛必伤金,故甚则入肺,欬而血泄。爇,儒决切。瘛音翅。**尺泽绝,死不治。**尺泽,肺经穴也。按:前章少阴司天热淫所胜言尺泽,少阳司天火淫所胜言天府,此章所言与前章相反,然皆系肺经之穴,以火克金,故能互见其害。**阳明之复,清气大举,森木苍干,毛虫乃厉,病生胠胁,气归于左,善太息,甚则心痛否满,腹胀而泄,呕吐欬哕烦心,病在鬲中,头痛,甚则入肝,惊欬筋挛,**阳明燥金之复,故清气大举,森木苍干,毛虫乃厉,金克木也。病生胠胁,气归于左,肝木伤也。金气盛则木郁火衰而阳气不达,故善太息。甚则心痛否满,腹胀而泄,呕吐欬哕烦心,清邪在中也。头痛者,阴寒外束,热聚于经也。金强侮肝,故为惊骇筋挛之病。**太冲绝,死不治。**太冲,肝经穴也。**太阳之复,厥气上行,水凝**

雨冰,羽虫乃死,心胃生寒,胸中不利,心痛否满,头痛善悲,时眩仆食减,腰脽反痛,屈伸不便,地裂冰坚,阳光不治,少腹控睾,引腰脊,上冲心,唾出清水,及为哕噫,甚则入心,善忘善悲,太阳寒水之复,其气上行,则水凝雨冰。羽虫属火,水盛乃死也。其病心胃生寒,故胸中不利也。心痛否满,寒在膈间也。头痛善悲,寒并于上而阳神虚也。时眩仆食减,清阳失位而胃中寒也。腰脽反痛,屈伸不便,寒归水藏而连及太阳经也。地裂冰坚,阳光不治,水令行也。少腹控睾,引腰脊,上冲于心,寒客三阴,上侵君火也。唾出清水,及为哕噫,寒水侮土,胃脘无阳也。寒甚者必乘心,心藏神,神不足则善忘善悲。胜音谁。睾音高。**神门绝,死不治。**神门,心经穴也。**帝曰:善。治之奈何?**治六气之复。**岐伯曰:厥阴之复,治以酸寒,佐以甘辛,以酸写之,以甘缓之。**厥阴风木之复,治以酸寒,木之正味,其写以酸,木火相生,宜清以寒也。佐以甘辛,木盛土衰,以甘补土,辛从金化,以辛制木也。写者,写肝之实。缓者,缓肝之急也。**少阴之复,治以咸寒,佐以苦辛,以甘写之,以酸收之,以苦发之,以咸耎之。**少阴君火之复,治以咸寒,制以所不胜也。佐以苦辛,发散其热也。以甘写之,甘写火也。以酸收之,敛浮热也。以苦发之,散火之郁也。以咸耎之,解热之结也。**太阴之复,治以苦热,佐以酸辛,以苦写之,燥之泄之。**太阴湿土之复,治以苦热,苦能写土,热能燥湿也。佐以酸辛,酸能制土,辛能温寒也。以苦写之,燥之泄之,写以夺其壅,燥以胜其湿,泄以利其水也。**少阳之复,治以咸冷,佐以苦辛,以咸软之,以酸收之,辛苦发之,发不远热,无犯温凉,少阴同法。**少阳相火之复,与上文少阴之复治同。发不远热,无犯温凉,重明用发者,勿犯寒凉也。少阴之治亦然。**阳明之复,治以辛温,佐以苦甘,以苦泄之,以苦下之,以酸补之。**阳明燥金之复,治以辛温,金之正味,写之以辛,金之清燥,胜之以温也。佐以苦甘,苦从火化,以苦制金,木被金伤,以甘缓急也。以苦泄之下之,开燥结以通实邪;以酸补之,敛津液以滋干涸也。**太阳之复,治以咸热,佐以甘辛,以苦坚之。**太阳寒水之复,治以咸热,水之正味,其写以咸,而治寒以热也。佐以甘辛,甘从土化,用以制水,而辛能散寒也。寒水通于肾,肾不坚则寒易起,故《藏气法时论》曰:肾欲坚,急食苦以坚之也。**治诸胜复,寒者热之,热者寒之,温者清之,清者温之,散者收之,抑者散之,燥者润之,急者缓之,坚者耎之,脆者坚之,衰者补之,强者写之,各安其气,必清必静,则病气衰去,归其所宗,此治之大体也。**此总结前章淫胜反胜相胜相复之治,皆不外乎此法,则正气得安,病气衰去,阴阳宗主各有所归,自无偏胜之患,而治法尽于此矣。脆音翠。**帝曰:善。**

二十九、天枢上下,胜复有常素问至真要大论

帝曰:气之上下何谓也?岐伯曰:身半以上,其气三矣,天之分也,天气主之;身半以下,其气三矣,地之分也,地气主之。气之上下,司天在泉也,而人身应之,则身半以上,阳气三,阴气亦三,是为手之六经,应天之分,故天气主之。身半以下,亦阳气三,阴气三,是为足之六经,应地之气,故地气主之。《六节藏象论》亦云其气三,三而成天,三而成地,三而成人,亦是三阴三阳之义。**以名命气,以气命处,而言其病。半,所谓天枢也。**以名命气,谓正其名则气有所属,如三阴三阳者名也,名既立则六气各有所主矣。以气命处,谓六经之气各有其位,察其气则中外前后上下左右病处可知矣。半,身半也,上下之中也。以人身言之,则前及于脐,后及于腰,故脐旁二寸名天枢穴,正取身半之义。又天枢详义,见本类前九。**故上胜而下俱病者,以地名之;下胜而上俱病者,以天名之。**上胜则下虚而下俱病者,即名地气也。下胜则上虚而上俱病者,即名天气也。《六元

正纪大论》曰：天气不足，地气随之，地气不足，天气从之。亦此之谓。**所谓胜至，报气屈伏而未发也，复至则不以天地异名，皆如复气为法也。**凡胜至为病者，以报气未发也，故病在上则求乎天，病在下则求乎地。若复气已至，则不以天地异名，但求复气所居，随微甚以为治法也。如前章治六气之复，及下文云气之复也，和者平之，暴者夺之，皆治复之法。**帝曰：胜复之动，时有常乎？气有必乎？岐伯曰：时有常位而气无必也。**时有常，气无必，义如下文。**帝曰：愿闻其道也。岐伯曰：初气终三气，天气主之，胜之常也；四气尽终气，地气主之，复之常也。**岁半之前，天气主之，岁半之后，地气主之，胜在前，复在后，故自初气以至三气，乃司天所主之时，太过则胜其不胜，不及则胜者来胜，此胜之常也。自四气以至终气，乃在泉所主之时，太过则承者起而制之，不及则子为母而复之，此复之常也。故曰时有常位。**有胜则复，无胜则否。**有胜必有复，无胜则无复。《五常政大论》曰：微者复微，甚者复甚。可见胜复之气，或有或无，或微或甚，其变不一，故曰气无必也。**帝曰：善。复已而胜何如？岐伯曰：胜至则复，无常数也，衰乃止耳。**复已而胜，谓既复之后而又胜也。胜至则复，言再胜则再复，本无常数也。胜复之变，本由乎气，若气有余而胜复微，则气有未尽，故不免再胜再复。若胜复甚，则彼此气尽而已，故衰乃止耳。**复已而胜，不复则害，此伤生也。**若有胜无复，则亢而为害，故伤生也。**帝曰：复而反病何也？岐伯曰：居非其位，不相得也。大复其胜，则主胜之，故反病也。**复而反病，谓复反自病也。复气居非其位，则客主之气不相得，气不相得而大复其胜，力极必虚，虚则主气乘之，故反受病也。**所谓火燥热也。**此即居非其位也。火，少阳也。燥，阳明也。热，少阴也。少阳少阴在泉，以客之火气，而居主之水位，火气大复，则水主胜之。阳明司天，以客之金气，而居主之火位，金气大复，则火主胜之。余气胜复，则无主胜之反病,故曰所谓火燥热也。按:此以复气反病为言,然燥在三气之前,本非复之时也,但言复则胜可知矣,故胜气不相得者亦当反病,天地之气皆然也。**帝曰:治之奈何?岐伯曰:夫气之胜也,微者随之,甚者制之。气之复也,和者平之,暴者夺之。皆随胜气,安其屈伏,无问其数,以平为期,此其道也。**此总言胜复微甚之治也。微者随之,顺其气以安之也。甚者制之,制以所畏也。和者平之,调其微邪也。暴者夺之,写其强盛也。但随胜气以治,则屈伏之气可安矣。然不必计其数之多少,但以得平为期,乃气胜之道。此言皆随胜气者,非单以胜气为言,而复气之至,气亦胜矣,盖兼言之也。本节治法,乃与前章治诸气复相参阅。**帝曰:善。**

三十、客主胜而无复,病治各有正味素问至真要大论

帝曰:客主之胜复奈何?客者,天地之六气。主者,四时之六步。凡前云胜复者,皆客气之变,故此复明主气也。有逐年主气客气图,在《图翼》二卷。**岐伯曰:客主之气,胜而无复也。**客气动而变,主气静而常,气强则胜,时去则已,故但以盛衰相胜而无复也。**帝曰:其逆从何如?岐伯曰:主胜逆,客胜从,天之道也。**客行天令,运动不息,主守其位,只奉天命者也。主胜客,则违天之命而天气不行,故为逆。客胜主,则以上临下而政令乃布,故为从。

帝曰:其生病何如?岐伯曰:厥阴司天,客胜则耳鸣掉眩,甚则欬;主胜则胸胁痛,舌难以言。初气终三气,天气主之也。已亥年厥阴司天,以风木之客,而加于厥阴少阴少阳之主。若客胜则木气上动而风邪盛,故耳鸣掉眩,甚则为欬。若主胜则火挟木邪,在相火则胸胁痛,心包所居也;在君火则舌难言,心开窍于舌。**少阴司天,客胜则鼽嚏,颈项强肩背瞀热,头痛少气,发热耳聋目瞑,甚则胕肿血溢,疮疡欬喘;主胜则心热烦躁,甚则胁痛支满。**子午年少阴司

天,以君火之客,而加于木火三气之主。客胜则火在上焦,故热居头项肌表。主胜则火木为邪,故心肝二经为病。瞀音务,闷也。**太阴司天,客胜则首面胕肿,呼吸气喘;主胜则胸腹满,食已而瞀。**丑未年太阴司天,以湿土之客,而加于木火之主。客胜则湿热上升,故首面浮肿而喘。主胜则风热侵脾,故胸腹满,食已而瞀。**少阳司天,客胜则丹胗外发,及为丹熛疮疡,呕逆喉痹,头痛嗌肿,耳聋血溢,内为瘈瘲;主胜则胸满欬仰息,甚而有血手热。**寅申年少阳司天,以畏火之客,而加于木火之主。客主互胜,火在上焦,故为热病如此。胗,疹同。熛、飘、标二音。瘈瘲,音翅纵。按:下文云瘈强拘瘲,是瘈为拘挛,瘲为弛纵可知。**阳明司天,清复内余,则欬衄嗌塞,心鬲中热,欬不止而白血出者死。**卯酉年阳明司天,以燥金之客,而加于木火之主。金居火位,则客不胜主,故不言客主之胜。然阳明以清肃为政,若清气复盛而有余于内,则热邪承之,故为欬衄嗌塞等证,皆肺金受伤也。肺伤极则白血出,盖血竭于肺,乃为白涎白液,涎液虽白,实血所化,故曰白血出者死。**太阳司天,客胜则胸中不利,出清涕,感寒则欬;主胜则喉嗌中鸣。**辰戌年太阳司天,以寒水之客,而加于木火之主。客胜则寒气在上,故胸中不利,涕出而欬。主胜则火因寒覆,故阳气欲达而喉嗌鸣也。

厥阴在泉,客胜则大关节不利,内为瘈强拘瘲,外为不便;主胜则筋骨繇并,腰腹时痛。四气尽终气,地气主之也。寅申年厥阴在泉,以风木之客,而加于太阴阳明太阳之主。客胜主胜,皆以木居土金水之乡,肝木受制于下,故为关节不利,瘈强拘瘲筋骨等病。繇,摇同。并,挛束不开也。**少阴在泉,客胜则腰痛,尻股膝髀腨骭足病,瞀热以酸,胕肿不能久立,溲便变;主胜则厥气上行,心痛发热,鬲中,众痹皆作,发于胠胁,魄汗不藏,四逆而起。**卯酉年少阴在泉,以君火之客,而加于土金水之主。客胜则腰尻下部为痛为热为溲便变者，火居阴分也。为胕肿不能久立者，火在太阴，脾主肌肉四支也。主胜则君火受制于群阴，故为厥气上行、心痛发热等病。魄汗，阴汗也。四逆，厥冷也。《脉要精微论》曰：阴气有余为多汗身寒。即此谓也。**太阴在泉，客胜则足痿下重，便溲不时，湿客下焦，发而濡泻，及为肿隐曲之疾；主胜则寒气逆满，食饮不下，甚则为疝。**辰戌年太阴在泉，以湿土之客，而加于金水之主。客胜而为足痿下重等病，湿挟阴邪在下也。主胜而为寒气逆满、食饮不下者，寒水侮土伤脾也。甚则为疝，即隐曲之疾。盖前阴者，太阴阳明之所合，而寒湿居之，故为是证。**少阳在泉，客胜则腰腹痛而反恶寒，甚则下白溺白；主胜则热反上行而客于心，心痛发热，格中而呕，少阴同候。**巳亥年少阳在泉，以相火之客，而加于上金水之主。客胜则火居阴分，故下焦热、腰腹痛而恶寒下白。主胜则阴盛格阳，故热反上行，心痛发热，格中而呕。少阳少阴皆属火，故同候。**阳明在泉，客胜则清气动下，少腹坚满而数便泻；主胜则腰重腹痛，少腹生寒，下为鹜溏，则寒厥于肠，上冲胸中，甚则喘不能久立。**子午岁阳明在泉，以燥金之客，而加于土金水之主。客胜则清寒之气动于下焦，故少腹坚满而便写。主胜则寒侵金藏，故下在肠腹则为腰重腹痛鹜溏寒厥，上于肺经则冲于胸中，甚则气喘不能久立也。鹜，木、务二音，鸭也。**太阳在泉，寒复内余，则腰尻痛，屈伸不利，股胫足膝中痛。**丑未年太阳在泉，以寒水之客，而加于金水之主。水居水位，故不言客主之胜。重阴气盛，故寒复内余而为腰尻股胫足膝中痛。**帝曰：善。治之奈何？**治客主之胜。**岐伯曰：高者抑之，下者举之，有余者折之，不足者补之，佐以所利，和以所宜，必安其主客，适其寒温，同者逆之，异者从之。**高者抑之，欲其降也。下者举之，欲其升也。有余者折之，攻其实也。不足者补之，培其虚也。佐以所利，顺其升降浮沉也。和以所宜，酌其气味薄厚也。安其主客，审强弱以调之也。适其寒温,用寒远寒,用温远温也。同者逆之,客主同气者,可逆而治也。异者从之,客主异气者,或从于客,或从于主也。**帝曰:治寒以热,治热以寒,气相得者逆之,不相得者从之,余已知之矣。其于正味何如?** 五行气化,补写之味,各有专主,故曰正味。此不特客主之气为然,凡治诸胜复者皆同。**岐伯曰:木位之主,其写以酸,其补以辛。** 木之主气,初之气也,在春分前六十日有奇,乃厥阴风木所主之时,故曰木位之主。木性升,酸则反其性而敛之,故为写。辛则助其发生之气,故为补。《藏气法时论》曰:肝欲散,急食辛以散之,用辛补之,酸写之。火位之主,其写以甘,其补以咸。火之主气有二:春分后六十日有奇,少阴君火主之,二之气也;夏至前后各三十日有奇,少阳相火主之,三之气也。火性烈,甘则反其性而缓之,故为写。火欲耎,咸则顺其气而耎之,故为补。《藏气法时论》曰:心欲耎,急食咸以耎之,用咸补之,甘写之。**土位之主,其写以苦,其补以甘。** 土之主气,四之气也,在秋分前六十日有奇,乃太阴湿土所主之之时。土性湿,苦则反其性而燥之,故为写。土欲缓,甘则顺其气而缓之,故为补。《藏气法时论》曰:脾欲缓,急食甘以缓之,用苦写之,甘补之。**金位之主,其写以辛,其补以酸。** 金之主气,五之气也,在秋分后六十日有奇,乃阳明燥金所主之时。金性敛,辛则反其性而散之,故为写。金欲收,酸则顺其气而收之,故为补。《藏气法时论》曰:肺欲收,急食酸以收之,用酸补之,辛写之。**水位之主,其写以咸,其补以苦。** 水之主气,终之气也,在冬至前后各三十日有奇,乃太阳寒水所主之时。水性凝,咸则反其性而耎之,故为写。水欲坚,苦则顺其气而坚之,故为补。《藏气法时论》曰:肾欲坚,急食苦以坚之,用苦补之,咸写之。**厥阴之客,以辛补之,以酸写之,以甘缓之。** 客者,客气之为病也。后仿此。厥阴之客,与上文木位之主同其治。而复曰以甘缓之者,木主肝,《藏气法时论》曰:肝苦急,急食甘以缓之也。**少阴之客,以咸补之,以甘写之,以咸收之。**少阴君火之客,与上文火位之主同其治。以咸收之误也,当作酸。《藏气法时论》曰心苦缓,急食酸以收之者,是其义。**太阴之客,以甘补之,以苦写之,以甘缓之。**太阴湿土之客,与上文土位之主治同。**少阳之客,以咸补之,以甘写之,以咸㪍之。**少阳相火之客,与上文火位之主、少阴之客治同。但曰以咸㪍之者,按《藏气法时论》曰:心欲㪍,急食咸以㪍之。虽心非少阳,而君相皆火,故味同也。**阳明之客,以酸补之,以辛写之,以苦泄之。**阳明燥金之客,与上文金位之主治同。复言以苦泄之者,金主肺,《藏气法时论》曰:肺苦气上逆,急食苦以泄之也。**太阳之客,以苦补之,以咸写之,以苦坚之,以辛润之,开发腠理,致津液,通气也。**太阳寒水之客,与上文水位之主治同。复曰以辛润之者,水属肾,如《藏气法时论》曰:肾苦燥,急食辛以润之也。开发腠理等义,俱与彼同,详《疾病类》二十四。**帝曰:善。**

三十一、六气之胜,五藏受邪脉应　素问至真要大论

帝曰:六气之胜,何以候之?候者,候其气之应见也。**岐伯曰:乘其至也。**乘其气至而察之也。**清气大来,燥之胜也,风木受邪,肝病生焉。**金气克木,故肝木受邪,肝病则并及于胆。**热气大来,火之胜也,金燥受邪,肺病生焉。**火气克金,故肺金受邪,肺病则并及于大肠。**寒气大来,水之胜也,火热受邪,心病生焉。**水气克火,故心火受邪,心病则并及小肠、包络、三焦。**湿气大来,土之胜也,寒水受邪,肾病生焉。**土气克水,故肾水受邪,肾病则并及膀胱。**风气大来,木之胜也,土湿受邪,脾病生焉。**木气克土,故脾土受邪,脾病则并及于胃。**所谓感邪而生病也。**不当至而至者,谓之邪气,有所感触,则病生矣。**乘年之虚,则邪甚也;**凡岁气不及,邪胜必甚,如乙丁己辛癸年是也。**失时之和,亦邪甚也;**客主不和,四时失序,感而为

病,则随所不胜而与藏气相应也,其邪亦甚。**遇月之空,亦邪甚也。**《八正神明论》曰:月始生,则血气始精,卫气始行;月廓满,则血气实,肌肉坚;月廓空,则肌肉减,经络虚,卫气去,形独居。是即月空之义,亦邪之所以甚也。以上三节,曰乘、曰失、曰遇,皆以人事为言,是谓三虚。详义见后三十六。**重感于邪,则病危矣。**如《岁露论》云:冬至之日,中于虚风而不发,至立春之日,又皆中于虚风,此两邪相搏,即重感之谓。义详后三十六。**有胜之气,其必来复也。**天地之气,不能相过也,有胜则有复。**帝曰:其脉至何如?**言六气胜至之脉体。**岐伯曰:厥阴之至其脉弦,**厥阴之至,风木气也。木体端直以长,故脉弦。弦者,长直有力,如弓弦也。**少阴之至其脉钩,**少阴之至,君火气也。火性升浮,故脉钩。钩者,来盛去衰,外实内虚,如带之钩也。**太阴之至其脉沈,**太阴之至,湿土气也。土体重实,故脉沉。沉者,行于肌肉之下也。**少阳之至大而浮,**少阳之至,相火气也。火热盛长于外,故脉来洪大而浮于肌肤之上也。**阳明之至短而涩,**阳明之至,燥金气也。金性收敛,故脉来短而涩也。**太阳之至大而长。**太阳之至,寒水气也。水源长而生意广,故其脉至,大而且长。**至而和则平,**以主六脉之至,各无太过不及,是为和平之脉,不平则为病矣。**至而甚则病,**甚,谓过甚而失其中和之气,如但弦无胃之类是也。**至而反者病,**反者,反见胜己之脉,如应弦反涩,应大反小之类是也。**至而不至者病,**时已至而脉不应,来气不足也,故病。**未至而至者病,**时未至而脉先至,来气太过也,故病。凡南北政之岁,脉象变易皆然。**阴阳易者危。**阴阳易,即《五运行大论》阴阳交之义,阴阳错乱,故谓之危。详见本类前五。

三十二、胜复蚤晏脉应 素问至真要大论

帝曰：胜复之变，蚤晏何如？ 言迟速之应。**岐伯曰：夫所胜者，胜至已病，病已愠愠，而复已萌也。** 胜气之至，既已病矣。病将已，尚愠愠未除，而复气随之已萌矣。故凡治病者，于阴阳先后之变，不可不察也。愠音酝，又上声，缊积貌。**夫所复者胜尽而起，得位而甚，胜有微甚，复有少多，胜和而和，胜虚而虚，天之常也。** 胜尽而起，随而至也。得位而甚，专其令也。胜有微甚，则复有少多，报和以和，报虚以虚，故胜复之道，亦犹形影声应之不能爽也。**帝曰：胜复之作，动不当位，或后时而至，其故何也？** 胜复之动，有不应时者也。**岐伯曰：夫气之生与其化，衰盛异也。** 生者发生之始，化者气化大行，故衰盛异也。气有衰盛，则胜复之动，有不当位而后先至矣。**寒暑温凉，盛衰之用，其在四维。** 寒暑温凉，四季之正气也。四维，辰戌丑未之月也。春温盛于辰，夏暑益于未，秋凉盛于戌，冬寒盛于丑，此四季盛衰之用。**故阳之动，始于温，盛于暑；阴之动，始于清，盛于寒。春夏秋冬，各差其分。** 始于温，阳之生也。盛于暑，阳之化也。始于清，阴之生也。盛于寒，阴之化也。气至有微甚，故四季各有差分也。**故大要曰：彼春之暖，为夏之暑，彼秋之忿，为冬之怒，谨按四维，斥候皆归，其终可见，其始可知，此之谓也。** 斥候，四时之大候也。春之暖即夏暑之渐，秋之忿即冬寒之渐，但按四维之正，则四时斥候之所归也，故见其始，即可知其终矣。**帝曰：差有数乎？岐伯曰：又凡三十度也。** 凡气有迟蚤，总不出一月之外，三十度即一月之日数也。此二句与《六元正纪大论》同，详本类前二十三。**帝曰：其脉应皆何如？岐伯曰：差同正法，待时而去也。** 气至脉亦至，气去脉亦去，气有差分，脉必应之，故曰差同正法。**脉要曰：春不沉，夏不弦，秋不数，冬不涩，是谓四塞。** 此即脉之差分也。春脉宜弦，然自

冬而至,冬气犹存,故尚有沉意。夏脉宜数,然自春而至,春气犹存,故尚有弦意。秋脉宜涩,然自夏而至,夏气犹存,故尚有数意。冬脉宜沉,然自秋而至,秋气犹存,故尚有涩意。若春不沉,夏不弦,秋不数,冬不涩,是失其所生之气,气不交通,故曰四塞,皆非脉气之正。**沉甚曰病,弦甚曰病,数甚曰病,涩甚曰病**,此又其差之甚者也。故春可带沉而沉甚则病,夏可带弦而弦甚则病,秋可带数而数甚则病,冬可带涩而涩甚则病,以盛非其时也。**参见曰病,复见曰病,未去而去曰病,去而不去曰病**,参见者,气脉乱而杂至也。复见者,脉随气去而再来也。时未去而脉先去,本气不足,来气有余也。时已去而脉不去,本气有余,来气不足也。皆不免于病。**反者死**。春得秋脉,夏得冬脉,秋得夏脉,冬得长夏脉,长夏得春脉,反见胜己之化,失天和也,故死。**故曰气之相守司也,如权衡之不得相失也**。权衡,秤也。凡六气之用,亦犹权衡之平而不可失也。**夫阴阳之气,清静则生化治,动则苛疾起,此之谓也**。阴阳之气,平则清静而生化治,不平则动而苛疾起。《六微旨大论》曰:成败倚伏生乎动,动而不已,则变作矣。

三十三、三阴三阳幽明分至 素问至真要大论

帝曰:愿闻阴阳之三也何谓? 厥阴少阴太阴,三阴也。少阳阳明太阳,三阳也。**岐伯曰:气有多少异用也。**《易》曰一阴一阳之谓道,而此曰三者,以阴阳之气各有盛衰,盛者气多,衰者气少。《天元纪大论》曰:阴阳之气各有多少,故曰三阴三阳也。按《阴阳类》论以厥阴为一阴,少阴为二阴,太阴为三阴,少阳为一阳,阳明为二阳,太阳为三阳,数各不同,故气亦有异。**帝曰:阳明何谓也? 岐伯曰:两阳合明也。** 两阳合明,阳之盛也。《阴阳系日月篇》曰:辰者三月,主左足之阳明;巳者四月,主右足之阳明,此两阳合于前,故曰阳明。

丙主左手之阳明,丁主右手之阳明,此两火并合,故曰阳明。**帝曰:厥阴何也?岐伯曰:两阴交尽也。**厥,尽也。两阴交尽,阴之极也。《阴阳系日月篇》曰:戌者九月,主右足之厥阴;亥者十月,主左足之厥阴。此两阴交尽,故曰厥阴。详《经络类》三十四。

帝曰:幽明何如?岐伯曰:两阴交尽故曰幽,两阳合明故曰明,幽明之配,寒暑之异也。幽明者,阴阳盛极之象也。故《阴阳系日月篇》以辰巳为阳明,戌亥为厥阴。夫辰巳之气暑,戌亥之气寒。如夜寒昼热,冬寒夏热,西北寒,东南热,无非辰巳戌亥之气,故幽明之配,为寒暑之异。**帝曰:分至何如?岐伯曰:气至之谓至,气分之谓分,至则气同,分则气异,所谓天地之正纪也。**分言春秋二分,至言冬夏二至。冬夏言至者,阴阳之至极也。如司天主夏至,在泉主冬至,此六气之至也。夏至热极凉生,而夜短昼长之极,冬至寒极温生,而昼短夜长之极,此阴阳盈缩之至也。春秋言分者,阴阳之中分也。初气居春分之前,二气居春分之后,四气居秋分之前,五气居秋分之后,此间气之分也。春分前寒而后热,前则昼短夜长,后则夜短昼长;秋分前热而后寒,前则夜短昼长,后则昼短夜长,此寒热昼夜之分也。至则纯阴纯阳,故曰气同。分则前后更易,故曰气异。此天地岁气之正纪也。

三十四、六气补写,用有先后素问至真要大论

帝曰:夫子言春秋气始于前,冬夏气始于后,余已知之矣;然六气往复,主岁不常也,其补写奈何?初之气,始于立春前十五日,四之气,始于立秋前十五日,故春秋气始于前。三之气,始于立夏后十五日,终之气,始于立冬后十五日,故冬夏气始于后,此不易之次序也。然六气迭为进退,旧者去而新者来,往复不常,则其补写之味,亦用有先后也。**岐伯曰:上下所主,随其攸利,正其味,则其要也,左**

右同法。司天在泉，上下各有所主，应补应写，但随所利而用之，其要以正味为主也。左右间气，上者同于司天，下者同于在泉，故曰同法。**大要曰：少阳之主，先甘后咸；阳明之主，先辛后酸；太阳之主，先咸后苦；厥阴之主，先酸后辛；少阴之主，先甘后咸；太阴之主，先苦后甘。**主谓主岁，非客主之主也。按此即六气补写之正味，六气胜至，必当先去其有余，后补其不足，故诸味之用，皆先写而后补。**佐以所利，资以所生，是谓得气。**自补写正味之外，而复佐以所利，兼其所宜也。资以所生，助其化源也，是得六气之和平矣。

三十五、九宫八风灵枢九宫八风篇全

太一常以冬至之日，居叶蛰之宫四十六日，太一，北辰也。按西志曰：中官天极星，其一明者，太一之常居也。盖太者至尊之称，一者万数之始，为天元之主宰，故曰太一，即北极也。北极居中不动而斗运于外，斗有七星，附者一星。自一至四为魁，自五至七为杓。斗杓旋指十二辰，以建时节，而北极统之，故曰北辰，古云太一运璇玑以齐七政者，此之谓也。斗杓所指之辰，谓之月建，即气令所王之方，如冬至节，月建在正北，故云太一居叶蛰之宫。叶蛰，坎宫也。以周岁日数分属八宫，则每宫得四十六日，惟乾巽天斗地户两宫止四十五日，共纪三百六十六日，以尽一岁之数。后仿此。坎宫四十六日，主冬至、小寒、大寒三节。有九宫八风图，在《图翼》二卷。叶，效甲切。**明日居天留四十六日，**明日即上文四十六日之次日，谓起于四十七日也。后仿此。天留，艮宫也，主立春、雨水、惊蛰三节，共四十六日，太一之所移居也。连前共九十二日而止。**明日居仓斗四十六日，**仓斗，震宫也，自九十三日起，当春分、清明、谷雨三节，共四十六日，至一百三十八日而止。**明日居阴洛四十六日，**阴洛，巽宫也，自一百三十九日起，主立夏、小满、芒种三节，共四十五日，至一百八十三日而止。**明日居天宫四十六日**，天宫，离宫也，主夏至、小暑、大暑三节，共四十六日，至二百二十九日而止。**明日居玄委四十六日**，玄委，坤宫也，主立秋、处暑、白露三节，共四十六日，至二百七十五日而止。**明日居仓果四十六日**，仓果，兑宫也，主秋分、寒露、霜降三节，共四十六日，至三百二十一日而止。**明日居新洛四十五日**，新洛，乾宫也，主立冬、小雪、大雪三节，共四十五日，至三百六十六日，周一岁之全数而止。**明日复居叶蛰之宫，曰冬至矣**。岁尽一周，复起于叶蛰之宫，交于冬至，乃为来岁之首也。**太一日游，以冬至之日，居叶蛰之宫，数所在日，从一处至九日复反于一，常如是无已，终而复始**。此结上文而总其义也。太乙始于坎，终于乾，乃八宫之日也。八尽而九，则复反于一而循环无已矣。然河图宫九，而此居惟八，盖中宫为太乙所主，而临御乎八宫者也。**太一移日，天必应之以风雨，以其日风雨则吉，岁美民安少病矣**。移日，交节过宫日也。节之前后，必有风雨应之。若当其日而风雨和调则吉，故岁美民安少病也。**先之则多雨，后之则多汗**。汗当作旱。风雨先期而至，其气有余，故多雨。风雨后期而至，其气不足，故多汗。**太一在冬至之日有变，占在君**；冬至为一岁之首，位在正北，君居宸极，南面而治，其象应之，故占在君。**太一在春分之日有变，占在相**；春分为卯之中，位在正东，相持文衡，职司教化，其象应春，故占在相。**太一在中宫之日有变，占在吏**；中宫属土，王在四维，吏有分任，其象应之，故占在吏。**太一在秋分之日有变，占在将**；秋分为酉之中，位居正西，将在威武，职司杀伐，其象应秋，故占在将。**太一在夏至之日有变，占在百姓**。夏至为午之中，位在正南，兆民众庶，如物蕃盛，其象应夏，故占在百姓。**所谓有变者，太一居五宫之日，病风折树木，扬沙石，各以其所主占贵贱**。此释上文有变之义，其病在风霾异常，折树木，扬沙石者，乃谓之变，否则非也。太乙居五宫之日，言所重者，在子午卯酉四正之节及中宫之应,即四季土王用事之日是也。**因视风所从来而占之,**既察风雨之微甚以观其变,又当察其方位以占吉凶。**风从其所居之乡来为实风,主生长养万物;从其冲后来为虚风,伤人者也,主杀主害者。谨候虚风而避之,故圣人日避虚邪之道,如避矢石然,邪弗能害,此之谓也。**所居者,太一所居之乡也。如月建居子,风从北方来,冬气之正也。月建居卯,风从东方来,春气之正也。月建居午,风从南方来,夏气之正也。月建居酉,风从西方来,秋气之正也。四隅十二建,其气皆然。气得其正者,正气王也,故日实风,所以能生长养万物。冲者,对冲也。后者,言其来之远,远则气盛。如太一居子,风从南方来,火反胜也。太一居卯,风从西方来,金胜木也。太一居午,风从北方来,水胜火也。太一居酉,风从东方来,木反胜也。气失其正者,正气不足,故日虚风,所以能伤人而主杀主害,最当避也。又正气正风义,详《疾病类》四。**是故太一入徙,立于中宫,乃朝八风,以占吉凶也。**此正以明太一即北极也。盖中不立,则方隅气候皆不得其正,故太一立于中宫,而斗建其外,然后可以朝八风,占吉凶,所谓北辰北极,天之枢纽者以此。**风从南方来,名曰大弱风,其伤人也,内舍于心,外在于脉,气主热。**此下皆言虚风伤人之为病。南方,离火官也。凡热盛之方,风至必微,故日大弱风。其在于人,则火藏应之,内舍于心,外在于脉,其病为热,心病则包络在其中矣。**风从西南方来,名曰谋风,其伤人也,内舍于脾,外在于肌,其气主为弱。**西南方,坤土官也。阴气方生,阳气犹盛,阴阳去就,若有所议,故日谋风。其在于人,则土藏应之,故内舍于脾,外在于肌。脾恶阴湿,故其气主为弱。**风从西方来,名曰刚风,其伤人也,内舍于肺,外在于皮肤,其气主为燥。**西方,兑金官也。金气刚劲,故日刚风。其在于人,则金藏应之,内舍于肺,外在皮肤,其病气主燥也。**风从西北方来,名曰折风,其伤人也,内舍于**

小肠,外在于手太阳脉,脉绝则溢,脉闭则结不通,善暴死。西北方,乾金宫也。金主折伤,故曰折风。凡风气伤人,南应在上,北应在下,故此小肠手太阳经受病者,以小肠属丙,为下焦之火府,而乾亥虚风,其冲在巳也。然西方之金,其气肃杀,北方之水,其气惨冽,西北合气,最伐生阳,故令人善暴死。**风从北方来,名曰大刚风,其伤人也,内舍于肾,外在于骨与肩背之膂筋,其气主为寒也。**北方,坎水宫也。气寒则风烈,故曰大刚风。其在于人,则水藏应之,内舍于肾,外在于骨,肩背膂筋,足太阳经也。言肾则膀胱亦在其中,而病气皆主寒也。**风从东北方来,名曰凶风,其伤人也,内舍于大肠,外在于两胁腋骨下及肢节。**东北方,艮土宫也。阴气未退,阳和未盛,故曰凶风。其在于人,则伤及大肠。以大肠属庚,为下焦之金府,而艮寅虚风,其冲在申也。两胁腋骨下,大肠所近之位。肢节,手阳明脉气所及。**风从东方来,名曰婴儿风,其伤人也,内舍于肝,外在于筋纽,其气主为身湿。**东方,震木宫也。风生于东,故曰婴儿风。其在于人,则木藏应之,故病舍于肝,外在于筋纽,肝病则胆在其中矣。风本胜湿,而其气反为身湿者,以东南水乡,湿气所居,故东风多雨,湿征可见矣。**风从东南方来,名曰弱风,其伤人也,内舍于胃,外在肌肉,其气主体重。**东南方,巽木宫也。气暖则风柔,故曰弱风。东南湿胜,挟木侮土,故其伤人,则内舍于胃,外在肌肉,其病气主体重也。**此八风皆从其虚之乡来,乃能病人。**凡上文之为病者,皆以虚风为言,而实风不在其列。**三虚相搏,则为暴病卒死。**乘年之衰,逢月之空,失时之和,是谓三虚,义详下章。又三虚云惊而夺精,汗出于心等义,详后四十三、二章。**两实一虚,病则为淋露寒热,犯其雨湿之地则为痿。**两实一虚,言三虚犯一亦能为病,其病则或因淋雨,或因露风而为寒热,或犯其雨湿之地而为痿,皆一虚之为病也。**故圣人避风,如避矢石焉。其有三虚而偏中于邪风,则为击仆偏枯矣。**

邪风,非时不正之风也。击仆,为风所击而仆倒也。然必犯三虚而后为此病,则人之正气实者,邪不能伤可知矣。

三十六、贼风邪气乘虚伤人 灵枢岁露论

黄帝问于少师曰:余闻四时八风之中人也,故有寒暑,寒则皮肤急而腠理闭,暑则皮肤缓而腠理开,贼风邪气因得以入乎?将必须八正虚邪乃能伤人乎?此言贼风邪气亦能伤人,又有非八正虚邪之谓者。少师答曰:不然。贼风邪气之中人也,不得以时。然必因其开也,其入深,其内极病,其病人也卒暴;因其闭也,其入浅以留,其病也徐以迟。凡四时乖戾不正之气,是为贼风邪气,非如太一所居八正虚邪之有常候,此则发无定期,亦无定位,故曰不得以时也。然其中人,必因肤腠之开,乃得深入,深则内病极,故其病人也卒暴。若因其闭,虽中必浅,浅而不去,其邪必留,亦致于病,但徐迟耳。黄帝曰:有寒温和适,腠理不开,然有卒病者,其故何也?少师答曰:帝弗知邪入乎?虽平居,其腠理开闭缓急,其故常有时也。此谓平居无事之时,其腠理之开闭缓急而致卒病者,亦各有其故,盖因于时气耳。黄帝曰:可得闻乎?少师曰:人与天地相参也,与日月相应也。故月满则海水西盛,人血气积,肌肉充,皮肤致,毛发坚,腠理郄,烟垢著。当是之时,虽遇贼风,其入浅不深。至其月郭空,则海水东盛,人气血虚,其卫气去,形独居,肌肉减,皮肤纵,腠理开,毛发残,膲理薄,烟垢落。当是之时,遇贼风,则其入深,其病人也卒暴。致,密也,闭也。纵,宽也。人与天地日月相参应,而此独言月言水者,正以人身之形质属阴,故上应于月,下应于水也。夫地本属阴,而西北则阴中之阴,东南则阴中之阳,故地之体西北高,东南下。月满则海水西盛者,阴得其位,阴之实也。在人应之,则血气亦实,故邪风不能深入。月郭空则海水东盛者,阴失其位,阴之衰也。在人应之,

则血气亦虚，故邪风得以深入，而为卒暴之病。烟垢，腻垢如烟也。血实则体肥，故腻垢著于肌肤，表之固也。血虚则肌瘦，故腻垢剥落，类乎风消，表之虚也。此所以皆关于卫气。郄，隙同。**黄帝曰：其有卒然暴死暴病者何也？少师答曰：三虚者，其死暴疾也。得三实者，邪不能伤人也。黄帝曰：愿闻三虚。少师曰：乘年之衰，逢月之空，失时之和，因为贼风所伤，是谓三虚。故论不知三虚，工反为粗。**乘年之衰，如阴年岁气不及，邪反胜之，及补遗刺法、本病二论所谓司天失守等义是也。逢月之空，如《八正神明论》曰：月始生则血气始精，卫气始行。及上文月满则海水西盛，月郭空则海水东盛等义是也。失时之和，如春不温，夏不热，秋不凉，冬不寒，客主不和者是也。三虚在天，又必因人之虚，气有失守，乃易犯之，故为贼风所伤，而致暴死暴病。使知调摄避忌，则邪不能害。故曰乘、曰逢、曰失者，盖兼人事为言也。**帝曰：愿闻三实。少师曰：逢年之盛，遇月之满，得时之和，虽有贼风邪气，不能危之也。**反于三虚，即三实也，故邪不能犯。**黄帝曰：善乎哉论！明乎哉道！请藏之金匮，命曰三宝，然此一夫之论也。**一夫之论，以一人之病为言也。岁有同病者，义如下文。**黄帝曰：愿闻岁之所以皆同病者，何因而然？少师曰：此八正之候也。**四正四隅，谓之八正，即八宫也。**黄帝曰：候之奈何？少师曰：候此者，常以冬至之日，太一立于叶蛰之宫，其至也，天必应之以风雨者矣。**风雨从南方来者为虚风，贼伤人者也。太一义见章，太一立于坎宫，而风雨从南方来，即冲后来者为虚风，贼伤人者也。**其以夜半至也，万民皆卧而弗犯也，故其岁民少病。其以昼至者，万民懈惰而皆中于虚风，故万民多病。虚邪入客于骨而不发于外，至其立春，阳气大发，腠理开，因立春之日风从西方来，万民又皆中于虚风，此两邪相搏，经气结代者矣。**立春之日，月建在东，而风从西方来，亦虚风也。冬至中之，立春又中之，此两邪也。邪留而不去,故曰结。当其令而非其气,故曰代。观《阴阳应象大论》曰:冬伤于寒,春必温病。即此之谓也。**故诸逢其风而遇其雨者,命曰遇岁露焉。因岁之和而少贼风者,民少病而少死,岁多贼风邪气,寒温不和,则民多病而死矣。**岁露,即前章淋露之义,岁则兼乎时也。上二节言虚风之伤人,此一节又言贼风邪气之伤人,而岁气之多邪者,尤为民之多病也。**黄帝曰:虚邪之风,其所伤贵贱何如?候之奈何?**此下言岁候之占,重在元旦也。**少师答曰:正月朔日,太一居天留之宫,其日西北风不雨,人多死矣。正月朔日平旦北风,春民多死。正月朔日平旦北风行,民病多者,十有三也。正月朔日日中北风,夏民多死。正月朔日夕时北风,秋民多死。终日北风,大病死者十有六。**元旦为孟春之首,发生之初,北风大至,阴胜阳也,故多伤害。**正月朔日,风从南方来,命曰旱乡,从西方来,命曰白骨,将国有殃,人多死亡。正月朔日,风从东方来,发屋扬沙石,国有大灾也。正月朔日,风从东南方行,春有死亡。**元旦日邪风大至,即非吉兆各随其位,灾害有辨也。**正月朔,天和温不风,籴贱,民不病;天寒而风,籴贵,民多病,此所以候岁之风,残伤人者也。**元旦之气,所贵者温和景明,则岁候吉而人民安,凡四方不和之风,皆非所宜。**二月丑不风,民多心腹病。三月戌不温,民多寒热。四月巳不暑,民多瘅病。十月申不寒,民多暴死。**二三四月以阳王之时,而丑日不风,戌日不温,巳日不暑,阴气胜而阳不达也,故民多病。十月以阴王之时,而申日不寒,阳气胜而阴不藏也,故民多暴死。**诸所谓风者,皆发屋,折树木,扬沙石,起毫毛,发腠理者也。**此释上文诸所谓风者,必其异常若是乃为凶兆,否则不当概论。

类经二十八卷

运气类

三十七、升降不前，须穷刺法 素问遗篇刺法论

黄帝问曰：升降不前，气交有变，即成暴郁，余已知之；如何预救生灵，可得却乎？ 却，言预却其气，以免病也。**岐伯稽首再拜对曰：昭乎哉问！臣闻夫子言：既明天元，须穷刺法，可以折郁扶运，补弱全真，泻盛蠲余，令除斯苦。** 夫子，岐伯之师，僦贷季也。天元即《天元纪大论》所谓六元等义。**帝曰：愿卒闻之。岐伯曰：升之不前，即有甚凶也。** 六元主岁，周流互迁，其有天星中运抑之不前，则升不得升，降不得降，气交有变，故主甚凶。**木欲升而天柱窒抑之，木欲发郁，亦须待时，** 升者自右而升于天，凡旧岁在泉之右间，必升为新岁司天之左间。后仿此。天柱，金星也。辰戌岁，木欲上升而金胜抑之，则木不能前而暴郁为害，木郁欲发，亦必待其得位之时而后作。如《六元正纪大论》曰：郁极乃发，待时而作。此之谓也。郁发义见本类前二十三。升降被抑不前，天时民病各异，义详后章。有天地阴阳升降等图，在《图翼》二卷。**当刺足厥阴之井。** 木郁不升，则人病在肝，故当刺足厥阴之井，大敦穴也。刺三分，留六呼，得气急出之，先刺左，后刺右。又可于春分日吐之。**火欲升而天蓬窒抑之，火欲发郁，亦须待时，** 天蓬，水星也。巳亥岁，君火当升为天之左间，丑未岁，相火当升为天之左间，而水胜抑之，则火郁不升而为害，火郁之发，必待其得位之时也。**君火相火，同刺包络之荥。** 火郁不升，则

人病在心，凡诸邪之在心者，皆在于心之包络，故当刺包络之荥，劳宫穴也。刺三分，留六呼，得气急出之，先左后右。又法，当春三泄汗也。**土欲升而天冲窒抑之，土欲发郁，亦须待时，**天冲，木星也。子午岁，湿土当升为天之左间，而木胜抑之，则土郁为害而发必待时也。**当刺足太阴之俞。**土郁不升，则人病在脾，故当刺足太阴之俞，太白穴也。刺二分，留七呼，气至急出之，先左后右。**金欲升而天英窒抑之，金欲发郁，亦须待时，**天英，火星也。寅申岁，燥金当升为天之左间，而火胜抑之，则金郁为害，待时而发也。**当刺手太阴之经。**金郁不升，则人病在肺，故当刺手太阴之经，经渠穴也。刺三分，留三呼，气至急出之，先左后右。**水欲升而天芮窒抑之，水欲发郁，亦须待时，**天芮，土星也。卯酉岁，寒水当升为天之左间，而土胜抑之，则水郁为害，待时而发也。**当刺足少阴之合。**水郁不升，则人病在肾，故当刺足少阴之合，阴谷穴也。刺四分，留三呼，气至急出之，先左后右。

　　帝曰：升之不前，可以预备；愿闻其降，可以先防。岐伯曰：既明其升，必达其降也。升降之道，皆可先治也。降者自左而入于地，凡旧岁司天之右间，必降为新岁在泉之左间。其有被抑不降者，亦可以刺治先防也。**木欲降而地晶窒抑之，降而不入，抑之郁发，散而可得位，**地晶，金星也。丑未岁，厥阴当降为地之左间，而金胜窒之，降不得入，则郁发为变，必待郁散，木乃得位也。**降而郁发，暴如天间之待时也，降而不下，郁可速矣，**暴如天间之待时，言与司天之间气同也。可速者，当速治之谓。**降可折其所胜也，**治降之法，当折其所胜，如木郁则治金、金郁则治火之类也。与上文升之不前治其本经者异。**当刺手太阴之所出，刺手阳明之所入。**木郁不降，则肝胆受病，当治金之胜，故刺手太阴之所出，少商穴也。刺一分，留三呼，气至急出之。手阳明之所入，曲池穴也。刺五分，留七呼，气至急出之。**火欲降而地玄窒抑之，降而不入，抑之郁发，散而可矣，**地玄，水星也。寅申岁，少阴当降为地之左间，辰戌岁，少阳当降为地之左间，而水胜窒之，故郁发为变，必散而后可。**当折其所胜，可散其郁，**火郁不降，则心主受病，当治水之胜也。**当刺足少阴之所出，刺足太阳之所入。**足少阴之所出，涌泉穴也。刺三分，留三呼，气至急出之，先左后右。足太阳之所入，委中穴也。刺五分，留七呼，气至急出之，先左后右。**土欲降而地苍窒抑之，降而不下，抑之郁发，散而可入，**地苍，木星也。卯酉岁，太阴当降为地之左间，而木胜窒之，欲其郁散，当速刺也。**当折其胜，可散其郁，**土郁不降，则脾胃受病，故当折木之胜。**当刺足厥阴之所出，刺足少阳之所入。**足厥阴之所出，大敦穴也。刺三分，留十呼，气至急出之。足少阳之所入，阳陵泉也。刺六分，留十呼，得气急出之。**金欲降而地彤窒抑之，降而不下，抑之郁发，散而可入，**地彤，火星也。巳亥岁，阳明当降为地之左间，而火胜窒之，则郁发为变也。彤音同。**当折其胜，可散其郁，**金郁不降，则肺与大肠受病，当折火之胜也。**当刺心包络所出，刺手少阳所入也。**心包络所出，中冲穴也。刺一分，留二呼，气至急出之。手少阳所入，天井穴也。刺一分，留十呼，得气急出之。**水欲降而地阜窒抑之，降而不下，抑之郁发，散而可入，**地阜，土星也。子午岁，太阳当降为地之左间，而土胜窒之为郁，必散之而后降也。**当折其土，可散其郁，**水郁不降，则肾与膀胱受病，故折土之胜，则水郁可散矣。**当刺足太阴之所出，刺足阳明之所入。**足太阴之所出，隐白穴也。刺一分，留三呼，气至急出之。足阳明之所入，三里穴也。刺五分，留十呼，气至急出之。**帝曰：五运之至，有前后与升降往来，有所承抑之，可得闻乎刺法？**五运之气，各有所承所制也。**岐伯曰：当取其化源也。**取，治也。化源，气化之本源也。此取字，总言当治之谓，与下文资取之取不同。**是故太过取之，不及资之。**治化源之法，亦盛者当写，虚者当补也。**太过取之，次抑其郁，取其运之化源，令**

折郁气;次抑其郁者,在取其致抑之化源,则郁气可折矣。不及扶资,以扶运气,以避虚邪也。 不及扶资,在扶其本气之衰,则虚邪可避矣。**资取之法令出密语。** 资取化源之法,详出《玄珠密语》第一卷中。前《六元正纪大论》所载六十年运气之纪,有言资其化源,有言取其化源者,正此之谓。

三十八、升降不前,气变民病之异素问遗篇本病论

黄帝问曰:天元九窒,余已知之,愿闻气交,何名失守? 岐伯曰:谓其上下升降,迁正退位,各有经论,上下各有不前,故名失守也。 此篇承前篇而详言左右间气之升降不前也。《天元玉册》云:六气常有三气在天,三气在地。每一气升天作左间气,一气入地作左间气,一气迁正作司天,一气迁正作在泉,一气退位作天右间气,一气退位作地右间气。气交有合,常得位所在,至当其时,即天地交,乃变而泰,天地不交,乃作病也。**是故气交失易位,气交乃变,变易非常,即四时失序,万化不安,变民病也。** 当正不正,当迁不迁,则气交有变。天地失其常政,则万民为病。**帝曰:升降不前,愿闻其故,气交有变,何以明知? 岐伯曰:昭乎问哉! 明乎道矣。气交有变,是谓天地机。** 气交之变,吉凶之征也,故谓天地机。**但欲降而不得降者,地窒刑之。** 地星胜之不降,义详下文。**又有五运太过,而先天而至者,即交不前,** 五阳年中运太过,亦能抑升降之气。**但欲升而不得其升,中运抑之,但欲降而不得其降,中运抑之。** 甲年土运太过,能抑水之升降。丙年水运太过,能抑二火之升降。戊年火运太过,能抑金之升降。庚年金运太过,能抑木之升降。壬年木运太过,能抑土之升降。**于是有升之不前、降之不下者,有降之不下、升而至天者,有升降俱不前,作如此之分别,即气交之变,变之有异常,各各不同,灾有微甚者也。** 有天星窒于上者,有地气窒于下者,有中运抑于中者。凡此

三者之分，则气交之变各各不同，而灾有微甚矣。**帝曰：愿闻气交遇会胜抑之由，变成民病轻重何如？岐伯曰：胜相会，抑伏使然。**六气有遇有会，有胜有抑，则抑伏者为变。

是故辰戌之岁，木气升之，主逢天柱，胜而不前；辰戌岁，太阳当迁正司天，而厥阴风木，以上年在泉之右间，当升为今岁司天之左间，故畏天柱，金星胜之也。**又遇庚戌金运先天，中运胜之，忽然不前，木运升天，金乃抑之。**庚以阳金有余，其气先天而至，岁运遇之，又能胜木也。庚戌庚辰皆同。**升而不前，即清生风少，肃杀于春，露霜复降，草木乃萎；民病温疫蚤发，咽嗌乃干，四肢满，肢节皆痛。**清生风少等候，金胜木衰之化也。金气肃杀于春，阴盛抑扬，故民病为温疫节痛等证。**久而化郁，即大风摧拉，折陨鸣紊；民病卒中偏痹，手足不仁。**木郁既久，其极必发，故为大风摧拉等变，而民病为中风等证也。

是故巳亥之岁，君火升天，主窒天蓬，胜之不前；巳亥岁，厥阴当迁正司天，而少阴君火，以上年在泉之右间，当升为新岁司天之左间，故畏天蓬，水星胜之也。**又厥阴未迁正，则少阴未得升天；**巳亥阴年，气多不及，故凡司天厥阴不得迁正，则左间少阴亦不得其位，而阳年则不然也。后仿此。**水运以至其中者，君火欲升，而中水运抑之。**辛巳辛亥，皆水运之不及者，而亦能抑君火，以巳亥阴年，气本不及，则弱能制弱。然或以天蓬窒之，或以水运抑之，有一于此，皆能胜火不前也。后仿此。**升之不前，即清寒复作，冷生旦暮；民病伏阳，而内生烦热，心神惊悸，寒热间作。**天蓬水胜，火升不前，故气候清寒，民病则热郁不散。**日久成郁，即暴热乃至，赤风肿翳化疫，温疠暖作，赤气瘴而化火疫，皆烦而躁渴，渴甚，治之以泄之可止。**火郁之发，故暴热至而民为疫疠温瘴等病。泄去其火热，病可止矣。

是故子午之岁，太阴升天，主窒天冲，胜之不前；子午年，少阴当迁正司天，而太阴湿土，以上年在泉之右间，当升为新岁少阴之左间,故畏天冲,木星胜之也。**又或遇壬子木运先天而至者,中木运抑之也。**壬以阳木有余,其气先天而至,岁运遇之,乃能胜土,壬子壬午皆同。**升天不前,即风埃四起,时举埃昏,雨湿不化;民病风厥涎潮,偏痹不随,胀满。**土郁不前,木之胜也,故在天则风起、雨湿不化,在民则肝强脾病。**久而伏郁,即黄埃化疫也。民病夭亡,脸肢府黄疸满闭;湿令弗布,雨化乃微。**土主脾胃,胃气受抑,故至夭亡。脸为阳明之经,四肢皆主于脾,府言大肠小肠,皆属于胃,故为黄疸满闭等证。湿令弗布,皆土郁之化。

　　是故丑未之年,少阳升天,主窒天蓬,胜之不前;丑未年,太阴当迁正司天,而少阳相火,以上年在泉之右间,当升为新岁太阴之左间,故畏天蓬,水胜也。**又或遇太阴未迁正者,即少阳未升天也。**丑未阴年不及,故太阴司天或未迁正,则少阳左间亦不得其位。**水运以至者,升天不前,即寒雾反布,凛冽如冬,水复涸,冰再结,暄暖乍作,冷复布之,寒暄不时;民病伏阳在内,烦热生中,心神惊骇,寒热间争。**辛丑辛未,皆水运之年,又遇天蓬,则相火被抑,升天不前,其气令民病,较前巳亥年君火不升者尤甚。**以久成郁,即暴热乃生;赤风气瞳翳,化成郁疠,乃化作伏热内烦,痹而生厥,甚则血溢。**此相火郁发为病,亦与前君火之者大同。

　　是故寅申之年,阳明升天,主窒天英,胜之不前;寅申年,少阳当迁正司天,而阳明燥金,以上年在泉之右间,当升为新岁司天之左间,故畏天英,火胜制之也。**又或遇戊申戊寅,火运先天而至,金欲升天,火运抑之。**戊为阳火有余,其气先天而至,岁运遇之,亦抑阳明。**升之不前,即时雨不降,西风数举,咸卤燥生;民病上热,喘嗽血溢。**燥金气郁于地,故时雨不降,硝咸白见而燥生。火胜于上,故肺金受伤而喘嗽血溢。**久而化郁,即白埃翳雾,清生杀气;民病胁满悲伤,寒鼽嚏嗌干,手拆皮肤燥。**金郁之发,肃杀气行,民病为胁满悲伤,金邪伐肝也。金气寒敛而燥,故为寒瓤嚏嗌干等证。

是故卯酉之年,太阳升天,主窒天芮,胜之不前;卯酉年,阳明当迁正司天,而太阳寒水,以上年在泉之右间,当升为新岁司天之左间,故畏天芮土胜也。又遇阳明未迁正者,即太阳未升天也;卯酉阴年,气有不及,凡司天阳明未得迁正,则左间太阳亦不得其位。土运以至,水欲升天,土运抑之。己卯己酉,皆土运之年,亦能制抑太阳。升之不前,即湿而热蒸,寒生两间;民病注下,食不及化。湿胜于上,寒郁于下,故气令民病如此。久而成郁,冷来客热,冰雹卒至;民病厥逆而哕,热生于内,气痹于外,足胫瘘疼,反生心悸懊热,暴烦而复厥。水郁之发,寒气乃行,故民病寒束于外,热生于中,为气痹厥逆等证。

黄帝曰:升之不前,余已尽知其旨,愿闻降之不下,可得明乎?岐伯曰:悉乎哉问!是之谓天地微旨,可以尽陈斯道,所谓升已必降也。六气之运,右者升而左者降也。至天三年,次岁必降,降而入地,始为左间也。每气在天各三年,凡左间一年,司天一年,右间一年。三年周尽,至次岁乃降而入地,为在泉之左间,亦周三年而复升于天也。如此升降往来,命之六纪者矣。此六气之纪也。

是故丑未之岁,厥阴降地,主窒地晶,胜而不前;丑未岁,太阳当迁正在泉,而厥阴风木,以上年司天之右间,当降为今岁在泉之左间,故畏地晶,金气窒之也。又或遇少阴未退位,即厥阴未降下,如上年子午岁气有余,司天少阴不退位,则右间厥阴亦不能降下也。金运以至中,金运承之,降之不下,抑之变郁。即乙丑乙未岁也,亦能制抑厥阴,郁而为病。木欲降下,金承之,降而不下,苍埃远见,白气承之,风举埃昏,清躁行杀,霜露复下,肃杀布令。木郁金胜,故苍埃见而杀令布。久而不降,抑之化郁,即作风躁相伏,暄而反清,草木萌动,杀霜乃下,蛰虫未见,惧清伤藏。清寒胜木,故草木萌动,霜乃杀之而蛰虫不见。其在民病亦惧清气之伤肝藏也。旧本无下虫二字,必脱简也,今增补之。

是故寅申之岁,少阴降地,主窒地玄,胜之不入;寅申岁,厥阴当迁正在泉,而少阴君火,以上年司天之右间,当降为今岁厥阴之左间,故畏地玄,木胜窒之也。**又或遇丙申丙寅,水运太过,先天而至。**丙以阳水,其气先天而至,亦能制抑君火,使之不降。**君火欲降,水运承之,降而不下,即彤云才见,黑气反生,暄暖如舒,寒常布雪,凛冽复作,天云惨凄。**皆寒水胜火之化。彤音同,赤也。**久而不降,伏之化郁,寒胜复热,赤风化疫;民病面赤心烦,头痛目眩也,赤气彰而温病欲作也。**热郁于上,久而不降,故民多温热之病。

是故卯酉之岁,太阴降地,主窒地苍,胜之不入;卯酉年,少阴当迁正在泉,而太阴湿土,以上年司天之右间,当降为今岁少阴之左间,故畏地苍,木胜窒之也。**又或少阳未退位者,即太阴未得降也;**如上年寅申,岁气有余,司天少阳不退位,则右间太阴亦不能降下。**或木运以至。**丁卯丁酉年也。**木运承之,降而不下,即黄云见而青霞彰,郁蒸作而大风,雾翳埃胜,折损乃作。**皆风木胜土之化。**久而不降也,伏之化郁,天埃黄气,地布湿蒸;民病四肢不举,昏眩肢节痛,腹满填臆。**土气久郁不降,故天为黄气,地为湿蒸,入病在脾胃,故为四肢不举、满填胸臆等病。

是故辰戌之岁,少阳降地,主窒地玄,胜之不入;辰戌年,太阴当迁正在泉,而少阳相火,以上年司天之右间,当降为今岁在泉之左间,故畏地玄,水胜窒之也。**又或遇水运太过,先天而至也。**丙辰丙戌年也。**水运承之,降而不下,即彤云才见,黑气反生,暄暖欲生,冷气卒至,甚即冰雹也。**皆寒水胜火之化。此与上文寅申岁少阴不降者同义。**久而不降,伏之化郁,冷气复热,赤风化疫;民病面赤心烦,头痛目眩也,赤气彰而热病欲作也。**少阳火郁为病,亦与上文少阴不降同。

是故巳亥之岁，阳明降地，主窒地彤，胜而不入；巳亥年，少阳当迁正在泉，而阳明燥金，以上年司天之右间，当降为今岁在泉之左间，故窒地彤，火气胜之也。又或遇太阳未退位，即阳明未得降；如上年辰戌，岁气有余，司天太阳不退位，则右间阳明亦不能降下。或火运以至。癸巳癸亥年也。火运承之不下，即天清而肃，赤气乃彰，暄热反作；民皆昏倦，夜卧不安，咽干引饮，懊热内烦；大清朝暮，暄还复作。金欲降而火承之，故清肃行而热反作也。热伤肺气，故民为昏倦咽干等病。久而不降，伏之化郁，天清薄寒，远生白气；民病掉眩，手足直而不仁，两胁作痛，满目忙忙。金气久郁于上，故清寒生而白气起。其于民病，则肝木受耶，故为掉眩胁目等证。

是故子午之年，太阳降地，主窒地阜胜之，降而不入；子午年，阳明当迁正在泉，而太阳寒水，以上年司天之右间，当降为今岁在泉之左间，故窒地阜，土胜也。又或遇土运太过，先天而至。甲子甲午，阳土有余之岁也。土运承之，降而不入，即天彰黑气，瞑暗凄惨才施，黄埃而布湿，寒化令气，蒸湿复令。水为土胜，故黑气才施，黄埃即布，寒化欲行而蒸湿复令也。久而不降，伏之化郁，民病大厥，四肢重怠，阴痿少力；天布沉阴，蒸湿间作。寒郁于上而湿制之，则脾肾受邪，故民为寒厥四肢重怠阴痿等病，而沉阴蒸湿间作也。

三十九、司天不迁正不退位之刺 素问遗篇刺法论

黄帝问曰：升降之刺，以知其要，愿闻司天未得迁正，使司化之失其常政，即万化之或其皆妄。然与民为病，可得先除，欲济群生，愿闻其说。知其气有不正，故当预防。岐伯稽首再拜曰：悉乎哉问！言其至理，圣念慈悯，欲济群生，臣乃尽陈斯道，可申洞微。申，明也。洞，幽也。太阳复布，即厥阴不迁正，不迁正气塞于上，当写足厥阴之所流。辰戌岁太阳司天之后，厥阴继之。若寒水既退而复

布，则巳亥之厥阴不得迁正，风化不行，木气郁塞于上，人病在肝，故当写足厥阴之所流，行间穴也。刺六分，留七呼，气至急出之。**厥阴复布，少阴不迁正，不迁正即气塞于上，当刺心包络脉之所流。**巳亥岁厥阴司天之后，少阴继之。若风气既退而复布，则子午之少阴不得迁正，火化不行，热气郁塞于上，人病在心主，故当写包络之所流，劳宫穴也。刺三分，留六呼，气至急出之。**少阴复布，太阴不迁正，不迁正即气留于上，当刺足太阴之所流。**子午岁少阴司天之后，太阴继之。若君火复布，则丑未之太阴不得迁正，雨化不行，土气留滞于上，人病在脾，故当刺足太阴之所流，大都穴也。刺三分，留七呼，气至急出之。**太阴复布，少阳不迁正，不迁正则气塞未通，当刺手太阳之所流，**丑未岁太阴司天之后，少阳继之。若湿气复布，则寅申之少阳不得迁正，火化不行，热气郁塞，人病在三焦，故当刺手少阳之所流，液门穴也。刺二分，留三呼，气至急出之。**少阳复布，则阳明不迁正，不迁正则气未通上，当刺手太阴之所流。**寅申岁少阳司天之后，阳明继之。若相火复布，则卯酉之阳明不得迁正，金化不行，燥气郁滞，人病在肺，故当刺手太阴之所流，鱼际穴也。刺二分，留三呼，得气急出之。**阳明复布，太阳不迁正，不迁正则复塞其气，当刺足少阴之所流。**卯酉岁阳明司天之后，太阳继之。若燥气复布，则辰戌之太阳不得迁正，水化不行，寒气复塞，人病在肾，故当刺足少阴之所流，然谷穴也。刺三分，留三呼，得气急出之。

帝曰：**迁正不前，以通其要，愿闻不退，欲折其余，无令过失，可得明乎？**岐伯曰：**气过有余，复作布正，是名不过位也。**气数有余不退，故复作布正，而新旧不能过位。**使地气不得后化，新司天未得迁正，故复布化令如故也。**天气不退，则地气不得后化，故新岁司天不能迁正，仍布旧岁之令。**巳亥之岁，天数有余，故厥阴不退位也，风行于上，木化布天，**以子午年犹行巳亥之令，热化不行，风反为灾也。

当刺足厥阴之所入。曲泉穴也。刺六分,留七呼,气至急出之。按上文云复布者,以旧气再至,新气被郁,郁散则病除,故当刺新气之经。此下言不退者,以旧气有余,非写不除,旧邪退则新气正矣,故当刺旧气之经。二治不同,各有深意。**子午之岁,天数有余,故少阴不退位也,热行于上,火余化布天,**以丑未之年,犹行子午之令,雨化不行,热气尚治也。**当刺手厥阴之所入。**曲泽穴也。刺三分,留七呼,得气急出之。**丑未之岁,天数有余,故太阴不退位也,湿行于上,雨化布天,**以寅申之岁,犹行丑未之冬火气不行,湿仍布天也。**当刺足太阴之所入。**阴陵泉也。刺五分,留七呼,动气至,急出之。**寅申之岁,天数有余,故少阳不退位也,热行于上,火化布天,**以卯酉之岁,犹行寅申之政,火尚布天,金化不行也。**当刺手少阳之所入。**天井穴也。刺三分,留七呼,气至急出之。**卯酉之岁,天数有余,故阳明不退位也,金行于上,燥化布天,**以辰戌之岁,犹行卯酉之令,燥尚布天,寒化不行也。**当刺手太阴之所入。**尺泽穴也。刺三分,留三呼,气至急出之。**辰戌之岁,天数有余,故太阳不退位也,寒行于上,凛,水化布天,**巳亥年,犹行辰戌之令,寒气布天,风化不行也。**当刺足少阴之所入。**阴谷穴也。刺四分,留三呼,动气至,急出之。**故天地气逆,化成民病,以法刺之,预可平痾。**痾,安戈切,疾苦也。

四十、不迁正退位,气变民病之异 素问遗篇本病论

帝曰:升降不前,晰知其宗,愿闻迁正,可得明乎?晰音昔,明也。**岐伯曰:正司中位,是谓迁正位。司天不得其迁正者,即前司天以过交司之日,**新旧之交,大寒日也。**即遇司天太过有余日也,即仍旧治天数,新司天未得迁正也。**新旧相遇,而旧者有余未退,仍治天数,则新者未得迁正。

厥阴不迁正,即风暄不时,花卉萎瘁;巳亥年,太阳未退位,则厥

阴不迁正,风木失时,故有此变。卉音毁。**民病淋溲,目系转,转筋喜怒,小便赤。**木失其正,肝经病也。**风欲令而寒由不去,温暄不正,春正失时。**木王于春,其气不伸,故失时也。

少阴不迁正,即冷气不退,春冷后寒,暄暖不时;子午年,若厥阴不退位,则少阴不迁正,君火不正,故春多寒冷,暄暖不能及时。**民病寒热,四肢烦痛,腰脊强直。**阳气不正,时多寒冷,故民为寒热烦痛等病。**木气虽有余,位不过于君火也。**上年厥阴阴气,至本年初气之末,交于春分,则主客君火已皆得位,木虽有余,故不能过此。

太阴不迁正,即云雨失令,万物枯焦,当生不发;丑未年,若少阴不退位,则太阴不迁正,万物赖土以生,土气失正,故当生不发。**民病手足肢节肿满,大腹水肿,填臆不食,飧泄胁满,四肢不举。**土气失和,脾经为病也。**雨化欲令,热犹治之,温煦于气,亢而不泽。**君火有余,湿化不行也。

少阳不迁正,则炎灼弗令,苗莠不荣,酷暑于秋,肃杀晚至,霜露不时;寅申年,若太阴不退位,则少阳不迁正,相火失正,故炎灼弗令,苗莠不荣,暑热肃杀,其至皆晚也。莠音有,似稷之草。**民病瘄疟骨热,心悸惊骇,甚时血溢。**皆相火郁热之病。

阳明不迁正,则暑化于前,肃杀于后,草木反荣;卯酉年,若少阳不退位,则阳明不迁正,金为火制,故暑热在前,肃杀在后。金令衰迟,故草木反荣。**民病塞热鼽嚏,皮毛折,爪甲枯焦,甚则喘嗽息高,悲伤不乐。**相火灼金,肺经受病也。**热化乃布,燥化未令,即清劲未行,肺金复病。**清劲未行,金之衰也。

太阳不迁正,则冬清反寒,易令于春,杀霜在前,寒冰于后,阳光复治,凛冽不作,氛云待时;辰戌年,若阳明不退位,则太阳不迁正,水正衰迟,故冬清反寒,易令于春。阴气不布,故阳光复治,凛冽不作。**民病温疠至,喉闭嗌干,烦燥而渴,喘息而有音也。**水亏金燥,故民为温疠烦燥、喘息有音之病。**寒化待燥,犹治天气,过失序,与民作灾。**寒化须待燥去,犹得治天,但过期失序,则与民为灾也。他气皆然。

帝曰:迁正虽晚,以命其旨,愿闻退位,可得明哉?岐伯曰:所谓不退者,即天数未终,天数未终,余气仍在,虽遇交司,故犹不退位。**即天数有余,名曰复布政,故名曰再治天也,即天令如故而不退位也。**天数有余,应退不退,故于新岁,犹行旧岁之令。

厥阴不退位,即大风蚤举,时雨不降,湿令不化;木制土,风胜湿也。**民病温疫疵废风生,民病皆肢节痛,头目痛,伏热内烦,咽喉干引饮。**疵,黑斑也。废,肢体偏废也。风气有余,故为此温疫疼痛伏热诸病。疵音慈。

少阴不退位,即温生春冬,蛰虫蚤至,草木发生;君火再布,温热盛行也。**民病膈热咽干,血溢惊骇,小便赤涩,丹瘤疹疮疡留毒。**皆火盛之病。

太阴不退位而取,寒暑不时,埃昏布作,湿令不去;太阴土气,王在四维,再治不退,故或寒或暑,其至不时,而埃昏布作矣。**民病四肢少力,食饮不下,泄注淋满,足胫寒,阴痿闭塞,失溺小便数。**土气不退,湿滞在脾,故为四肢少力,食饮不下等病。土邪伤肾,故为阴痿失溺等病。

少阳不退位,即热生于春,暑乃后化,冬温不冻,流水不冰,蛰虫出见;上年相火不退,故热生于春,后化迟留不去也。**民病少气,寒热更作,便血上热,小腹坚满,小便赤沃,甚则血溢。**民病少气,热伤气也。赤沃,赤尿也。皆相火之为病。

阳明不退位,即春生清冷,草木晚荣,寒热间作;金气清肃,阳和不舒,故寒热间作。**民病呕吐暴注,食饮不下,大便干燥,四肢不举,目瞑掉眩。**呕吐暴注,食饮不下,清寒犯胃也。大便干燥,金之气也。木受金邪，肝筋为病，故四肢不举，目瞑掉眩。此下独缺太阳不退位一条，古文之脱失也。

帝曰：**天岁蚤晚，余以知之，愿闻地数，可得闻乎？**岐伯曰：**地下迁正升天退位不前之法，即地土产化，万物失时之化也。**天气三，地气亦三。地三者，左间当迁正，右间当升天，在泉当退位也。若地数不前而失其正，即应于地土之产化，皆万物失时之化也。旧本升字下无天字，失也，今增补之。

四十一、刚柔失守，三年化疫之刺 素问遗篇刺法论 附：导引法

黄帝问曰：刚柔二干，失守其位，使天运之气皆虚乎？与民为病，可得平乎？十干五运，分属阴阳。阳干气刚，甲丙戊庚壬也。阴干气柔，乙丁己辛癸也。故曰刚柔二干。**岐伯曰：深乎哉问！明其奥旨，天地迭移，三年化疫，是谓根之可见，必有逃门。**根，致病之本也。逃门，即治之之法。

假令甲子刚柔失守，甲与己合，皆土运也。子午则少阴司天，凡少阴司天，必阳明在泉，阳明属卯酉，而配于土运，则己卯为甲子年在泉之化。故上甲则下己，上刚则下柔，此天地之合，气化之常也。甲午己酉，其气皆同。失守义如下文下章。**刚未正，柔孤而有亏，**若上年癸亥，厥阴司天，木不退位，则甲子虽以阳年，土犹不正，甲子刚土未正于上，则己卯在泉亦柔孤而有亏也。**时序不令，即音律非从，**甲子阳律，太宫也。己卯阴吕，少宫也。刚失守则律乖音，柔孤虚则吕不应。**如此三年，变大疫也。**土气被抑，至三年后，必发而为土疫。疫，温疫也。**详其微甚，察其浅深，欲至而可刺，刺之，**郁微则病浅，郁甚则病深，察其欲至之期，可刺即刺之。**当先补肾俞，**肾俞穴，在足太阳经。土疫将至，恐伤水藏，故当先补肾俞。旧注曰：未刺时，先口衔针暖而用之，用圆利针。临刺时咒曰：五帝上真，六甲玄

灵,气符至阴,百邪闭理。念三遍。自口中取针,先刺二分,留六呼,次入针至三分,动气至而徐徐出针,以手扪之,令受针人咽气三次,又可定神魂者也。按:《病能论》末王氏注曰:世本既阙第七二篇。盖指刺法、本病二论也。可见二篇亡在王氏之前。新校正云:今世有《素问》亡篇,仍托名王氏为注,辞理鄙陋,无足取者,久为明证。故此下用针咒语,其非王氏之笔可知。但临时诵之,或亦令人神定心专耳,故并录之以备择用。**次三日,可刺足太阴之所注。**太白穴也。土郁之甚,故当刺此以泄土气。旧注曰:先以口衔针余温,欲下针时咒曰:帝扶天形,护命成灵。诵之三遍,乃刺三,留七呼,动气至,急出其针。**又有下位己卯不至而甲子孤立者,次三年作土疠,其法补写,一如甲子同法也。**甲子年在泉,阳明己卯之化也。若己卯之柔不至于下,则甲子之刚亦孤立于上,三年之后,必作土疠。疠,杀疠也,即瘟疫之类。针法亦同。凡甲己土运之年上下失守者,其治皆然。**其刺以毕,又不须夜行及远行,令七日洁,清净斋戒。所有自来肾有久病者,可以寅时面向南,净神不乱思,闭气不息七遍,以引颈咽气顺之,如咽甚硬物,如此七遍后,饵舌下津令无数。**此即养气还精之法也。旧注曰:仙家咽气,令腹中鸣至脐下,子气见母元气,故曰反本还元。久饵之,令深根固蒂也。故咽气津者,名天池之水,资精气血,荡涤五藏,先溉元海,一名离宫之水,一名玉池,一名神水,不可唾之,但可饵之,以补精血,可益元海也。愚按:人生之本,精与气耳,精能生气,气亦生精,气聚精盈则神王,气散精衰则神去,故修真诸书,千言万语,无非发明精气神三字。然三者之用,尤先于气。故《悟真篇》曰:道自虚无生一气,便从一气产阴阳。又古歌曰:气是添年药,津为续命芝。世上慢忙兼慢走,不知求我更求谁?盖以天地万物皆由气化,气存数亦存,气尽数亦尽,所以生者由乎此,所以死者亦由乎此,此气之不可不宝,能宝其气,则延年之道也。故晋道成论长生养性之旨曰:其要在于存三、抱元、守一。三者,精气神,其名曰三宝。抱元者,抱守元阳真气也。守一者,神灵也。神在心,心有性,属阳,是为南方丙丁之火。肾者能生元阳为真气,其泄为精,是为北方壬癸之水。水为命,命系于阴也。此之谓性命。为三一之道,在于存想,下入丹田,抱守元阳,逾三五年,自然神定气和,功满行毕,其道成矣。诸如此类,虽道家议论尽多,然无非祖述本经精气之义耳。此章言闭气者,即所以养气也。饵津者,即所以益精也。其下手工夫,惟蒋氏调气篇、苏氏养生诀、李真人长生十六字诀皆得其法,足为入门之阶。如蒋氏调气篇曰:天地虚空中皆气,人身虚空处皆气。故呼出浊气,身中之气也;吸入清气,天地之气也。人在气中,如鱼游水中,鱼腹中不得水出入即死,人腹中不得气出入亦死,其理一也。善摄生者,必明调气之故。欲修调气之术者,当设密室闭户,安床暖席,偃卧瞑目,先习闭气,以鼻吸入,渐渐腹满,及闭之久,不可忍,乃从口细细吐出,不可一呼即尽,气定复如前闭之,始而十息,或二十息,不可忍,渐熟渐多,但能闭至七八十息以上,则藏府胸膈之间,皆清气之布濩矣。至于纯熟,当其气闭之时,鼻中惟有短息一寸余,所闭之气,在中如火,蒸润肺宫,一纵则身如委蛇,神在身外,其快其美,有不可言之状,盖一气流通表里上下彻泽故也。其所闭之气渐消,则恍然复旧。此道以多为贵,以久为功,但能于日夜间行得一两度,久久耳目聪明,精神完固,体健身轻,百病治灭矣。凡调气之初,务要体安气和,无与气意争。若不安和且止,俟和乃为之,久而弗倦则善矣。闭气如降龙伏虎,须要达其神理。胸膈常宜虚空,不宜饱满。若气有结滞,不得宣流,觉之,便当用吐法以除之,如咽呵呼嘻嘘吹,六字诀之类是也。不然则泉源壅遏,恐致逆流,疮疡中满之患作矣。又如苏氏养生诀曰:每夜于子时之后,寅时之前,披衣拥被,面东或南,盘足而坐,叩齿三十六通,两手握固，拄腰腹间，先须闭目静心，扫除妄念，即闭口并鼻，不令出气，谓之闭息，最是道家要妙。然后内观五藏，存想心为炎火，光明洞彻，降下丹田中，待腹满气极，则徐徐出气，不得令耳闻声，候出息匀调，即以舌搅唇齿内外，漱炼津液，津液满口，即低头咽下，令津与气谷谷然有声，须用意精猛，以气送入丹田中。气定又依前法为之，凡九闭气、三咽津而止。然后以左右手擦摩两脚心，使涌泉之气，上彻顶门，及脐下腰脊间皆令热彻。次以两手摩熨眼角耳项皆令极热，仍按捏鼻梁左右五七次，梳头百余梳而卧，熟卧至明。又如李氏十六字诀云：一吸便提，气气归脐，一提便咽，水火相见。注曰：右十六字，仙家名为十六锭金，乃至简至易之妙诀也。无分在官不妨政事，在俗不妨家务，在士高不妨本业。只于二六时中，略得空闲，及行住坐卧，意一到处，便可行之。口中先须漱及三五次，舌搅上下腭，仍以舌抵上腭，满口津生，连津咽下，汩然有声。随于鼻中吸清气一口，以意会及心目。寂地直送至腹脐下一寸三分丹田气海之中，略存一存，谓之一吸。随用下部轻轻如忍便状，以意力提起，使气归脐，连及夹脊双关、肾门，一路提上，直至后顶玉枕关，透入泥丸顶内，其升而上之，亦不觉气之上出，谓之一呼。一呼一吸，谓之一息。气既上升，随又似前汩然有声咽下，鼻吸清气，送至丹田，稍存一存，又自下部如前轻轻提上，与脐相接而上，所谓气气归脐，寿与天齐矣。凡咽时口中有液愈妙，无液亦要汩然有声咽之。如是一咽一提，或三五口，或七或九，或十二，或二十四口。要行即行，要止即止，只要不忘，作为正事，不使间断，方为精进。如有疯疾，见效尤速。久久行之，却病延年，形体变，百疾不作，自然不饥不渴，安健胜常。行之一年，永绝感冒痞积逆滞，不生痈疽疮毒等疾，耳聪目明，心力强记，宿疾俱瘳，长生可望。如亲房事，于欲泄未泄之际，亦能以此提呼咽吸，运而使之归于元海，把牢春汛，不放龙飞，甚有益处。

所谓造化吾手,宇宙吾心,功莫能述也。按此三家之法,若依蒋氏,则卧亦可,昼亦可;依苏氏,则坐亦可,夜亦可;依李氏,则闲亦可,忙亦可。此三说者,惟苏氏稍繁,较难为力,然其中亦有可用者,但不当拘泥耳。故或用此,或用彼,取长舍短,任意为之,贵得自然,第无勉强,则一身皆道,何滞之有? 久而精之,诚不止于却病已池。又观之彭祖曰:和气导气之道,密室闭户,安床暖席,枕高二寸半,正身偃卧,瞑目闭气,以鸿毛著鼻上不动,经三百息,耳无所闻,目无所见,心无所思,如此则寒暑不能侵,蜂虿不能毒,寿百六十岁,邻于真人也。夫岂虚语哉? 然总之,金丹之术百数,其要在神水华池,玉女之术百数,其要在还精采气,斯言得之矣。此外有云转辘轳、运河车、到玉关、上泥丸者,皆言提气也。有云进用武火、出用文火者,谓进欲其壮,出欲其徐,皆言呼吸也。有云赤龙搅水混、神水满口匀者,皆言津液也。有想火入脐轮、放火烧遍身者,皆言阳气欲其自下而升,以温元海三焦也。再如或曰龙虎,或曰铅汞,或曰坎离,或曰夫妇,或云导引,或云栽接,迹其宗旨,无非此耳。虽其名目极多,而可以一言蔽之者,则曰出少入多而已。医道通仙,斯其为最,闻者勿谓异端,因以资笑柄云。濩音护,流散也。

　　假令丙寅刚柔失守,丙与辛合,皆水运也。寅申年少阳司天,必厥阴在泉,厥阴属已亥而配于水运,则辛巳为在泉之化。故上丙则下辛,丙刚辛柔,一有不正,皆失守矣。丙申辛亥,其气大同。**上刚干失守,下柔不可独主之,**若上年之乙丑司天土不退位,则丙寅之水运虽刚,亦不迁正,其气反虚。丙不得正,则辛柔在泉独居于下,亦失守矣。**中水运非太过,不可执法而定之,**丙虽阳水,若或有制,即非太过,不可谓为有余而执其法也。**布天有余而失守上正,天地不合,即律吕音异,**阳年布天虽有余,若上下失守,则天地不合,在丙寅阳律,则太羽无声,在辛巳阴吕,则少羽不应。**如此即天运失序,后**

三年变疫。水郁之发，三年后变为水疫。**详其微甚，差有大小，徐至即后三年，至甚即首三年，**气微则疫小，气甚则疫大，疫有小大，故至有迟速。**当先补心俞，**心俞，在足太阳经。水邪之至，恐伤火藏，故当先补心俞以固其本。旧注曰：用圆利针，于口中余温暖，次以手按穴，得其气动，乃咒曰：太始上清，丹元守灵。诵之三遍。先想火光于穴下，然后刺可同身寸之一分半，留七呼，得气至，次进针三分，以手弹之，令气至针，得动气至而徐徐出针，次以手扪其穴，令受针人闭气三息而咽气也。**次五日，可刺肾之所入。**足少阴经阴谷穴也。水邪之至，故当刺此以泄其气。旧注曰：用圆利针，令口中温暖，先以手按穴，乃咒曰：太微帝君，五气及真，六辛都司，符扶黑云。诵之一遍。刺可入同身寸之四分，得动气至而急出之。**又有下位地甲子，辛巳柔不附刚，亦名失守，即地运皆虚，后三年变水疠，即刺法皆如此矣。**地甲子，总言在泉之化也。后仿此。丙寅年在泉，厥阴辛巳治之。若辛巳不得迁正于下，是谓柔不附刚，三年之后，水郁发而为疠，其针法皆如前。凡丙辛水运之年上下失守者其治皆然。**其刺如毕，慎其大喜欲情于中，如不忌，即其气复散也，令静七日，**用针之后，当忌如此，否则无效。**心欲实，令少思。**思则神劳，神劳则心虚，水胜之时，尤所当慎。

　　假令庚辰刚柔失守，乙庚皆金运也。辰戌年太阳司天，必太阴在泉，太阴属丑未而配于金运，则乙未为在泉之化。庚刚乙柔，设有不正，则失守矣。庚戌乙丑，其气皆同。**上位失守，下位无合，乙庚金运，故非相招，**若上年己卯天数有余，阳明不退位，则本年庚辰失守于上，乙未无合于下，金运不全，非相招矣。**布天未退，中运胜来，上下相错，谓之失守，**上年己卯天数不退，则其在泉之火，来胜今年中运也。**姑洗林钟，商音不应也。**庚辰阳律，太商也，其管姑洗。乙未阴吕，少商也，其管林钟。金气不调，则商音不应。**如此即天运化**

易，**三年变大疫**。三年之后，金气发而为疫。**详其天数，差有微甚，微即微，三年至，甚即甚，三年至，**微则徐，三年后；甚则速，三年首也。**当先补肝俞，**肝俞在足太阳经。金邪之至，恐伤木藏，故先补之。旧注曰：用圆利针，以口温暖，先以手按穴，得动气，欲下针而咒曰：气从始清，帝符六丁，左施苍城，右入黄庭。诵之三遍。先想青气于穴下，然后刺之三分，得气而进针，针入五分，动气至而徐徐出针，以手扪其穴，令受针人咽气。**次三日，可刺肺之所行。**手太阴经，经渠穴也。金邪之至，故当刺其所行，以写金气。旧注曰：用圆利针，于口内温令暖，先以左手按穴而咒曰：太始上真，五符帝君，元和气合，司入其神。诵之三遍。刺可同身寸之三分，留二呼，动气至而出针。**刺毕，可静神七日，慎勿大怒，怒必真气却散之。**怒复伤肝，故当慎之。**又或在下地甲子，乙未失守者，即乙柔干，即上庚独治之，亦名失守者，即天运孤主之，三年变疠，名曰金疠。**庚辰年在泉，太阴乙未之化也。若乙未不得迁正，而庚辰孤主于上，亦名失守，三年之后，必气变而为金疠。**其至待时也，详其地数之等差，亦推其微甚，可知迟速尔。**疠之至也，其微甚迟速亦如天数。**诸位乙庚失守刺法同，**凡乙庚之年上下失守者，刺法皆同前。**肝欲平，即勿怒。**保守肝气，防金胜也。

　　假令壬午刚柔失守，丁壬皆木运也。子午年少阴司天，必阳明在泉，以阳明配合木运，则丁卯丁酉为在泉之化。刚柔不正，则皆失守矣。**上壬未迁正，下丁独然，即虽阳年，亏及不同，**若上年辛巳司天有余，厥阴不退位，则本年壬丁不合，木运太虚，刚不正于上，柔孤立于下，虽曰阳年，亏则不同也。**上下失守，相招其有期，差之微甚，各有其数也。**招，合也。得位之日，即其相招之期，微者延，甚者速，数有不同耳。**律吕二角，失而不和，同音有日，**阳律太角，木音上管，阴吕少角，木音下管，壬丁失守，则二角不和。必上下迁正之日，其音乃同也。**微甚如见，三年大疫。**微至乙酉，甚在甲申，木疫发也。**当刺脾之俞，**脾俞，在足太阳经。木疫之至，恐伤土藏，当先补之。旧注曰：用圆利针，令口中温暖而刺之，即咒曰：五精智精，六甲玄灵，帝符元首，太始受真。诵之三遍。先想黄气于穴下，然后刺之二分，得气至而次进之，又得动气次进之，二进各一分，留五呼，即徐徐出针，以手扪之，令其人闭息三遍而咽津也。**次三日，可刺肝之所出也。**足厥阴经，大敦穴也。木邪之至，故当刺此所出，以写木气。旧注曰：用圆利针，令口中温暖而刺之，即咒曰：真灵至玄，天道冥然，五神各位，气守三田。诵之，然后可刺入同身寸之三分，留十呼，动气至而出其针。**刺毕，静神七日，勿大醉歌乐，其气复散，又勿饱食，勿食生物，**皆防其伤脾也。**欲令脾实，气无滞饱，无久坐，食无太酸，无食一切生物，宜甘宜淡。**畏木侵脾，故宜保之如此。**又或地下甲子，丁酉失守其位，未得中司，即气不当位，下不与壬奉合者，亦名失守，非名合德，故柔不附刚，即地运不合，三年变疠，**本年丁酉未得迁正于下，则不能上奉壬午，亦名失守，非合德也。三年之后，必气变而为木疠。**其刺法一如木疫之法。**凡诸丁壬之年，上下失守，其刺法皆同前。

　　假令戊申，刚柔失守，戊癸皆火运之年，寅申岁必少阳司天，厥阴在泉，以厥阴而配火运，则癸亥为在泉之化。戊申之刚在上，癸亥之柔在下，一有不正，俱失守矣。戊寅癸巳，其气皆同。**戊癸虽火运，阳年不太过也，**戊癸虽为火运，若刚柔失守，即在阳年亦非太过也。**上失其刚，柔地独主，其气不正，故有邪干，**若上年丁未司天有余，太阴不退位，则本年戊申失守于上，癸亥独主于下，火运不正，水必犯之，故有邪干。**迭移其位，差有浅深，欲至将合，音律先同，**气有微甚，故差有浅深。若刚柔将合，故音律先同。盖戊申阳律，太徵也。癸亥阴吕，少徵也。**其气和，其音叶矣。如此天运失时，三年之**

中,火疫至矣。戌癸失守,故变火疫,速在庚戌,迟则辛亥当至矣。**当刺肺之俞**。肺俞,在足太阳经。火疫之至,恐伤金藏,故当先补之。旧注曰:用圆利针,令口中温暖,先以手按穴,乃刺之,咒曰:真邪用搏,气灌元神,帝符反本,位合其亲。诵之三遍。刺之二分,候气欲至,想白气在穴下,次进一分,得气至而徐徐出其针,以手扪其穴。按:此下当云次三日,可刺手厥阴之所流。必脱失也。**刺毕,静神七日,勿大悲伤也,悲伤即肺动,而真气复散也**。用针补肺,故忌其伤。**人欲实肺者,要在息气也**。肺主气,息气乃可以补肺,即闭气存神之道。义见前。**又或地下甲子,癸亥失守者,即柔失守位也,即上失其刚也,即亦名戌癸不相合德者也,即运与地虚,后三年变疠,名曰火疠**。又若癸亥在泉不得迁正,下柔失位,上刚无合,戌虽阳火,亦失守矣,后之三年,发而为病,名曰火疠。

　　是故立地五年,以明失守,以穷法刺,于是疫之与疠,即是上下刚柔之名也,穷归一体也,即刺疫法只有五法,即总其诸位失守,故只归五行而统之也。上文五年,言天即地在其中矣。虽疫自天来,疠从地至,若乎有辨,然不过上下刚柔之分耳。其穷归于病,则一体也。故其刺法,亦惟此五者而已。此章以甲丙戊庚壬五阳年为例,阳刚失守,则阴柔可知,故可以五行为言而统之也。此下有辟疗五疫法,见《论治类》二十。

四十二、刚柔失守之义素问遗篇本病论

　　帝曰:余闻天地二甲子,十干十二支,上下经纬天地,数有迭移,失守其位,可得昭乎? 天地二甲子,言刚正于上,则柔合于下,柔正于上,则刚合于下,如上甲则下己,上己则下甲,故曰二甲子。凡十干十二支上下相合,经纬皆然。**岐伯曰:失之迭位者,谓虽得岁正,未得正位之司,即四时不节,即生大疫**。应司天而不司天,应在泉而

不在泉，是未得正位之司也。四时失其节气，则大疫必至矣。**注玄珠密语云**：阳年三十年，除六年天刑，计有太过二十四年。庚子庚午，君火刑金运，庚寅庚申，相火刑金运，戊辰戊戌，寒水刑火运，此阳运之天刑，其计六年，本非有余。其外二十四年，则皆阳刚太过之运。**除此六年，皆作太过之用，令不然之旨。今言迭支迭位，皆可作其不及也。**三十年中，除此六年天刑之外，皆作太过，乃阳运自胜而无邪伤者也。若刚柔迭失其位，气有不正，虽属阳年亦为不及也。

　　假令甲子阳年土运太窒，窒，抑塞也。此下皆重明前章刚柔失守之义。窒音只。**如癸亥天数有余者，年虽交得甲子，厥阴犹尚治天，**癸亥年厥阴司天不退位，则甲子年少阴司天不得迁正，是为窒也。**地已迁正，阳明在泉，**去岁少阳以作右间，甲子年在泉，阳明己卯也。甲未迁正于上，己巳得位于下，故上年在泉之少阳，退作地之右间矣。**即厥阴之地阳明，故不相和奉者也。**以癸亥年之司天，临甲子年之在泉，则上癸下巳，不相和合者也。**癸巳相会，土运太过，虚反受木胜，故非太过也，何以言土运太过？**癸巳相会，则甲失其位，虽曰阳土，其气已虚，土虚则受木胜，尚何太过之有？**况黄钟不应太窒，木既胜而金还复，金既复而少阴如至，即木胜如火而金复微。**黄钟为太宫之律，阳土运窒则黄钟不叶，木乃胜之，木胜必金复，金既复而子年司天，少阴忽至，则木反助火克金，其复必微，而甲己之土皆失守矣。**如此则甲己失守，后三年化成土疫，晚至丁卯，早至丙寅，土疫至也。**甲己化土，故发为土疫，即后世所谓湿温之类。自甲子至丙寅，三年首也；至丁卯，三年后也。**大小善恶，推其天地，详乎太乙。**推其天地，察司天在泉之盛衰也。太乙义详本类前七及三十五。**又只如甲子年，如甲至子而合，应交司而治天，**甲与子合，则少阴君火，应交司治天也。**即下己卯未迁正，而戊寅少阳未退位者，亦甲己下有合也，**甲子年在泉，己卯阳明未迁正者，以癸亥年在泉,戊寅少阳不退位也。故令甲与戊对,子与寅配,而甲己不能合,是己之阴土窒于下,柔失其守矣。**即土运非太过,而木乃乘虚而胜土也,金次又行复胜之,即反邪化也。**己土不正于下,则亦为木胜而金复,三年之后,必化土疠,故云邪化也。**阴阳天地殊异尔,故其大小善恶,一如天地之法旨也。**在上则应天,在下则应地,明天地之法旨,则大小善恶之应可知矣。

　　假令丙寅阳年太过,如乙丑天数有余者,虽交得丙寅,太阴尚治天也。乙丑司天,太阴不退位,则本年少阳亦不得迁正。**地已迁正,厥阴司地,去岁太阳以作右间,**丙寅少阳虽未司天,辛巳厥阴,已正在泉,故上年司地庚辰,当退位作右间也。**即天太阴而地厥阴,故地不奉天化也。**上乙下辛非合,故地不奉天。**乙辛相会,水运太虚,反受土胜,故非太过。**丙辛未合,水运虚也,故土胜之。**即太簇之管,太羽不应,土胜而雨化,木复即风。**太簇之管,羽音阳律也。丙运失守,故太羽不应,而雨为之胜,风为之复也。**此者丙辛失守,其会后三年,化成水疫,晚至己巳,蚤至戊辰,甚即速,微即徐,速即戊辰,徐即己巳也。水疫至也。**大小善恶,推其天地数,乃太乙游宫。天地太乙义见前。**又只如丙寅年,丙至寅且合,应交司而治天,**丙与寅合,则少阳相火应交司而治天。**即辛巳未得迁正,而庚辰太阳未退位者,亦丙辛不合德也。**辛巳乃本年在泉,庚辰乃上年在泉,庚辰不退位则辛巳不迁正,有丙无辛,孤立于上,不合其德,亦水运之失守也。**即水运亦小虚而小胜,或有复,后三年化疠,名曰水疠,其状如水疫,治法如前。**凡失守者,即虽小虚,小有胜复,亦不免于为疠,则甚者可知。水疫水疠,即后世寒疫阴证之类,其治法如前章。

　　假令庚辰阳年太过,如己卯天数有余者,虽交得庚辰年也,阳明犹尚治天,阳明乃己卯年司天,若不退位,则庚辰不能迁正。**地已迁正,太阴司地,去岁少阴以作右间,**庚辰在泉,太阴也,既已迁正,则己卯之少阴在泉者,以退作地之右间也。**即天阳明而地太阴也,故地不奉天也**。天阳明,己卯也。地太阴,乙未也。己乙非合,故地不奉天。**乙己相会,金运太虚,反受火胜,故非太过也**。乙庚不合而乙己合,故金运虚而火胜之。**即姑洗之管,太商不应,火胜热化,水复寒刑**。庚金失守,则太商不应,姑洗之管,乃其律也。金虚则火胜,火胜则水复,故当先热而后寒。**此乙庚失守,其后三年化成金疫也。速至壬午,徐至癸未,金疫至也。大小善恶,推本年天数及太乙也**。本年天数及太乙,言所至之年也。又遇其逆则灾大,若逢其顺则灾微。又只如庚辰,如庚至辰,且应交司而治天,若庚辰既合,则太阳寒水,当于交司之日而治天矣。**即下乙未未得迁正者,即地甲午少阴未退位者,且乙庚不合德也**,乙未太阴乃本年在泉,甲午少阴乃上年在泉,若甲午未退则乙未不正,庚虽正于上,乙失守于下,乙庚不合,亦金运之亏也。**即下乙未干失刚,亦金运小虚也,有小胜,或无复**,乙未干失刚,以柔不正而失其刚也。柔失其正,故金曰小虚。火有小胜及太阴气至,则水不得行,故或无复也。**后三年化疠,名曰金疠,其状如金疫也,治法如前**。金疫亦名杀疫,金疠亦名杀疠,其治法皆如前章。

　　假令壬午阳年太过,如辛巳天数有余者,虽交后壬午年也,厥阴犹尚治天,辛巳之厥阴当退不,则壬虽阳木,亦不能正其运。**地已迁正,阳明在泉,去岁丙申少阳以作右间**,壬午之丁酉阳明迁正在泉,辛巳之丙申少阳,当退作地之右间也。**即天厥阴而地阳明,故地不奉天者也**。以辛巳之天,临壬午之地,故不相和奉也。**丁辛相合会,木运太虚,反受金胜,故非太过也**。辛不退,壬不正,丁不合壬而会辛,木运失守,金必胜之,亦犹不及也。**即蕤宾之管,太角不应,金行燥胜,火化热复**。蕤宾之管,太角之律也。阳木不正,故蕤宾失音。金所以胜,火所以复,而邪至矣。**甚即速,微即徐,疫至大小善恶,推**

疫至之年天数及太乙。其速其徐，总不出三年之外，大小善恶，又当推疫至之年神也。**又只如壬至午，且应交司而治之，**壬与午，合其交司之日，则少阴治天矣。**即下丁酉未得迁正者，即地下丙申少阳未得退位者，见丁壬不合德也，**丁酉阳明为本年在泉，丙申少阳乃上年在泉，丙申不退则丁酉不正，有壬无丁，木德不合也。**即丁柔干失刚，亦木运小虚也，有小胜小复，**柔不合刚，下不应上，亦为小虚，故有胜复。**后三年化疠，名曰木疠，其状如风疫，治法如前。**木疠风疫，即后吐风温之类。

　　假令戊申阳年太过，如丁未天数太过者，虽交得戊申年也，太阴犹尚治天，丁未之太阴不退位，戊申虽阳年太过，不能正其火运。**地已迁正，厥阴在泉，去岁壬戌太阳已退位作右间，即天丁未，地癸亥，故地不奉天化也。**戊申年天未正而地已正，则上年太阳在泉者，已退作地之右间矣。是天仍丁未，地则癸亥，癸不得戊，故地不奉天之火化。**丁癸相会，火运太虚，反受水胜，故非太过也。**戊癸不合，火运必虚，故受水之胜。**即夷则之管，上太徵不应。**夷则之管，火之律也。上管属阳，太徵也。下管属阴，少徵也。戊不得正，故上之太徵不应。**此戊癸失守，其会后三年化疫也，速至庚戌。大小善恶，推疫至之年天数及太乙。**速在庚戌，远在辛亥，三年内外，火气为疫也。**又只如戊申，如戊至申，且应交司而治天，**戊申既合交司之日，少阳当治天也。**即下癸亥未得迁正者，即地下壬戌太阳未退位者，见戊癸未合德也，**戊申年当厥阴癸亥在泉，若上年壬戌不退，则癸亥不正，戊癸火运不合其德也。**即下癸柔干失刚，见火运小虚也，有小胜，或无复也，**火运不足，水必胜之，水胜则土复，当其复时而厥阴若正，则土或无复也。**后三年化疠，名曰火疠也，治法如前。**火疠，即后世所谓温疫热病之类。其针治之法如前章。**治之法可塞之泄之。**此言针治之外，又当药治者如此。火邪为疠，故宜寒之泄之。由此观之,则凡上文五刚化疫,五柔化疠,或针或药,皆宜因气施治,又在不言可知也。

四十三、十二藏神失守位,邪鬼外干之刺素问遗篇刺法论

黄帝问曰:人虚即神游失守位,使鬼神外干,是致夭亡,何以全真?愿闻刺法。全其真即保其神,神全则邪不能干也。**岐伯稽首再拜曰:昭乎哉问!谓神移失守,虽在其体,然不致死;或有邪干,故令夭寿。**虚而无邪,未必致死。若神气既虚,邪复干之,则夭寿矣。

只如厥阴失守,天以虚,人气肝虚,感天重虚,即魂游于上,厥阴属木,在人应肝,人之肝虚,复感天虚,则肝不藏魂。魂属阳,故游散于上。神光不聚,而白尸鬼犯之,令人暴亡也。**邪干厥大气,身温犹可刺之,**厥,逆也。大气,元气也。肝木失守,金邪犯之。若神气未脱,四肢虽冷,心腹尚温,口中无涎,舌卵不缩者,尚可刺救复苏。后仿此。**刺其足少阳之所过,**丘墟穴也。肝胆相为表里,故宜刺之。旧注曰:用毫针,于人近体暖针至温,以左手按穴,咒曰:太上元君,常居其左,制之三魂。诵之三遍。次呼三魂名:爽灵、胎光、幽精。诵之三遍。次想青龙于穴下,刺入同身寸之三分,留三呼,徐徐出针,令亲人授气于口中,腹中鸣者可治之。**次刺肝之俞。**肝俞,足太阳经穴,刺此所以补肝。旧注曰:用毫针,着身温之,左手按穴,咒曰:太微帝君,元英制魂,真元及本,令入青云。又呼三魂,各如前三遍。刺三分,留三呼,次进二分,留三呼,复取针至三分,留一呼,徐徐出之,即气反而复活。

人病心虚,又遇君相二火司天失守,感而三虚,人之心虚,而遇司天二火失守,又或惊而夺精,汗出于心,是为三虚,则神光不聚,邪必犯之。**遇火不及,黑尸鬼犯之,令人暴亡,**黑为水色,火运不及则水胜之,故见黑尸鬼。**可刺手少阳之所过,**阳池穴也。手少阳为相

火之经,故宜补之。旧注曰:用毫针,于人身温暖,以手按穴,咒曰:太乙帝君,泥丸总神,丹无黑气,来复其真。诵之三遍。想赤凤于穴下,刺入二分,留七呼,次进一分,留三呼,复退留一呼,徐徐出针,手扪其穴,即令复活也。**复刺心俞。**足太阳经穴,刺之以补君火。旧注曰:用毫针,着身温暖,以手按穴,咒曰:丹房守灵,五帝上清,阳和布体,来复黄庭。诵之三遍。刺入同身寸之二分,留一呼,次进一分,留一呼,退至二分,留一呼,徐徐出针,以手扪其穴。

　　人脾病,又遇太阴司天失守,感而三虚,土气重虚,又或汗出于脾胃,是为三虚,则智意二神失守其位。**又遇土不及,青尸鬼邪犯之于人,令人暴亡,**青尸鬼,木邪也,脾土虚者乃见之。**可刺足阳明之所过,**冲阳穴也,刺此所以补胃。旧注曰:用毫针,着人身温暖,以手按穴,咒曰:常在魂庭,始清太宁,元和布气,六甲反真。诵之三遍。先想黄庭于穴下,刺入三分,留三呼,次进二分,留一呼,徐徐退出,以手扪之。**复刺脾之俞。**脾俞,在足太阳经,补脾也。旧注曰:用毫针,以手按之,咒曰:太始乾位,总统坤元,黄庭真气,来复来全。诵之三遍。刺三分,留二呼,进至五分,动气至,徐徐出针。

　　人肺病,遇阳明司天失守,感而三虚,肺与阳明皆属金,人虚天虚,又或汗出于肺,是为三虚,而火邪犯之。**又遇金不及,有赤尸鬼干人,令人暴亡,**赤尸鬼,火邪也。金为火胜,故见赤鬼。**可刺手阳明之所过,**合谷穴也。肺与大肠为表里,故当刺此以补金。旧注曰:用毫针,着人身温暖,先以手按穴,咒曰:青气真全,帝符日元,七魄归右,令复本田。诵之三遍。想白气于穴下,刺入三分,留三呼,次进至五分,留三呼,复退一分,留一呼,徐徐出针,以手扪其穴,可复活也。**复刺肺俞。**肺俞在足太阳经,用针以补肺。旧注曰:用毫针,着体温暖,先以手按穴,咒曰:左元真人,六合气宾,天符帝力,来入其司。诵之三遍。针入一分半,留三呼,次进二分,留一呼,徐徐出针,以手扪其穴。

人肾病,又遇太阳司天失守,感而三虚,人之水藏,天之水气既皆不足,又遇汗出于肾,是为三虚而肾神失守,土邪必相犯也。**又遇水运不及之年,有黄尸鬼干犯人正气,吸人神魂,致暴亡,**黄为土色,水藏神虚,故见土鬼。神魂散荡,若为所吸,多致暴亡。若四肢厥冷气脱,但得心腹微温,眼色不易,唇口及舌不变,口中无涎,尚可救也。**可刺足太阳之所过,**京骨穴也。肾与膀胱为表里,故当刺此以补水藏。旧注曰:用毫针,着人身温暖,以手按穴,咒曰:元阳育婴,五老反真,泥丸玄华,补精长存。想黑气于穴下,刺入一分半,留三呼,乃进至三分,留一呼,徐徐出针,以手扪其穴。**复刺肾俞。**在足太阳经,用针补之。旧注曰:用毫针,先以手按穴,咒曰:天玄日晶,太和昆灵,贞元内守,持入始清。诵之三遍。刺之三分,留三呼,次又进至五分,留三呼,徐徐出针,以手扪之。

黄帝问曰:十二藏之相使,神失位,使神彩之不圆,恐邪干犯,治之可刺,愿闻其要。十二藏各有其神,相通运用,故曰相使。一有失位,则神光亏缺,是谓不圆。邪因得而犯之,刺治之法如后。**岐伯稽首再拜曰:悉乎哉! 问至理,道真宗,此非圣帝,焉究斯源? 是谓气神合道,契符上天。**天地之道,气与神耳,人生之道,亦惟此也,故曰契符上天。**心者,君主之官,神明出焉,**心为一身之主,万几之舍,故神明出焉。若情欲伤心,最为五劳之首,心伤则神不守舍,损抑元阳,天人长命,莫此为甚,而实人所不知。澄心则养神,抱元守一之道,端从此始。此下十二藏相使及君主神明等义,详《藏象类》第一章。**可刺手少阴之源。**神门穴也。用长针,口中温之,刺三分,留三呼,次进一分,留一呼,徐徐出针,以手扪其穴。凡刺各经之源者,皆所以补之也。后准此。**肺者,相傅之官,治节出焉,**肺藏气,主行营卫,故治节由之。若形寒饮冷,悲忧过度,则肺气受伤,神失守位。

可刺手太阴之源。太渊穴也。用长针，口中温之，以手按穴，刺入三分，留三呼，动气至，徐徐出针，以手扪其穴。**肝者，将军之官，谋虑出焉**，气强而勇，故号将军。性多变动，故主谋虑。若恚怒气逆，上而不下，则肝神受伤也。**可刺足厥阴之源**。太冲穴也。用长针，于口中先温，以手按穴，刺入三分，留三呼，次进二分，留二呼，徐徐出针，以手扪其穴。**胆者，中正之官，决断出焉**，胆气刚果，故官为中正而主决断。若大惊卒怒，其气必伤，神光散失，病为惶惧膈噎等证。**可刺足少阳之源**。丘墟穴也。用长针，温于口内，先以左手按穴，刺三分，留三呼，进至五分，留二呼，徐徐出针，以手扪其穴。**膻中者，臣使之官，喜乐出焉**，膻中者，心包络所居，相火之位，故为臣使。卫护君主，故喜乐出焉。若五情不节，皆能伤之，令人失志恍惚，神光不聚，则邪犯之。**可刺心包络所流**。劳宫穴也。用长针，于口中温之，先以左手按穴，刺入三分，留二呼，徐徐出针，以手扪其穴。**脾为谏议之官，知周出焉**，脾藏意，神志未定，意能通之，故为谏议之官。虑周万事，皆由乎意，故智周出焉。若意有所着，思有所伤，劳倦过度，则脾神散失矣。**可刺脾之源**。太白穴也。用长针，口内温之，先以左手按穴，刺入二分，留五呼，进至三分，留五呼，徐徐出针，以手扪之。**胃为仓廪之官，五味出焉**，饥饱失宜，饮食无度，偏于嗜好，其神乃伤。**可刺胃之源**。冲阳穴也。用长针，于口中温之，先以左手按穴，刺入三分，留三呼，进二分，徐徐出针，以手扪其穴。**大肠者，传道之官，变化出焉**，食物至此，变化其形而出，闭结则肠胃壅滞，泄利则门户不要，传道失守，三焦元气之所关也。**可刺大肠之源**。合谷穴也。用长针，口中温之，刺入三分，留三呼，进至二分，留一呼，徐徐出之。**小肠者，受盛之官，化物出焉**，受盛水谷而分清浊，故曰化物出焉。清浊不分，则小肠失其化矣。**可刺小肠之源**。腕骨穴也。用长针，口中温针，先以左手按穴，刺三分，留三呼，进二分，留一呼，徐徐出针，以手扪其穴。**肾者，作强之官，伎巧出焉，**色欲恐惧，强力入水，皆能伤肾。肾伤则作强伎巧，神失其职矣。**刺其肾之源。**太溪穴也。用长针，于口中先温，以左手按穴，刺入三分，留一呼，进一分，留一呼，徐徐出针，以手扪其穴。**三焦者，决渎之官，水道出焉，**决渎者，水道流通之义。如江河淮济，不变其道，百川归之，以入于海，故曰四渎。人之三焦，在上主纳，在中主运，在下主出。若出纳运行不得其正，则三焦失守，神气不聚，邪乘虚而犯之矣。**刺三焦之源。**阳池穴也。用长针，于口中温之，先以左手按穴，刺三分，留三呼，进一分，留一呼，徐徐出针，以手扪之。**膀胱者，州都之官，精液藏焉，气化则能出矣，**膀胱为三焦之下泽，津液所聚，故曰州都。然赖下焦之气，施化而通，若其不约而遗，不利而癃，皆气海之失职也。**刺膀胱之源。**京骨穴也。用长针，先温于口中，以左手按穴，刺入三分，留三呼，进二分，留三呼，徐徐出针，以手扪其穴。**凡此十二官者，不得相失也。**不相失者谓之相使，失则神气散乱，有邪干犯，灾害至矣，宜用刺法以全其真也。**是故刺法有全神养真之旨，亦法有修真之道，非治疾也，故要修养和神也。**此言针法有如此之妙，其要在修养和神而已。**道贵常存，补神固根，精气不散，神守不分。**道贵常存者，贵其不衰也。不衰之道，在补神以固根。欲全其神，在精气不散，则神守不分矣。**然即神守，而虽不去亦全真。**言神守者，岂惟神不去，正所以全真也。**人神不守，非达至真。**至真之道，要在守神，不知守神，非达道也。**至真之要，在乎天玄，**玄者，水之色。天玄者，天一之义。以至真之要，重在精也。**神守天息，复入本元，命曰归宗。**天息者，鼻息通乎天也。守息则气存，气存则神存，故曰神守天息。以上三节，首言神，次言精，此言气。夫人始生，先成精，精其本也。儿在母腹，先通胎息，气其元也。训宝其精，又养其气，复其本，返其元矣。精气充而神自全，谓之内三宝。三者合一,即全真之道也,故曰归宗。前有存三守一愚按,在四十一。

四十四、神失守位,邪鬼外干之义素问遗篇本病论

黄帝曰:**人气不足,天气如虚,人神失守,神光不聚,邪鬼干人,致有夭亡,可得闻乎?** 神光,神明也。人气与天气皆失守,则阳神不聚,阴鬼干人,致死之兆也。**岐伯曰:人之五藏,一藏不足,又会天虚,感邪之至也。** 人有不足之藏,与天虚之气相会者,其邪至甚,如肝遇木虚,心遇火虚之类也。

人忧愁思虑即伤心,又或遇少阴司天,天数不及,太阴作接间至,即谓天虚也,此即人气天气同虚也。 少阴司天之年,太阴尚在左间。若少阴不足,则太阴作接者,未当至而至矣。此以君火之虚,与人心气同虚也。**又遇惊而夺精,汗出于心,** 夺精者,夺心之精也。五藏各有其精,如《本神篇》曰:五藏主藏精者也,不可伤,伤则失守而阴虚。即此之义。**因而三虚,神明失守。** 先有忧愁之伤,又有少阴不及,再遇惊而夺精,三虚相会,神明失守矣。**心为君主之官,神明出焉,神失守位,即神游上丹田,在帝太乙帝君泥丸君下。** 人之脑为髓海,是谓上丹田,太乙帝君所居,亦曰泥丸君,总众神者也。心之神明失守其位,则浮游于此。**神既失守,神光不聚,却遇火不及之岁,有黑尸鬼见之,令人暴亡。** 心属火,心神失守,神明衰也,又遇火运不及,故见水色之鬼。非但癸年,即戊年失守亦然,司天二火不及亦然。尸鬼者,魄之阴气。阳脱阴孤,其人必死,故尸鬼见也。

人饮食劳倦即伤脾,又或遇太阴司天,天数不及,即少阳作接间至,即谓之虚也,此即人气虚而天气虚也。 太阴司天之年,少阳尚为天之左间。若太阴不足,则接者先至而少阳得政。脾气既伤,又遇太阴失守,是重虚也。**又遇饮食饱甚,汗出于胃,醉饱行房,汗出于脾,** 卫气不固,则五藏汗泄于外,邪得乘而犯之,故致人神失守也。

因而三虚,脾神失守。既伤于脾,次遇天虚,再加汗出,是三虚也。**脾为谏议之官,智周出焉,神既失守,神光失位而不聚也,脾神失守,**意智乱也。**却遇土不及之年,或己年或甲年失守,或太阴天虚,青尸鬼见之,令人卒亡。**土运不及,不止己年,而甲亦有之,又或太阴司天,失守其位,故木邪鬼见,令人卒亡。

　　人久坐湿地,强力入水即伤肾,肾为作强之官,伎巧出焉,因而三虚,肾神失守。神志失位,神光不聚,诸藏皆言作接间至及汗出之由,惟此不言,必脱失也。**太阳寒水司天之年,厥阴尚为左间。若太阳不足,则厥阴作接间至,此天虚也。**经脉别论云:持重远行,汗出于肾。兼之坐湿入水,肾气必伤,是为三虚。肾神不守,则精衰志失也。**却遇水不及之年,或辛不会符,或丙年失守,或太阳司天虚,有黄尸鬼至,见之令人暴亡。**水不及者,土邪犯之,故黄尸鬼见,卒然伤人。

　　人或恚怒,气逆上而不下,即伤肝也。又遇厥阴司天,天数不及,即少阴作接间至,是谓天虚也,此谓天虚人虚也。厥阴司天之年,少阴当为左间。若厥阴不足,则少阴预至。肝气既伤,厥阴又虚,天人俱不足也。**又遇疾走恐惧,汗出于肝。**天虚人虚,又汗出于肝,是为三虚。**肝为将军之官,谋虑出焉,神位失守,神光不聚,**肝藏魂,失守则魂神不聚也。**又遇木不及年,或丁年不符,或壬年失守,或厥阴司天虚也,有白尸鬼见之,令人暴亡也。**白尸鬼见,金胜木也。

　　已上五失守者,天虚而人虚也。神游失守其位,即有五尸鬼干人,令人暴亡也,谓之曰尸厥。尸鬼干人,则厥逆而死,故谓尸厥。神游者,神气虽游,未离于身,尚不即死。若脉绝身冷,口中涎塞,舌短卵缩,则无及矣,否则速救可苏也。以上五藏失守,独缺金虚伤肺,赤尸鬼一证,必脱简也。惟《邪气藏府病形篇》所言五藏之伤俱全,但与此稍有不同。详《疾病类》三。**人犯五神易位,即神光不圆也,非但尸鬼,即一切邪犯者,皆是神失守位故也。**神光,即阳明之气。凡阳气不足,则阴邪犯之。二十难曰:脱阳者见鬼。即神失守位之义。愚按:此二篇所言五鬼干人,其义最详。盖天地间万物万殊,莫非五行之化,人之藏气,鬼之干人,亦惟此耳。故五鬼为邪,各因所胜,此相制之理,出乎当然者也。然以余所验,则有如心神失守、火自为邪者,多见赤鬼;肺金不足、气虚茫然者,多见白鬼;肾阴亏损、目光昏暗者,多见黑鬼;肝木亡阳者,多见青鬼;脾湿为祟者,多见黄鬼。是皆不待胜制,而本藏之邪自见也。至如山野之间,幽隐之处,鬼魅情形,诚有不测;若明本篇之义,则虽千态万状,只此五行包罗尽之,治之以胜,将安遁哉?然鬼本无形,乃能形见,既觉其无中之有,独不能觉其有中之无乎?反之之明,在正心以壮气,虚明以定神。神定,彼将自灭矣。天命所在,彼亦焉能以非祸加人哉?此全神却鬼之道也。古德云:山鬼之伎俩有限,老僧之不见不闻无穷,斯言至矣。《论治类》十六章有按当考。**此谓得守者生,失守者死,**得守则神全,失守则神散。神全则灵明圆聚,故生。神散则魂魄分离,故死。**得神者昌,失神者亡。**阳气为神,阳盛则神全。阴气为鬼,阳衰则鬼见。阴阳合气,命之曰人。其生在阳,其死在阴,故曰得神者昌,得其阳也。失神者亡,失其阳也。明阴阳聚散之道,则鬼神之妙固不难知,而得失之柄还由于我。古云人定胜天,本非虚语。观孟子曰:求则得之,舍则失之。不于斯言益信乎!

类经二十九卷

会通类

一、摄生

苍天之气,清静则志意治,顺之则阳气固,虽有贼邪,弗能害也,此因时之序。故圣人传精神,服天气,而通神明。失之则内闭九窍,外壅肌肉,卫气散解,此谓自伤,气之削也。是以圣人陈阴阳,筋脉和同,骨髓坚固,气血皆从。如是则内外调和,邪不能害,耳目聪明,气立如故。见疾病类五。

惟贤人上配天以养头,下象地以养足,中傍人事以养五藏。阴阳四。

圣人日避虚邪之道,如避矢石然,邪弗能害,此之谓也。运气三十五。

夫阴阳之气,清静则生化治,动则苛疾起。运气三十二。

人神不守,非达至真。至真之要,在乎天玄,神守天息,复入本元,命曰归宗。运气四十三。

夫精者,身之本也,故藏于精者,春不病温。疾病二十七。

冬日在骨,蛰虫周密,君子居室。脉色九。

能知七损八益,则二者可调,不知用此,则蚤衰之节也。年四十而阴气自半也,起居衰矣。年五十,体重,耳目不聪矣。年六十,阴痿,气大衰,九窍不利,下虚上实,涕泣俱出矣。故曰知之则强,不知则老,故同出而名异耳。智者察同,愚者察异,愚者不足,智者有余,有余则耳目聪明，身体轻强，老者复壮，壮者益治。是以圣人为无为之事，乐恬淡之能，从欲快志于虚无之守，故寿命无穷，与天地终，此圣人之治身也。阴二。

故养神者，必知形之肥瘦，营卫血气之盛衰。血气者，人之神，不可不谨养。针刺十三。

所有自来肾有久病者，可以寅时面向南，净神不乱思，闭气不息七遍，以引颈咽气顺之，如咽甚硬物，如此七遍后，饵舌下津令无数。慎其大喜欲情于中，如不忌，即其气复散也。心欲实，令少思。慎勿大怒，怒必真气却散之。欲令脾实，气无滞饱，无久坐，食无大酸，无食一切生物，宜甘宜淡。悲伤即肺动，而真气复散也。人欲实肺者，要在息气也。运气四十一。

饮食自倍，肠胃乃伤。疾病六十七。

阴阳和平之人，居处安静，无为惧惧，无为忻忻，婉然从物，或与不争，与时变化，尊则谦谦，谭而不治，是谓至治。藏象三十。

二、阴阳五行

黄帝问曰：余闻天为阳，地为阴，日为阳，月为阴，上与《六节藏象论》同，详运气一。大小月三百六十日成一岁，人亦应之。今三阴三阳，不应阴阳，其故何也？岐伯对曰：阴阳者，数之可十，推之可百，数之可千，推之可万，阴阳者数句与《五运行大论》同，详运气类四。又手足阴阳系日月篇亦同，见经终类三十四。万之大不可胜数，然其要一也。天复地载，万物方生，未出地者，命曰阴处，名曰阴中之阴；则出地者，命曰阴中之阳。阳予之正，阴为之主。见经终类二十九。

夫五运阴阳者，天地之道也，万物之纪纲，变化之父母，生杀之本始，神明之府也，可不通乎？故物生谓之化，物极谓之变，阴阳不测谓之神,神用无方谓之圣。运气三。

天地者,万物之上下也;左右者,阴阳之道路也;水火者,阴阳之征兆也;金木者,生成之终始也。阴阳之气各有多少,故曰三阴三阳也。寒暑燥湿风火,天之阴阳也,三阴三阳上奉之。木火土金水火,地之阴阳也,生长化收藏下应之。天以阳生阴长,地以阳杀阴藏。天有阴阳,地亦有阴阳。故阳中有阴,阴中有阳。阴阳相错,而变由生也。运气三。

自古通天者,生之本,本于阴阳。天地之间,六合之内,其气九州九窍,五藏十二节,皆通乎天气。其生五,其气三,数犯此者,则邪气伤人,此寿命之本也。苍天之气,清净则志意治,顺之则阳气固,虽有贼邪,弗能害也。阳气者若天与日,失其所则折寿而不彰,故天运当以日光明。是故阳因而上,卫外者也。阳气者,烦劳则张。阳气者,大怒则形气绝而血菀于上。阳气者,精则养神,柔则养筋。阳气者,一日而主外,平旦人气生,日中而阳气隆,日西而阳气已虚,气门乃闭。阴者,藏精而起亟也;阳者,卫外而为固也。凡阴阳之要,阳蜜乃固,两者不和,若春无秋,若冬无夏,因而和之,是谓圣度。故阳强不能密,阴气乃绝。阴平阳秘,精神乃治,阴阳离决,精气乃绝。阴之所生,本在五味,阴之五宫,伤在五味。疾病五。

天气,清静光明者也,藏德不止,故不下也。天明则日月不明,邪害空窍,阳气者闭塞,地气者冒明,云雾不精,则上应白露不下。摄生五。

阳者,天气也,主外;阴者,地气也,主内。故阳道实,阴道虚。疾病十三。

至阴虚,天气绝;至阳盛,地气不足。阴阳并交,至人之所行。阴阳并交者,阳气先至,阴气后至。是以圣人持诊之道,先后阴阳而持之。脉色类七。

春夏则阳气多而阴气少，秋冬则阴气盛而阳气衰。疾病三十四。

阳从左，阴从右；老从上，少从下。是以春夏归阳为生，归秋冬为死；反之，则归秋冬为生。疾病八十四。

东南方阳也，阳者其精降于下，故右热而左温；西北方阴也，阴者其精奉于上，故左寒而右凉。高者气寒，下者气热。阴精所奉其人寿，阳精所降其人夭。崇高则阴气治之，污下则阳气治之，阳胜者先天，阴胜者后天，此地理之常，生化之道也。运气十六。

阴道偶，阳道奇。发于春夏，阴气少，阳气多。发于秋冬，阳气少，阴气多。经终三十。

阳之动，始于温，盛于暑；阴之动，始于清，盛于寒。夫阴阳之气，清静则生化治，动则苛疾起。运气三十二。

天地之动静，神明为之纪；阴阳之往复，寒暑彰其兆。运气十。

阴阳四时者，万物之终始也，死生之本也。摄生类六。

太阳为开，阳明为阖，少阳为枢。太阴为开，厥阴为阖，少阴为枢。经络二十九。

三阳为经，二阳为维，一阳为游部。三阳为表，二阴为里，一阴至绝作朔晦，却具合以正其理。所谓三阳者，太阳为经。二阳者，阳明也。一阳者，少阳也。三阴者，六经之所主也。三阳为父，二阳为卫，一阳为纪。三阴为母，二阴为雌，一阴为独使。疾病七。

帝曰：愿闻阴阳之三也何谓？岐伯曰：气有多少异用也。阳明何谓也？两阳合明也。厥阴何也？两阴交尽也。两阴交尽故曰幽，两阳合明故曰明。运气三十三。

太阴藏搏者，三阴也。一阴至，厥阴之治也。太阳藏何象？象三阳而浮也。少阳藏何象？象一阳也。阳明藏何象？象大浮也。二阴搏至，肾沉不浮也。脉色十五。又二阴三阳次序，详疾病七。

巨阳者,诸阳之属也。疾病三十九。

两阳合于前,故曰阳明。两阴交尽,故曰厥阴。足之阳者,阴中之少阳也;足之阴者,阴中之太阴也。手之阳者,阳中之太阳也;手之阴者,阳中之少阴也。腰以上者为阳,腰以下者为阴。其于五藏也,心为阳中之太阳,肺为阳中之少阴,肝为阴中之少阳,脾为阴中之至阴,肾为阴中之太阴。经络二十四。

人生有形,不离阴阳。针刺九。

人有阴阳,治分五态。藏象三十。

内有阴阳,外亦有阴阳。在内者五藏为阴,六府为阳;在外者筋骨为阴,皮肤为阳。针刺三十一。

阴者主藏,阳者主府;阳受气于四末,阴受气于五藏。针刺二十八。

三阳在头,三阴在手。脉色二十六。

阳受气于上焦,以温皮肤分肉之间。疾病二十。

重阳之人,其神易动。多阳者多喜,多阴者多怒。针刺二十二。

审其阴阳,以别柔刚。阳病治阴,阴病治阳,定其血气,各守其乡。论治八。

所谓阴者,真藏也。所谓阳者,胃脘之阳也。别于阳者,知病处也;别于阴者,知死生之期。所谓阴阳者,去者为阴,至者为阳;静者为阴,动者为阳;迟者为阴,数者为阳。脉色二十六。

阴气者,静则神藏,躁则消亡,饮食自倍,肠胃乃伤。疾病六十七。

阳气起于足五指之表,阴脉者集于足下而聚于足心。阴气起于五指之里,集于膝下而聚于膝上。疾病二十四。

微妙在脉,不可不察,察之有绝,从阴阳始,始之有经,从五行生,生之有度,四时为宜,补写勿失,与天地如一,得一之精,以知死生。是故声合五音,色合五行,脉合阴阳。脉色九。

阳气尽、阴气盛则目瞑,阴气尽而阳气盛则寤矣。疾病七十九。

凡阳有五,五五二十五阳。脉色二十六。

夺阴者死,夺阳者狂。针刺五十九。

五行者,金木水火土也,更贵更贱,以知死生,以决成败,而定五藏之气,间甚之时,死生之期也。疾病二十四。

木得金而伐,火得水而灭,土得木而达,金得火而缺,水得土而绝,万物尽然,不可胜竭。针刺类九。

君火以明,相火以位。运气三。

甲己之岁,土运统之;乙庚之岁,金运统之;丙辛之岁,水运统之;丁壬之岁,木运统之;戊癸之岁,火运统之。运气三。

帝曰:愿闻平气。岐伯曰:木曰敷和,火曰升明,土曰备化,金曰审平,水曰静顺。帝曰:不及奈何?岐伯曰:木曰委和,火曰伏明,土曰卑监,金曰从革,水曰涸流。帝曰:太过何如?岐伯曰:木曰发生,火曰赫曦,土曰敦阜,金曰坚成,水曰流衍。运气十三。

显明之右,君火之位也。君火之右,退行一步,相火治之;复行一步,土气治之;复行一步,金气治之;复行一步,水气治之;复行一步,木气治之;复行一步,君火治之。相火之下,水气承之;水位之下,土气承之;土位之下,风气承之;风位之下,金气承之;金位之下,火气承之;君火之下,阴精承之。运气六。

少阴君火,不司气化。运气二十四。

土者生万物而法天地。藏象七。

木发无时,水随火也。运气二十三。

君位臣则顺,臣位君则逆,所谓二火也。运气类七。

壮火之气衰,少火之气壮。壮火食气,气食少火。壮火散气,少火生气。阴阳一。

少水不能灭盛火,而阳独治,独治者不能生长也。肝一阳也,心二阳也,肾孤藏也,一水不能胜二火,故不能冻栗,病名曰骨痹。疾病四十五。

水之精为志,火之精为神。一水不胜五火,故目眦盲。疾病八十。

二火不胜三水。疾病九。

三、藏象

天气通于肺,地气通于嗌,风气通于肝,雷气通于心,谷气通于脾,雨气通于肾。六经为川,肠胃为海,九窍为水注之气。见阴阳类四。

肝心脾肺肾五藏皆为阴,胆胃大肠小肠膀胱三焦六府皆为阳。故背为阳,阳中之阳,心也;背为阳,阳中之阴,肺也;腹为阴,阴中之阴,肾也;腹为阴,阴中之阳,肝也;腹为阴,阴中之至阴,脾也。阴阳五。

阴者主藏,阳者主府;阳受气于四末,阴受气于五藏。针刺二十八。

阴脉荣其藏,阳脉荣其府。其流溢之气,内溉藏府,外濡腠理。经络二十八。

阳中之少阴,肺也。阳中之太阳,心也。阴中之少阳,肝也。阴中之至阴,脾也。阴中之太阴,肾也。经络十五。

肝主春,足厥阴少阳主治,其日甲乙,肝苦急,急食甘以缓之。心主夏,手少阴太阳主治,其日丙丁,心苦缓,急食酸以收之。脾主长夏,足太阴阳明主治,其日戊己,脾苦湿,急食苦以燥之。肺主秋,手太阴阳明主治,其日庚辛,肺苦气上逆,急食苦以泄之。肾主冬,足少阴太阳主治,其日壬癸,肾苦燥,急食辛以润之,开腠理,致津液,通气也。肝欲散,急食辛以散之。心欲耎,急食咸以耎之。脾欲缓,急食甘以缓之。肺欲收,急食酸以收之。肾欲坚,急食苦以坚之。疾病二十四。

肝为牡藏,其色青,其时春,其音角,其味酸,其日甲乙。心为牡藏,其色赤,其时夏,其日丙丁,其音徵,其味苦。脾为牝藏,其色黄,其时长夏,其日戊己,其音宫,其味甘。肺为牝藏,其色白,其音商,其时秋,其日庚辛,其味辛。肾为牝藏,其色黑,其时冬,其日壬癸,其音羽,其味咸。是为五变。针刺十七。

春脉者肝也。夏脉者心也。秋脉者肺也。冬脉者肾也。脾脉者土也,孤藏以灌四傍者也。脉色类十。

九野为九藏,故形藏四,神藏五,合为九藏以应之也。运气一。脉色五。

五藏者,所以藏精神魂魄者也。六府者,所以受水谷而行化物者也。经络十二。

五藏六府,心为之主,耳为之听,目为之候,肺为之相,肝为之将,脾为之卫,肾为之主外。故五藏六府之津液,尽上渗于目,心悲气并则心系急,心系急则肺举,肺举则液上溢。疾病类五十八。

五藏六府,肺为之盖,心为之主,缺盆为之道。肝者主为将,脾者主为卫,肾者主为外。六府者,胃为之海。藏象二十九。

肝生于左,肺藏于右,心部于表,肾治于里,脾为之使,胃为之市,鬲肓之上,中有父母,七节之傍,中有小心,从之有福,逆之有咎。针刺六十四。

肺主身之皮毛,心主身之血脉,肝主身之筋膜,脾主身之肌肉,肾主身之骨髓。疾病七十一。

心藏神,肺藏气,肝藏血,脾藏肉,肾藏志,而成此形。志意通,内连骨髓,而成身形五藏。疾病十八。《本神篇》曰:脾藏营,心藏脉,肾藏精。详藏象十。

心为噫,肺为欬,肝为语,脾为吞,肾为欠为嚏,胃为气逆为哕为恐,大肠小肠为泄,下焦溢为水,膀胱不利为癃,不约为遗溺,胆为怒,是为五病。精气并于心则喜,并于肺则悲,并于肝则忧,并于脾则畏,并于肾则恐,是谓五并。心恶热,肺恶寒,肝恶风,脾恶湿,肾恶燥,是谓五恶。心为汗,肺为涕,肝为泪,脾为涎,肾为唾,是谓五液。心藏神,肺藏魄,肝藏魂,脾藏意,肾藏志,《九针论》曰:肾藏精志也。是谓五藏所藏。心主脉,肺主皮,肝主筋,脾主肉,肾主骨,是谓五主。疾病二十五。

人有五藏,化五气,以生喜怒悲忧恐。阴阳一。

青为肝,赤为心,白为肺,黄为脾,黑为肾。肝合筋,心合脉,肺合皮,脾合肉,肾合骨。脉色三十二。

肝色青,心色赤,肺色白,脾色黄,肾色黑。疾病类二十四。

心者,五藏之专精也,目者其窍也。疾病八十。

重阳之人,熇熇高高,言语善疾,举足善高,心肺之藏气有余,阳气滑盛而扬,故神动而气先行。多阳者多喜,多阴者多怒。针刺二十二。

五藏之应天者肺,肺者五藏六府之盖也,皮者肺之合也。人之所以应土者肉也。人之所以生成者血脉也。针刺二。

肺者藏之长也,为心之盖也。疾病七十一。

肺者藏之盖也。疾病八十二。

肺者气之本。藏象二。

肝者中之将也,取决于胆,咽为之使。疾病六十一。

人卧血归于肝,肝受血而能视,足受血而能步,掌受血而能握,指受血而能摄。经络二十一。

脾与胃以膜相连耳,而能为之行其津液何也?疾病十三。

脾主为胃行其津液者也。疾三十四。

五藏者皆禀气于胃,胃者五藏之本也。藏气者,不能自致于手太阴，必因于胃气，乃至于手太阴也。脉色二十七。

人受气于谷，谷入于胃，以传于肺，五藏六府，皆以受气。其清者为营，浊者为卫，营在脉中，卫在脉外。经络二十三。

胃为五藏六府之海，其清气上注于肺，肺气从太阴而行之，其行也以息往来。气之离藏也，卒然如弓弩之发，如水之下岸。经络十三。

谷始入于胃，其精微者，先出于胃，之两焦以溉五藏，别出两行营卫之道。其大气之搏而不行者，积于胸中，命曰气海，出于肺，循喉咽，故呼则出，吸则入。天地之精气，其大数常出三入一，故谷不入，半日则气衰，一日则气少矣。气味二。

平人之常，气禀于胃，胃者平人之常气也。人无胃气，曰逆，逆者死。脉色十一。

脉无胃气亦死。脉弱以滑，是有胃气。脉色十二。

肾者至阴也。肺者太阴也。肾者胃之关也，关门不利，故聚水而从其类也。肾者牝藏也，地气上者，属于肾而生水液也，故曰至阴。针三十八。

肾者主水，受五藏六府之精而藏之。藏象十三。

肾者水藏，主津液，主卧与喘也。疾病八十二。

膀胱之胞薄以懦，得酸则缩。气味三。

人始生，先成精，精成而脑髓生。经络一。

脉反四时及不间藏，曰病难已。脉色十二。

神：阴阳不测谓之神，神用无方谓之圣。运气三。天地之动静，神明为之纪。运气四、十。玄生神，神在天为风。运气三。藏象六同。天地之动静，神明为之纲纪。阴阳四。阴阳者，神明之府也。阴阳一。运气三。天地之大纪，人神之通应也。运气二十四。根于中者，命曰神机，神去则机息；根于外者，命曰气立，气止则化绝。运气十五。出入废则神机化灭。运气九。神转不回，回则不转，乃失其机。脉色十。论治十四。出入有行，以转神明。脉色八。昔在黄帝，生而神灵。故能形与神俱。不知持漏，不时御神。俱摄生一。四气调神。摄生四。故圣人传精神，服天气而通神明。起居如惊，神气乃浮。阳气者，精则养神，柔则养筋。阴平阳秘，精神乃治。味过于辛，筋脉沮弛，精神乃央。俱疾病五。阴气者，静则神藏，躁则消亡。疾病六十七。**心藏神。**疾病二十五。心者君主之官，神明出焉。藏象一。运气四十三。**心者，生之本，神之变也。**藏象二。**心者，五藏六府之大主也，精神之所舍也，心伤则神去，神去则死矣。**针刺二十三。**心藏脉，脉舍神。**藏象十。积神于心，以知往今。脉色二十二。**血者神气也。**经络二十三。水之精为志，火之精为神。疾病八十。**两神相搏，合而成形。**藏象二十五。血脉和则精神乃居，故神者水谷之精气也。藏象二十七。人之血气精神者，所以奉生而周于性命者也。志意者，所以御精神。志意和则精神专直。五藏者，所以藏精神血气魂魄者也。俱藏象二十八。神藏五，形藏四，合为九藏。脉色五。运气一。府精神明，留于四藏。藏象十二。五味入口，藏于肠胃，味有所藏，以养五气，气和而生，津液相成，神乃自生。气味一。所言节者，神气之所游行出入也。经络十四。重阳之人，其神易动。针刺二十二。精神内守，病安从来？摄生二。呼吸精气，独立守神。去世离俗，积精全神。俱摄生三。凡刺之法，必先本于神，血脉营气精神，此五藏之所藏也。两精相搏谓之神，随神往来谓之魂。怵惕思虑则伤神，神伤则恐惧流淫而不止。喜乐者，神惮散而不藏。恐惧者，神荡惮而不收。俱藏象九。上古使僦贷季，理色脉而通神明。论治十七。按其脉，知其病，命曰神。知一则为工，知二则为神，知三则神且明矣。俱脉色十七。神在秋毫，属意病者。神属勿去，知病存亡。神无营于众物。必正其神。俱针刺。一曰治神。道无鬼神，独来独往。俱针刺九。拘于鬼神者，不可与言至德。藏象十一。粗守形，上守神，神乎神，客在门。神者正气也。针刺一。善言化言变者，通神明之理。运气十二。故养神者，必知形之肥瘦，营卫血气之盛衰。血气者，人之神，不可不谨养。神乎神，耳不闻，目明心开而志先，慧然独悟，口弗能言，俱视独见，适若昏，昭然独明，若风吹云，故曰神。俱针刺十三。莫知其形，若神仿佛。用针之要，无忘其神。俱针刺十。推阖其门，令神气存。针刺十四。方成弗约，则神与弗俱。针刺二十九。医不能严，不能动神。论治十八。所以不十全者，精神不专。论治十九。必一其神，令志在针。以移其神，气至乃休。俱针刺六十二。合形与气，使神内藏。针刺五十六。写虚补实，神去其室。补虚写实，神归其室。疾病五十六。神变而止。针刺十九。刺法有全神养真之旨。道贵常存，补神固根，精气不散，神守不分。人虚即神游失守位，使鬼神外干。人神不守，非达至真。至真之要，在乎天玄，神守天息，复入本元，命曰归宗。俱运气四十三。失神者死，得神者生。何者为神？曰：血气已和，营卫已通，五藏已成，神气舍心，魂魄毕具，乃成为人。百岁，五藏皆虚，神气皆去，形骸独居而终矣。俱藏象十四。逆从到行，标本不得，亡神失国。得神者昌，失神者亡。俱论治十七。五神失守，邪鬼干人。得神者昌，失神者亡。运气四十。故贵脱势，虽不中邪，精神内伤，身必败亡。论治十八。衣被不敛，言语善恶，不避亲疏者，此神明之乱也。疾病九十一。神有余则笑不休，神不足则悲。疾病十八。形毙血尽而功不立者，神不使也。论治十五。

四、脉色

善为脉者，谨察五藏六府，一逆一从，阴阳表里，雌雄之纪，藏之心意，合心于精，非其人勿教，非其真勿授，是为得道。见藏象类四。

脉气流经，经气归于肺，肺朝百脉。气口成寸，以决死生。藏象十二。

天周二十八宿，人经二十八脉，周身一十六丈二尺。故人一呼脉再动，气行三寸，一吸脉亦再动，气行三寸，一万三千五百息，气行五十营于身，水下百刻，日行二十八宿，漏水皆尽，脉终矣。凡行八百一十丈也。经络二十六。

凡未诊病者，必问尝贵后贱，虽不中邪，病从内生，名曰脱营。尝富后贫，名曰失精。凡欲诊病者，必问饮食居处，暴乐暴苦，始乐后苦，皆伤精气，精气竭绝，形体毁沮。善为脉者，必以比类奇恒从容知之，为工而不知道，此诊之不足贵，此治之三过也。诊有三常，必问贵贱，封君败伤，及欲侯王。故贵脱势，虽不中邪，精神内伤，身必败亡。始富后贫，虽不伤邪，皮焦筋屈，痿躄为挛。凡诊者，必知终始，有知余绪，切脉问名，当合男女。论治十八。

诊不知阴阳逆从之理，此治之一失也。诊病不问其始，忧患饮食之失节，起居之过度，或伤于毒，不先言此，卒持寸口，何病能中，妄言作名，为粗所穷，此治之四失也。诊无人事，治数之道，从容之葆，坐持寸口，诊不中五脉，百病所起，始以自怨，遗师其咎。论治十九。

必审问其所始病，与今之所方病，而后各切循其脉，视其经络浮沉，以上下逆从循之。脉色二十五。

气口何以独为五藏主？气口亦太阴也。藏象十一。

上、下、来、去、至、止。脉色二十一注义。

肝脉弦，心脉钩，脾脉代，肺脉毛，肾脉石，是谓五藏之脉。疾病二十五。

厥阴之至其脉弦，少阴之至其脉钩，太阴之至其脉沉，少阳之至大而浮，阳明之至短而涩，太阳之至大而长。至而和则平，至而甚则病，至而反者病，至而不至者病，未至而至者病，阴阳易者危。运气三十一。

　　三阳脉至手太阴而弦,浮而不沉,决以度,察以心,合之阴阳之论。所谓二阳者,阳明也,至手太阴,弦而沉急不鼓,炅至以病皆死。一阳者,少阳也,至手太阴,上连人迎,弦急悬不绝,此少阳之病也,专阴则死。三阴者,六经之所主也,交于太阴,伏鼓不浮,上空志心。二阴至肺,其气归膀胱,外连脾胃。一阴独至,经绝气浮,不鼓钩而滑。先至为主,后至为客。疾病七。

　　春不沉,夏不弦,冬不涩,秋不数,是谓四塞。沉甚曰病,弦甚曰病,涩甚曰病,数甚曰病,参见曰病,复见曰病,未至而去曰病,去而不去曰病,反者死。运气二十二。

　　春得秋脉,夏得冬脉,长夏得春脉,秋得夏脉,冬得长夏脉,是谓五邪皆同,命死不治。疾病类二十五。

　　寸口主中,人迎主外,两者相应,俱往俱来,若引绳大小齐等,春夏人迎微大,秋冬寸口微大,如是者命曰平人。人迎盛则为热,虚则为寒,紧则为痛痹,代则乍甚乍间。寸口盛则胀满寒中食不化,虚则热中出糜,少气溺色变,紧则痛痹,代则乍痛乍止。针刺二十九。

　　少气者,脉口人迎俱少而不称尺寸也。针刺类二十八。

　　脉之盛衰者,所以候血气之虚实,有余不足也。针刺五十七。

　　形充而脉小以弱者气衰,衰则危矣。藏象十五。

　　虚者脉大如其故而不坚也,实者脉大如其故而益坚也。针刺十六。

　　大热病,气热脉满,是谓重实。脉气上虚尺虚,是谓重虚。经络皆实,是寸脉急而尺缓也。络气不足,经气有余者,脉口热而尺寒也。经虚络满者,尺热满,脉口寒涩也。寒气暴上,脉满而实,实而滑则生,实而逆则死。脉浮而涩,涩而身有热者死。其形尽满者,脉急大坚,尺涩而不应也。从则生,逆则死。疾病十六。

　　邪气来也紧而疾,谷气来也徐而和。针刺八。

脉急则引,脉大以弱则欲安静,用力无劳也。针刺二十九。

帝曰:脉从而病反者,其诊何如?岐伯曰:脉至而从,按之不鼓,诸阳皆然。帝曰:诸阴之反,其脉何如?岐伯曰:脉至而从,按之鼓甚而盛也。标本一。

阳病而阳脉小者为逆,阴病而阴脉大者为逆。故阴阳俱静俱动,若引绳相倾者病。经络十三。

脉盛血少,此谓反也。脉少血多,此谓反也。疾病二十一。

人迎与寸口气小大等者,病难已。人迎盛坚者伤于寒,气口盛坚者伤于食。脉色三十二。

脉之卒然动者,皆邪气居之,留于本末,不动则热,不坚则陷且空,不与众同,是以知其何脉之动也。经脉者常不可见也,其虚实也以气口知之,脉之见者皆络脉也。经络六。

夫脾虚浮似肺,肾小浮似脾,肝急沉散似肾,此皆工之所时乱也。夫浮而弦者,是肾不足也。沉而石者,是肾气内著也。今夫脉浮大虚者,是脾气之外绝,去胃外归阳明也。疾病类九。

鼓一阳曰钩,鼓一阴曰毛,鼓阳胜急曰弦,鼓阳至而绝曰石,阴阳相过曰溜。疾病六。

手太阴、足太阴盛者,寸口大三倍于人迎;手少阴、足少阴盛者,寸口大再倍于人迎;手厥阴、足厥阴盛者,寸口大一倍于人迎。虚者,俱寸口反小于人迎也。手阳明、足阳明盛者,人迎大三倍于寸口,手太阳、足太阳盛者,人迎大再倍于寸口,手少阳、足少阳盛者,人迎大一倍于寸口。虚者,俱人迎反小于寸口也。疾病十。

阴气大盛,则阳气不能荣也,故曰关。阳气大盛,则阴气弗能荣也,故曰格。阴阳俱盛,不能相荣,故曰关格。关格者,不得尽期而死也。经络二十二。

人迎一盛,病在足少阳;一盛而躁,病在手少阳。人迎二盛,病在足太阳;二盛而躁,病在手太阳。人迎三盛,病在足阳明;三盛而躁,病在手阳明。人迎四盛,且大且数,名曰溢阳,溢阳为外格。脉口一盛,病在足厥阴;一盛而躁,在手心主。脉口二盛,病在足少阴;二盛而躁,在手少阴。脉口三盛,病在足太阴;三盛而躁,在手太阴。脉口四盛,且大且数,名曰溢阴,溢阴为内关,内关不通死不治。人迎与太阴脉口俱盛四倍以上,命曰关格,关格者与之短期。针刺二十八。又二十九略同。

南北政。天地之变,无以脉诊。尺寸反,阴阳交。运气五。

人之居处动静勇怯,脉亦为之变乎? 诊病之道,观人勇怯骨肉皮肤,能知其情,以为诊法也。疾病五十三。

应则顺,否则逆,逆则变生,变生则病。物生其应也,气脉其应也。运气六。

消瘅脉实大,病久可治;脉悬小坚,病久不可治。疾病六十。

癫疾脉。疾病六十五。

腰痛脉。疾病二十七。

胃脘痈者,当候胃脉。人迎者胃脉也。疾病类八十八。

肠澼生死脉。疾病七十二。

热病汗出而脉尚躁盛者死。疾病四十三。

六经滑涩,为疝为积。疾病七十。

何以知怀子之且生也? 身有病而无邪脉也。疾病六十二。

乳子中风热,喘鸣肩息者,脉实大也,缓则生,急则死。疾病四十七。

刺家不诊,听病者言。针刺四十四。

凡将用针,必先诊脉,视气之剧易,乃可以治也。针刺六十。

诸脉者皆属于目。经络二十一。

视其目色,以知病之存亡也。持气口人迎以视其脉,坚且盛且滑者病日进,脉软者病将下,诸经实者病三日已。气口候阴,人迎候阳也。针刺十六。

其脉滑而盛者,病日进;虚而细者,久以持;大以涩者,为痛痹。阴阳如一者病难治。视目之五色,以知五藏而决死生。视其血脉,察其色,以知其寒热痛痹。针刺二十三。

欲知其要,则色脉是矣。色以应日,脉以应月,常求其要,则其要也。治之要极,无失色脉,用之不惑,治之大则。论治十七。

善诊者,察色按脉,先别阴阳,审清浊而知部分,视喘息、听声音而知所苦,观权衡规矩而知病所主。论治八。

帝曰:视而可见奈何?岐伯曰:五藏六府固尽有部,视其五色,黄赤为热,白为寒,青黑为痛,此所谓视而可见者也。帝曰:扪而可得奈何?岐伯曰:视其主病之脉,坚而血及陷下者,皆可扪而得也。疾病六十六。

其色多青则痛,多黑则痹,黄赤则热,多白则寒,五色皆见则寒热也。经络三十一。

视其颜色,黄赤者多热气,青白者少热气,黑色者多血少气。藏象十七。

凡诊络脉,脉色青则寒且痛,赤则有热。胃中寒,手鱼之络多青矣;胃中有热,鱼际络赤;其暴黑者,留久痹也;其有赤有黑有青者,寒热气也;其青短者,少气也。经络六。

形胜色、色胜形者,至其胜时年加,感则病行,失则忧矣。藏象三十一。

肺热者色白而毛拔,心热者色赤而络脉溢,肝热者色苍而爪枯,脾热者色黄而肉蠕动,肾热者色黑而齿槁。疾病七十一。

太阳之脉,色荣颧骨,热病也,荣未交,曰今且得汗,待时而已。与厥阴脉争见者,死期不过三日。其热病内连肾。少阳之脉,色荣颊前,热病也,荣未交,曰今且得汗,待时而已。与少阴脉争见者,死期不过三日。颊下近颧为大瘕,下牙车为腹满,颧后为胁痛,颊上者鬲上也。疾病四十四。

少阴所谓面黑如地色者,秋气内夺,故变于色也。疾病十一。

道之至数,五色脉变,揆度奇恒,道在于一。容色见上下左右,各在其要。其色见浅者,汤液主治,十日已。其见深者,必齐主治,二十一日已。其见大深者,醪酒主治,百日已。色夭面脱,不治,百日尽已。脉短气绝死,病温虚甚死。色见上下左右,各在其要。上为逆,下为从。女子右为逆,左为从;男子左为逆,右为从。搏脉痹躄,寒热之交。脉孤为治气,虚泄为夺血。孤为逆,虚为从。论治十四。

五、经络

人皮应天,人肉应地,人脉应人,人筋应时,人声应音,人阴阳合气应律,人齿面目应星,人出入应风,人九窍三百六十五络应野。见针刺类三。

天有宿度,地有经水,人有经脉。天地温和,则经水安静;天寒地冻,则经水凝泣;天暑地热,则经水沸溢;卒风暴起,则经水波涌而陇起。夫邪之入于脉也,寒则血凝泣,暑则气淖泽,虚邪因而入客,亦如经水之得风也。针刺十四。

人有四经十二从,四经应四时,十二从应十二月,十二月应十二脉。脉色二十六。

经脉十二者,以应十二月。十二月者,分为四时。针刺二十七。

身半以上,其气三矣,天之分也,天气主之。身半以下,其气三矣,地之分也,地气主之。以名命气,以气命处,而言其病。半,所谓天枢也。运气二十九。

天枢之上,天气主之;天枢之下,地气主之;气交之分,人气从之,万物由之。此之谓也。运气九。

六经为川,肠胃为海,九窍为水注之气。阴阳四。

计人亦有三百六十五节,以为天地。运气一。

其气九州九窍、五藏十二节,皆通乎天气。疾病类五。

天不足西北,故西北方阴也,而人右耳目不如左明也。地不满东南,故东南方阳也,而人左手足不如右强也。阴阳三。

上部天,两额之动脉;上部地,两颊之动脉;上部人,耳前之动脉。中部天,手太阴也;中部地,手阳明也;中部人,手少阴也。下部天,足厥阴也;下部地,足少阴也;下部人,足太阴也。三部者,各有天,各有地,各有人。三而成天,三而成地,三而成人。三而三之,合则为九,九分为九野,九野为九藏。故神藏五,形藏四,合为九藏。脉色五。

三阳在头,三阴在手。脉色二十六。

手之三阴,从藏走手;手之三阳,从手走头。足之三阳,从头走足;足之三阴,从足走腹。针刺二十。

阴气从足上行至头,而下行循臂至指端;阳气从手上行至头,而下行至足。故曰阳病者上行极而下,阴病者下行极而上。疾病十三。

阳气起于足五指之表,阴脉者集于足下而聚于足心,故阳气胜则足下热也。阴气起于五指之里,集于膝下而聚于膝上,故阴气胜则从五指至膝上寒,其寒也不从外,皆从内也。疾病三十四。

足三阳者下行。胃者六府之海,其气亦下行。疾病八十二。

四支者诸阳之本也,阳盛则四支实,实则能登高也。疾病十二。

五藏者,所以藏精神血气魂魄者也。六府者,所以化水谷而行津液者也。肺合大肠,大肠者,皮其应。心合小肠,小肠者,脉其应。

肝合胆，胆者，筋其应。脾合胃，胃者，肉其应。肾合三焦膀胱，三焦膀胱者，腠理毫毛其应。肺应皮，心应脉，脾应肉，肝应爪，肾应骨。藏象二十八。

脉者血之府。脉色二十一。

心者，五藏之专精也，目者其窍也，华色者其荣也。积水者至阴也，至阴者肾之精也。水之精为志，火之精为神。泣涕者脑也，脑者阴也，髓者骨之充也，故脑渗为涕。志者骨之主也，是以水流而涕从之。疾病八十。

阳明者，十二经脉之长也。疾病四十。

阳明者，胃脉也。阳明主肉。疾病十二。

胃之大终，名曰虚里，贯鬲终肺，出于左乳下，其动应衣，脉宗气也。脉色十一。

阳明者，五藏六府之海，主润宗筋，宗筋主束骨而利机关也。冲脉者，经脉之海也，主渗灌谿谷，与阳明合于宗筋，阴阳总宗筋之会，会于气街，而阳明为之长，皆属于带脉，而终于督脉。故阳明虚则宗筋纵，带脉不引，故足痿不用也。疾病七十一。

胃者，水谷之海，六府之大源也。五味入口，藏于胃以养五藏气，气口亦太阴也。是以五藏六府之气味，皆出于胃，变见于气口。藏象十一。

脾与胃以膜相连耳，而能为之行其津液何也？岐伯曰：足太阴者三阴也，其脉贯胃属脾终嗌，故太阴为之行气于三阴。阳明者表也，五藏六府之海也，亦为之行气于三阳。藏府各因其经而受气于阳明，故为胃行其津液。疾病十三。

人之所受气者，谷也。谷之所注者，胃也。胃者，水谷气血之海也。海之所行云气者，天下也。胃之所出气血者，经隧也。经隧者，五藏六府之大络也，迎而夺之而已矣。针刺六十一。

五藏者皆禀气于胃,胃者五藏之本也。藏气者,不能自致于手太阴,必因于胃气,乃至于手太阴也。脉色二十七。

四支皆禀气于胃,而不得至经,必因于脾,乃得禀也。疾病十三。

肝开窍于目,心开窍于耳,脾开窍于口,肺开窍于鼻,肾开窍于二阴。藏象四。

人卧血归于肝,肝受血而能视,足受血而能步,掌受血而能握,指受血而能摄。经络二十一。

气积于胃,以通营卫,各行其道。宗气流于海,其下者注于气街,其上者走于息道。厥在于足,宗气不下。针刺三十五。

营者,水谷之精气也,和调于五藏,洒陈于六府,乃能入于脉也,故循脉上下,贯五藏,络六府也。卫者,水谷之悍气也,其气慓疾滑利,不能入于脉也,故循皮肤之中,分肉之间,熏于肓膜,散于胸腹,逆其气则病,从其气则愈。疾病六十七。

其浮气之不循经者为卫气,其精气之行于经者为营气。经络十二。

五谷入于胃也,其糟粕、津液、宗气分为三隧,故宗气积于胸中,出于喉咙,以贯心脉,而行呼吸焉。营气者,泌其津液,注之于脉,化以为血,以荣四末,内注五藏六府,以应刻数焉。卫气者,出其悍气之慓疾,而先行于四末分肉皮肤之间而不休者也。昼日行于阳,夜行于阴,常从足少阴之分间,行于五藏六府。疾病八十三。

卫气者,昼日行于阳,夜行于阴。疾病四十八。

风府无常,卫气之所应,必开其腠理,气之所舍节,则其府也。疾病四十九。又义同四十八。

人之血气精神者,所以奉生而周于性命者也。经脉者,所以行血气而营阴阳,濡筋骨,利关节者也。卫气者,所以温分肉,充皮肤,肥腠理,司开阖者也。志意者,所以御精神,收魂魄,适寒温,和喜怒者也。密理厚皮者,三焦膀胱厚;粗理薄皮者,三焦膀胱薄。藏象二十八。

四支八谿之朝夕也。人有大谷十二分,小谿三百五十四名,少十二俞,此皆卫气之所留止,邪气之所客也,针石缘而去之。经络二十一。

上焦开发,宣五谷味,熏肤充身泽毛,若雾露之溉,是谓气。中焦受气取汁,变化而赤,是谓血。藏象二十五。

阳受气于上焦,以温皮肤分肉之间。疾病二十。

肠胃受谷,上焦出气,以温分肉,而养骨节,通腠理。中焦出气如露,上注谿谷而渗孙脉,津液和调,变化而赤为血,血和则孙脉先满溢,乃注于络脉,皆盈,乃注于经脉。疾病八十六。

水谷皆入于口,津液各走其道。故三焦出气,以温肌肉,充皮肤,为其津;其流而不行者,为液。五谷之精液和合而为膏者,内渗入于骨空,补益脑髓,而下流于阴股。疾病五十八。

冲脉起于关元,随腹直上。疾病六十六。

冲脉任脉皆起于胞中,上循背里,为经络之海。其浮而外者,循腹右上行,会于咽喉,别而络唇口。藏象十七。

入脊内,注于伏冲之脉。疾病类四十九。疟论作伏膂之脉,详四十八。

传舍于伏冲之脉。疾病二。

帝曰:少阴之脉独下行何也?岐伯曰:不然。夫冲脉者,五藏六府之海也,五藏六府皆禀焉。其上者,出于颃颡,渗诸阳,灌诸精;其下者,注少阴之大络,出于气街,循阴股内廉,入腘中,伏行骭骨内,下至内踝之后属而别;其下者,并于少阴之经,渗三阴;其前者,伏行出跗属,下循跗入大指间,渗诸络而温肌肉。故别络结则跗上不动,不动则厥,厥则寒矣。针刺二十。

少阳属肾,肾上连肺,故将两藏。藏象三。

帝曰:手太阴之脉独无腧何也? 岐伯曰:少阴,心脉也。心者,五藏六府之大主也,精神之所舍也,其藏坚固,邪弗能容也。容之则心伤,心伤则神去,神去则死矣。故诸邪之在于心者,皆在于心之包络,包络者心主之脉也,故独无腧焉。帝曰:少阴独无腧者不病乎? 岐伯曰:其外经病而藏不病,故独取其经于掌后锐骨之端。其余脉出入屈折,其行之徐疾,皆如手少阴心主之脉行也。针刺二十三。

阳明者常动,巨阳少阳不动,不动而动大疾,此其候也。疾病六十四。

巨阳者,诸阳之属也,故为诸阳主气也。疾病类三十九。

夫胸腹,藏府之郭也。膻中者,心主之宫城也。胃者,大仓也。咽喉小肠者,传送也。胃之五窍者,闾里门户也。廉泉玉英者,津液之道也。疾病五十六。

身形支节者,藏府之盖也。藏象二十九。

头者精明之府。背者胸中之府。腰者肾之府。膝者筋之府。骨者髓之府。疾病九十一。

脑、髓、骨、脉、胆、女子胞,此六者地气之所生也,皆藏于阴而象于地,故藏而不写,名曰奇恒之府。夫胃、大肠、小肠、三焦、膀胱,此五者天气之所生也,其气象天,故写而不藏,此受五藏浊气,名曰传化之府。藏象二十三。

首面耐寒,因于气聚。藏象二十。

明堂者鼻也,阙者眉间也,庭者颜也,蕃者颊侧也,蔽者耳门也。脉色三十二。

目者,宗脉之所聚也,上液之道也。口鼻者,气之门户也。耳者,宗脉之所聚也。疾病七十九。

五藏六府之津液,尽上渗于目。疾病五十八。

精明者,所以视万物,别黑白,审长短。以长为短,以白为黑,如是则精衰矣。脉色二十。

命门者目也。经络十二。

鼻者肺之官也,目者肝之官也,口唇者脾之官也,舌者心之官也,耳者肾之官也。以官何候?以候五藏。脉色二十一。

切脉动静而视精明。脉色一。

所以察其目者,五藏使五色循明,循明则声章,声章者,则言声与平生异也。针刺十六。

目下亦阴也,腹者至阴之所居。疾病二十一。

目眦外决于面者为锐眦,在内近鼻者为内眦,上为外眦,下为内眦。针刺三十七。

眉本。液者所以灌精濡空窍者也,故上液之道开则泣。疾病七十九。

臂阳明有入頄遍齿者,名曰大迎。足太阳有入頄遍齿者,名曰角孙。足阳明有挟鼻入面者,名曰悬颅。足太阳有通项入于脑者,正属目本,名曰眼系。头目苦痛取之,在项中两筋间,入脑乃别。阴跷阳跷,阴阳相交,阳入阴,阴出阳,交于目锐眦,阳气盛则瞋目,阴气盛则瞑目。针刺四十四。

喉主天气,咽主地气。疾病十三。

咽喉者,水谷之道也。喉咙者,气之所以上下者也。会厌者,音声之户也。口唇者,音声之扇也。舌者,音声之机也。悬雍垂者,音声之关也。颃颡者,分气之所泄也。横骨者,神气所使,主发舌者也。针刺四十五。

渐者上侠颐也。针刺四十四。

上纪者胃脘也,下纪者关元也。针刺四十七。

鬲肓之上,中有父母,七节之傍,中有小心。针刺六十四。

肓之原在齐下。疾病七十三。

陷于肉肓而中气穴。疾病五十六。

肉之大会为谷,肉之小会为谿。经络八。

经脉十二,络脉三百六十五。论治十九。

夫十二经脉者,皆络三百六十五节,节有病必被经脉,经脉之病皆有虚实,何以合之?疾病二十。

视其经脉之在于身也,其见浮而坚、其见明而大者多血,细而沉者多气也。经络十八。

阳络伤则血外溢,阴络伤则血内溢。疾病二。

内溢于经,外注于络。针刺二十一。

经有常色而络无常变也。阴络之色应其经,阳络之色变无常,随四时而行也。脉色三十五。

凡五十七穴者,皆藏之阴络,水之所客也。针刺二十八。

节之交三百六十五会者,络脉之渗灌诸节者也。针刺十六。

节之交,三百六十五会。所谓节者,神气之所游行出入也。经络十四。

粗理而皮不致者,腠理疏。薄皮肤而目坚固以深者,长冲直阳,论勇篇冲作衡。其心刚,刚则多怒,怒则气上逆。颧骨者,骨之本也。颧大则骨大,颧小则骨小。臂薄者,其髓不满。疾病类七十六。

所谓玄府者,汗空也。针刺三十八。

原独不应五时,以经合之,以应其数,故六六三十六输。针刺十七。

气门乃闭。疾病五。运气十七。

人有八虚,皆机关之室,真气之所过,血络之所游。疾病十五。

腰脊者,身之大关节也。肢胫者,人之管以趋翔也。茎垂者,身中之机,阴精之候,津液之道也。针刺二十三。

三结交者,阳明太阴也,脐下三寸关元也。针刺五十三。

膀胱之胞薄以懦。气味三。

胞痹者,少腹膀胱,按之内痛。疾病六十七。

石瘕生于胞中,寒气客于子门。疾病五十七。

胞移热于膀胱。疾病四十六。

人有重身,九月而瘖,胞之络脉绝也。胞络者系于肾,少阴之脉,贯肾系舌本,故不能言。疾病六十二。

胞脉者属心而络于胞中。疾病三十一。

前阴者,宗筋之所聚,乃太阴阳明之所合也。疾病三十四。

成骨在膝外廉之骨独起者。解脉。同阴之脉。阳维之脉。衡络之脉。会阴之脉。直阳之脉。飞阳之脉。昌阳之脉。散脉。肉里之脉。针刺四十九。

寒府在附膝外解营。取膝上外者使之拜,取足心者使之跪。针刺五十四。

胃合于三里,大肠合于巨虚上廉,小肠合于巨虚下廉,三焦合于委阳,膀胱合于委中央,胆合于阳陵泉。针刺二十四。此义与本输篇大同,详经络十六。

下三里三寸为巨虚上廉,下上廉三寸为巨虚下廉,大肠属上,小肠属下,足阳明胃脉也,大肠小肠,皆属于胃,是足阳明也。三焦下腧,出于委阳,并太阳之正,入络膀胱,约下焦。经络十六。

所谓三里者,下膝三寸也。所谓跗上者,与膝分易见也。巨虚者,跷足胻独陷者。下廉者,陷下者也。针刺七。

膜原。疾病六十六。

筋膜。疾病七十一。

缨脉。针刺五十五。寒热病篇作婴筋,针刺四十四。

皮者道也。针刺四十四。

四街。经络十二、十三。

四关。经络十五。

两卫。针刺七。

五藏之道，皆出于经隧，以行血气。血气不和，百病乃变化而生，是故守经隧焉。疾病十八。

六、标本

子午之岁，上见少阴；丑未之岁，上见太阴；寅申之岁，上见少阳；卯酉之岁，上见阳明；辰戌之岁，上见太阳；巳亥之岁，上见厥阴。少阴所谓标也，厥阴所谓终也。厥阴之上，风气主之；少阴之上，热气主之；太阴之上，湿气主之；少阳之上，相火主之；阳明之上，燥气主之；太阳之上，寒气主之。所谓本也。见运气类三。

少阳之上，火气治之，中见厥阴；阳明之上，燥气治之，中见太阴；太阳之上，寒气治之，中见少阴；厥阴之上，风气治之，中见少阳；少阴之上，热气治之，中见太阳；太阴之上，湿气治之，中见阳明。所谓本也。本之下，中之见也；见之下，气之标也。本标不同，气应异象。运气六。

风行于地，所谓本也，余气同法。本乎天者，天之气也；本乎地者，地之气也。运气二十四。

春夏先治其标，后治其本；秋冬先治其本，后治其标。论治二。

病为本，工为标，标本不得，邪气不服。论治十五。

类经三十卷

会通类

七、气味

气者,有真气,有正气,有邪气。真气者,所受于天,与谷气并而充身也。正气者,正风也,从一方来,非实风,又非虚风也。邪气者,虚风之贼伤人也。见疾病类四。

肺者气之本。藏象二。

气因于中。疾病二十四。

气内为宝。论治十八。

天之在我者德也,地之在我者气也,德流气薄而生者也。藏象九。

故神者,水谷之精气也。藏象二十七。

人受气于谷,谷入于胃,以传于肺,五藏六府皆以受气。营卫者精气也,血者神气也,故血之与气,异名同类焉。经络二十三。

谷入于胃,胃气上注于肺。疾病七十九。

营气之道,内谷为宝。谷入于胃,乃传之肺,流溢于中,布散于外,精专者行于经隧。经络二十四。

食气入胃,散精于肝,淫气于筋。食气入胃,浊气归心,淫精于脉。饮入于胃,游溢精气,上输于脾。脾气散精,上归于肺,通调水道,下输膀胱。水精四布,五经并行。藏象十二。

食入于阴,长气于阳。疾病六十四。

受谷者浊,受气者清。清者主阴,浊者主阳。藏象十九。

酒者,水谷之精,熟谷之液也。其气慓悍,其入于胃中,则胃胀,气上逆,满于胸中,肝浮胆横。当是之时,固比于勇士,气衰则悔,名曰酒悖。藏象二十一。

邪气来也紧而疾,谷气来也徐而和。针刺八。

谷入多而气少,此谓反也。谷不入而气多,此谓反也。疾病二十一。

治其王气,是以反也。论治七。

天寒则腠理闭,气湿不行,水下留于膀胱,则为溺与气。疾病五十八。

形不足者,温之以气;精不足者,补之以味。论治类八。

阳为气,阴为味。味归形,形归气,气归精,精归化。精食气,形食味,化生精,气生形。味伤形,气伤精,精化为气,气伤于味。阴味出下窍,阳气出上窍。味厚者为阴,薄为阴之阳;气厚者为阳,薄为阳之阴。味厚则泄,薄则通;气薄则发泄,厚则发热。气味辛甘发散为阳,酸苦涌泄为阴。阴阳一。

五味入口,藏于胃以养五藏气,气口亦太阴也。是以五藏六府之气味,皆出于胃,变见于气口。故五气入鼻,藏于心肺,心肺有病,而鼻为之不利也。藏象十一。

夫五味入胃,各归所喜攻,酸先入肝,苦先入心,甘先入脾,辛先入肺,咸先入肾,久而增气,物化之常也。气增而久,夭之由也。论治七。

补上治上制以缓,补下治下制以急,急则气味厚,缓则气味薄,适其至所,此之谓也。论治三。

欲令脾实,气无滞,饱无久坐,食无太酸。运气类四十一。

帝曰:五味阴阳之用何如?岐伯曰:辛甘发散为阳,酸苦涌泄为阴,咸味涌泄为阴,淡味渗泄为阳。六者或收或散,或缓或急,或燥或润,或耎或坚,以所利而行之,调其气使其平也。论治四。

东方青色,入通于肝,其味酸,其臭臊。南方赤色,入通于心,其味苦,其臭焦。中央黄色,入通于脾,其味甘,其臭香。西方白色,入通于肺,其味辛,其臭腥。北方黑色,入通于肾,其味咸,其臭腐。藏象四。

肝苦急,急食甘以缓之。心苦缓,急食酸以收之。脾苦湿,急食苦以燥之。肺苦气上逆,急食苦以泄之。肾苦燥,急食辛以润之,开腠理,致津液,通气也。肝欲散,急食辛以散之,用辛补之,酸写之。心欲耎,急食咸以耎之,用咸补之,甘写之。脾欲缓,急食甘以缓之,用苦写之,甘补之。肺欲收,急食酸以收之,用酸补之,辛写之。肾欲坚,急食苦以坚之,用苦补之,咸写之。肝色青,宜食甘,粳米牛肉枣葵皆甘。心色赤,宜食酸,小豆犬肉李韭皆酸。肺色白,宜食苦,麦羊肉杏薤皆苦。脾色黄,宜食咸,大豆豕肉栗藿皆咸。肾色黑,宜食辛,黄黍鸡肉桃葱皆辛。辛散,酸收,甘缓,苦坚,咸耎。毒药攻邪,五谷为养,五果为助,五畜为益,五菜为充,气味合而服之,以补精益气。此五者,有辛酸甘苦咸,各有所利,或散或收,或缓或急,或坚或耎,四时五藏,病随五味所宜也。疾病二十四。

酸入肝,辛入肺,苦入心,咸入肾,甘入脾,是谓五入。辛走气,气病无多食辛;咸走血,血病无多食咸;苦走骨,骨病无多食苦;甘走肉,肉病无多食甘;酸走筋,筋病无多食酸。是谓五禁,无令多食。九针论曰:病在筋,无食酸;病在气,无食辛;病在骨,无食咸;病在血,无食苦;病在肉,无食甘。口嗜而欲食之,不可多也,必自裁也,命曰五裁。疾病二十五。

厥阴在泉为酸化。少阴在泉为苦化。太阴在泉为甘化。少阳在泉为苦化。阳明在泉为辛化。太阳在泉为咸化。运气二十四。

帝曰:其于正味何如?岐伯曰:木位之主,其写以酸,其补以辛。火位之主,其写以甘,其补以咸。土位之主,其写以苦,其补以甘。金位之主,其写以辛,其补以酸。水位之主,其写以咸,其补以苦。

厥阴之客,以辛补之,以酸写之,以甘缓之。少阴之客,以咸补之,以甘写之,以酸收之。太阴之客,以甘补之,以苦写之,以甘缓之。少阳之客,以咸补之,以甘写之,以咸耎之。阳明之客,以酸补之,以辛写之,以苦泄之。太阳之客,以苦补之,以咸写之,以苦坚之,以辛润之。运气三十。

阴之所生,本在五味,阴之五宫,伤在五味。是故味过于酸,肝气以津,脾气乃绝。味过于咸,大骨气劳,短肌心气抑。味过于甘,心气喘满,色黑,肾气不衡。味过于苦,脾气不濡,胃气乃厚。味过于辛,筋脉沮弛,精神乃央。疾病五。

多食咸,则脉凝泣而变色;多食苦,则皮槁而毛拔;多食辛,则筋急而爪枯;食酸,则肉胝䐙而唇揭;多食甘,则骨痛而发落,此五味之所伤也。故心欲苦,肺欲辛,肝欲酸,脾欲甘,肾欲咸,此五味之所合,五藏之气也。藏象八。

甚则以苦泄之。运气十七。

酸伤筋,辛胜酸。苦伤气,咸胜苦。甘伤脾,酸胜甘。辛伤皮毛,苦胜辛。咸伤血,甘胜咸。藏象五、六。

肥者令人内热,甘者令人中满。疾病六十一。

食鱼者使人热中,盐者胜血。论治九。

有病口甘者,名曰脾瘅。有病口苦者,病名曰胆瘅。疾病六十一。

胆液泄则口苦,胃气逆则呕苦,故曰呕胆。针刺四十七。

八、论治

不治已病治未病。见摄生类七。

凡治病,察其形气色泽,脉之盛衰,病之新故,乃治之无后其时。形气相得,谓之可治;色泽以浮,谓之易已;脉从四时,谓之可治;脉弱以滑,是有胃气,命曰易治,取之以时。形气相失,谓之难治;色夭不泽,谓之难治;脉实以坚,谓之益甚;脉逆四时,为不可治。必察四难而明告之。脉色十二。

故治不法天之纪,不用地之理,则灾害至矣。阴阳四。

故治病者,必明六化分治,五味五色所生,五藏所宜,乃可以言盈虚病生之绪也。运气二十四。

凡治病必察其下,适其脉,观其志意,与其病也。拘于鬼神者,不可与言至德。恶于针石者,不可与言至巧。病不许治者,病不必治,治之无功矣。藏象十一。

能别阴阳十二经者,知病之所生。候虚实之所在者,能得病之高下。知六府之气街者,能知解结契绍于门户。能知虚石之坚软者,知补写之所在。能知六经标本者,可以无惑于天下。经络十二。

一曰治神,二曰知养身,三曰知毒药为真,四曰制砭石小大,五曰知府藏血气之诊。针刺九。

必审问其所始病,与今之所方病,而后各切循其脉,视其经络浮沉,以上下逆从循之。脉色二十五。

上工救其萌芽,下工救其已成。针刺十三。

上工十全九,中工十全七,下工十全六。脉色十七。

粗工凶凶,以为可攻,故病未已,新病复起。论治十七。

粗工嘻嘻,以为可知,言热未已,寒病复始,同气异形,迷诊乱经,此之谓也。标本二。

毒药攻邪,五谷为养,五果为助,五畜为益,五菜为充,气味合而服之,以补精益气。疾病二十四。

标本逆从,治有先后。标本五。

病反其本,得标之病;治反其本,得标之方。标本类三。

有逆取而得者,有从取而得者。逆,正顺也。若顺,逆也。故曰知标与本,用之不殆,明知逆顺,正行无问,此之谓也。标本二。

病生于内者,先治其阴,后治其阳,反者益甚;病生于阳者,先治其外,后治其内,反者益甚。脉色三十二。

阴盛而阳虚,先补其阳,后写其阴而和之。阴虚而阳盛,先补其阴,后写其阳而和之。虚而写之,是为重虚,重虚病益甚。针刺八。

病生于头者头重,生于手者臂重,生于足者足重,治病者先刺其病所从生者也。病先起阴者,先治其阴而后治其阳;病先起阳者,先治其阳而后治其阴。针刺五十三。

无形而痛者,其阳完而阴伤之也,急治其阴,无攻其阳;有形而不痛者,其阴完而阳伤之也,急治其阳,无攻其阴。针刺三十一。

必先度其形之肥瘦,以调其气之虚实,实则写之,虚则补之。必先去其血脉而后调之,无问其病,以平为期。脉色五。

其少长大小肥瘦,以心撩之,命曰法天之常。经络三十三。

有者求之,无者求之,虚者责之,实者责之,疾病类一。

补上下者从之,治上下者逆之,以所在寒热盛衰而调之。故曰:上取下取,内取外取,以求其过。能毒者以厚药,不胜毒者以薄药。此之谓也。气反者,病在上,取之下;病在下,取之上;病在中,傍取之。治热以寒,温而行之;治寒以热,凉而行之;治温以清,冷而行之;治清以温,热而行之。故滑之削之,吐之下之,补之写之,久新同法。运气十四。

诛伐无过,命曰大惑,反乱大经,真不可复,绝人长命,予人夭殃。针刺十五。

帝曰:或有导引行气,乔摩灸熨,刺焫饮药之一者,可独守耶?将尽行之乎?岐伯曰:诸方者,众人之方也,非一人之所尽行也。此乃所谓守一勿失,万物毕者也。疾病九十四。

帝曰:其祝而已者,其故何也?岐伯曰:先巫者,因知百病之胜,先知其病之所从生者,可视而已矣。疾病三十三。

肝苦急,急食甘以缓之。疾病十四。

夺血者无汗,夺汗者无血。经络二十三。

所谓经治者,饮药,亦曰灸刺。针刺二十九。

起所有余,知所不足。脉色七。

盛者写之,虚者饮药以补之。经病六。

少气者,脉口人迎俱少而不称尺寸也。如是者,则阴阳俱不足,补阳则阴竭,写阴则阳脱。如是者,可将以甘药,不可饮以至剂。如此者弗灸,不已者因而写之,则五藏气坏矣。针刺二十八。

诸小者,阴阳形气俱不足,勿取以针,而调以甘药也。脉色十九。

形苦志苦,病生于咽嗌,治之以甘药。论治十。

写虚补实,神去其室,致邪失正,真不可定,粗之所败,谓之夭命。疾病五十六。

无实无虚,损不足而益有余。夺阴者死,夺阳者狂。针刺五十九。

五虚勿近,五实勿远。针刺九。

形气不足,病气有余,是邪胜也,急写之。形气有余,病气不足,急补之。形气不足,病气不足,此阴阳气俱不足也,不可刺之。故曰有余者写之,不足者补之。针刺五十六。

夫气之胜也,微者随之,甚者制之。气之复也,和者平之,暴者夺之。皆随胜气,安其屈伏,无问其数,以平为期。运气二十九。

木郁达之,火郁发之,土郁夺之,金郁泄之,水郁折之,然调其气,过者折之,以其畏也,所谓写之。帝曰:假者何如?岐伯曰:有假其气,则无禁也。所谓主气不足,客气胜也。运气二十三。

司岁备物,则无遗主矣。上淫于下,所胜平之;外淫于内,所胜治之。谨察阴阳所在而调之,以平为期,正者正治,反者反治。运气二十四。

治诸胜复,寒者热之,热者寒之,温者清之,清者温之,散者收之，抑者散之，燥者润之，急者缓之，坚者耎之，脆者坚之，衰者补之，强者写之，各安其气，必清必静，则病气衰去，归其所宗，此治之大体也。运气二十八。

帝曰：客主之胜复，治之奈何？岐伯曰：高者抑之，下者举之，有余者折之，不足者补之，佐以所利，和以所宜，必安其主客，适其寒温，同者逆之，异者从之。帝曰：治寒以热，治热以寒，气相得者逆之，不相得者从之，余已知之矣。其于正味何如？岐伯曰：木位之主，其写以酸，其补以辛。火位之主，其写以甘，其补以咸。土位之主，其写以苦，其补以甘。金位之主，其写以辛，其补以酸。水位之主，其写以咸，其补以苦。厥阴之客，以辛补之，以酸写之，以甘缓之。少阴之客，以咸补之，以甘写之，以咸收之。太阴之客，以甘补之，以苦写之，以甘缓之。少阳之客，以咸补之，以甘写之，以咸耎之。阳明之客，以酸补之，以辛写之，以苦泄之。太阳之客，以苦补之，以咸写之，以苦坚之，以辛润之，开发腠理，致津液，通气也。运气三十。

上下所主，随其攸利，正其味，则其要也，左右同法。少阳之主，先甘后咸；阳明之主，先辛后酸；太阳之主，先咸后苦，厥阴之主，先酸后辛；少阴之主，先甘后咸；太阴之主，先苦后甘。佐以所利，资以所生，是谓得气。运气三十四。

故岁宜苦以燥之温之，必折其郁气，先资其化源，抑其运气，扶其不胜，无使暴过而生其疾。食岁谷以全其真，避虚邪以安其正。适气同异，多少制之，同寒湿者燥热化，异寒湿者燥湿化，故同者多之，异者少之。用寒远寒，用凉远凉，用温远温，用热远热，食宜同法。有假者反常，反是者病，所谓时也。运气十七。此在太阳司天条下，余俱当考。

适寒凉者胀，之温热者疮，下之则胀已，汗之则疮已。西北之气,散而寒之,东南之气,收而温之,所谓同病异治也。故曰气寒气凉,治以寒凉,行水渍之。气温气热,治以温热,强其内守。必同其气,可使平也,假者反之。故治病者,必明天道地理,阴阳更胜,气之先后,人之寿夭,生化之期,乃可以知人之形气矣。运气十六。

冬则闭塞。闭塞者,用药而少针石也。针刺五十五。

不治,法三月若六月,若三日若六日,传五藏而当死。藏象二十四。

热中消中,不可服高粱芳草石药。疾病六十。

用寒远寒,用热远热。热无犯热,寒无犯寒。发表不远热,攻里不远寒。运气二十。

大热遍身,狂而妄见妄闻妄言,视足阳明及大络取之。因其偃卧,居其头前,以两手四指挟按颈动脉,久持之,卷而切推,下至缺盆中,而复止如前,热去乃止,此所谓推而散之也。针刺三十五。

治厥者,必先熨调和其经,掌与腋,肘与脚,项与脊以调之,火气已通,血脉乃行,然后视其病,脉淖泽者,刺而平之,坚紧者,破而散之,气下乃止。针刺三十五。

厥逆之治,灸石有忌。疾病三十八。

夫疟之未发也,阴未并阳,阳未并阴,因而调之,真气得安,邪气乃亡,故工不能治其已发,为其气逆也。疾病四十八。

人有此三者,是谓坏府,毒药无治,短针无取,此皆绝皮伤肉,血气争黑。针刺九。

天地淫胜病治。运气十五。

邪气反胜之治。运气二十六。

六气相胜病治。运气二十七。

六气之复病治。运气二十八。

本经十二方:小金丹治五疫。论治二十。鸡矢醴治鼓胀。疾病五十五。治之以兰,除陈气也。治脾瘅。疾病六十一。以千里水煮秫米半夏汤,治目不瞑。疾病八十三。以四乌鲗骨、一藘茹,二物并合,丸以雀卵,饮以鲍鱼汁,治血枯。疾病六十三。以生铁洛为饮,治阳厥。疾病六十四。治之以马膏,膏其急者,以白酒和桂,以涂其缓者,以桑钩钩之,治季春痹。疾病六十九。以泽泻、术各十分,麋衔五分,合以三指撮,为后饭,治酒风。疾病三十二。用醇酒二十升,蜀椒一升,干姜一斤,桂心一斤,渍酒中,浸以绵絮布巾,用生桑炭炙巾,以熨寒痹所刺之处。针刺三十二。鬏其左角之发方一寸,燔治,饮以美酒,治尸厥。针刺三十。合豕膏冷食,治猛疽。锉䔖翘草根各一升,煮饮,治败疵。俱疾病八十六。

九、针灸

故善用针者,从阴引阳,从阳引阴,以右治左,以左治右,以我知彼,以表知里,以观过与不及之理,见微则过,用之不殆。见论治类八。

是故刺法有全神养真之旨,亦法有修真之道,非治疾也。至真之要,在乎天玄,神守天息,复入本元,命曰归宗。运气四十三。

黄帝曰:刺其诸阴阳奈何? 岐伯曰:按其寸口人迎,以调阴阳。凝涩者,致气以温之,血和乃止。其结络者,脉结血不行,决之乃行。故曰:气有余于上者,导而下之;气不足于上者,推而休之;其稽留不至者,因而迎之;必明于经隧,乃能持之。寒与热争者,导而行之;其宛陈血不结者,则而予之。必先明知二十五人,则血气之所在,左右上下,刺约毕也。藏象三十一。

随日之长短,各以为纪而刺之。谨候其时,病可与期;失时反候者,百病不治。故曰:刺实者,刺其来也;刺虚者,刺其去也。此言气存亡之时,以候虚实而刺之,是谓逢时。在于三阳,必候其气在于阳

而刺之;病在于三阴,必候其气在阴分而刺之。经络二十五

清者其气滑,浊者其气涩。故刺阴者,深而留之;刺阳者,浅而疾之;清浊相干者,以数调之。藏象十九。

病有标本,刺有逆从。凡刺之方,必别阴阳。故知逆与从,正行无问,知标本者,万举万当,不知标本,是谓妄行。标本四。

刺急者,深内而久留之。刺缓者,浅内而疾发针,以去其热。刺大者,微写其气,无出其血。刺滑者,疾发针而浅内之,以写其阳气而去其热。刺涩者,必中其脉,随其逆顺而久留之,必先按而循之,已发针,疾按其煮,无令其血出,以和其脉。诸小者,阴阳形气俱不足,勿取以针,而调以甘药也。脉色十九。

凡刺之法,必先本于神。是故用针者,察观病人之态,以知精神魂魄之存亡得失之意,五者以伤,针不可以治之也。藏象九。

病之起始也,可刺而已。论治八。

经病者治其经,孙络病者治其孙络血,血病身有痛者治其经络。其病者在奇邪,奇邪之脉则缪刺之。留瘦不移,节而刺之。上实下虚,切而从之,素其结络脉,刺出其血,以见通之。脉色二十五。

五藏者,故得六府与为表里,经络支节,各生虚实,其病所居,随而调之。病在脉,调之血;病在血,调之络;病在气,调之卫;病在肉,调之分肉;病在筋,调之筋;病在骨,调之骨。燔针劫刺其下及与急者,病在骨,焠针药熨;病不知所痛,两蹻为上;身形有痛,九候莫病,则缪刺之;痛在于左而右脉病者,巨刺之。必谨察其九候,针道备矣。疾病二十。

夫实者,气入也。虚者,气出也。气实者,热也。气虚者,寒也。入实者,左手开针空也;入虚者,左手闭针空也。疾病二十一。

写实者气盛乃内针,针与气俱内,以开其门,如利其户,针与气俱出,精气不伤,邪气乃下,外门不闭,以出其疾,摇大其道如利其

路,是谓大写,必切而出,大气乃屈。帝曰:补虚奈何? 岐伯曰:持针勿置,以定其意,候呼内针,气出针入,针空四塞,精无从去,方实而疾出针,气入针出,热不得还,闭塞其门,邪气布散,精气乃得存,动气候时,近气不失,远气乃来,是谓追之。疾病二十。

十二经病刺,盛则写之,虚则补之,热则疾之,寒则留之,陷下则灸之,不盛不虚,以经取之。足少阴经病,灸则强食生肉,缓带被发,大杖重履而步。疾病十。

有余有五,不足有五。有余写之,不足补之。疾病十八。

无损不足者,身羸瘦,无用镵石也。无益其有余者,腹中有形而泄之,泄之则精出而病独擅中,故曰疹成也。疾病六十二。

血气有余,肌肉坚致,故可苦以针。脉色三十一。

有病肾风者,虚不当刺,不当刺而刺,后五日其气必至。疾病三十一。

其小而短者少气,甚者写之则闷,闷甚则仆不得言,闷则急坐之也。经络六。

六经之厥,盛则写之,虚则补之,不盛不虚,以经取之。疾病三十五。

气滑即出疾,气涩则出迟,气悍则针小而入浅,气涩则针大而入深,深则欲留,浅则欲疾。针刺五十六。

平治于权衡,去宛陈莝。是以微动四极,温衣,缪刺其处,以复其形。开鬼门,洁净府,精以时服,五阳已布,疏涤五藏,故精自生,形自盛,骨肉相保,巨气乃平。论治十五。

太阳藏独至,厥喘虚气逆,是阴不足,阳有余也,表里俱当写,取之下俞。阳明藏独至,是阳气重并也,当写阳补阴,取之下俞。少阳藏独至,是厥气也,蹻前卒大,取之下俞,少阳独至者,一阳之过也。太阴藏搏者,用心省真,五脉气少,胃气不平,三阴也,宜治其下俞,补阳写阴。一阳独啸,少阳厥也,阳并于上,四脉争张,气归于肾,宜治其经络,写阳补阴。一阴至,厥阴之治也,真虚痟心,厥气留薄,发为白汗,调食和药,治在下俞。脉色十五。

足阳明,五藏六府之海也,其脉大血多,气盛热壮,刺此者不深弗散,不留不写也。足阳明,刺深六分,留十呼。足太阳深五分,留七呼。足少阳深四分,留五呼。足太阴深三分,留四呼。足少阴深二分,留三呼。足厥阴深一分,留二呼。手之阴阳,其受气之道近,其气之来疾,其刺深者皆无过二分,其留皆无过一呼。其少长大小肥瘦,以心撩之,命曰法天之常。灸之亦然。灸而过此者得恶火,则骨枯脉涩;刺而过此者,则脱气。经络三十三。

刺阳明出血气,刺太阳出血恶气,刺少阳出气恶血,刺太阴出气恶血,刺少阴出气恶血,刺厥阴出血恶气也。经络二十。

诸刺络脉者,必刺其结上,甚血者虽无结,急取之以写其邪而出其血,留之发为痹也。经络类六。

孙络三百六十五穴会,亦以应一岁,以溢奇邪,以通荣卫。荣卫稽留,卫散荣溢,气竭血著,外为发热,内为少气,疾写无怠,以通荣卫,见而写之,无问所会。谿谷三百六十五穴会,亦应一岁,其小痹淫溢,循脉往来,微针所及,与法相同。经络八。

十五别络病刺。经络五。

十二原者,主治五藏六府之有疾者也。经络十五。

病始手臂者,先取手阳明太阴而汗出;病始头首者,先取项太阳而汗出;病始足胫者,先取足阳明而汗出。臂太阴可汗出,足阳明可汗出。故取阴而汗出甚者,止之于阳;取阳而汗出甚者,止之于阴。针刺五十四。

刺上关者,呿不能欠;刺下关者,欠不能呿。刺犊鼻者,屈不能伸;刺两关者,伸不能屈。经络十。

刺胸腹者,必以布憿著之,乃从单布上刺。针刺十九。

五藏热病死生刺法。疾病四十四。

藏府之欬,治之奈何?岐伯曰:治藏者治其俞,治府者治其合,浮肿者治其经。疾病五十二。

夫痛气之息者,宜以针开除去之;夫气盛血聚者,宜石而写之。疾病八十八。

诸经疟刺。疾病五十。

五藏背腧,灸之则可,刺之则不可。气盛则写之,虚则补之。以火补者,毋吹其火,须自灭也。经络十一。

络满经虚,灸阴刺阳;经满络虚,刺阴灸阳。疾病十六。

紧则先刺而后灸之。陷下则徒灸之,陷下者,脉血结于中,中有著血,血寒,故宜灸之。针刺二十九。

针所不为,灸之所宜。阴阳皆虚,火自当之。经陷下者,火则当之,结络坚紧,火所治之。不知所苦,两跷之下,男阴女阳,良工所禁。针刺十。

正月二月三月,人气在左,无刺左足之阳;四月五月六月,人气在右,无刺右足之阳。七月八月九月,人气在右,无刺右足之阴;十月十一月十二月,人气在左,无刺左足之阴。经络类三十四。

大禁二十五,在天府下五寸。经络七。

无刺熇熇之热,无刺浑浑之脉,无刺漉漉之汗,故为其病逆未可治也。先其时坚束其处,令邪气不得入,阴气不得出,审候见之,在孙络盛坚而血者皆取之。疾病四十八。

五逆,工不察此者而刺之,是谓逆治。疾病类九十二。

诸病以次相传,如是者,皆有死期,不可刺也;问一藏及二三四藏者,乃可刺也。疾病九十四。

诸经根结病刺。经络三十。

十二经筋痹刺。疾病六十九。

口问十二邪之刺。疾病七十九。

阴阳二十五人之刺。藏象三十一。

藏府诸胀针治。疾病五十六。

周痹众痹之刺。疾病六十八。

升降不前,气交有变,即成暴郁,须穷刺法。运气三十一。

司天不迁正不退位之刺。运气三十九。

刚柔失守三年化疫之刺。运气四十一。

神失守位邪鬼外干之刺。运气四十三。

形气不足,病气不足,此阴阳气俱不足也,不可刺之。针刺五十六。

十、运气

帝曰:寒暑燥湿风火,在人合之奈何? 其于万物何以生化? 岐伯曰:东方生风,风生木。其在天为玄,在人为道,在地为化。化生五味,道生智,玄生神,化生气。神在天为风,在地为木。其性为暄,其德为和,其用为动,其色为苍,其化为荣,其虫毛,其政为散,其令宣发,其变摧拉,其眚为陨。南方生热,热生火。中央生湿,湿生土。西方生燥,燥生金。北方生寒,寒生水。五气更立,各有所先,非其位则邪,当其位则正。帝曰:病之生变何如? 岐伯曰:气相得则微,不相得则甚。帝曰:主岁何如? 岐伯曰:气有余,则制己所胜而侮所不胜;其不及,则己所不胜侮而乘之,己所胜轻而侮之。侮反受邪,侮而受邪,寡于畏也。帝曰:善。见藏象类六。

天运当以日光明。疾病五。

天温日明,则人血淖液而卫气浮,故血易写,气易行;天寒日阴,则人血凝泣而卫气沉。月始生,则血气始精,卫气始行;月郭满,则血气实,肌肉坚;月郭空,则肌肉减,经络虚,卫气去,形独居。是以因天时而调血气也。星辰者,所以制日月之行也。八正者,所以候八风之虚邪以时至是也。四时者,所以分春秋冬夏之气所在,以时调之也,八正之虚邪,而避之勿犯也。以身之虚,而逢天之虚,两虚相感,其气至骨,入则伤五藏,工候救之,弗能伤也,故曰天忌不可不知也。针刺十三。

必先岁气,无伐天和。论治十一。

化不可代,时不可违。论治十二。

百病之气,一日分为四时。疾病二十三。

阳气者,一日而主外,平旦人气生,日中而阳气隆,日西而阳气已虚,气门乃闭。疾病五。

人与天地相参也,与日月相应也。故月满则海水西盛,人血气积,肌肉充,皮肤致,毛发坚,腠理郄,烟垢著。当是之时,虽遇贼风,其入浅不深。至其月郭空,则海水东盛,人气血虚,其卫气去,形独居,肌肉减,皮肤纵,腠理开,毛发残,膲理薄,烟垢落。当是之时,遇贼风则其入深,其病人也卒暴。运气三十六。

阴中有阴,阳中有阳。平旦至日中,天之阳,阳中之阳也;日中至黄昏,天之阳,阳中之阴也;合夜至鸡鸣,天之阴,阴中之阴也;鸡鸣至平旦,天之阴,阴中之阳也。故人亦应之。阴阳五。

日中而阳陇为重阳,夜半而阴陇为重阴。夜半为阴陇,夜半后而为阴衰,平旦阴尽而阳受气矣。日中为阳陇,日西为阳衰,日入阳尽而阴受气矣。夜半而大会,万民皆卧,命曰合阴。经络二十三。

天周二十八宿,宿三十六分。经络二十六。

岁有十二月,日有十二辰,子午为经,卯酉为纬。天周二十八宿,而一面七星,四七二十八星,房昴为纬,虚张为经。房至毕为阳,昴至尾为阴,阳主昼,阴主夜。日行一舍,人气行一周与十分身之八。经络二十五。

春三月,此谓发陈,天地俱生,万物以荣,此春气之应,养生之道也。逆之则伤肝,夏为寒变,奉长者少。夏三月,此谓蕃秀,天地气交,万物华实,此夏气之应,养长之道也。逆之则伤心,秋为痎疟,奉收者少,冬至重病。秋三月,此谓容平,天气以急,地气以明,此秋气之应,养收之道也。逆之则伤肺,冬为飧泄,奉藏者少。冬三月,此谓闭藏,水冰地坼,无扰乎阳,此冬气之应,养藏之道也。逆之则伤肾,春为痿厥,奉生者少。摄生四。

彼春之暖,为夏之暑,彼秋之忿,为冬之怒。春应中规,夏应中矩,秋应中衡,冬应中权。是故冬至四十五日,阳气微上,阴气微下;夏至四十五日,阴气微上,阳气微下。阴阳有时,与脉为期。脉色九。

大小月三百六十日成一岁,人亦应之。生因春,长因夏,收因秋,藏因冬,失常则天地四塞。经络二十九。

所谓得四时之胜者,春胜长夏,长夏胜冬,冬胜夏,夏胜秋,秋胜春,所谓四时之胜也。疾病类二十七。

春夏则阳气多而阴气少,秋冬则阴气盛而阳气衰。疾病三十四。

藏主冬,色主春,时主夏,音主长夏,味主秋。针刺十七。

春气在经脉,夏气在孙络,长夏气在肌肉,秋气在皮肤,冬气在骨髓中。帝曰:余愿闻其故。岐伯曰:春者,天气始开,地气始泄,冻解冰释,水行经通,故人气在脉。夏者,经满气溢,入孙络受血,皮肤充实。长夏者,经络皆盛,内溢肌中。秋者,天气始收,腠理闭塞,皮肤引急。冬者盖藏,血气在中,内著骨髓,通于五藏。是故邪气者,常随四时之气血而入客也,至其变化,不可为度。针刺十九。

春气在毛,夏气在皮肤,秋气在分肉,冬气在筋骨。针刺十八。

正月二月,天气始方,人气在肝。三月四月,天气正方,地气定发,人气在脾。五月六月,天气盛,地气高,人气在头。七月八月,阴气始杀，人气在肺。九月十月，阴气始冰，地气始闭，人气在心。十一月十二月，冰复，地气合，人气在肾。针刺十九。

东方之域，天地之所始生也。西方者，金玉之域，砂石之处，天地之所收引也。北方者，天地所闭藏之域也。南方者，天地所长养，阳之所盛处也，其地下，水土弱，雾露之所聚也。中央者，其地平以湿，天地所以生万物也众。论治九。

身形应九野。天忌。经络三十五。

逆春气，则少阳不生，肝气内变。逆夏气，则太阳不长，心气内洞。逆秋气，则太阴不收，肺气焦满。逆冬气，则少阴不藏，肾气独沉。夫四时阴阳者，万物之根本也，所以圣人春夏养阳，秋冬养阴，以从其根。摄生六。

脾不主时。藏象七。

德化政令灾变，不能相加也。胜复盛衰，不能相多也。往来小大，不能相过也。用之升降，不能相无也。各从其动而复之耳。运气十二。

有胜则复，无胜则否。胜至则复，无常数也，衰乃止耳。复已而胜，不复则害，此伤生也。运气二十九。

乘危而行，不速而至，暴虐无德，灾反及之，微者复微，甚者复甚。运气十三。

阴阳者，寒暑也。热则滋雨而在上，根荄少汁，人气在外，皮肤缓，腠理开，血气减，汗大泄，皮淖泽。寒则地冻水冰，人气在中，皮肤致，腠理闭，汗不出，血气强，肉坚涩。针刺三十五。

治其王气，是以反也。论治七。

故用针者，不知年之所加，气之盛衰，虚实之所起，不可以为工也。针刺六。

十一、奇恒

黄帝问曰:余闻揆度奇恒,所指不同,用之奈何? 岐伯对曰:揆度者,度病之浅深也。奇恒者,言奇病也。请言道之至数,五色脉变,揆度奇恒,道在于一。神转不回,回则不转,乃失其机。至数之要,迫近以微。行奇恒之法,以太阴始。见论治类十四。至数脉变以下数句,又见脉色十。

上经下经,揆度阴阳,奇恒五中,决以明堂,审于终始,可以横行。论治十八。

奇恒之势乃六十首,诊合微之事,追阴阳之变,章五中之情,其中之论,取虚实之要,定五度之事,知此乃足以诊。脉色七。

黄帝曰:鸣乎远哉! 天之道也,如迎浮云,若视深渊,视深渊尚可测,迎浮云莫知其极。运气六。论治十八。

天气,清静光明者也,藏德不止,故不下也。天明则日月不明,邪害空窍。摄生五。

夫自古通天者,生之本,本于阴阳。天地之间,六合之内,其气九州九窍,五藏十二节,皆通于天气。其生五,其气三,三而成天,三而成地,三而成人,三而三之,合则为九,九分为九野,九野为九藏,故形藏四,神藏五。运气一。脉色五、疾病五俱略同。

天之在我者德也,地之在我者气也,德流气薄而生者也。藏象九。

此人与天地相应者也。藏象十六。

岐伯曰:人生于地,悬命于天,天地合气,命之曰人。人能应四时者,天地为之父母;知万物者,谓之天子。天有阴阳,人有十二节;天有寒暑,人有虚实。能经天地阴阳之化者,不失四时;知十二节之理者,圣智不能欺也。针刺九。

天不足西北，左寒而右凉，地不满东南，右热而左温，其故何也？岐伯曰：阴阳之气，高下之理，太少之异也。东南方，阳也，阳者其精降于下，故右热而左温。西北方，阴也，阴者其精奉于上，故左寒而右凉。是以地有高下，气有温凉，高者气寒，下者气热。运气十六。

天不足西北，故西北方阴也，而人右耳目不如左明也。地不满东南，故东南方阳也，而人左手足不如右强也。阴阳三。

呜呼，窈窈冥冥，孰知其道？道之大者，拟于天地，配于四海。论治十九。

帝曰：地之为下否乎？岐伯曰：地为人之下，太虚之中者也。帝曰：冯乎？岐伯曰：大气举之也。燥以干之，暑以蒸之，风以动之，湿以润之，寒以坚之，火以温之，故燥胜则地干，暑胜则地热，风胜则地动，湿胜则地泥，寒胜则地裂，火胜则地固矣。运气四。

地气制己胜，天气制胜己，天制色，地制形，五类衰盛，各随其气之所宜也。根于中者，命曰神机，神去则机息。根于外者，命曰气立，气止则化绝。运气十五。

圣人之为道者，上合于天，下合于地，中合于人事。故匠人不能释尺寸而意短长，废绳墨而起平水；工人不能置规而为圆，去矩而为方。临深决水，不用功力而水可竭也。循掘决冲，而经可通也。此言气之滑涩，血之清浊，行之逆顺也。针刺二十。

行有逆顺，至有迟速，故太过者化先天，不及者化后天。运气十八。

天枢之上，天气主之；天枢之下，地气主之；气交之分，人气从之，万物由之。升已而降，降者谓天；降已而升，升者谓地。天气下降，气流于地；地气上升，气腾于天。故高下相召，升降相因，而变作矣。运气九。

阳之汗，以天地之雨名之；阳之气，以天地之疾风名之。暴气象雷,逆气象阳。阴阳四。

善言天者,必应于人;善言古者,必验于今;善言气者,必彰于物;善言应者,同天地之化;善言化言变者,通神明之理。运气十二。善言人者,必有厌于己。疾病六十六。

善言始者,必会于终;善言近者,必知其远。运气类三。

帝曰:余闻得其人不教,是谓失道;传非其人,慢泄天宝。夫道者,上知天文,下知地理,中知人事,可以长久,此之谓也。帝曰:何谓也? 岐伯曰:本气位也。位天者,天文也。位地者,地理也。通于人气之变化者,人事也。故太过者先天,不及者后天,所谓治化而人应之也。运气十。

得其人弗教,是谓重失;得而泄之,天将厌之。藏象三十一。

物生谓之化,物极谓之变,阴阳不测谓之神,神用无方谓之圣。在天为气,在地成形,形气相感而化生万物矣。运气三。

物之生从乎化,物之极由乎变,变化之相薄,成败之所由也。出入废则神机化灭,升降息则气立孤危。故非出入,则无以生长壮老已;非升降,则无以生长化收藏。无形无患。运气九。

道无鬼神,独来独往。针刺九。

有道以来,有道以去,审知其道,是为身宝。针刺二十七。

无道行私,必得天殃。针刺二十八。运气三同。

治之极于一。一者因得之。论治十七。

补写勿失,与天地如一,得一之精,以知死生。脉色九。

知其要者,一言而终,不知其要,流散无穷。经络十四。运气五、十七。

凡此十二官者,不得相失也。故主明则下安,以此养生则寿,殁世不殆,以为天下则大昌。主不明则十二官危,使道闭塞而不通,形乃大伤,以此养生则殃,以为天下者,其宗大危。至道在微,变化无穷,孰知其原？窘乎哉！消者瞿瞿,孰知其要？闵闵之当,孰者为良？恍惚之数,生于毫厘,毫厘之数,起于度量,千之万之,可以益大,推之大之,其形乃制。藏象一。肖者瞿瞿四句,又见运气十一。

圣人易语,良马易御也。经络七。

春气西行,夏气北行,秋气东行,冬气南行。故春气始于下,秋气始于上,夏气始于中,冬气始于标。春气始于左,秋气始于右,冬气始于后,夏气始于前。此四时正化之常。故至高之地,冬气常在,至下之地,春气常在。运气十八。

彼春之暖,为夏之暑,彼秋之忿,为冬之怒。运气三十二。

初气终三气,天气主之,胜之常也；四气尽终气,地气主之,复之常也。有胜则复,无胜则否。运气二十九。

太过者暴,不及者徐。暴者为病甚,徐者为病持。运气二十三。

乘危而行,不速而至,暴虐无德,灾反及之,微者复微,甚者复甚。不恒其德,则所胜来复；政恒其理,则所胜同化。运气十三。

命其位,而方月可知也。运气二十一。

先至为主,后至为客。疾病七。

帝曰：夫子数言形与神,何谓形？何谓神？愿卒闻之。岐伯曰：请言形,形乎形,目冥冥,问其所病。索之于经,慧然在前,按之不得,不知其情,故曰形。帝曰：何谓神？岐伯曰：请言神,神乎神,耳不闻,目明心开而志先,慧然独悟,口弗能言,俱视独见,适若昏,昭然独明,若风吹云。故曰神。针刺十三。

下有渐洳,上生蒲苇,此所以知形气之多少也。针刺三十五。

夫一木之中,坚脆不同,坚者则刚,脆者易伤,况其材木之不同,皮之厚薄,汁之多少,而各异耶？夫木之蚤花先生叶者,遇春霜烈风,则花落而叶萎。凡此五者,各有所伤,况于人乎？疾病七十六。

入国问俗,入家问讳,上堂问礼,临病人问所便。论治二。

明目者,可使视色。聪耳者,可使听音。捷疾辞语者,可使传论语。徐而安静、手巧而心审谛者,可使行针艾,理气血而调诸逆顺,察阴阳而兼诸方。缓节柔筋而心和调者,可使导引行气。疾毒言语轻人者,可使唾痈咒病。爪苦手毒、为事善伤者,可使按积抑痹。手毒者,若使按龟,置龟于器下而按其上,五十日而死矣;手甘者,复生如故也。针刺十一。

约方者,犹约囊也。未满而知约之以为工,不可以为天下师。针刺二十九。

犹拔刺也,犹雪污也,犹解结也,犹决闭也。针刺五十二。疾病一。

夫盐之味咸者,其气令器津泄;弦绝者,其音嘶败;木敷者,其叶发;病深者,其声哕。人有此三者,是谓坏府,毒药无治,短针无取,此皆绝皮伤肉,血气争黑。针刺九。

八尺之士。经络三十三。

人长七尺五寸者。经络十八。

人年老而无子者,材力尽耶?将天数然也?岐伯曰:女子七岁,肾气盛,齿更发长。二七而天癸至,任脉通,太冲脉盛,月事以时下,故有子。丈夫八岁,肾气实。二八,肾气盛,天癸至,精气溢写,阴阳和,故能有子。藏象十三。

不失人情。脉色八。

人以水谷为本,故人绝水谷则死。脉色十二。

人饮酒,酒亦入胃,谷未熟而小便独先下何也?经二十三。

饮酒者,卫气先行皮肤,先充络脉。经络六。

酒入于胃,则络脉满而经脉虚。疾病三十四。

怯士之得酒,怒不避勇士者,名曰酒悖。藏象类二十一。

血脉和利,精神乃居,故神者,水谷之精气也。藏象二十七。

营卫者精气也，血者神气也，故血之与气，异名同类焉。经络二十三。

脑、髓、骨、脉、胆、女子胞，此六者地气之所生也，皆藏于阴而象于地，故藏而不写，名曰奇恒之府。藏象二十三。

比类从容：此皆工之所时乱也，然从容得之。夫圣人之治病，循法守度，援物比类，化之冥冥，循上及下，何必守经？不引比类，是知不明也。俱疾病九。比类形名，虚引其经。善为脉者，必以比类奇恒，从容知之。俱论治十八。颂得从容之道，以合从容。疾病七。不知比类，足以自乱。从容之葆。俱论治十九。从容不出，人事不殷。疾病八。

至数：天地之至数，始于一，终于九焉。脉色五。天地之精气，其大数常出三入一。气味二。循经守数，按循医事。论治十八。诊无人事治数之道。论治十九。至数之机，迫迮以微，其来可见，其往可追，敬之者昌，慢之者亡，无道行私，必得天殃。运气三。气数者，所以纪化生之用也。运气一。数之可数者，请遂言之。运气十七。今良工皆得其法，守其数。论治十五。刺之而气不至，无问其数。针刺十六。胜至则复，无常数也。无问其数，以平为期。俱运气二十九。太过者其数成，不及者其数生，土常以生也。运气二十三。先至为主，后至为客。疾病七。

权衡：观权衡规矩，而知病所主。论治八。气归于权衡。权衡以平，气口成寸，以决死生。藏象十二。平治于权衡。论治十五。阴阳反作，治在权衡相夺。论治十四。夫五运之政，犹权衡也，高者抑之，下者举之，化者应之，变者复之。运气十。

参伍：参伍不调者病。脉色二十五。以此参伍，决死生之分。脉色一。善调尺者，不待于寸；善调脉者，不待于色。能参合而行之者，可以为上工。脉色十七。以日之寒温，月之虚盛，四时气之浮

沉,参伍相合而调之。针刺十三。伍以参禁,以除其内。针刺四
十八。

　　门户:仓廪不藏者,是门户不要也。疾病九十一。闭户塞牖,系
之病者,数问其情,以从其意。论治十七。关门不利,故聚水而从其
类也。针刺三十八。口鼻者,气之门户也。疾病七十九。故与万物
沉浮于生长之门。摄生六。能知解结契绍于门户。经络十二。知
气之所在,而守其门户。针刺十。知其所在者,知诊三部九候之病
脉处而治之,故曰守其门户焉。针刺十三。推阖其门,令神气存。
针刺十四。少阳司天,五之气,阳乃去,寒乃来,雨乃降,气门乃闭。
运气十七。平旦人气生,日中而阳气隆,日西而阳气已虚,气门乃
闭。疾病五。风中五藏六府之俞,亦为藏府之风,各入其门户。疾
病二十八。凡刺热邪越而苍,出游不归乃无病,为开通辟门户,使邪
得出病乃已。凡刺寒邪日以温,徐往徐来致其神,门户已闭气不分,
虚实得调其气存也。针刺三十四。写实者气盛乃内针,针与气俱
内,以开其门。补虚者候呼内针,气出针入,针空四塞,精无从去,方
实而疾出针,气入针出,热不得还,闭塞其门。疾病二十。所谓戊己
分者,奎壁角轸,则天地之门户也。运气四。魄门。藏象二十三。

　　隐曲:二阳之病发心脾,有不得隐曲。疾病六。不得隐曲。脉
色二十九。隐曲不利,互引阴股。运气二十七。肾风之状,隐曲不
利。疾病二十八。隐曲之疾。运气三十。

　　为故:适其至所为故也。论治三。适事为故。论治四。以汗为
故而止。运气二十五。左右前后针之,中脉为故。针刺六。吸则转
针,以得气为故。针刺十四。刺筋上为故。以热为故。刺无伤脉肉
为故。俱针刺五十。刺肌肉为故。针刺三十六。必端内针为故止。
针刺五十四。

　　所谓深之细者,其中手如针也,摩之切之,聚者坚也,博者大也。

上经者,言气之通天也。下经者,言病之变化也。金匮者,决死生也。揆度者,切度之也。奇恒者,言奇病也。所谓奇者,使奇病不得以四时死也。恒者,得以四时死也。所谓揆者,方切求之也,言切求其脉理也。度者,得其病处,以四时度之也。此节乃《病能论》尾,观其辞意,皆释经文未明之义,而与本论无涉,且其有见于经者,有不见于经者,王氏谓古经断裂,缪续于此者是也。故不载正条,收类于此。

附:王太仆法言:大寒而甚,热之不热,是无火也,当助其心。大热而甚,寒之不寒,是无水也;热动复止,倏忽往来,时动时止,是无水也,当助其肾。内格呕逆,食不得入,是有火也。病呕而吐,食入反出,是无火也。暴速注下,食不及化,是无水也。溏泄而久,止发无恒,是无水也。故心盛则生热,肾盛则生寒。肾虚则寒动于中,心虚则热收于内。又热不得寒,是无水也。寒不得热,是无火也。夫寒之不寒,责其无水。热之不热,责其无火。热之不久,责心之虚。寒之不久,责肾之少。有者泻之,无者补之,虚者补之,盛者泻之。是以方有治热以寒,寒之而火食不入,攻寒以热,热之而昏躁以生,此则气不疏通,壅而为是也。纪于水火,余气可知。疾病一注。益火之源,以消阴翳;壮水之主,以制阳光。藏府之原,有寒热温凉之主。取心者不必齐以热,取肾者不必齐以寒。但益心之阳,寒亦通行;强肾之阴,热之犹可。论治七注。塞因塞用者,如下气虚乏,中焦气壅,欲散满则更虚其下,欲补下则满甚于中。治不知本而先攻其满,药入或减,药过依然,气必更虚,病必渐甚。乃不知少服则资壅,多服则宣通,峻补其下以疏启其中,则下虚自实,中满自除,此塞因塞用之法也。论治四注。

类经三十一卷

会通类

十二、疾病上

会通十二类,惟疾病一类浩繁难悉,今所采者,或摘其要,或总其题,观者仍当于各类细求之。

(一)阴阳病

阳者,天气也,主外;阴者,地气也,主内。故阳道实,阴道虚。故犯贼风虚邪者,阳受之;饮食不节、起居不时者,阴受之。阳受之则入六府,阴受之则入五藏。阳受风气,阴受湿气。阳病者上行极而下,阴病者下行极而上。见疾病类十三。

天不足西北,故西北方阴也,而人右耳目不如左明也;地不满东南,故东南方阳也,而人左手足不如右强也。故俱感于邪,其在上则右甚,在下则左甚,此天地阴阳所不能全也,故邪居之。阴阳三。

帝曰:法阴阳奈何?岐伯曰:阳胜则身热,腠理闭,喘粗为之俛仰,汗不出而热,齿干以烦冤腹满死,能冬不能夏。阴胜则身寒汗出,身常清,数栗而寒,寒则厥,厥则腹满死,能夏不能冬。此阴阳更胜之变,病之形能也。帝曰:调此二者奈何?岐伯曰:能知七损八益,则二者可调,不知用此,则早衰之节也。年四十而阴气自半也,起居衰矣。年五十,体重,耳目不聪明矣。年六十,阴萎,气大衰,九窍不利,下虚上实,涕泣俱出矣。阴阳二。

病在阳者命曰风,病在阴者命曰痹,阴阳俱病命曰风痹。病有形而不痛者,阳之类也;无形而痛者,阴之类也。无形而痛者,其阳完而阴伤之也,急治其阴,无攻其阳;有形而不痛者,其阴完而阳伤之也,急治其阳,无攻其阴。阴阳俱动,乍有形,乍无形,加以烦心,命曰阴胜其阳,此为不表不里,其形不久。针刺三十一。

阴病发于骨,阳病发于血,阴病发于肉,阳病发于冬,阴病发于夏,是谓五发。邪入于阳则狂,邪入于阴则痹,搏阳则为巅疾,搏阴则为瘖,阳入之阴则静,阴出之阳则怒,是谓五乱。疾病二十五。

阳虚则外寒,阴虚则内热;阳盛则外热,阴盛则内寒。疾病二十。

阳并于阴,则阴实而阳虚。阳盛则外热,阴虚则内热。疾病四十八。

清阳出上窍,浊阴出下窍;清阳发腠理,浊阴走五藏;清阳实四肢,浊阴归六府。阴阳一。

邪之生于阳者,得之风雨寒暑;生于阴者,得之饮食居处,阴阳喜怒。疾病十九。

阳气者,烦劳则张。阳气者,精则养神,柔则养筋。开阖不得,寒气从之,乃生大偻。疾病五。

阴气者,静则神藏,躁则消亡,饮食自倍,肠胃乃伤。疾病六十七。

阴胜则阳病,阳胜则阴病。阳胜则热,阴胜则寒。阴阳一。

重阴必阳,重阳必阴。阴阳一。脉色三十三。

别于阳者,知病从来;别于阴者,知死生之期。藏象二十四。脉色二十六。

阴气太盛,则阳气不能荣也,故曰关。阳气太盛,则阴气弗能荣也,故曰格。阴阳俱盛,不得相荣,故曰关格。经络二十二。

阴阳不相应,病名曰关格。脉色二十二。

粗大者,阴不足,阳有余,为热中也。诸浮不躁者皆在阳,则为热;其有躁者在手。诸细而沉者皆在阴,则为骨痛;其有静者在足。

阳气有余,为身热无汗;阴气有余,为多汗身寒;阴阳有余,则无汗而寒。脉色二十一。

　　阴气少而阳气胜,故热而烦满也。阳气少,阴气多,故身寒如从水中出。四支者阳也,两阳相得而阴气虚少,少水不能灭盛火,而阳独治,独治者不能生长也。疾病四十五。

　　阴阳如一者,病难治。针刺二十三。

　　阴气在下,阳气在上,诸阳气浮,无所依从,故呕欬上气喘也。疾病十一。

　　阴虚者阳必凑之,故少气时热而汗出也。疾病三十一。

　　阴阳虚,肠辟死。阳加于阴谓之汗。阴虚阳搏谓之崩。脉色二十九。

　　阳急则反折,阴急则俛不伸。疾病六十九。

　　病痛者阴也,痛而以手按之不得者阴也,深刺之。病在上者阳也,病在下者阴也。痒者阳也,浅刺之。针刺五十三。

　　刚与刚,阳气破散,阴气乃消亡。死阴之属,不过三日而死;生阳之属,不过四日而已。结阳者,肿四支。结阴者,便血一升。疾病六。

　　阴虚则无气,无气则死矣。藏象九。

　　阳重脱者易狂,阴阳皆脱者,暴死不知人也。藏象三十。

　　阳气有余,阴气不足,则热中善饥;阳气不足,阴气有余,则寒中肠鸣腹痛。针刺二十五。

　　(二)经络藏府病

　　天之邪气,感则害人五藏;水谷之寒热,感则害人六府;地之湿气,感则害人皮肉筋脉。见论治类八。

　　百病之始生也,必先于皮毛,邪中之则腠理开,开则入客于络脉,留而不去,传入于经,留而不去,传入于府,廪于肠胃。邪之始入于皮也,泝然起毫毛,开腠理;其入于络也,则络脉盛色变;其入客于经也,则感虚乃陷下;其留于筋骨之间,寒多则筋挛骨痛,热多则筋弛骨消,肉烁䐃破,毛直而败。邪客于皮则腠理开,开则邪入客于络脉,络脉满则注于经脉,经脉满则入舍于府藏也。经络三十一。

邪之客于形也,必先舍于皮毛,留而不去,入舍于孙脉,留而不去,入舍于络脉,留而不去,入舍于经脉,内连五藏,散于肠胃,阴阳俱感,五藏乃伤,此邪之从皮毛而入,极于五藏之次也。针刺三十。

风雨之伤人也,先客于皮肤,传入于孙络。孙络满则传入于络脉,络脉满则输于大经脉。寒湿之中人也,皮肤不收,肌肉坚紧。疾病十九。

天地温和,则经水安静;天寒地冻,则经水凝泣;天暑地热,则经水沸溢;卒风暴起,则经水波涌而陇起。夫邪之入于脉也,寒则血凝泣,暑则气淖泽,虚邪因而入客,亦如经水之得风也,经之动脉,其至也亦时陇起。针刺十四。

邪客于足少阴之络,令人卒心痛暴胀,胸胁支满。邪客于手少阳之络,令人喉痹舌卷,口干心烦,臂外廉痛手,不及头。邪客于足厥阴之络,令人卒疝暴痛。邪客于足太阳之络,令人头项肩痛。邪客于手阳明之络,令人气满胸中,喘息而支胠,胸中热。邪客于掌臂之间,不可得屈。邪客于足阳跷之脉,令人目痛从内眦始。邪客于手阳明之络,令人耳聋,时不闻音。邪客于足阳明之络,令人鼽衄上齿寒。邪客于足少阳之络,令人胁痛不得息,欬而汗出。邪客于足少阴之络,令人嗌痛不可内食,无故善怒,气上走贲上。邪客于足太阴之络,令人腰痛,引少腹控䏚,不可以仰息。邪客于足太阳之络,令人拘挛背急,引胁而痛。邪客于足少阳之络,令人留于枢中痛,髀不可举。邪客于五藏之间,其病也,脉引而痛,时来时止。邪客于手足少阴太阴足阳明之络,此五络皆会于耳中,上络左角,五络俱竭,令人身脉皆动,而形无知也,其状若尸,或曰尸厥。针刺三十。

邪在肺,则病皮肤痛,寒热,上气喘,汗出,欬动肩背。邪在肝,则两胁中痛,寒中,恶血在内,行善掣节,时脚肿。邪在脾胃,则病肌肉痛。阳气有余,阴气不足,则热中善饥;阳气不足,阴气有余,则寒中肠鸣腹痛。阴阳俱有余,若俱不足,则有寒有热。邪在肾,则病骨痛阴痹。阴痹者,按之而不得,腹胀腰痛,大便难,肩背颈项痛,时眩。邪在心,则病心痛善悲,时眩仆。针刺二十五。

六府之病:面热者足阳明病,鱼络血者手阳明病,两跗之上脉竖陷者足阳明病,此胃脉也。大肠病者,肠中切痛而鸣濯濯,冬月重感于寒即泄,当脐而痛,不能久立,与胃同候。胃病者,腹膜胀,胃脘当心而痛,上支两胁,膈咽不通,食饮不下。小肠病者,小腹痛,腰脊控睾而痛,时窘之后,当耳前热,若寒甚,若独肩上热,甚及手小指次指之间热。三焦病者,腹气满,小腹尤坚,不得小便,窘急,溢则水留即为胀。膀胱病者,小便偏肿而痛,以手按之,即欲小便而不得,肩上热若脉陷,及足小指外廉及胫踝后皆热。胆病者,善太息,口苦,呕宿汁,心下淡淡,恐人将捕之。嗌中吤吤然,数唾。针刺二十四。

喜乐不节,则伤藏,藏伤则病起于阴也;清湿袭虚,则病起于下;风雨袭虚,则病起于上。忧思伤心;重寒伤肺;忿怒伤肝;醉以入房,汗出当风,伤脾;用力过度,若入房汗出浴,则伤肾。疾病二。

五藏受气于其所生,传之于其所胜,气舍于其所生,死于其所不胜。五藏有病,则各传其所胜。不治,法三月若六月,若三日若六日,传五藏而当死,是顺传所胜之次。故曰别于阳者,知病从来;别于阴者,知死生之期。藏象二十四。

风寒伤形,忧恐忿怒伤气。气伤藏,乃病藏;寒伤形,乃应形;风伤筋脉,筋脉乃应。针刺三十一。

风伤肝,燥胜风。热伤气,寒胜热。湿伤肉,风胜湿。热伤皮毛,寒胜热。寒伤血,燥胜寒。藏象六。

心为噫,肺为欬,肝为语,脾为吞,肾为欠为嚏,胃为气逆为哕为恐,大肠小肠为泄,下焦溢为水,膀胱不利为癃,不约为遗溺,胆为怒。疾病二十五。

忧愁思虑即伤心。饮食劳倦即伤脾。又遇饮食饱甚,汗出于胃,醉饱行房,汗出于脾。久坐湿地,强力入水即伤肾。恚怒气逆,上而不下,即伤肝。又遇疾走恐惧,汗出于肝。运气四十四。又疾病三略同。

情伤五藏者,病死有时。五藏主藏精者也,不可伤,伤则失守而阴虚,阴虚则无气,无气则死矣。藏象九。

五藏六府之津液,尽上渗于目。心悲气并则心系急,心系急则肺举,肺举则液上溢,故欬而泣出矣。疾病五十八。

肺病者,喘息鼻张;肝病者,眦青;脾病者,唇黄;心病者,舌卷短,颧赤;肾病者,颧与颜黑。脉色类三十一。

腹中常鸣,气上冲胸,喘不能久立,邪在大肠也。小腹控睾,引腰脊,上冲心,邪在小肠者,连睾系,属于脊,贯肝肺,络心系。气盛则厥逆,上冲肠胃,熏肝,散于肓,结于脐。善呕,呕有苦,长太息,心中憺憺,恐人将捕之,邪在胆,逆在胃。饮食不下,膈塞不通,邪在胃脘。小腹痛肿,不得小便,邪在三焦约。针刺四十七。

色起两眉薄泽者,病在皮。唇色青黄赤白黑者,病在肌肉。营气濡然者,病在血气。目色青黄赤白黑者,病在筋。耳焦枯受尘垢,病在骨。针刺二十六。

脉口浮滑者,病日进;人迎沉而滑者,病日损。其脉口滑以沉者,病日进,在内;其人迎脉滑盛以浮者,其病日进,在外。脉之浮沉及人迎与寸口气小大等者,病难已。病之在藏,沉而大者,易已,小为逆;病在府,浮而大者,其病易已。人迎盛坚者,伤于寒;气口盛坚者,伤于食。脉色三十二。

数则烦心，涩则心痛。脉色二十一。

营之生病也，寒热少气，血上下行。卫之生病也，气痛时来时去，怫忾贲响，风寒客于肠胃之中。寒痹之为病也，留而不去，时痛而皮不仁。针刺三十二。

卫气之留于腹中，蓄积不行，苑蕴不得常所，使人肢胁胃中满，喘呼逆息。针刺二十六。

审察卫气，为百病母。针刺二十九。

任脉为病，男子内结七疝，女子带下瘕聚。冲脉为病，逆气里急。督脉为病，脊强反折。此生病，从少腹上冲心而痛，不得前后，为冲疝。其女子不孕，癃痔遗溺嗌干。经络二十七。

足阳明，五藏六府之海也。其脉大血多，气盛热壮。经络三十三。

五藏不和则七窍不通，六府不和则留结为痈。经络二十二。

心肺有病，而鼻为之不利也。藏象十一。

皮肤薄而不泽，肉不坚而淖泽，则肠胃恶，邪气留止，大聚乃起。疾病七十六。

谷入少而气多者，邪在胃及与肺也。疾病二十一。

经筋之病，寒则反折筋急，热则筋弛纵不收，阴痿不用。阳急则反折，阴急则俛不伸。疾病类六十九。

气上走贲上。针刺三十。

五藏所恶。五藏化液。五藏所藏。五藏所主。疾病二十五。

肺布叶举。疾病二十六。

女子右为逆，左为从；男子左为逆，右为从。论治十四。

男子发左，女子发右。脉色二十四。

四时藏脉病有太过不及。脉色十。

诊尺论疾。脉色十八。

五味之走，各有所病。气味三。

诸经根结病刺。经络三十。

本藏二十五变之病。藏象二十八。

五藏异藏,虚实异病。藏象十。

藏脉六变,病刺不同。脉色十九。

十五别络虚实病刺。经络五。

（三）时气病

春伤于风,邪气留连,乃为洞泄。夏伤于暑,秋为痎疟。秋伤于湿,上逆而欬,发为痿厥。冬伤于寒,春必温病。四时之气,更伤五藏。见疾病类五。

冬伤于寒,春必温病;春伤于风,夏生飧泄;夏伤于暑,秋必痎疟;秋伤于湿,冬生欬嗽。阴阳一。脉色三十三略同。

春气者病在头,夏气者病在藏,秋气者病在肩背,冬气者病在四支。故春善病鼽衄,仲夏善病胸胁,长夏善病洞泄寒中,秋善病风疟,冬善病痹厥。故冬不按跷,春不鼽衄,春不病颈项,仲夏不病胸胁,长夏不病洞泄寒中,秋不病风疟,冬不病痹厥、飧泄而汗出也。夫精者,身之本也。故藏于精者,春不病温。夏暑汗不出者,秋成风疟。此平人脉法也。疾病二十七。

春青风,夏阳风,秋凉风,冬寒风。黄色薄皮弱肉者,不胜春之虚风;白色薄皮弱肉者,不胜夏之虚风;青色薄皮弱肉者,不胜秋之虚风;赤色薄皮弱肉者,不胜冬之虚风。黑色皮薄而肉不坚、色不一者,长夏至而有虚风者病矣。藏象二十一。

清气大来,燥之胜也,风木受邪,肝病生焉。热气大来,火之胜也,金燥受邪,肺病生焉。寒气大来,水之胜也,火热受邪,心病生焉。湿气大来,土之胜也,寒水受邪,肾病生焉。风气大来,木之胜也,土湿受邪,脾病生焉。所谓感邪而生病也。乘年之虚,则邪甚也。失时之和,亦邪甚也。遇月之空,亦邪甚也。重感于邪,则病危矣。有胜之气,其必来复也。运气三十一。

是故邪气者,常随四时之气血而入客也,至其变化,不可为度。针刺十九。

五藏各以其时受病,非其时各传以与之。人与天地相参,故五藏各以治时感于寒则受病,微则为欬,甚则为泄为痛。乘秋则肺先受邪,乘春则肝先受之,乘夏则心先受之,乘至阴则脾先受之,乘冬则肾先受之。疾病五十二。

逆春气则伤肝,夏为寒变,奉长者少。逆夏气则伤心,秋为痎疟,奉收者少。逆秋气则伤肺,冬为飧泄,奉藏者少。逆冬气则伤肾,春为痿厥,奉生者少。摄生四。

逆春气,则少阳不生,肝气内变。逆夏气,则太阳不长,心气内洞。逆秋气,则太阴不收,肺气焦满。逆冬气,则少阴不藏,肾气独沉。摄生六。

东方青色,入通于肝,其病发惊骇。南方赤色,入通于心,故病在五藏。中央黄色,入通于脾,故病在舌本。西方白色,入通于肺,故病在背。北方黑色,入通于肾,故病在谿。藏象四。

厥阴所至为里急,为支痛,为緛戾,为胁痛呕泄。少阴所至为疡疹身热,为惊惑恶寒战栗谵妄,为悲妄衄衊,为语笑。太阴所至为积饮否隔,为蓄满,为中满霍乱吐下,为重胕肿。少阳所至为嚏呕,为疮疡,为惊躁瞀昧暴病,为喉痹耳鸣呕涌,为暴注瞤瘛暴死。阳明所至为浮虚,为尻阴股膝髀腨胻足病,为胁痛皴揭,为鼽嚏。太阳所至为屈伸不利,为腰痛,为寝汗痉,为流泄禁止。故风胜则动,热胜则肿,燥胜则干,寒胜则浮,湿胜则濡泄,甚则水闭胕肿,随气所在,以言其变耳。运气二十一。

气之不袭,是谓非常,非常则变矣。变至则病,所胜则微,所不胜则甚,因而重感于邪,则死矣。运气二。

气相得则和,不相得则病。帝曰:气相得而病者何也? 岐伯曰:以下临上,不当位也。运气四。

中执法者,其病速而危;中行令者,其病徐而持;中贵人者,其病暴而死。君位臣则顺,臣位君则逆。逆则其病近,其害速;顺则其病远,其害微。所谓二火也。太过不及,皆曰天符,而变行有多少,病形有微甚,生死有蚤晏耳。运气类七。

太过者暴,不及者徐,暴者为病甚,徐者为病持。运气二十三。

月满则海水西盛,人血气积,虽遇贼风,其入浅不深。至其月郭空,则海水东盛,人气血虚,遇贼风则其入深。三虚者,乘年之衰,逢月之空,失时之和,因为贼风所伤,是谓三虚。三实者,逢年之盛,遇月之满,得时之和,虽有贼风邪气,不能危之也。运气三十六。

(四)虚实病

邪之所凑,其气必虚,阴虚者阳必凑之。见疾病类三十一。

气之所并为血虚,血之所并为气虚。故气并则无血,血并则无气。疾病十九。

肝气虚则恐,实则怒。脾气虚则四支不用,五藏不安,实则腹胀经溲不利。心气虚则悲,实则笑不休。肺气虚则鼻塞不利少气,实则喘喝胸盈仰息。肾气虚则厥,实则胀。藏象十。

手太阴实则手锐掌热,虚则欠㰦,小便遗数。手少阴实则支膈,虚则不能言。手心主实则心痛,虚则为头强。手太阳实则节弛肘废,虚则生肬,小者如指痂疥。手阳明实则龋聋,虚则齿寒痹隔。手少阳实则肘挛,虚则不收。足太阳实则鼽窒头背痛,虚则鼽衄。足少阳实则厥,虚则痿躄,坐不能起。足阳明实则狂颠,虚则足不收胫枯。足太阴实则肠中切痛,虚则鼓胀。足少阴实则闭癃,虚则腰痛。足厥阴实则挺长,虚则暴痒。任脉实则腹皮痛,虚则痒搔。督脉实则脊强,虚则头重高摇之。脾之大络实则身尽痛,虚则百节尽皆纵。

经络五。

五藏主藏精者也,不可伤,伤则失守而阴虚,阴虚则无气,无气则死矣。藏象九。

勇者气行则已,怯者则著而为病。疾病五十三。

实者,气入也。虚者,气出也。疾病二十一。

邪之所在,皆为不足。故上气不足,脑为之不满,耳为之苦鸣,头为之苦倾,目为之苦眩;中气不足,溲便为之变,肠为之苦鸣;下气不足,则乃为痿厥心悗。疾病七十九。

营气虚则不仁,卫气虚则不用,营卫俱虚,则不仁且不用,肉如故也,人身与志不相有,曰死。疾病四十五。

气海有余者,气满胸中,悗息面赤;气海不足,则气少不足以言。血海有余,则常想其身大,怫然不知其所病;血海不足,亦常想其身小,狭然不知其所病。水谷之海有余,则腹满;水谷之海不足,则饥不受谷食。髓海有余,则轻劲多力,自过其度;髓海不足,则脑转耳鸣,胫痠眩冒,目无所见,懈怠安卧。经络三十二。

下虚则厥,下盛则热;上虚则眩,上盛则热痛。经络十二。

三焦者,太阳之别也,并太阳之正,入络膀胱,约下焦,实则闭癃,虚则遗溺。经络十六。

寒则真气去,去则虚,虚则寒搏于皮肤之间。疾病四。

阴气盛,阳气虚,故为振寒。胃不实则诸脉虚,诸脉虚则筋脉懈惰,筋脉懈惰则行阴用力,气不能复,故为疁。疾病七十九。

肝虚肾虚脾虚,皆令人体重烦冤。怯然少气者,是水道不行,形气消索也。疾病九。

髓液皆减而下,下过度则虚,虚故腰背痛而胫痠。疾病五十八。

内夺而厥,则为瘖俳,此肾虚也。疾病十一。

八正之虚邪,而避之勿犯也。以身之虚,而逢天之虚,两虚相感,其气至骨,入则伤五藏,工候救之,弗能伤也,故曰:天忌不可不知也。虚邪者,八正之虚邪气也。正邪者,身形若用力汗出,腠理开,逢虚风,其中人也微。针刺十三。

三虚者,其死暴疾也;得三实者,邪不能伤人也。乘年之衰,逢月之空,失时之和,因为贼风所伤,是为三虚。帝曰:愿闻三实。少师曰:逢年之盛,遇月之满,得时之和,虽有贼风邪气,不能危之也。运气三十六。

精、气、津、液、血、脉,脱者之病。藏象二十五。

五有余、二不足者,死不治。疾病三十六。

人神失守,邪鬼外干。运气四十三。

形肉已夺,是一夺也;大夺血之后,是二夺也;大汗出之后,是三夺也;大泄之后,是四夺也;新产及大血之后,是五夺也。此皆不可写。针刺五十八。

(五)气血津液病

清气在阴,浊气在阳,营气顺脉,卫气逆行,清浊相干,乱于胸中,是为大悗。故气乱于心,则烦心密嘿,俛首静伏;乱于肺,则俛仰喘喝,接手以呼;乱于肠胃,则为霍乱;乱于臂胫,则为四厥;乱于头,则为厥逆,头重眩仆。见针刺类二十七。

寒气生浊,热气生清。清气在下,则生飧泄;浊气在上,则生䐜胀。壮火之气衰,少火之气壮。壮火食气,气食少火。壮火散气,少火生气。阴阳一。

足阳明,其病气逆则喉痹瘁瘖。足太阴,厥气上逆则霍乱。足少阴,其病气逆则烦闷。足厥阴,其病气逆则睾肿卒疝。经络五。

长则气治,短则气病,上盛则气高,下盛则气胀,代则气衰,细则气少。数动一代者,病在阳之脉也,泄及便脓血。脉色二十一。

大惊卒恐,则血气分离。疾病七十九。

五气入鼻,藏于心肺,心肺有病,而鼻为之不利也。藏象十一。

乳之下其动应衣,宗气泄也。脉色十一。

一呼脉一动,一吸脉一动,曰少气。脉色三。

脉小者,尺之皮肤亦减而少气。脉色十七。

因于气,为肿,四维相代,阳气乃竭。疾病五。

一阳发病,少气。疾病六。

言而微,终日乃复言者,此夺气也。疾病九十一。

精脱者,耳聋;气脱者,目不明;津脱者,腠理开,汗大泄;液脱者,骨属屈伸不利,色夭,脑髓消,胫痠,耳数鸣;血脱者,色白,夭然不泽。藏象二十五。

冲脉为病,逆气里急。经络二十七。

怒则气逆,甚则呕血。疾病二十六。

谷入多而气少者,得之有所脱血。脉小血多者,饮中热也。脉大血少者,脉有风气,水浆不入也。疾病二十一。

少阴所谓欬则有血者,阳脉伤也。阳气未盛于上而脉满,满则欬,故血见于鼻也。疾病十一。

脾移热于肝,则为惊衄。疾病四十六。

肺脉搏坚而长,当病唾血。肝脉若搏,因血在胁下,令人喘逆。脾脉搏坚而长,其色黄,当病少气。肾脉奕而散者,当病少血。脉色二十。

臂多青脉,曰脱血。安卧脉盛,谓之脱血。脉色十六。

结阴者,便血一升,再结二升,三结三升。疾病六。

悲哀太甚则胞络绝,胞络绝则阳气内动,发则心下崩,数溲血也。疾病七十一。

阳络伤则血外溢,血外溢则衄血,阴络伤则血内溢,血内溢则后血。疾病二。

血泄者,脉急血无所行也。疾病九。

孙络外溢,则经有留血。疾病十八。

心脉微涩为血溢。肺脉微急为肺寒热,怠惰,欬唾血。肺脉微滑为上下出血,涩甚为呕血。肾脉微涩为不月。脉色十九。

血气者,喜温而恶寒,寒则泣不能流,温则消而去之。疾病十九。

阴虚阳搏谓之崩。脉色二十九。

白血出者死。运气三十阳明司天下。

月事不来者,胞脉闭也。胞脉者属心而络于胞中,今气上迫肺,心气不得下通,故月事不来也。疾病三十一。

妇人之生,有余于气,不足于血,以其数脱血也。藏象十七。

(六)情志病

志意者,所以御精神,收魂魄,适寒温,和喜怒者也。志意和则精神专直,魂魄不散,悔怒不起,五藏不受邪矣。见藏象类二十八。

天有四时五行,以生长收藏,以生寒暑燥湿风。人有五藏,化五气,以生喜怒悲忧恐。故喜怒伤气,寒暑伤形。暴怒伤阴,暴喜伤阳。厥气上行,脉满去形。喜怒不节,寒暑过度,生乃不固。阴阳一。《天元纪大论》作喜怒思忧恐,见运气三。暴怒伤阴以下四句,又见论治十八。

东方生风,在声为呼,在变动为握,在志为怒。怒伤肝,悲胜怒。南方生热,在声为笑,在变动为忧,在志为喜。喜伤心,恐胜喜。中央生湿,在声为歌,在变动为哕,在志为思。思伤脾,怒胜思。西方生燥,在声为哭,在变动为欬,在志为忧。忧伤肺,喜胜忧。北方生寒,在声为呻,在变动为栗,在志为恐。恐伤肾,思胜恐。藏象五。

东方色青,入通于肝,其病发惊骇。藏象四。

夫百病之始生也,皆生于风雨寒暑,阴阳喜怒,饮食居处,大惊卒恐。则血气分离,阴阳破散,经络厥绝,脉道不通,阴阳相逆,卫气稽留,经脉虚空,血气不次,乃失其常。疾病七十九。

忧恐悲喜怒,令不得以其次,故令人有大病矣。因而喜大虚则肾气乘矣,怒则肝气乘矣,悲则肺气乘矣,恐则脾气乘矣,忧则心气乘矣。疾病二十九。

怵惕思虑者则伤神,神伤则恐惧流淫而不止。悲哀动中者,竭绝而失主。喜乐者,神惮散而不藏。愁忧者,气闭塞而不行。盛怒者,迷惑而不治。恐惧者,神荡惮而不收。心怵惕思虑则伤神,神伤则恐惧自失,破䐃脱肉。脾忧愁而不解则伤意,意伤则悗乱,四肢不举。肝悲哀动中则伤魂,魂伤则狂忘不精,当人阴缩而挛筋,两胁骨不举。肺喜乐无极则伤魄,魄伤则狂,皮革焦。肾盛怒而不止则伤志,志伤则喜忘其前言,腰脊不可以俛仰屈伸;恐惧而不解则伤精,精伤则骨酸痿厥,精时自下。藏象九。

血并于上,气并于下,心烦惋善怒。血并于下,气并于上,乱而喜忘。喜怒不节则阴气上逆,上逆则下虚,下虚则阳气走之,故曰实矣。喜则气下,悲则气消,消则脉虚空,因寒饮食,寒气熏满,则血泣气去,故曰虚矣。疾病十九。

胃为气逆为哕为恐。胆为怒。精气并于心则喜,并于肺则悲,并于肝则忧,并于脾则畏,并于肾则恐。阳入之阴则静,阴出之阳则怒。疾病二十五。

悲哀太甚则胞络绝,胞络绝则阳气内动,发则心下崩,数溲血也。思想无穷,所愿不得,意淫于外,入房太甚,宗筋弛纵,发为筋痿,及为白淫。疾病七十一。

忧愁思虑即伤心。恚怒气逆,上而不下,即伤肝。运气四十四。

神有余则笑不休,神不足则悲。血有余则怒,不足则恐。疾病十八。

多阳者多喜,多阴者多怒。针刺二十二。

水之精为志，火之精为神，水火相感，神志俱悲，是以目之水生也。故谚言曰：心悲名曰志悲。疾病八十。

肝藏血，血舍魂，肝气虚则恐，实则怒。脾藏营，营舍意。心藏脉，脉舍神，心气虚则悲，实则笑不休。肺藏气，气舍魄。肾藏精，精舍志。藏象十。

愁忧恐惧则伤心，形寒寒饮则伤肺。疾病三。

悲哀愁忧则心动，心动则五藏六府皆摇。疾病七十九。

忧恐忿怒伤气。气伤藏，乃病藏。针刺三十一。

春脉太过，则令人善怒。脉色十。

阳明所谓甚则厥，恶人与火，闻木音则惕然而惊者，阳气与阴气相薄，水火相恶，故惕然而惊也。所谓欲独闭户而处者，阴阳相薄也，阳尽而阴盛，故欲独闭户牖而居。所谓病至则欲乘高而歌，弃衣而走者，阴阳复争，而外并于阳，故使之弃衣而走也。少阴所谓恐如人将捕之者，秋气万物未有毕去，阴气少，阳气入，阴阳相薄，故恐也。肝气当治而未得，故善怒，善怒者名曰煎厥。所谓恶闻食臭者，胃无气，故恶闻食臭也。疾病十一。

厥阴为阖，阖折则气绝而喜悲。经络二十。

邪客于足少阴之络，令人无故善怒，气上走贲上。针刺三十。

形乐志苦，病生于脉。形乐志乐，病生于肉。形苦志乐，病生于筋。形苦志苦，病生于咽嗌。形数惊恐，经络不通，病生于不仁。论治十。

尝贵后贱，虽不中邪，病从内生，名曰脱营。尝富后贫，名曰失精，五气留连，病有所并。暴乐暴苦，始乐后苦，皆伤精气，精气竭绝，形体毁沮。暴怒伤阴，暴喜伤阳，厥逆上行，满脉去形。愚医治之，不知补写，不知病情，精华日脱，邪气乃并。故贵脱势，虽不中邪，精神内伤，身必败亡。始富后贫，虽不伤邪，皮焦筋屈，痿躄为挛。论治十八。

阳气者,大怒则形气绝,而血菀于上,使人薄厥。俞气化薄,传为善畏,及为惊骇。疾病五。

目坚固以深者,长冲直扬,其心刚,刚则多怒,怒则气上逆。疾病七十六。

心痹者,脉不通,厥气上则恐。疾病六十七。

隔则闭绝,上下不通,则暴忧之病也。疾病七十八。

饮食不节,喜怒不时,津液内溢,乃下留于睾。针刺三十三。

（七）头项病

头痛巅疾,下虚上实,过在足少阴巨阳。见疾病类十四。

来疾去徐,上实下虚,为厥巅疾。推而下之,下而不上,头项痛也。脉色二十一。

上气不足,脑为之不满,头为之苦倾。疾病七十九。

阳明并于上,上者则其孙络太阴也,故头痛鼻衄腹肿也。疾病十一。

寸口之脉中手短者,曰头痛。脉色十六。

厥成为巅疾。疾病七十七。

春脉太过则令人善怒,忽忽眩冒而巅疾。脉色类十。

浮而散者为眴仆。脉色二十一。

厥头痛。真头痛。针刺四十三。

（八）七窍病

五藏不和则七窍不通。见经络类二十二。

阳不胜其阴,则五藏气争,九窍不通。疾病五。

失之则内闭九窍,外壅肌肉。疾病五。

脾不及,则令人九窍不通,名曰重强。脉色十。

二阳一阴,阳明主病,不胜一阴,脉耎而动,九窍皆沉。疾病七。

跷脉气不荣则目不合。经络二十八。

太阳之脉，其终也戴眼。疾病九十七。

诊目痛，赤脉从上下者，太阳病；从下上者，阳明病；从外走内者，少阳病。脉色三十三。

泣不止则液竭，液竭则精不灌，精不灌则目无所见矣，故命曰夺精。上气不足，耳为之苦鸣，目为之眩。疾病七十九。

精锐者，耳聋。液脱者，耳数鸣。气脱者，目不明。藏象二十五。

膀胱移热于小肠，上为口糜。胆移热于脑，则辛頞鼻渊。鼻渊者，浊涕下不止也，传为衄衊瞑目。疾病四十六。

太阳所谓耳鸣者，阳气万物盛上而跃，故耳鸣也。所谓浮为聋者，皆在气也。所谓入中为瘖者，阳盛已衰，故为瘖也。内夺而厥，则为瘖俳，此肾虚也。少阴所谓不能久立久坐，起则目䀮䀮无所见也。厥阴所谓甚则嗌干热中者，阴阳相薄而热，故嗌干也。疾病十一。

岁太阴在泉，民病耳聋，浑浑焞焞。运气二十五。

足阳明之筋，引缺盆及颊，卒口僻，急者目不合，热则筋纵，目不开。颊筋有寒则急，引颊移口；有热则筋弛纵缓不胜收，故僻。疾病六十九。

督脉为病，嗌干。经络二十七。

一阴一阳结，谓之喉痹。疾病六。

手阳明少阳厥逆，发喉痹嗌肿。疾病三十五。

手少阴，虚则不能言。手阳明，实则龋聋。足太阳，实则鼽窒，虚则鼽衄。足阳明，气逆则喉痹瘁瘖。经络五。

人有重身，九月而瘖，此为何也？岐伯曰：胞之络脉绝也。胞络者系于肾，少阴之脉贯肾系舌本，故不能言。疾病六十一。

男子发左，女子发右，不瘖舌转，可治，三十日起；其从者瘖，三岁起；年不满二十者，三岁死。脉色二十四。

人之鼻洞涕出不收者,颃颡不开,分气失也。人卒然无音者,寒气客于厌,则厌不能发,发不能下,至其开阖不致,故无音。针刺四十五。

不得卧而息有音者,是阳明之逆也。疾病八十二。

心脉搏坚而长,当病舌卷不能言。脉色二十。

肝脉骛暴,有所惊骇,脉不至若瘖,不治自已。脉色二十四。

狗蒙招尤,目冥耳聋,下实上虚,过在足少阳、厥阴。疾病十四。

搏阴则为瘖。疾病二十五。

灸之则阳气入阴,入则瘖。疾病三十八。

五气入鼻,藏于心肺,心肺有病,而鼻为之不利也。藏象十一。

(九) 胸胁腰背病

太阳所谓肿腰脽痛者,正月阳气出在上而阴气盛,阳未得自次也,故肿腰脽痛也。所谓强上引背者,阳气大上而争,故强上也。少阳所谓心胁痛者,言少阳盛也。九月阳气尽而阴气盛,故心胁痛也。阳明所谓胸痛少气者,水气在藏府也,水者阴气也,阴气在中,故胸痛少气也。少阴所谓腰痛者,少阴者肾也,十月万物阳气皆伤,故腰痛也。厥阴所谓腰脊痛不可以俛仰者,三月一振,荣华万物,一俛而不仰也。疾病十一。

督脉为病,脊强反折。经络二十七。

春脉不及,则令人胸痛引背,下则两胁胠满。秋脉太过,则令人逆气而背痛。冬脉不及,则令人眇中清,脊脉痛。脉色十。

督脉搏坚而长,其色黄而赤者,当病折腰。脉色二十。

髓液皆减而下,下过度则虚,虚故腰背痛而胫痠。疾病五十八。

腹满腹胀,支鬲胠胁,下厥上冒,过在足太阴、阳明。心烦头痛,病在鬲中,过在手巨阳、少阴。疾病十四。

肾志伤,则腰脊不可俛仰屈伸。藏象九。

督脉缓甚为折脊。脉色十九。

寸口脉中手促上击者，曰肩背痛。脉色十六。

颧后为胁痛。疾病四十四。

(十) 皮毛筋骨病

虚邪之中人也，洒淅动形，起毫毛而发腠理。其入深，内搏于骨，则为骨痹。搏于筋，则为筋挛。虚邪之入于身也深，寒胜其热，则骨疼肉枯，热胜其寒，则烂肉腐肌为脓，内伤骨，为骨蚀。有所疾前筋，发为筋溜。以手按之坚，骨与气并，日以益大，则为骨疽。有所结，中于肉，无热则为肉疽。见疾病类四。

心脉急甚为瘈疭。肝脉微涩为瘈挛筋痹。脾脉急甚为瘈疭。脉色十九。

手屈而不伸者，其病在筋；伸而不屈者，其病在骨。针刺五十一。

少阳司天，客胜内为瘈疭。厥阴在泉，客胜则大关节不利，内为痉强拘瘈；主胜则筋骨繇并。运气三十。

液脱者，骨属屈伸不利，色夭，脑髓消，胫痠。藏象二十五。

少阳为枢，枢折即骨繇而不安于地。骨繇者，节缓而不收也。经络三十。

肾传之心，病筋脉相引而急，病名曰瘈。疾病类三十九。

三阳为病，其传为索泽。疾病六。

因而强力，肾气乃伤，高骨乃坏。疾病五。

皮瘑肉苛。运气十四。

婴儿病，其头毛皆逆上者，必死。脉色三十三。

地之湿气，感则害人皮肉筋脉。论治八。

(十一) 四肢病

三阳三阴发病，为偏枯痿易，四支不举。阴争于内，阳扰于外，魄汗未藏，四逆而起。结阳者，肿四支。见疾病类六。

虚邪偏容于身半,其入深,内居荣卫,荣卫稍衰,则真气去,邪气独留,发为偏枯。其邪气浅者,脉偏痛。疾病四。

有伤于筋,纵其若不容,汗出偏沮,使人偏枯。疾病五。

胃脉沉鼓涩,胃外鼓大,心脉小坚急,皆鬲偏枯,男子发左,女子发右,不瘖舌转,可治,三十日起;其从者瘖,三岁起;年不满二十者,三岁死。脉色二十四。

胃脉搏坚而长,其色赤,当病折髀。脾脉奄而散、色不泽者,当病足胻肿,若水状也。脉色二十。

太阳所谓偏虚者,冬寒颇有不足者,故偏虚为跛也。内夺而厥,则为瘖俳,此肾虚也。阳明所谓胫肿而股不收者,是五月盛阳之阴也。阳者衰于五月,而一阴气上,与阳始争,故胫肿而股不收也。疾病十一。

脾脉太过,则令人四支不举。脉色十。

四支解堕,此脾精之不行也。疾病九。

意伤则悗乱,四支不举。藏象九。

寸口脉中手长者,曰足胫痛。脉色十六。

推而上之,上而不下,腰足清也。脉色二十一。

蹝跛,风寒湿之病也。疾病七十八。

(十二)阴病

仓廪不藏,是门户不要也。水泉不止,是膀胱不藏也。得守者生,失守者死。见疾病类九十一。

手太阴,虚则小便遗数。足少阴,实则闭癃。足厥阴,结于茎。气逆则睾肿卒疝,实则挺长,虚则暴痒。经络五。

厥阴之厥,腹胀泾溲不利,阴缩肿。厥阴厥逆,虚满前闭。疾病三十五。

脾传之肾,病名曰疝瘕,少腹冤热而痛,出白,一名曰蛊。疾病二十九。

肝悲哀动中则伤魂,当人阴缩而挛筋,两胁骨不举。恐惧而不解则伤精,精伤则骨痠痿厥,精时自下。藏象九。

思想无穷,所愿不得,意淫于外,入房太甚,宗筋弛纵,发为筋痿,及为白淫。阳明虚则宗筋纵。疾病七十一。

中气不足,溲便为之变。疾病七十九。

阴阳不和,则使液溢而下流于阴,髓液皆减而下,下过度则虚,虚故腰背痛而胫痠。疾病类五十八。

膀胱不利为癃,不约为遗溺。疾病二十五。

胞移热于膀胱,则癃溺血。膀胱移热于小肠,鬲肠不便。疾病四十六。

肺消者饮一溲二,死不治。疾病四十六。

肝脉搏坚而长,色不青,当病坠。脉色二十。

肾脉微急为不得前后。肾脉大甚为阴痿,微涩为不月沉痔。脉色十九。

有癃者,一日数十溲,此不足也。疾病三十六。

足太阴之筋病,阴器纽痛,下引脐。足厥阴之筋病,阴器不用,伤于内则不起,伤于寒则缩入,伤于热则纵挺不收。疾病六十九。

任脉为病,女子带下。督脉为病,癃痔遗溺。络经二十七。

肝所生病者,遗溺闭癃。疾病十。

小肠病者,小腹痛,腰脊控睾而痛,时窘之后。针刺二十四。

太阳之胜,阴中乃疡,隐曲不利,互引阴股。运气二十七。

小便黄者,少腹中有热也。疾病三十一。

冬脉不及,则令人少腹满,小便变。脉色十。

淫气遗溺,痹聚在肾。疾病六十七。

类经三十二卷

会通类

十三、疾病下

（十三）风证

风者百病之始也。见脉色类三十二。

风者百病之始也。风从外入，令人振寒，汗出头痛，身重恶寒。从风憎风。病大风，骨节重，须眉堕，名曰大风。疠风。偏枯。痱之为病。智乱不甚，其言微知，可治，甚则不能言，不可治也。风痉，身反折。针刺三十六。

贼风邪气乘虚伤人。运气三十六。

阳受风气，阴受湿气。伤于风者，上先受之；伤于湿者，下先受之。疾病十三。

邪风之至，疾如风雨。论治八。

风成为寒热，久风为飧泄，脉风成为疠。疾病类七十七。

病在阳者命曰风，病在阴者命曰痹，阴阳俱病命曰风痹。风寒伤形。针刺三十一。

人一呼脉三动，一吸脉三动而躁，尺不热脉滑曰病风。脉色三。

脉大血少者，脉有风气。疾病二十一。

脉滑曰风。脉色十六。

来徐去疾，上虚下实，为恶风也。故中恶风者，阳受气也。脉色二十一。

二阳之病发心脾,其传为风消。疾病六。

面肿曰风。疾病五十九。

正邪者,身形若用力汗出,腠理开,逢虚风,其中人也微,故莫知其情,莫见其形。针刺十三。

八风伤人为病。运气三十五。

(十四)寒热病

阴主寒,阳主热,寒甚则热,热甚则寒,故曰寒生热,热生寒,此阴阳之变也。见脉色类三十三。

寒极生热,热极生寒。寒气生浊,热气生清。清气在下,则生飧泄;浊气在上,则生䐜胀。重寒则热,重热则寒。寒伤形,热伤气。阴阳一。

故犯贼风虚邪者阳受之,阳受之则入六府,入六府则身热不时卧,上为喘呼。疾病十三。

阳胜者则为热,阴胜者则为寒,寒则真气去,去则虚,虚则寒拎于皮肤之间。寒胜其热,则骨疼肉枯,热胜其寒,则烂肉腐肌为脓,内伤骨,内伤骨为骨蚀。疾病四。

寒则腠理闭,气不行,故气收矣。炅则腠理开,营卫通,汗大泄,故气泄矣。疾病二十六。

寒多则筋挛骨痛,热多则筋弛骨消,肉烁弛破,毛直而败。经络三十一。

寒多则凝泣,凝泣则青黑;热多则淖泽,淖泽则黄赤。脉色三十五。

寒则反折筋急,热则筋弛纵不收,阴痿不用。阳急则反折,阴急则俛不伸。疾病六十九。

阴气不足则内热,阳气有余则外热,内热相抟,热于怀炭,外畏绵帛近,不可近身,又不可近席。针刺类三十三。

三阳为病发寒热。疾病六。

阳明所谓洒洒振寒者,阳明者午也,五月盛阳之阴也,阳盛而阴气加之,故洒洒振寒也。疾病十一。

肺脉微急为肺寒热。脾脉小甚为寒热。脉色十九。

寸口脉沉而弱,沉而喘,曰寒热。缓而滑曰热中。脉尺粗常热者,谓之热中。脉色十六。

夏脉太过,则令人身热而肤痛,为浸淫。脉色十。

沉细数散者,寒热也。推而内之,外而不内,身有热也。脉色二十一。

其寒饮食入胃,从肺脉上至于肺则肺寒,肺寒则外内合邪。疾病五十二。

荣卫稽留,卫散营溢,气竭血著,外为发热,内为少气。经络八。

血并于阳,气并于阴,乃为灵中。疾病十九。

喜怒不适,食饮不节,寒温不时,则寒汁流于肠中,流于肠中则虫寒,虫寒则积聚,守于下管,则肠胃充郭,卫气不营,邪气居之。针刺四十八。

形寒寒饮则伤肺。疾病三。

中热则胃中消谷,消谷则虫上下作,肠胃充郭故胃缓,胃缓则气逆,故唾出。疾病五十八。

气虚身热,此谓反也。气实者,热也。气虚者,寒也。疾病二十一。

皮寒热者,不可附席,毛发焦,鼻槁腊。肌寒热者,肌痛,毛发焦而唇槁腊。骨寒热者,病无所安,汗注不休。齿未槁,取其少阴于阴股之络;齿已槁,死不治。骨厥亦然。针刺四十一。

掌中热者,腹中热;掌中寒者,腹中寒。鱼上白肉有青血脉者,胃中有寒。脉色十八。

中热消瘅则便寒,寒中之属则便热。胃中热,则清谷,令人悬心善饥,脐以下皮热;肠中热,则出黄如糜,脐以下皮寒。胃中寒,则腹胀;肠中寒,则肠鸣飧泄。胃中寒,肠中热,则胀而且泄;胃中热,肠中寒,则疾饥,小腹痛胀。论治二。

血气者,喜温而恶寒,寒则泣而不流,温则清而去之。疾病十九。

小骨弱肉者,善病寒热。疾病七十六。

不远热则热至,不远寒则寒至。寒至则坚否腹满,痛急下利之病生矣。热至则身热,吐下霍乱,痈疽疮疡,瞀郁注下,瞤瘛肿胀,呕鼽衄头痛,骨节变肉痛,血溢血泄,淋閟之病生矣。运气二十。

诊寒热,赤脉上下至瞳子,见一脉一岁死,见一脉半一岁半死,见二脉二岁死,见二脉半二岁半死,见三脉三岁死。脉色三十三。

人之病,同时而伤,其身多热者易已,多寒者难已。藏象二十二。

(十五)伤寒

人伤于寒而传为热何也?岐伯曰:夫寒盛则生热也。见针刺类三十九。

气盛身寒,得之伤寒。气虚身热,得之伤暑。疾病二十一。

人一呼脉三动,一吸脉三动而躁,尺热曰病温。脉色三。

尺肤热甚、脉盛躁者,病温也。脉色十八。

疫疠有五。论治二十。运气四十一、四十二。

诸热病死生之刺。针刺四十。

(十六)喘欬呕哕

犯贼风虚邪者阳受之,阳受之则入六府,入六府则身热不时卧,上为喘呼。见疾病类十三。

太阳藏独至,厥喘虚气逆,是阴不足阳有余也。脉色十五。

太阴所谓上走心为噫者,阴盛而上走于阳明,阳明络属心,故曰上走心为噫也。所谓食则呕者,物盛满而上溢,故呕也。少阴所谓呕欬上气喘者,阴气在下,阳气在上,诸阳气浮,无所依从,故呕欬上气喘也。疾病十一。

二阳之病发心脾，其传为息贲。疾病六。

一阳发病，少气善欬。二阳一阴发病，主惊骇背痛，善噫。疾病六。

足太阴病，舌本强，食则呕，胃脘痛，腹胀善噫。足厥阴肝所生病者，胸满呕逆。疾病十。

足太阴，厥气上逆则霍乱。经络五。

阳明厥则喘而惋，惋则恶人。帝曰：或喘而死者，或喘而生者，何也？岐伯曰：厥逆连藏则死，连经则生。疾病十二。

胃为气逆为哕为恐。疾病二十五。

今有故寒气与新谷气，俱还入于胃，新故相乱，真邪相攻，气并相逆，复出于胃，故为哕。寒气客于胃，厥逆从下上散，复出于胃，故为噫。肺主为哕。疾病七十九。

寒气客于肠胃，厥逆上出，故痛而呕也。疾病类六十六。

心脉小甚为善哕。肺脉滑甚为息贲上气。肝脉缓甚为善呕。肾脉微缓为洞，洞者食不化，下嗌还出。脉色十九。

肝脉若搏，因血在胁下，令人喘逆。脉色二十。

肾者水藏，主津液，主卧与喘也。疾病八十二。

欬嗽烦冤者，是肾气之逆也。喘欬者，是水气并阳明也。疾病九。

心痹者，脉不通，烦则心下鼓，暴上气而喘。嗌干善噫。疾病六十七。

胆液泄则口苦，胃气逆则呕苦，故曰呕胆。针刺四十七。

欬嗽上气，厥在胸中，过在手阳明、太阴。疾病十四。

秋脉不及则令人喘，呼吸少气而欬，上气见血，下闻病音。脉色十。

劳则喘息汗出，外内皆越，故气耗矣。疾病二十六。

哕,以草刺鼻嚏,嚏而已;无息而疾迎引之,立已;大惊之,亦可已。针刺五十三。

病深者,其声哕。针刺九。

刺中心,一日死,其动为噫。刺中肺,三日死,其动为欬。刺中胆,一日半死,其动为呕。刺缺盆中,内陷气泄,令人喘欬逆。针刺六十四。

若有七诊之病,其脉候亦败者死矣,必发哕噫。脉色二十五。

太阴终者,善噫善呕。疾病九十七。

(十七)肿胀

黄帝曰:少阴何以主肾?肾何以主水?岐伯曰:肾者至阴也,至阴者盛水也,肺者太阴也,少阴者冬脉也,故其本在肾,其末在肺,皆聚水也。肾者胃之关也,关门不利,故聚水而从其类也。肾者牝藏也,地气上者属于肾,而生水液也,故曰至阴。故水病下为胕肿大腹,上为喘呼不得卧者,标本俱病。见针刺类三十八。

诸有水气者,微肿先见于目下。水者阴也,目下亦阴也,腹者至阴之所居,故水在腹者,必使目下肿也。诸水病者,故不得卧,卧则惊,惊则欬甚也。疾病三十一。

天寒则腠理闭,气湿不行,水下留于膀胱,则为溺与气。阴阳气道不通,四海闭塞,三焦不写,津液不化,留于下焦,不得渗膀胱,则下焦胀,水溢则为水胀。疾病五十八。

阳明所谓上喘而为水者,阴气下而复上,上则邪客于藏府间,故为水也。所谓胸痛少气者,水气在藏府也,水者阴气也,阴气在中,故胸痛少气也。太阴所谓病胀者,太阴子也,十一月万物气皆藏于中,故曰病胀。疾病十一。

目窠上微痈,如新卧起状,其颈脉动,时欬,按其手足上窅而不起者,风水肤胀也。脉色十八。疾病五十七略同。

本之于肾,名曰风水。针刺三十八。

肾肝并沉为石水,并浮为风水。脉色二十四。

肺移寒于肾,为涌水,涌水者,按腹不坚,水气客于大肠,疾行则鸣濯濯如囊裹浆,水之病也。疾病四十六。

肝满肾满肺满皆实,即为肿。肺之雍,喘而两胠满。肝雍,两胠满,卧则惊,不得小便。肾雍,胠下至少腹满,胫有大小,髀胻大,跛易偏枯。脉色二十四。

肾气实则胀。藏象十。

志有余则腹胀。疾病十八。

足太阴虚则鼓胀。经络五。

胃病则大腹水肿,膝膑肿痛。胃中寒则胀满。疾病十。

肝脉奭而散、色泽者,当病溢饮,溢饮者渴暴多饮,而易入肌皮肠胃之外也。胃脉实则胀。脉色二十。

中满者,写之于内。论治八。

水俞五十七穴。针刺三十八。

三焦病者,腹气满,小腹尤坚,不得小便,窘急,溢则水流,即为胀,候在足太阳之外大络。针刺二十四。

下焦溢为水。疾病二十五。

浊气在上,则生䐜胀。阴阳一。

不得卧、卧则喘者,是水气之客也。夫水者循津液而流也,肾者水藏,主津液,主卧与喘也。疾病八十二。

阴阳结斜,多阴少阳曰石水,少腹肿。三阴结谓之水。疾病六。

肾脉微大为石水,起脐已下至小腹䐍䐍然,上至胃脘,死不治。脉色十九。

因于气为肿,四维相代,阳气乃竭。疾病五。

饮食不节、起居不时者阴受之,阴受之则入五藏,入五藏则䐜满闭塞。疾病十三。

其有不从毫毛生,而五藏阳已竭也,津液充郭,其魄独居,孤精于内,气耗于外,形不可与衣相保,此四极急而动中,是气拒于内,而形施于外。论治十五。

盛而紧曰胀。脉色十六。

北方者,其民乐野处而乳食,藏寒生满病。论治类九。

适寒凉者胀。运气十六。

下牙车为腹满。疾病四十四。

男子如蛊,女子如怚。针刺五十三。

(十八)诸痛

病痛者阴也,痛而以手按之不得者阴也。痒者阳也。见针刺类五十三。

痛者,寒气多也,有寒故痛也。疾病六十七。

实者外坚充满,不可按之,按之则痛。虚者聂辟气不足,按之则气足以温之,故快然而不痛。疾病十九。

病热而有所痛者何也?疾病四十五。

气伤痛,形伤肿。故先痛而后肿者,气伤形也;先肿而后痛者,形伤气也。阴阳一。

天暑衣厚则腠理开,故汗出;寒留于分肉之间,聚沫则为痛。疾病五十八。

寸口脉中手短者,曰头痛。中手长者,曰足胫痛。中手促上击者,曰肩背痛。寸口脉沉而弱,曰寒热及疝瘕少腹痛。沉而横,曰腹中有横积痛。脉急者,曰疝瘕少腹痛。脉色十六。

心脉微急为心痛引背,食不下。脉色十九

诸细而沉者皆在阴,则为骨痛。按之至骨,脉气少者,腰脊痛而身有痹也。脉色二十一。

新积痛可移者,易已也;积不痛,难已也。经络十二。

肾心痛。胃心痛。脾心痛。肝心痛。肺心痛。真心痛。针刺四十六。

诸经腰痛。针刺四十九。

诸痛痒疮,皆属于心。疾病一。

木郁之发,民病胃脘当心而痛。土郁之发则心痛。金郁之发,心胁满引小腹,暴痛不可反侧。水郁之发,民病寒客心痛。火郁之发,民病骨痛,腹中暴痛。运气二十三。

(十九) 积聚症瘕

积之始生,得寒乃生,厥乃成积也。寒气上入于肠胃则䐜胀,䐜胀则肠外之汁沫迫聚不得散,日以成积。见疾病类二。

推而外之,内而不外,有心腹积也。脉色二十一。

心脉微缓为伏梁,在心下。肝脉微急为肥气,在胁下若复杯。肾脉微急为奔豚。脉色十九。

赤脉之至也,喘而坚,诊曰有积气在中,时害于食,名曰心痹。白脉之至也,喘而浮,上虚下实,惊,有积气在胸中,喘而虚,名曰肺痹。青脉之至也,长而左右弹,有积气在心下支胠,名曰肝痹,得之寒湿,与疝同法。黄脉之至也,大而虚,有积气在腹中,有厥气,名曰厥疝。黑脉之至也,上坚而大,有积气在小腹与阴,名曰肾痹。脉色三十四。

肾脉微急为沉厥奔豚。脉色十九。

寸口脉沉而横,曰胁下有积,腹中有横积痛。脉色十六。

肾脉小急,肝脉小急,心脉小急,不鼓皆为瘕。三阳急为瘕。脉色二十四。

盛喘数绝者,则病在中;结而横,有积矣。脉色十一。

手少阴之筋病内急,心承伏梁。疾病六十九。

颊下逆颧为大瘕。疾病四十四。

小肠移热于大肠，为虑瘕。疾病四十六。

任脉为病，女子带下瘕聚。经络二十七。

积痛可移者，易已也；积不痛，难已也。经络十二。

有故无殒，亦无殒也。大积大聚，其可犯也，衰其大半而止，过者死。论治十三。

(二十) 癫狂惊痫

邪入于阳则狂。见疾病类二十五。

阳重脱者易狂。藏象三十。

阴不胜其阳，则脉流薄疾，并乃狂。疾病五。

血并于阴，气并于阳，故为惊狂。疾病十九。

心脉满大，肝脉小急，痫痿筋挛。肝脉骛暴，有所惊骇。肾肝并小弦欲惊。二阴急为痫厥，二阳急为惊。脉至如数，使人暴惊。脉色二十四。

心脉缓甚为狂笑。肺脉急甚为癫疾。肾脉急甚为骨癫疾。脉色十九。

肝悲哀动中则伤魂，魂伤则狂忘不精。肺喜乐无极则伤魄，魄伤则狂，狂者意不存人。藏象九。

太阳所谓甚则狂巅疾者，阳尽在上而阴气从下，下虚上实，故狂巅疾也。病至则欲乘高而歌，弃衣而走者，阴阳复争，而外并于阳，故使之弃衣而走也。疾病十一。

刺灸癫狂。癫疾者，疾发如狂者，死不治。病在诸阳脉，且寒且热，诸分且寒且热，名曰狂。病初发，岁一发不治，月一发不治，月四五发名曰癫病。针刺三十。

石药发瘨，芳草发狂。疾病六十。

石之则阳气虚，虚则狂。疾病三十八。

（二十一）消隔

二阳之病发心脾，其传为风消。一阳发病，其传为隔。二阳结谓之消。三阳结谓之隔。见疾病类六。

心移寒于肺，肺消，肺消者饮一溲二，死不治。心移热于肺，传为鬲消。大肠移热于胃，善食而瘦，又谓之食亦。胃移热于胆，亦曰食亦。疾病四十六。

心脉微小为消瘅。肺脉微小为消瘅。肝脉微小为消瘅。脾脉微急为膈中，食饮入而还出。脾脉微小为消瘅。肾脉微小为消瘅。脉色十九。

五藏皆柔弱者，善病消瘅。疾病七十六。

五藏脆者，皆善病消瘅易伤。藏象二十八。

中热消瘅则便寒。胃中热则消谷，令人悬心善饥。论治二。

瘅成为消中。疾病七十七。

肝传之脾，病名曰脾风发瘅，腹中热烦心，出黄。疾病二十九。

身痛而色微黄，齿垢黄，爪甲上黄，黄疸也，安卧小便黄赤，脉小而寒者不嗜食。冬伤于寒，春生瘅热。脉色三十三。

肾所生病为黄疸。疾病十。

凡治消瘅，肥贵人则高梁之疾也。隔则闭绝，上下不通，则暴忧之病也。疾病七十八。

胃脉沉鼓涩，胃外鼓大，心脉小坚急，皆鬲。脉色二十四。

胃风之状，颈多汗恶风，食饮不下，鬲塞不通。疾病二十八。

气为上膈者，食饮入而还出。虫为下膈，下膈者，食晬时乃出。针刺四十八。

（二十二）胎孕

阴搏阳别，谓之有子。见脉色类二十三。

妇人手少阴脉动甚者，任子也。脉色一十二。

有子无子,男尽七七,女尽八八。藏象十三。

督脉生病,女子不孕。经络二十七。

帝曰:妇人重身,毒之何如? 岐伯曰:有故无殒,亦无殒也。论治十三。

(二十三) 厥痹痿证

厥逆者,寒湿之起也。见脉色类三十二。

厥则目无所见。夫人厥则阳气并于上,阴气并于下。阳并于上,则火独光也;阴并于下,则足寒,足寒则胀也。疾病八十。

血之与气并走于上,则为大厥,厥则暴死,气复反则生,不反则死。疾病十九。

脉至如喘,名曰暴厥,暴厥者不知与人言。脉二十四。

内夺而厥,则为瘖俳,此肾虚也,少阴不至者,厥也。肝气当治而未得,故善怒,善怒者名曰煎厥。疾病十一。

阳气者,烦劳则张,精绝,辟积于夏,使人煎厥。阳气者,大怒则形气绝,而血菀于上,使人薄厥。疾病五。

三阳为病发寒热,及为痿厥腨痟。二阳一阴发病,主惊骇背痛,善噫善欠,名曰风厥。疾病类六。

脉俱沉细数者,少阴厥也。脉色二十一。

肾气虚则厥。藏象十。

志不足则厥。疾病十八。

冲脉并少阴之经,故别络结则跗上不动,不动则厥,厥则寒矣。针刺二十。

气逆者足寒也。疾病十六。

下气不足,则乃为痿厥心悗。疾病七十九

五络俱竭,令人身脉皆动而形无知也,其状若尸,或曰尸厥。针刺三十。

风逆,暴四肢肿,身漯漯,唏然时寒,饥则烦,饱则善变。厥逆为病也,足暴清,胸若将裂,肠若将以刀切之,烦而不能食,脉大小皆涩。厥逆,腹胀满肠鸣,胸满不得息。诸厥之刺。针刺五十。

一上不下,寒厥到膝,少者秋冬死,老者秋冬生。疾病八十四。

厥在于足,宗气不下,脉中之血,凝而留止,弗之火调,弗能取之。针刺三十五。

阳明在泉,主胜则腰重腹痛,少腹生寒,下为鹜溏,则寒厥于肠。运气三十。

阳明厥则喘而惋,惋则恶人。厥逆连藏则死,连经则生。疾病十二。

卧出而风吹之,血凝于肤者为痹,凝于脉者为泣,凝于足者为厥,此三者,血行而不得反其空,故为痹厥也。经络二十一。

邪入于阴则痹。疾病二十五。

八风伤人,内舍于骨解腰脊节腠理之间,为深痹。针刺二。

病在阳者命曰风,病在阴者命曰痹,阴阳俱病命曰风痹。针刺三十一。

阴痹者按之不得,腰脊头项痛,时眩,大便难,阴气不用,饥不欲食,欬唾则有血,心如悬,病本于肾。运气二十五太阴司天。又针刺二十五略同。

粗理而肉不坚者,善病痹。疾病七十六。

寒痹之为病也,留而不去,时痛而皮不仁。针刺三十二。

是人多痹气也,阳气少,阴气多,故身寒如从水中出。疾病四十五。

积寒留舍,荣卫不居,卷肉缩筋,肋肘不得伸,内为骨痹,外为不仁。经络八。

一呼脉三动,一吸脉三动,脉涩曰痹。脉色三。

病在筋,筋挛节痛,不可以行,名曰筋痹。病在肌肤,肌肤尽痛,名曰肌痹,伤于寒湿。病在骨,骨重不可举,骨髓酸痛,寒气至,名曰骨痹。针刺五十。

风寒入舍于肺,名曰肺痹,发欬上气。肺即传而行之肝,病名曰肝痹,一名曰厥,胁痛出食。疾病二十九。

按之至骨,脉气少者,腰脊痛而身有痹也。脉色二十一。

厥阴之复,甚则入脾,食痹而吐。运气二十八。

胃脉耎而散者,当病食痹。脉色二十。

心痹。肺痹。肝痹。肾痹。脾曰厥疝。脉色三十四。

南方者,其民嗜酸而食胕,其病挛痹。中央者,其民食杂而不劳,故其病多痿厥寒热。论治类九。

心脉微大为心痹引背。肺脉微缓为痿瘘偏风。肺脉微大为肺痹,引胸背。肝脉微大为肝痹,阴缩,欬引小腹。脾脉缓甚为痿厥,微缓为风痿,四肢不用,心慧然若无病。肾脉微急为沉厥。微滑为骨痿,坐不能起,起则目无所见。脉色十九。

精伤则骨痠痿厥,精时自下。藏象九。

湿热不攘,大筋緛短,小筋弛长,緛短为拘,弛长为痿。疾病五。

阳明为阖,阖折则气无所止息而痿疾起矣。经络三十。

(二十四)汗证

阳之汗,以天地之雨名之。见阴阳类四。

阳气有余为身热无汗,阴气有余为多汗身寒,阴阳有余则无汗而寒。脉色二十一。

阳加于阴谓之汗。脉色二十九。

阳胜则身热,腠理闭,喘粗,汗不出。阴胜则身寒汗出。阴阳二。

阴虚者阳必凑之,故少气时热而汗出也。疾病三十一。

津脱者,腠理开,汗大泄。藏象二十五。

血之与气,异名同类焉。故夺血者无汗,夺汗者无血,故人有两死而无两生。经络二十三。

风从外入,令人振寒汗出。针刺三十六。

暑当与汗皆出,勿止。疾病四十一。

夏暑汗不出者,秋成风疟。疾病二十七。

因于暑汗,烦则喘满,静则多言,体若燔炭,汗出而散。汗出偏沮,使人偏枯,汗出见湿,乃生痤痱。劳汗当风,寒薄为皶,郁乃痤。魄汗未尽,形弱而气烁,穴俞以闭,发为风疟。疾病五。

魄汗未藏。疾病六。

惊而夺精,汗出于心。持重远行,汗出于肾。疾走恐惧,汗出于肝。摇体劳苦,汗出于脾。饮食饱甚,汗出于胃。醉饱行房,汗出于脾。运气四十四。疾病五十三。

勇而劳甚则肾汗出。所谓玄府者,汗空也。针刺三十八。

肉不坚,腠理疏,则善病风厥漉汗。疾病七十六。

炅则腠理开,荣卫通,汗大泄,故气泄矣。劳则喘息汗出,外内皆越,故气耗矣。疾病二十六。

人所以汗出者,皆生于谷,谷生于精,今邪气交争于骨肉而得汗者,是邪却而精胜也。复热者邪气也,汗者精气也,今汗出而辄复热者,是邪胜也。汗出而脉尚躁者死。疾病四十三

其多汗而濡者,此其逢湿甚也。阳气少,阴气盛,两气相感,故汗出而濡也。疾病六十七。

肺脉耎而散者,当病灌汗。脉色二十。

尺涩脉滑,谓之多汗。脉色十六。

肺脉缓甚为多汗。脉色十九。

热病而汗且出,及脉顺可汗者,取之鱼际、太渊、大都、太白,写之

则热去,补之则汗出,汗出太甚,取内踝上横脉以止之。针刺四十。

臂太阴可汗出,足阳明可汗出。故取阴而汗出甚者,止之于阳;取阳而汗出甚者,止之于阴。针刺五十四。

肺病者,背痛汗出。肾病者,汗出憎风。疾病十七。

(二十五)卧证

平旦阴尽,阳气出于目,目张则气上行于头。夜行于阴,而复合于目。见经络类二十五。

阳气尽,阴气盛,则目瞑;阴气尽而阳气盛,则寤矣。疾病七十九。

阴跷阳跷,阴阳相交,交于目锐眦,阳气盛则瞋目,阴气盛则瞑目。针刺四十四。

老人之不夜瞑。少壮之人不昼瞑。经二十三。

不能正偃者,胃中不和也。诸水病者,故不得卧,卧则惊,惊则欬甚也。疾病三十一。

水病下为胕肿大腹,上为喘呼不得卧者,标本俱病。针刺三十八。

(二十六)疝证

任脉为病,男子内结七疝。督脉生病,从少腹上冲心而痛,不得前后,为冲疝。见经络类二十七。

邪客于足厥阴之络,令人卒疝暴痛。针刺三十。

肝所生病,为狐疝。疾病十。

足厥阴病,丈夫㿗疝,妇人少腹肿。疾病十。

厥阴所谓㿉疝,妇人少腹肿也。阴亦盛而脉胀不通,故曰㿉癃疝也。疾病十一。

足厥阴气逆,则睾肿卒疝。经络五。

三阳为病发寒热,其传为㿗疝,疾病六。

足阳明之筋病,㿉疝腹筋急。疾病六十九。

脾传之肾,病名曰疝瘕,少腹冤热而痛,出白,一名曰蛊。疾病二十九。

肾下则腰尻痛,不可以俛仰,为狐疝。藏象二十八。

病在少腹,腹痛不得大小便,病名曰疝,得之寒。针刺四十七。

寸口脉沉而弱,疝瘕少腹痛。脉急者,疝瘕少腹痛。脉色十六。

诊得心脉而急,病名心疝,少腹当有形也。脉色二十。

心脉微滑为心疝,引脐小腹鸣。肝脉滑甚为㿉疝。脾脉微大为疝气,滑甚为㿉癃,涩甚为肠㿉,微涩为内㿉,多下脓血。肾脉滑甚为癃㿉。脉色十九。

青脉之至也,长而左右弹,有积气在心下支胠,名曰肝痹,得之寒湿,与疝同法。黄脉之至也,大而虚,有积气在腹中,有厥气,名曰厥疝,女子同法。脉色三十四。

肾脉大急沉,肝脉大急沉,皆为疝。心脉搏滑急为心疝,肺脉沉搏为肺疝。三阴急为疝。脉色二十四。

阳明司天,丈夫㿗疝,妇人少腹痛。运气二十五。

阳明之胜,外发㿗疝。运气二十七。

太阴在泉,主胜甚则为疝。运气三十。

岁太阳在泉,民病少腹控睾,引腰脊,上冲心痛。运气二十五。

太阳之复,少腹控睾,引腰脊,上冲心。运气二十八。

小腹控睾,引腰脊,上冲心,邪在小肠者,连睾系,属于脊。针刺四十七。

小肠病者,小腹痛,腰脊控睾而痛,时窘之后。针刺二十四。

(二十七)肠澼泄泻

食饮不节、起居不时者,阴受之。阴受之则入五藏,入五藏则䐜满闭塞,下为飧泄,久为肠澼。见疾病类十三。

肾所生病为肠澼。疾病十。

风客淫气,精乃亡,邪伤肝也。因而饱食,筋脉横解,肠澼为痔。疾病五。

脾脉外鼓沉为肠澼,久自已。肝脉小缓为肠澼,易治。督脉小搏沉为肠澼下血,血温身热者死。心肝澼亦下血,二藏同病者可治,其脉小沉涩为肠澼,其身热者死,热见七日死。脉色二十四。

大便赤瓣,飧泄脉小者,手足寒,难已;飧泄脉小,手足温,泄易已。春伤于风,夏生后泄肠澼。脉色三十三。

肾移热于脾,传为虚,肠澼死。疾病四十六。

阴阳虚,肠辟死。脉色二十九。

虚邪之中人也,留而不去,传舍于肠胃,在肠胃之时,贲向腹胀,多寒则肠鸣飧泄食不化,多热则溏出麇。疾病二。

脾虚则腹满肠鸣,飧泄食不化。疾病十七。

清气在下,则生飧泄。春伤于风,夏生飧泄。阴阳一。

数动一代者,病在阳之脉也,泄及便脓血。脉色二十一。

肺脉小甚为泄。肾脉小甚为洞泄。脉色十九。

尺寒脉细,谓之后泄。脉色十六。

胃脉虚则泄。脉色二十。

志有余则腹胀飧泄。疾病十八。

怒则气逆,甚则呕血及飧泄。疾病二十六。

肝所生病者,胸满呕逆飧泄。疾病十。

久风为飧泄。疾病七十七。

飧泄取三阴。针刺四十七。

寒入下焦,传为濡泄。运气二十七太阳之胜。

肠溜。疾病四。

泄而脉大,脱血而脉实,皆难治。脉色十二。

湿胜则濡泄。运气二十一。

诸病水液,澄澈清冷,皆属于寒。暴注下迫,皆属于热。疾病一。

并于阴,则上下无常,薄为肠澼。疾病八。

寒至则坚否腹满,痛急下利之病生矣。运气二十。

(二十八)痈肿

汗出见湿,乃生痤疿。高梁之变,足生大丁。劳汗当风,寒薄为皶,郁乃痤。营气不从,逆于肉理,乃生痈肿。见疾病类五。

阴与阳别,寒与热争,两气相搏,合为痈脓。针刺类二。

三阳为病发寒热,下为痈肿。疾病六。

虚邪之中人也,抟于脉中,则为血闭不通,则为痈。热胜其寒,则烂肉腐肌为脓,内伤骨,内伤骨为骨蚀。邪气中之,凝结日以易甚,连以聚居,为昔瘤。骨与气并,日以益大,则为骨疽。有热则化为脓,无热则为肉疽。疾病类四。

六府不和则留为痈。经络二十二。

五藏身有五部:伏兔一,腓二,背三,五藏之腧四,项五。此五部有痈疽者死。凡刺之害,不中而去则致气,致气则生为痈疽也。针刺五十四。

东方之域,其民食鱼而嗜咸,其病皆为痈疡。论治九。

肺脉微涩为鼠瘘,在颈支腋之间。肝脉大甚为内痈,善呕衄。肾脉涩甚为大痈。脉色十九。

少阳厥逆,发肠痈不可治,惊者死。疾病三十五。

岁水不及,民病寒疡流水。运气十。

邪溢气壅,脉热肉败,荣卫不行,必将为脓,内销骨髓,外破大䐃,留于节凑,必将为败。经络八。

之温热者疮。运气十六。

所谓少针石者,非痈疽之谓也,痈疽不得顷时回。痈不知所。

掖痈。暴痈。针刺五十五。

（二十九）杂病

风胜则动,热胜则肿,燥胜则干,寒胜则浮,湿胜则濡写。见阴阳类一。运气类二十一。

搏脉痹躄,寒热之交。脉孤为消气,虚泄为夺血。孤为逆,虚为从。论治十四。

大则病进。脉色二十一。

中外病:春脉如弦,其气来实而强,此谓太过,病在外;其气来不实而微,此谓不及,病在中。夏脉如钩,其气来盛去亦盛,此谓太过,病在外;其气来不盛去反盛,此谓不及,病在中。秋脉如浮,其气来毛而中央坚、两傍虚,此谓太过,病在外;其气来毛而微,此谓不及,病在中。冬脉如营,其气来如弹石者,此谓太过,病在外;其去如数者,此谓不及,病在中。四时脾脉,其来如水之流者,此谓太过,病在外;如鸟之喙者,此谓不及,在病中。俱脉色十。寸口脉沉而坚者,曰病在中;寸口脉浮而盛者,曰病在外。脉盛滑坚者,曰病在外;脉小实而坚者,病在内。俱脉色十六。病在中脉虚,病在外脉涩坚者,皆难治。病在中脉实坚,病在外脉不实坚者,皆难治。俱脉色十二。盛喘数绝者,则病在中。脉色十一。病在中而不实不坚,且聚且散。论治六。

新久病:脉小弱以涩,谓之久病;脉滑浮而疾者,谓之新病。脉色十六。新病久病,毁伤脉色。脉色三十六。其久病者,病去而瘠,必养必和,待其来复。论治十二。

暴病:太阳为开,开折则肉节渎而暴病起矣。经络三十。

解㑊:冬脉太过则令人解㑊,脊脉痛而少气不欲言。脉色十。尺脉缓涩,谓之解㑊。脉色十六。足少阳之疟,令人身体解㑊,寒不甚,热不甚,恶见人,见人心惕惕然,热多汗出甚。疾病五十。刺骨无伤髓,髓伤则销铄胻酸,体解㑊然不去矣。针刺六十三。

食亦:大肠移热于胃,善食而瘦,又谓之食亦。胃移热于胆,亦曰食亦。疾病四十六。

毁伤:肝与肾脉并至,其色苍赤,当病毁伤,不见血,已见血,湿若中水也。脉色三十六。人有所堕坠,恶血留内,腹中满胀,不得前后,先饮利药,此上伤厥阴之脉,下伤少阴之络。针刺三十。

痱:痱之为病也,身无痛者,四肢不收。智乱不甚,其言微知,可治;甚则不能言,不可治也。针刺三十六。

大偻:阳气者,精则养神,柔则养筋,开阖不得,寒气从之,乃生大偻,陷脉为瘘。疾病五。

体重:肝虚肾虚脾虚,皆令人体重烦冤。疾病九。少阳所谓不可反侧者,阴气藏物也,物藏则不动,故不可反侧也。疾病十一。

柔痉:肺移热于肾,传为柔痉。疾病四十六。

谵妄:厥阴厥逆,前闭谵言。疾病三十五。阳盛则使人妄言骂詈,不避亲疏。疾病十二。

膈洞:太阴为开,开折则仓廪无所输膈洞,故开折者气不足而生病也。经络三十。肾脉微缓为洞,洞者,食不化,下嗌还出。脉色十九。

重强:脾脉不及,则令人九窍不通,名曰重强。脉色十。

蛟蛔:心肠痛,憹作痛,肿聚,往来上下行,痛有休止,腹热喜渴涎出者,是蛟蛔也。针刺四十六。脾脉微滑,为虫毒蛔蝎腹热。脉色十九。

龋齿:诊龋齿痛,按其阳之来,有过者独热,在左左热,在右右热,在上上热,在下下热。脉色三十三。手阳明实则龋聋。经络五。

五运太过不及,下应民病。运气十。

五运三气之病。运气十三。

天气地气制有所从之病。运气十四。

六十年运气政令之病。运气十七。

五郁之发为病。运气二十三。

天地淫胜病治。运气二十五。

六气相胜病治。运气二十七

六气之复病治。运气二十八。

客主胜而无复病治。运气三十。

升降不前,气变民病之异。运气三十八。

不迁正退位,气变民病之异。运气四十。

刺治诸病。针刺五十三。

(三十)死证

得神者昌,失神者亡。见论治类十七。运气四十四。

人以水谷为本,故人绝水谷则死,脉无胃气亦死。脉色十二。

人无胃气曰逆,逆者死。脉色十一。

所谓阴者,真藏也,见则为败,败必死也。别于阳者,知病处也;别于阴者,知死生之期。脉色二十六。

五藏,主藏精者也,不可伤,伤则失守而阴虚,阴虚则无气,无气则死矣。藏象九。

心伤则神去,神去则死矣。针二十三。

五藏已败,其色必夭,夭必死矣。脉色五。

平人而气胜形者寿。病而形肉脱,气胜形者死,形胜气者危矣。藏象十五。

大骨枯槁,大肉陷下,胸中气满,喘息不便,其气动形,期六月死,真藏脉见,乃予之期日。脉色二十七通章宜察。

形弱气虚死;形气有余,脉气不足死;脉气有余,形气不足生。脉色七。

形盛脉细，少气不足以息者危。形瘦脉大，胸中多气者死。目内陷者死。脱肉身不去者死。足太阳气绝者，其足不可屈伸，死必戴眼。寒热病者，以平旦死。热中及热病者，以日中死。病风者，以日夕死。病水者，以夜半死。形肉已脱，九候虽调，犹死。皮肤著者死。瞳子高者太阳不足，戴眼者太阳已绝，此决死生之要，不可不察也。脉色类二十五。

阴阳皆脱者，暴死。藏象三十。

阴阳如一者，病难治。针刺二十三。

人生有两死而无两生。经络二十三。

心怵惕思虑则伤神，毛悴色夭死于冬。脾愁忧不解则伤意，毛悴色夭死于春。肝悲哀动中则伤魂，毛悴色夭死于秋。肺喜乐无极则伤魄，毛悴色夭死于夏。肾盛怒不止则伤志，毛悴色夭死于季夏。藏象九。

阴阳俱动，乍有形，乍无形，加以烦心，命曰阴胜其阳，此谓不表不里，其形不久。针刺三十一。

热病七日八日，脉微小，病者溲血口中干，一日半而死，脉代者一日死。热病已得汗出，而脉尚躁，喘且复热，勿刺肤，喘甚者死。热病七日八日，脉不躁，躁不散数，后三日中有汗，三日不汗四日死。热病不知所痛，耳聋不能自收，口干，阳热甚，阴颇有寒者，热在髓，死不可治。热病已得汗而脉尚躁盛，此阴脉之极也，死；其得汗而脉静者生。热病者，脉尚盛躁而不得汗者，此阳脉之极也，死；脉盛躁得汗静者生。热病不可刺者有九：一曰，汗不出，大颧发赤，哕者死。二曰，泄而腹满甚者死。三曰，目不明，热不已者死。四曰，老人婴儿热而腹满者死。五曰，汗不出，呕下血者死。六曰，舌本烂，热不已者死。七曰，欬而衄，汗不出，出不至足者死。八曰，髓热者死。九曰，热而痉者死。腰折瘛瘲，齿噤龂也。针刺四十。

热病脉静,汗已出,脉盛躁,是一逆也;病泄,脉洪大,是二逆也;著痹不移,䐃肉破,身热,脉偏绝,是三逆也;淫而夺形身热,色夭然白,及后下血衃,血衃笃重,是谓四逆也;寒热夺形,脉坚搏,是谓五逆也。针刺五十八。

风热而脉静,泄而脱血脉实,病在中脉虚,病在外脉涩坚者,皆难治。形气相失,谓之难治。脉逆四时,为不可治。病在中脉实坚,病在外脉不实坚者,皆难治。脉色十二。

色夭面脱不治,百日尽已。脉短气绝死,病温虚甚死。易,重阴死,重阳死。论治十四。

死阴之属,不过三日而死;生阳之属,不过四日而已。所谓生阳死阴者,肝之心谓之生阳,心之肺谓之死阴,肺之肾谓之重阴,肾之脾谓之辟阴,死不治。疾病六。

不治,法三月若六月,若三日若六日,传五藏而当死,是顺传所胜之次。故曰:别于阳者,知病从来;别于阴者,知死生之期。藏象二十四。

中执法者,其病速而危;中行令者,其病徐而持;中贵人者,其病暴而死。运气七。

真头痛,头痛甚,脑尽痛,手足寒至节,死不治。针刺四十三。

婴儿病,其头毛皆逆上者必死。脉色三十三。

坏府无治。针刺九。

诸经脉证死期。脉色二十四。

真藏脉死期。脉色二十八。

阴阳虚搏病候死期。脉色二十九。

骨寒热者,齿已槁,死不治。针刺四十一。